O Dia a Dia do Pediatra

Série Atualizações Pediátricas

- **Cuidados paliativos na prática pediátrica** *(2019)*
- **Dermatologia pediátrica no consultório** *(2019)*
- **Infectologia nas emergências pediátricas** *(2019)*
- **Medicina do sono** *(2019)*
- **Pneumologia pediátrica no consultório** *(2019)*
- **Puericultura passo a passo** *(2019)*
- **Da queixa clínica à reumatologia pediátrica** *(2019)*
- **Adolescência e sexualidade – visão atual** *(2016)*
- **Atualização em alergia e imunologia pediátrica: da evidência à prática** *(2016)*
- **Do pediatra ao endocrinologista pediátrico: quando encaminhar** *(2016)*
- **Pediatria ambulatorial: da teoria à prática** *(2016)*
- **A saúde mental na atenção à criança e ao adolescente: os desafios da prática pediátrica** *(2016)*
- **Atualizações em terapia intensiva pediátrica – 2ª edição** *(2014)*
- **Doenças pulmonares em pediatria: atualização clínica e terapêutica** *(2014)*
- **Hematologia e hemoterapia pediátrica** *(2013)*
- **Obesidade no paciente pediátrico: da prevenção ao tratamento** *(2013)*
- **Otorrinolaringologia para o pediatra – 2ª edição** *(2013)*
- **Odontopediatria para o pediatra** *(2013)*
- **Imunizações em pediatria** *(2013)*
- **Oncologia para o pediatra** *(2012)*
- **Gastroenterologia e hepatologia na prática pediátrica – 2ª edição** *(2012)*
- **O recém-nascido de muito baixo peso – 2ª edição** *(2010)*
- **Oftalmologia para o pediatra** *(2010)*
- **Emergências pediátricas – 2ª edição – revisada e ampliada** *(2010)*
- **Atualidades em doenças infecciosas – manejo e prevenção** *(2009)*
- **Organização de serviços em pediatria** *(2008)*
- **Reumatologia para o pediatra** *(2008)*

O presente livro passou por criterioso processo de revisão científica e textual pelos coordenadores, editores e produtores. No entanto, ainda assim, está exposto a erros. Caso haja dúvida, solicitamos ao leitor entrar em contato com a SPSP.

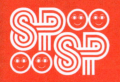

Sociedade de Pediatria de São Paulo
Departamento Científico de Pediatria Ambulatorial e
Cuidados Primários

Série Atualizações Pediátricas

O Dia a Dia do Pediatra

Coordenadores

Adriana Monteiro de Barros Pires

Tadeu Fernando Fernandes

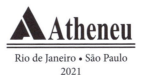

Rio de Janeiro • São Paulo
2021

Sociedade de Pediatria de São Paulo
– Diretoria de Publicações –

Diretora: Cléa Rodrigues Leone

Membros: Antonio Carlos Pastorino, Antonio de Azevedo Barros Filho, Celso Moura Rebello, Cléa Rodrigues Leone, Fabio Carmona, Gil Guerra Junior, Luis Eduardo Procopio Calliari, Marina Carvalho de Moraes Barros, Mário Cícero Falcão, Paulo Henrique Mans, Ruth Guinsburg, Sonia Regina Testa da Silva Ramos, Tamara Beres Lederer Goldberg, Tulio Konstantyner

Coordenadora Editorial: Paloma Ferraz
Assistente Editorial: Rafael Franco

EDITORA ATHENEU

São Paulo	—	Tel.: (11)2858-8750
		E-mail: *atheneu@atheneu.com.br*
Rio de Janeiro	—	Rua Bambina, 74
		Tel.: (21)3094-1295
		E-mail: *atheneu@atheneu.com.br*

Produção Editorial: *Texto e Arte Serviços Editoriais*
Capa: *Equipe Atheneu*

CIP-BRASIL. CATALOGAÇÃO NA PUBLICAÇÃO
SINDICATO NACIONAL DOS EDITORES DE LIVROS, RJ

D525

O dia a dia do pediatra / coordenação Adriana Monteiro de Barros Pires, Tadeu Fernando Fernandes. - 1. ed. - Rio de Janeiro : Atheneu, 2021.
   312 p. ; 24 cm.   (Atualizações pediátricas)

   Inclui bibliografia e índice
   ISBN 978-65-5586-292-8

   1. Pediatria. 2. Pediatria - Estudo de casos. 3. Cuidados médicos ambulatoriais para crianças. 4. Crianças - Doenças - Diagnóstico. 5. Crianças - Doenças - Tratamento. I. Pires, Adriana Monteiro de Barros. II. Fernandes, Tadeu Fernando. III. Título. IV. Série.

21-71878   CDD: 618.92
                      CDU: 616-053.2

Leandra Felix da Cruz Candido - Bibliotecária - CRB-7/6135
06/07/2021   06/07/2021

PIRES, A.M.B.; FERNANDES, T.F.
O Dia a Dia do Pediatra. Sociedade de Pediatria de São Paulo – SPSP.

© Direitos reservados à EDITORA ATHENEU – Rio de Janeiro, São Paulo, 2021.

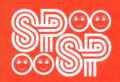

Sociedade de Pediatria de São Paulo
Departamento Científico de Pediatria Ambulatorial e Cuidados Primários

Diretoria Executiva 2019-2022

Presidente: Sulim Abramovici
1º Vice-presidente: Renata Dejtiar Waksman
2º Vice-presidente: Claudio Barsanti
Secretária-geral: Maria Fernanda Branco de Almeida
1º Secretário: Ana Cristina Ribeiro Zollner
2º Secretário: Lilian dos Santos Rodrigues Sadeck
1º Tesoureiro: Mário Roberto Hirschheimer
2º Tesoureiro: Paulo Tadeu Falanghe

Diretoria de Publicações

Diretora: Cléa Rodrigues Leone
Membros: Antonio Carlos Pastorino, Antonio de Azevedo Barros Filho, Celso Moura Rebello, Cléa Rodrigues Leone, Fabio Carmona, Gil Guerra Junior, Luis Eduardo Procopio Calliari, Marina Carvalho de Moraes Barros, Mário Cícero Falcão, Paulo Henrique Manso, Ruth Guinsburg, Sonia Regina Testa da Silva Ramos, Tamara Beres Lederer Goldberg, Tulio Konstantyner

Coordenadora Editorial

Paloma Ferraz

Assistente Editorial

Rafael Franco

Coordenadores

Adriana Monteiro de Barros Pires
Médica Pediatra Formada pela Faculdade de Medicina da Universidade de São Paulo (FMUSP). Título de Especialista em Pediatria. Presidente do Departamento Científico de Pediatria Ambulatorial e Cuidados Primários da Sociedade de Pediatria de São Paulo (SPSP).

Tadeu Fernando Fernandes
Médico Pediatra com Título de Especialista em Pediatria pela Sociedade Brasileira de Pediatria (SBP) e Associação Médica Brasileira (AMB). Especialização em Early Nutrition *(ENS) pela Ludwig-Maximilians University of Munich. Pós-Graduado em Nutrologia Pediátrica pela Boston University School of Medicine.* Membership Effective *da American Academy of Pediatrics (AAP). Presidente do Departamento Científico de Pediatria Ambulatorial da Sociedade Brasileira de Pediatria (SBP). Membro do Departamento Científico de Pediatria Ambulatorial e Cuidados Primários da Sociedade de Pediatria de São Paulo (SPSP).*

Colaboradores

ADRIANA MONTEIRO DE BARROS PIRES
Médica Pediatra Formada pela Faculdade de Medicina da Universidade de São Paulo (FMUSP). Título de Especialista em Pediatria. Presidente do Departamento Científico de Pediatria Ambulatorial e Cuidados Primários da Sociedade de Pediatria de São Paulo (SPSP).

ALINE MARTINS TEIXEIRA
Médica Formada pela Faculdade de Medicina da Universidade de Santo Amaro (Unisa). Médica-Residente pelo Programa de Pediatria da Unisa.

ANA CRISTINA RIBEIRO ZOLLNER
Professora de Ética e Bioética do Curso de Medicina da Universidade de Santo Amaro (Unisa). Coordenadora da Pediatria do Curso de Medicina da Unisa. Membro da Diretoria da Sociedade Brasileira de Pediatria (SBP). Membro da Diretoria da Sociedade de Pediatria de São Paulo (SPSP).

ANA PAULA LERNER MARQUES
Médica Pediatra Formada pela Faculdade de Medicina da Universidade de São Paulo (FMUSP). Especialista em Alergia e Imunologia Pediátrica pelo Instituto da Criança do Hospital das Clínicas (ICr-HC) da FMUSP. Membro do Departamento Científico de Pediatria Ambulatorial e Cuidados Primários da Sociedade de Pediatria de São Paulo (SPSP).

ANA RAQUEL RODRIGUES PEREIRA
Formada em Medicina pelo Centro Universitário Lusíada (Unilus). Residência Médica em Infectologia no Hospital de Clínicas da Universidade Estadual de Campinas (HC-Unicamp). Infectologista pela Centro de Referência de DST/Aids de Campinas. Mestranda em Gerontologia na Unicamp. Estágio em Infectologia na University of Washington (UW), Estados Unidos.

Andrea Hercowitz
Pediatra e Hebiatra pela Associação Médica Brasileira (AMB) e Sociedade Brasileira de Pediatria (SBP). Membro dos Departamentos de Adolescência e de Pediatria Legal da Sociedade de Pediatria de São Paulo (SPSP). Professora Convidada da Faculdade Israelita de Ciências da Saúde Albert Einstein (Enfermagem e Medicina). Médica Voluntária no Ambulatório Transdisciplinar de Identidade de Gênero e Orientação Sexual (AMTIGOS) do Instituto de Psiquiatria do Hospital das Clínicas da Faculdade de Medicina da Universidade de São Paulo (IPq-HCFMUSP). Hebiatra da Casa Viva Clínica de Tratamento de Transtornos Alimentares. Hebiatra do Centro de Especialidades Pediátricas do Hospital Israelita Albert Einstein (HIAE).

Carine Emanuele Vieira de Melo
Médica Formada pela Universidade Tiradentes (UNIT) – Aracaju/SE e pela National University of Ireland (NUIG) – Galway/Ireland. Estagiária do Hospital do Coração – Aracaju/SE (2016). Médica-Residente de Pediatria pela Universidade Santo Amaro (Unisa). Membro do Programa Médico-Residente da Sociedade Brasileira de Pediatria (SBP).

Catia Regina Branco da Fonseca
Pediatra. Especialista em Pediatria pela Sociedade Brasileira de Pediatria (SBP). Doutora em Ciências Aplicadas à Pediatria pela Escola Paulista de Medicina da Universidade Federal de São Paulo (EPM/Unifesp). Professora-Assistente Doutora do Departamento de Pediatria da Faculdade de Medicina de Botucatu da Universidade Estadual Paulista (FMB-Unesp). Coordenadora do Conselho de Residência Médica (Coreme) da FMB-Unesp.

Cristina Helena Lima Delambert Bizzotto
Médica Formada pela Faculdade de Medicina de Marília (Famema). Residência Médica em Pediatria pela Santa Casa de São Paulo (SCSP). Médica Pediatra do Hospital das Clínicas da Faculdade de Medicina de Botucatu da Universidade Estadual Paulista (FMB-Unesp). Membro do Departamento Científico de Pediatria Ambulatorial e Cuidados Primários da Sociedade de Pediatria de São Paulo (SPSP).

Fabiana Regina Condini
Residência Médica em Pediatria pela Universidade Estatual de Campinas (Unicamp). Professora Colaboradora do Departamento de Pediatria da Faculdade de Medicina de Jundiaí (FMJ).

Gabriela Faustinoni Bonciani
Médica Formada pela Faculdade de Medicina do ABC (FMABC). Especialização em Pediatria pelo Hospital das Clínicas da Faculdade de Medicina da Universidade de São Paulo (HCFMUSP). Especialização em Pneumopediatria pelo HCFMUSP. Título de Especialista em Pediatria – TEP (2006). Membro do Departamento Científico de Pediatria Ambulatorial e Cuidados Primários da Sociedade de Pediatria de São Paulo (SPSP).

Gustavo Passafaro Guzzi
Médico Formado pela Universidade São Francisco – Bragança Paulista/SP. Médico-Residente pelo Programa de Pediatria da Universidade Santo Amaro (Unisa). Membro do Programa Médico-Residente da Sociedade Brasileira de Pediatria (SBP).

João Paulo Becker Lotufo
Doutor em Pediatria pela Universidade de São Paulo (USP). Representante da Sociedade Brasileira de Pediatria (SBP) nas Ações de Combate ao Álcool, Tabaco e Drogas. Coordenador/Presidente do Grupo de Trabalho no Combate ao Uso de Drogas por Crianças e Adolescentes na Sociedade de Pediatria de São Paulo (SPSP). Membro da Comissão de Combate ao Tabagismo da Associação Médica Brasileira (AMB). Responsável pelo Projeto Antitabágico do Hospital Universitário (HU) da USP. Responsável pelo Projeto Dr. Bartô e os Doutores da Saúde – Projeto de Prevenção de Drogas no Ensino Fundamental e Médio.

João Pedro Fávero Pereira
Médico Formado pela Universidade Cidade de São Paulo (Unicid). Médico-Residente de Pediatria pelo Programa da Universidade Santo Amaro (Unisa).

José Gabel
Médico Membro do Departamento Científico de Pediatria Ambulatorial da Sociedade Brasileira de Pediatria (SBP), Departamento Científico de Pediatria Ambulatorial e Cuidados Primários da Sociedade de Pediatria de São Paulo (SPSP), Departamento Materno-Infantil do Hospital Israelita Albert Einstein (HIAE) e Programa Einstein na Comunidade de Paraisópolis (PECP).

Juliana Carvalho Tavares Alves
Médica Formada pela Universidade Santo Amaro (Unisa). Médica-Residente em Pediatria pela Unisa. Atua no Hospital Geral do Grajaú – Instituto de Responsabilidade Social Sírio-Libanês (IRSSL).

Larissa Rezende Mauro
Graduação em Medicina e Residência em Pediatria pela Faculdade de Medicina da Universidade de São Paulo (FMUSP). Graduação em Fonoaudiologia pela Universidade Federal de São Paulo (Unifesp). Título de Especialista em Pediatria. Membro do Grupo de Trabalho de Desenvolvimento e Aprendizagem Infantil da Sociedade de Pediatria de São Paulo (SPSP).

Lorena Fernanda Costa de Oliveira
Médica Formada pela Universidade de Itaúna (UIT), Itaúna/MG. Médica-Residente pelo Programa de Pediatria da Universidade Santo Amaro (Unisa).

Lucas de Brito Costa
Médico Formado pelo Centro Universitário Unifacid Wyden, Intercâmbio durante a Graduação na DePauls University, Estados Unidos. Médico-Residente de Pediatria na Universidade Santo Amaro (Unisa) e Secretário da Associação dos Médicos-Residentes do Estado de São Paulo (Ameresp) (2020-2021). Membro Alumnus da Federação Internacional das Associações dos Estudantes de Medicina do Brasil (IFMSA Brazil) (2016-2021).

Lygia Border
Pediatra. Especialista em Pediatria pela Sociedade Brasileira de Pediatria (SBP). Mestre em Ciência da Saúde. Membro do Departamento Científico de Pediatria Ambulatorial e Cuidados Primários da Sociedade de Pediatria de São Paulo (SPSP).

Marcelo Vaidotas
Médico Formado pela Universidade Nove de Julho (Uninove). Médico-Residente pelo Programa de Pediatria da Universidade Santo Amaro (Unisa). Membro do Programa Médico-Residente da Sociedade Brasileira de Pediatria (SBP).

Marcia Keiko Uyeno Tabuse
Mestrado e Doutorado em Oftalmologia pela Universidade Federal de São Paulo (Unifesp). Fellowship em Oftalmopediatria na Unifesp e no Doheny Eye Institute – University of Southern California (USC). Fellowship em Estrabismo na Universidade de Tokyo.

Maria Clara Drummond Soares de Moura
Graduação em Fisioterapia pela Universidade de São Paulo (USP). Especialista em Fisioterapia Neurofuncional pelo Hospital das Clínicas da Faculdade de Medicina da USP (HCFMUSP). Mestrado em Neurociência e Comportamento pelo Instituto de Psicologia da USP (IPUSP). Doutorado em Ciências da Reabilitação pela FMUSP.

Maria Wany Louzada Strufaldi
Professora Adjunta do Departamento de Pediatria da Escola Paulista de Medicina da Universidade Federal de São Paulo (EPM/Unifesp).

Nara Vasconcelos Cavalcanti
Professora-Assistente da Disciplina de Pediatria da Faculdade de Medicina da Universidade de Santo Amaro (Unisa). Professora Colaboradora da Faculdade de Medicina da Universidade de São Paulo (FMUSP). Doutora em Saúde Materno-Infantil pelo Instituto de Medicina Integral Professor Fernando Figueira (IMIP). Mestre em Pediatria Tropical pela University of Liverpool, Reino Unido. Especialista em Pediatria pela Sociedade Brasileira de Pediatria (SBP).

Natália Tonon Domingues
Médica Formada pela Universidade São Francisco (USF). Residências Médicas em Pediatra e Endocrinologia Pediátrica pela Faculdade de Medicina de Botucatu da Universidade Estadual Paulista Júlio de Mesquita Filho (FMB-Unesp). Título de Especialista em Pediatria pela Sociedade Brasileira de Pediatria (SBP) e Associação Médica Brasileira (AMB). Mestra em Medicina na Área de Pediatria pela FMB-Unesp. Doutoranda no Programa de Fisiopatologia em Clínica Médica pela FMB-Unesp. Médica Pediatra do Hospital das Clínicas na FMB-Unesp. Membro do Departamento Científico de Pediatria Ambulatorial e Cuidados Primários da Sociedade de Pediatria de São Paulo (SPSP).

Raissa Paulino da Costa Figueiredo
Médica Formada pela Universidade Santo Amaro (Unisa). Atuou como Clínica na Área de Médico de Família no ano de 2019. Médica-Residente em Pediatria pela Unisa.

Regis Ricardo Assad
Médico Formado pela Faculdade de Medicina da Universidade de São Paulo (FMUSP). Residência Médica em Pediatra pela FMUSP. Título de Especialista em Pediatria pela Sociedade Brasileira de Pediatria (SBP). Membro do Departamento Científico de Pediatria Ambulatorial e Cuidados Primários da Sociedade de Pediatria de São Paulo (SPSP).

Renata Cavalcante Kuhn dos Santos
Médica Formada pela Escola Paulista de Medicina da Universidade Federal de São Paulo (EPM/Unifesp). Residência Médica em Pediatria pela EPM/Unifesp. Título de Especialista em Pediatria pela Sociedade Brasileira de Pediatria (SBP). Mestre em Pediatria pela EPM/Unifesp. Membro do Departamento Científico de Pediatria Ambulatorial e Cuidados Primários da Sociedade de Pediatria de São Paulo (SPSP).

Renata Rodrigues Aniceto
Médica Pediatra e Hematologista pela Faculdade de Medicina da Universidade de São Paulo (FMUSP). Pós-Graduação em Nutrologia Clínica pela Associação Brasileira de Nutrologia (Abran/SP). Pós-Graduação em Nutrição Pediátrica na Boston University. Membro do Departamento Científico de Pediatria Ambulatorial da Sociedade Brasileira de Pediatria (SBP).

Rosa Miranda Resegue
Doutora em Ciências Aplicadas à Pediatria pela Universidade Federal de São Paulo (Unifesp). Pediatra da Disciplina de Pediatria Geral e Comunitária do Departamento de Pediatria da Escola Paulista de Medicina (EPM-Unifesp). Membro do Departamento Científico de Pediatria Ambulatorial e Cuidados Primários da Sociedade de Pediatria de São Paulo (SPSP).

Stela Maria Tavaliere Oliveira
Professora e Mestranda do Departamento de Pediatria da Faculdade de Medicina de Jundiaí (FMJ). Coordenadora do Pronto-Socorro Infantil do Hospital Universitário (HU) de Jundiaí.

Tadeu Fernando Fernandes
Médico Pediatra com Título de Especialista em Pediatria pela Sociedade Brasileira de Pediatria (SBP) e Associação Médica Brasileira (AMB). Especialização em Early Nutrition *(ENS) pela Ludwig-Maximilians University of Munich. Pós-Graduado em Nutrologia Pediátrica pela Boston University School of Medicine.* Membership Effective *da American Academy of Pediatrics (AAP). Presidente do Departamento Científico de Pediatria Ambulatorial da Sociedade Brasileira de Pediatria (SBP). Membro do Departamento Científico de Pediatria Ambulatorial e Cuidados Primários da Sociedade de Pediatria de São Paulo (SPSP).*

Agradecimentos

Agradecemos a todos os colegas do Departamento Científico de Pediatria Ambulatorial e Cuidados Primários, que de corpo e alma mergulharam neste projeto revolucionário e inédito. A todos os familiares, que nos apoiaram com sua compreensão e paciência pelo tempo que dispensamos a esta missão.

Agradecemos também aos colegas dos outros Departamentos Científicos da SPSP, que enriqueceram esta obra com seus conhecimentos específicos.

Um louvor especial à Diretoria de Publicações da Sociedade de Pediatria de São Paulo (SPSP), coordenada pela Profa. Dra. Cléa Rodrigues Leone, que sempre nos apoiou e incentivou.

Uma pessoa foi especial na construção desta obra, a incansável, paciente e parceira Paloma Ferraz, Coordenadora Editorial da SPSP, e o seu Assistente, Rafael Franco, que, junto com toda a equipe de revisoras da Atheneu, permitiram que este sonho se tornasse uma realidade.

Ao nosso Presidente, Sulim Abramovici, um líder que nos dá toda liberdade de trabalho e expressão.

Ao nosso grande guru, eterno membro do Departamento Científico de Pediatria Ambulatorial e Cuidados Primários, Prof. Dr. Antonio de Azevedo Barros Filho, nosso querido Professor Barros, que com sua sabedoria, experiência e companheirismo nos orienta e inspira. Tivemos a honra de ter o Prefácio deste livro escrito pelo querido Professor Barros, a quem reverenciamos nossa infinita gratidão.

E, por fim, à nossa razão de existir, nossas crianças e adolescentes, que vivenciam o dia a dia descrito nesta obra, e a todos os pediatras que têm a missão de cuidar, zelar e estimular esses pequenos, que querem, e merecem, uma vida com quantidade e qualidade, recheada de amor e carinho.

Prefácio

A Sociedade de Pediatria de São Paulo (SPSP), em colaboração com a Editora Atheneu, está colocando à disposição dos pediatras o livro *O Dia a Dia do Pediatra* dentro da *Série Atualizações Pediátricas*. A série, iniciativa exitosa sob a coordenação do Departamento de Publicações da SPSP, conta com a colaboração dos membros dos diferentes departamentos científicos, com cerca de 30 títulos já publicados.

A pediatria é uma atividade profissional em constante mudança, acompanhando as transformações por que passa a sociedade e, em consequência, sua influência no crescimento, desenvolvimento e saúde das crianças e dos adolescentes. Daí a necessidade da constante atualização dos pediatras. Quem vivenciou a prática pediátrica na segunda metade do século passado, principalmente a partir de meados da década de 1970, pôde testemunhar as grandes transformações pelas quais ela passou: terapêuticas, diagnósticas, prognósticas e perfis de morbidade. Houve uma queda considerável na taxa de mortalidade infantil, doenças antes fatais passaram a ser curadas, às vezes com sequelas que necessitam ser acompanhadas, ou tornaram-se crônicas, e surgiram outras. Novos problemas foram acrescentados: obesidade, dificuldades escolares, problemas comportamentais, *bullying*.

Com uma abordagem, a meu ver, bastante original, o livro *O Dia a Dia do Pediatra* procura discutir os novos e velhos problemas da atenção à infância, por meio do acompanhamento de dois pacientes, desde o período pré-natal até a transição para a adultícia, que vivenciam diferentes experiências frequentes na infância e na adolescência. Assim, vamos acompanhar os gêmeos Pedro Henrique e Vitória, nas suas diferentes fases da vida, com os problemas familiares, socioeconômicos, com a alimentação e seus distúrbios, relação entre os pais, identidade de gênero, imunização, monitorização do crescimento e desenvolvimento, importância do aleitamento materno entre outros.

Este livro é uma produção do Departamento Científico de Pediatria Ambulatorial e Cuidados Primários da SPSP, seus coordenadores, os pediatras Adriana Monteiro de Barros Pires e Tadeu Fernando Fernandes, dois profissionais de larga experiência em atenção primária tanto em consultório como em serviços comunitários. Conta também com a participação dos demais membros do departamento, assim como com a contribuição de outros profissionais convidados. Como vocês poderão depreender dos dados apresentados de cada coautor, vários, além da experiência nas áreas que abordam, também vivenciaram as mudanças pelas quais passou a pediatria nos últimos anos. Trata-se de um livro bem escrito, de leitura agradável, bem fundamentado cientificamente, e que pode contribuir de maneira relevante para a atenção às crianças e aos adolescentes nos tempos atuais.

A bem da verdade, gostaria de ter lido um livro assim há pelo menos uns 20 anos!

Boa leitura!

Antonio de Azevedo Barros Filho
Professor de Pediatria Aposentado da Faculdade de Ciências Médicas da Universidade Estadual de Campinas (Unicamp)

Membro Vitalício do Departamento Científico de Pediatria Ambulatorial e Cuidados Primários da Sociedade de Pediatria de São Paulo (SPSP)

Apresentação da Diretoria

A Diretoria de Publicações da Sociedade de Pediatria de São Paulo (SPSP) e o Departamento Científico de Pediatria Ambulatorial e Cuidados Primários, considerando a necessidade de atualização contínua da abordagem de novos problemas e demandas que se apresentam na prática clínica dos pediatras, apresentam o livro *O Dia a Dia do Pediatra*.

Nesta edição, os autores discutem as mudanças no conceito da consulta de Puericultura, agora, um atendimento ambulatorial de Pediatria mais bem remunerado. Também as novas situações que irão se apresentar ao pediatra na consulta durante o pré-natal e nos atendimentos ambulatoriais de Pediatria, as doenças da modernidade, como a síndrome da creche, as relações da criança com as inovações dos dispositivos eletrônicos, as dietas da moda, as intolerâncias sociais na escola e muitas outras.

Por todos esses motivos, esta edição se tornará uma fonte de consulta necessária aos pediatras em suas atividades junto a seus pacientes.

Cléa Rodrigues Leone
Diretora de Publicações da Sociedade de Pediatria de São Paulo (SPSP)

A Sociedade de Pediatria de São Paulo (SPSP) tem, como missão, oferecer educação continuada aos pediatras por meio de cursos, jornadas, congressos e publicações científicas. Sabedores da fundamental importância de um profissional capacitado para a orientação de uma vida saudável e para a prevenção de doenças, a SPSP trabalha, continuamente, para levar conhecimento atualizado à comunidade médica.

A *Série Atualizações Pediátricas* é um dos resultados desse incansável trabalho. Organizada pela Diretoria de Publicações, é elaborada pelos membros dos departamentos científicos, profissionais de elevado conhecimento médico e de destacada experiência clínica.

É com grande orgulho que apresentamos esta edição de *O Dia a Dia do Pediatra*, trabalho desenvolvido pelo Departamento Científico de Pediatria Ambulatorial e Cuidados Primários da SPSP.

A responsabilidade assumida pelos profissionais do departamento reflete o sucesso e a credibilidade conquistados durante o desenvolvimento dos temas no Brasil. Os autores reúnem talentos com forte motivação, que representam a vanguarda no assunto e mantêm relacionamento e intercâmbio entre as demais especialidades.

A infância é um período em que se desenvolve grande parte das potencialidades humanas. Os distúrbios que incidem nessa época são responsáveis por graves consequências para indivíduos e comunidades. A orientação correta é a mais indicada estratégia para a proteção e o desenvolvimento da criança e constitui a mais sensível, econômica e eficaz intervenção para a redução da morbimortalidade infantil.

Esta publicação representa uma importante ferramenta para o dia a dia do pediatra, em seu ambulatório e em seu consultório, público ou privado. Pediatras experientes poderão atualizar os seus conhecimentos, residentes e estagiários poderão ter uma fonte de consulta baseada em evidências

O atendimento ambulatorial, tema desta edição, aborda a consulta pediátrica em seus múltiplos aspectos e necessidades. Os temas foram abordados de maneira prática e de fácil consulta, contribuindo para o desenvolvimento da população que é atendida por nós, pediatras.

Com esta publicação, saem vencedores os pediatras e, principalmente, as crianças que podem receber excelente orientação para o seu desenvolvimento pleno.

Sulim Abramovici
Presidente da Sociedade de Pediatria de São Paulo (SPSP)

Apresentação dos Coordenadores

A Pediatria contemporânea contempla novas demandas e tecnologias que exigem do pediatra uma atualização constante em suas condutas e posturas.

Novos termos e conceitos surgiram, como a ampliação para os cuidados com a criança nos primeiros 1.100 dias de vida, programação metabólica, epigenética, estresse tóxico, janelas de tolerância imunológica entre outros, que serão detalhados nesta obra.

A comunicação entre o pediatra e a família evoluiu dos velhos *pagers* para novas mídias sociais, como Facebook, Instagram, WhatsApp entre outras, trazendo velhos e novos dilemas para a Pediatria.

A consulta pediátrica também evoluiu das saudosas visitas caseiras a consultas virtuais por telemedicina. O que podemos fazer nessas consultas e o que não fazer? O que é ético e o que é antiético?

Situações inusitadas aparecem repentinamente, como a pandemia do Covid-19, e abrem novos desafios para padronizar condutas e manejo, além de tentar projetar quais serão as consequências físicas e mentais dessa situação sobre as crianças.

Apesar de todas essas mudanças, as tradicionais questões e angústias maternas, como "meu filho não come", "meu filho não dorme", "meu filho é o menor da classe", continuam.

Da diarreia bacteriana à viral, da desnutrição à obesidade, da dor abdominal por verminose à dor funcional e psicogênica, da casa da vovó à creche, do tradicional casal de pais para novas situações familiares. São os novos tempos e a transição epidemiológica das doenças ocorrendo à nossa frente, em nosso dia a dia.

Segundo as novas diretrizes da Sociedade Brasileira de Pediatria (SBP), American Academy of Pediatrics (AAP) e da nova tabela de procedimentos da Agência Nacional de Saúde (ANS), a Puericultura ganhou o *status* de procedimento, chamado agora de "atendimento ambulatorial em pediatria". Esse atendimento engloba uma primeira consulta ainda durante o pré-natal e as demais consultas seguindo passo a passo até a adolescência. Mas para nós, pediatras, continua sendo a velha, tradicional e apaixonante Puericultura.

Nós do Departamento Científico de Pediatria Ambulatorial e Cuidados Primários da Sociedade de Pediatria de São Paulo (SPSP) ousamos revisar e atualizar o pediatra por meio deste livro, mostrando o novo dia a dia do pediatra, desde o planejamento familiar até o final da adolescência, quando entregaremos um ser formado e criado para os desafios que a vida adulta lhe apresentará.

Utilizamos uma linguagem coloquial e, de forma inédita, acompanharemos a vida de duas crianças, Pedro Henrique e Vitória, gêmeos, desde a pré-concepção até o final da adolescência.

Cada capítulo será precedido por um caso clínico envolvendo os gêmeos, os pais, avós, amigos, professores, tias e vizinhas, personagens que acompanharão nossos gêmeos em situações comuns, vivenciadas no dia a dia do Pediatra.

Esperamos que o colega aproveite e saiba que este livro foi feito com muita união, pesquisa, troca de experiências e, principalmente, com foco e missão no bem-estar físico e mental de nossas crianças. Visa à atualização desse personagem central na assistência às crianças e aos adolescentes, que colabora com a promoção da saúde, a prevenção de doenças e a oferta de adequado tratamento e suporte em todas as fases da vida: o pediatra.

Adriana Monteiro de Barros Pires
Tadeu Fernando Fernandes

Departamento Científico de Pediatria Ambulatorial e Cuidados Primários
da Sociedade de Pediatria de São Paulo (SPSP)

Sumário

Capítulo 1 – Os primeiros 1.100 dias 1
Coordenadores: Tadeu Fernando Fernandes e Lygia Border

A importância dos primeiros 1.100 dias 3
Tadeu Fernando Fernandes

Epigenética 5
Tadeu Fernando Fernandes

Programação metabólica 7
Tadeu Fernando Fernandes

Consulta pré-natal 8
Tadeu Fernando Fernandes

Prevenção de doenças infectocontagiosas 9
Tadeu Fernando Fernandes

Prevenção da síndrome alcoólica fetal 11
Lygia Border

Prevenção do estresse tóxico 13
Lygia Border

O pediatra na sala de parto 14
Lygia Border

A importância da puericultura nos primeiros 2 anos de vida 15
Lygia Border

Capítulo 2 – O primeiro semestre de vida 21
Coordenadores: Cristina Helena Lima Delambert Bizzotto e Tadeu Fernando Fernandes

Alimentação – Aleitamento materno exclusivo nos primeiros
6 meses de vida 24
Gabriela Faustinoni Bonciani

- » Por que amamentar?..24
- » O leite materno tem constituição única e inimitável...........................24
- » Principais desafios da amamentação 25
- » A alimentação da lactante 25

Crescimento..26
Natália Tonon Domingues e Maria Wany Louzada Strufaldi

- » A importância da utilização das curvas de crescimento 26
- » A criança que não está ganhando peso: o que fazer? 27
- » A criança que não está crescendo: o que fazer?..................................28

Desenvolvimento..29
Cátia Regina Branco da Fonseca

- » Marcos do desenvolvimento no 1º semestre de vida...........................29
- » O que fazer quando os marcos não são atingidos? 32

Vacinação..33
Adriana Monteiro de Barros Pires

- » Esquemas de vacinação: SUS, SBP e SBim 33
- » Momento antivacinas 37
- » Principais reações adversas: como identificar e como manejar.........40

Principais problemas no dia a dia do pediatra 42

- » Transtornos gastrintestinais funcionais: cólicas do recém-nascido, regurgitação e constipação funcional 42
  Tadeu Fernando Fernandes
- » Bronquiolite...46
  José Gabel
- » Dacriocistite...48
  Cátia Regina Branco da Fonseca
- » Hérnias inguinais e umbilicais 50
  Cátia Regina Branco da Fonseca
- » Chupeta: a favor ou contra?...51
  Cátia Regina Branco da Fonseca e Natália Tonon Domingues
- » Cama compartilhada: a favor ou contra?..53
  Natália Tonon Domingues e Cátia Regina Branco da Fonseca

CAPÍTULO 3 – O SEGUNDO SEMESTRE DE VIDA...61
Coordenadoras: Cristina Helena Lima Delambert Bizzotto e Renata Cavalcante Kuhn dos Santos

Alimentação 63
Tadeu Fernando Fernandes

- » **Fórmulas infantis** 63
- » **Quais as diferenças entre as fórmulas infantis?**...................64
- » **Desmame da mamadeira**..69
- » **Alimentação complementar** 70

Crescimento 72
Natália Tonon Domingues e Maria Wany Louzada Strufaldi
- » **O risco de sobrepeso** 72
- » **O risco de desnutrição** 73

Desenvolvimento 74
- » **Marcos do desenvolvimento no 2º semestre de vida** 74
  Larissa Rezende Mauro
- » **Sentar, engatinhar e andar: tudo passo a passo** 78
  Maria Clara Drummond Soares de Moura, Larissa Rezende Mauro, Adriana Monteiro de Barros Pires

Vacinação..82
Adriana Monteiro de Barros Pires
- » **Febre amarela** 82
- » **Sarampo: uma intervenção necessária** 84

Principais problemas no dia a dia do pediatra 86
- » **Problemas com a introdução da alimentação complementar** 86
  Renata Cavalcante Kuhn dos Santos
- » **Erupção dentária** 87
  Renata Cavalcante Kuhn dos Santos
- » **Diarreia viral** 88
  Renata Cavalcante Kuhn dos Santos
- » **Creche** 89
  Regis Ricardo Assad

Capítulo 4 – 1 a 3 anos de vida 97
Coordenadores: Regis Ricardo Assad e Adriana Monteiro de Barros Pires

Alimentação..99
- » **Tradicional**...99
  Regis Ricardo Assad
- » **Novos modelos: veganismo, macrobiótico** 100
  Renata Rodrigues Aniceto
- » **Seletividade alimentar** 104
  Regis Ricardo Assad
- » **Doutor: meu filho não come** 104
  Regis Ricardo Assad

Crescimento 105
Natália Tonon Domingues e Maria Wany Louzada Strufaldi
» **Quanto meu filho vai medir?** 105
» **Importância do seguimento do índice de massa corpórea da criança**..107

Desenvolvimento..109
Regis Ricardo Assad
» **Quando diagnosticar atraso na fala?** 109
» **Meu filho ainda não anda**...110
» **Meu filho não dorme**..111
» **Atividades extras** 112

Vacinas..114
Adriana Monteiro de Barros Pires
» **Vacinas meningocócicas** 114

Principais problemas no dia a dia do pediatra 118
Adriana Monteiro de Barros Pires
» **Pé torto ou pé plano?** 118
» **Quando fazer o desfralde?**..120
» **Constipação intestinal** 122
» **Prevenção dos acidentes na infância**...125
» **Fimose** 127
» **Sinéquia labial**..129

CAPÍTULO 5 – 4 A 7 ANOS DE VIDA 135
Coordenadoras: Cátia Regina Branco da Fonseca e Natália Tonon Domingues

Alimentação 138
Cristina Helena Lima Delambert Bizzotto
» ***Fast food, junk food* e *delivery food*** 138
» **Xenobióticos** 138
» **Lanche escolar**...139

Crescimento..140
Natália Tonon Domingues, Cristina Helena Lima Delambert Bizzotto e Cátia Regina Branco da Fonseca
» **Meu filho é o menor da classe!** 140
» **Ele está tão magrinho!** 141

Desenvolvimento..142
Rosa Miranda Resegue

- » **A criança com problemas de comportamento** 143
- » **Transtorno do espectro autista ou autismo** 144
- » **A criança com dificuldades escolares**......................................147
- » **Transtorno de déficit de atenção/hiperatividade**...................149

Vacinação..151
Adriana Monteiro de Barros Pires
- » **A importância de manter o calendário vacinal em dia**.........151

Principais problemas no dia a dia do pediatra 154
- » **Pediculose** 154
  Ana Paula Lerner Marques
- » **Verminoses**..156
  Ana Paula Lerner Marques
- » **Doenças atópicas**..158
  Ana Paula Lerner Marques
- » **Vícios de refração (miopia, astigmatismo, hipermetropia)**....160
  Marcia Keiko Uyeno Tabuse

Capítulo 6 – 8 a 12 anos de vida 167
Coordenadoras: Rosa Miranda Resegue e Adriana Monteiro de Barros Pires

Alimentação..170
Renata Rodrigues Aniceto
- » **A importância da noção de bons hábitos alimentares**..........170

Crescimento 172
- » **Puberdade** 172
  Natália Tonon Domingues e Renata Cavalcante Kuhn dos Santos
- » **Puberdade precoce** 173
  Natália Tonon Domingues e Lygia Border
- » **Estirões** 175
  Natália Tonon Domingues e Renata Cavalcante Kuhn dos Santos
- » **Apresentação das tabelas de Tanner** 176
  Natália Tonon Domingues e Lygia Border

Desenvolvimento 178
Rosa Miranda Resegue
- » **Importância da escolaridade** 178
- » **Tempo de tela**..180

Vacinação 183
Adriana Monteiro de Barros Pires

» A importância da vacinação contra HPV para meninos e meninas 183

Problemas no dia a dia do pediatra 185
» **Escoliose** 185
  Cátia Regina Branco da Fonseca
» **Ansiedade** 188
  Cátia Regina Branco da Fonseca
» **Cefaleia** 190
  Rosa Miranda Resegue

CAPÍTULO 7 – ADOLESCÊNCIA 201
Coordenadores: *José Gabel e Regis Ricardo Assad*

Alimentação 203
Stela Maria Tavaliere Oliveira e Fabiana Regina Condini
» **A típica alimentação do adolescente e modismos alimentares: como conduzir para uma alimentação saudável** 203

Crescimento 206
Stela Maria Tavaliere Oliveira e Fabiana Regina Condini

Desenvolvimento 210
» **O comportamento do adolescente** 210
  Andrea Hercowitz
» **A criança que não quer adolescer** 214
  Stela Maria Tavaliere Oliveira

Vacinação 215
Adriana Monteiro de Barros Pires

Problemas no dia a dia do pediatra 216
» **A consulta do adolescente: direitos e deveres** 216
  Andrea Hercowitz
» **Anorexia e bulimia** 222
  Andrea Hercowitz
» **Depressão na adolescência** 227
  Andrea Hercowitz
» **Incongruência de gênero** 233
  José Gabel e Ana Cristina Ribeiro Zollner
» **Drogas lícitas e ilícitas** 235
  João Paulo Becker Lotufo
» **Anticoncepção na adolescência** 240
  Tadeu Fernando Fernandes
» **Infecções sexualmente transmissíveis** 244
  Ana Raquel Rodrigues Pereira

CAPÍTULO 8 – A TRANSIÇÃO PARA A VIDA ADULTA 253
Coordenadores: Ana Cristina Ribeiro Zollner e Lygia Border

    Pediatra: o médico da família 254
    João Pedro Fávero Pereira, Raissa Paulino da Costa Figueiredo,
    Nara Vasconcelos Cavalcanti, Ana Cristina Ribeiro Zollner

    Pediatra: o médico que prepara o indivíduo para viver 100 anos 255
    Aline Martins Teixeira, Lucas de Brito Costa, Nara Vasconcelos Cavalcanti,
    Ana Cristina Ribeiro Zollner

    A ansiedade de separação: pediatria e família 258
    Juliana Carvalho Tavares Alves, Carine Emanuele Vieira de Melo,
    Lorena Fernanda Costa de Oliveira, Nara Vasconcelos Cavalcanti,
    Ana Cristina Ribeiro Zollner

    A importância de uma boa puericultura: pronto para a vida! 261
    Marcelo Vaidotas, Gustavo Passafaro Guzzi, Nara Vasconcelos Cavalcanti,
    Ana Cristina Ribeiro Zollner

CAPÍTULO 9 – CASO CLÍNICO CONSOLIDADO 265

ÍNDICE REMISSIVO 275

Capítulo 1

Os primeiros 1.100 dias

Coordenadores:
Tadeu Fernando Fernandes
Lygia Border

 Caso clínico

A decisão de ser mãe não deve se transformar em uma obsessão, tampouco em uma circunstância sem consequências. Ter um filho é uma responsabilidade e um compromisso, uma decisão que deve ser meditada com tranquilidade, confiança e sinceridade.

É assim que pensa Beatriz, uma mulher saudável e bem-sucedida em sua vida social e profissional, que completou há 2 meses 32 anos, formada em Economia e que trabalha como gerente de contas em um grande banco.

Sua mãe, dona Anastácia, conhecida como Naná, é uma senhora ativa e saudável, frequentadora do grupo de senhoras da igreja e organizadora de eventos filantrópicos e viagens com as amigas pelo Brasil afora. Viúva precocemente, herdou a casa e uma boa aposentadoria do marido, que tinha um cargo concursado em um banco federal. Contam que ele era muito estressado e por muitos anos conviveu com a hipertensão arterial até que morreu subitamente ao completar 48 anos de infarto agudo do miocárdio.

Há 8 anos, Beatriz casou-se com Pedrão, 4 anos mais velho, sempre chamado no aumentativo pela altura de quase 1,90 m e mais de 100 kg. Ele trabalha como vendedor em uma concessionária de carros importados. E os dois se conheceram em uma das quermesses organizadas pela Naná.

Ela conta que Pedrão é um bom *gourmet*, adora um churrasco, cerveja e não se preocupa muito com o excesso de peso e com os exames, que sempre acusam triglicérides e colesterol elevados, glicemia limítrofe e uma leve hipertensão arterial, que o obrigam a tomar anti-hipertensivo e estatina.

Ela nos procurou antes de engravidar por indicação do seu ginecologista, e também porque faz parte de um grupo de mulheres na *internet* que estão fazendo acompanhamento com um especialista em reprodução humana, no qual comentaram que o acompanhamento do futuro filho com o pediatra começa desde antes da gravidez.

Ela tenta engravidar desde que se casou e, agora, após usar alguns medicamentos prescritos para o casal pelo especialista em reprodução, Bia (como é chamada por todos na família e no trabalho) finalmente engravidou, e, para surpresa de todos, de gêmeos, sendo um menino e uma menina, que ganharam os nomes de Pedro Henrique e Vitória desde a primeira ultrassonografia.

Tem sido uma gestação difícil em decorrência da vida agitada e ativa de reuniões e visitas a clientes, ainda mais agora que vinha ganhando mais de 2 kg ao mês, graças aos erros alimentares, já que no almoço ficava somente por conta de um lanche e, no jantar, pedia uma pizza ou comia um sanduíche feito em casa.

O obstetra pediu repouso, mas, segundo ela, isso é impossível. Reclama que Pedrão não ajuda muito. Continua sua rotina de trabalho seguida de um dia de *happy hour* com os amigos, outro de jogar futebol no clube, outro de assistir ao jogo do time no campeonato, até que um dia ela ficou sabendo que Pedrão estava tendo um caso extraconjugal. Bia ficou muito abalada, precisou do apoio da mãe Naná e de uma terapeuta, passando por momentos de estresse e indecisão, se rompia o casamento ou não. À noite, para relaxar e dormir, começou a tomar uma taça de vinho (muitas vezes duas) e retomou um hábito, que havia abandonado quando se casou: fumar dois ou três cigarros ao dia. Segundo Naná, graças às suas orações e ao bom senso de Pedrão, o casal se entendeu e voltou à vida "quase" normal.

Hoje, Bia está entrando no 3º trimestre da gestação, 28 semanas, e veio à consulta pré-natal com o pediatra. Como já havia sido orientada na primeira consulta antes da gestação, está acompanhada do papai Pedrão e da inseparável e agora futura vovó Naná. Eles querem saber o que podem fazer para os gêmeos serem crianças saudáveis e normais.

Perguntam qual o melhor tipo de parto (as amigas falam do parto humanizado), se o pediatra estará na sala de parto e quais as dicas para este último trimestre de gestação.

Os exames solicitados pelo obstetra estão normais, exceto pela glicemia de 110 com hemoglobina glicada de 5,7%. Está pesando 90 kg, sabendo-se que no início da gestação tinha 70 kg para 1,70 m de altura. Pressão arterial de 130 × 90 mmHg com frequência cardíaca de 90 bpm e, atualmente, em uso de cefalexina para o tratamento da terceira infecção urinária.

Reclama de constipação intestinal (fica 3 a 4 dias sem evacuar) e de que as fibras prescritas pelo ginecologista não estão resolvendo.

Refere que a rinite alérgica, que a acompanha desde a infância, agudizou na gestação e está fazendo uso de corticoide nasal e, às vezes, um anti-histamínico.

Está mais tranquila agora, já que os momentos mais difíceis da gestação foram no início do 2º trimestre, quando teve o estresse no casamento, mas o sono ainda está difícil e a correria no trabalho continua.

Fez uso inconstante das vitaminas prescritas pelo obstetra, um polivitamínico com DHA e outro complemento com ferro, mas com frequência se "esquecia" de tomar os suplementos.

Você foi eleito o pediatra das crianças e a família está aí, na sua frente, esperando ajuda, apoio e orientações. A partir de agora, você vai acompanhar Pedro Henrique e Vitória até o final da adolescência. Vocês (pais e pediatra) viverão grandes dilemas e situações que serão apresentados ao longo deste livro, que precisarão de paciência, presença e conhecimento. Essa é a vida do pediatra que cuidará das crianças, que poderão viver 100 anos.

A importância dos primeiros 1.100 dias

Tadeu Fernando Fernandes

O conceito dos primeiros 1.000 dias não é um chavão de *marketing* ou modismo midiático: surgiu a partir de evidências científicas, apresentadas em uma série de três publicações feita pela revista *The Lancet*, em 2008, que identificou a necessidade de se focar no período que vai desde a concepção até o final do 2º ano de vida da criança, que ficaram conhecidos como "os primeiros mil dias", no qual a boa nutrição e o crescimento saudável teriam benefícios que se prolongariam por toda a vida.[1-3]

Na primeira publicação, intitulada "*Maternal and child undernutrition: global and regional exposures and health consequences*",[1] abordou-se a influência da desnutrição materno-infantil no aumento substancial da morbidade e mortalidade infantil, estimando-se um total de 2,2 milhões de mortes e 21% de DALY* para crianças menores de 5 anos.

A segunda publicação, "*Maternal and child undernutrition: consequences for adult health and human capital*", contou com a participação do excelente grupo de pediatras e epidemiologistas de Pelotas (RS), que analisaram estudos de coorte em cinco países (Brasil, Guatemala, Índia, Filipinas e África do Sul) e observaram que os índices materno-infantis, como altura da mãe, peso ao nascer, restrição de crescimento intrauterino correlacionados com peso, altura e índice de massa corporal (IMC) aos 2 anos, segundo os novos gráficos da Organização Mundial da Saúde (OMS), influenciam sobremaneira os resultados em adultos na altura final, nível de escolaridade, produtividade econômica, IMC, níveis glicêmicos e variações na pressão arterial.

Algumas observações importantes desse artigo são:
- O peso ao nascer está positivamente associado à função pulmonar na vida adulta e à incidência de alguns tipos de câncer.
- A desnutrição pode estar associada a doenças mentais.
- A altura para a idade aos 2 anos é o melhor preditor do capital humano futuro.

Concluíram também que os danos sofridos no início da vida promovem deficiências permanentes, e sua prevenção trará importantes ganhos na saúde, na educação, além de benefícios econômicos.[2]

E, para concluir, o artigo "*What works? Interventions for maternal and child undernutrition and survival*", analisou as intervenções realizadas nessa fase materno-infantil, como a promoção da amamentação, a educação para uma alimentação complementar saudável, com ou sem fornecimento de suplementos alimentares, intervenções com micronutrientes específicos (p. ex., vitaminas A e D, ferro e zinco), estratégias gerais de apoio para melhorar a educação familiar e níveis socioeconômicos, além da redução na carga de doenças com estratégias sanitárias (p. ex., saneamento básico, promoção da lavagem das mãos, vacinação materno-infantil), documentando resultados positivos na redução dos DALY, melhora da estatura final e redução de doenças crônico-degenerativas, como obesidade, hipertensão e diabetes tipo 2.[3]

---

* DALY (disability adjusted life years) é uma abreviatura para ano de vida ajustado por incapacidade – um DALY é igual a 1 ano perdido de vida saudável. DALY permitem estimar o número total de anos perdidos devido a causas específicas e fatores de risco em nível regional e mundial.1

Diante dessas evidências, concluiu-se que os primeiros 1.000 dias de vida oferecem uma janela de oportunidade única, para intervenções que serão decisivas para o futuro da criança, fato que motivou uma série de entidades governamentais e não governamentais a investirem na primeira infância.[1-3]

Em parceria com o Banco Mundial, a Fundação Bill & Melinda Gates e a Fundação do Fundo de Investimento Infantil fundaram a Ong One Thousand Days, que desenvolveu uma estrutura de investimentos globais para orientar o financiamento de metas para combater a desnutrição materna e infantil, com apoio científico do Center on the Developing Child da Universidade de Harvard e de universidades e sociedades médicas de todo o mundo, destacando-se no Brasil a Fundação Maria Cecilia Souto Vidigal em parceria com a Sociedade Brasileira de Pediatria (SBP).[4]

E foi assim, a partir desses marcos de 2008, que começaram vários estudos e pesquisas de intervenção nas chamadas janelas de oportunidade, documentando-se que, quanto mais precocemente se intervir, menores serão os riscos acumulados e os resultados finais serão mais evidentes e consistentes.[1-4]

A novidade: agora são 1.100 dias

Novos *insights* científicos mostraram que fatores nutricionais e ambientais, que antecedem a fecundação, podem influenciar a saúde futura; uma pesquisa de Snyder *et al.* revelou que fatores nutricionais podem afetar as células germinativas masculinas e femininas antes da concepção, além de modificar o desenvolvimento do embrião e do feto.[5]

Os ovócitos da mulher são formados ainda durante sua vida fetal e é possível que a qualidade do óvulo seja afetada por eventos ou exposições ambientais a qualquer momento, desde sua gestação até a concepção dos seus filhos.[5]

Um fator-chave de grande interesse terapêutico é a nutrição, da qual a mais conhecida é a deficiência de ácido fólico nas malformações do tubo neural, que se forma na 1ª semana de vida intrauterina; portanto, deve-se iniciar a suplementação 3 meses antes da fecundação, a tempo de, imediatamente após a fecundação, os níveis séricos do ácido fólico já estarem adequados.[6,7]

Por sua vez, os mecanismos patogênicos envolvidos na produção defeituosa de espermatozoides são desconhecidos, ainda que vários agentes tenham sido utilizados na tentativa de aumentar o potencial de maturação e diferenciação dos espermatozoides.[8]

A maioria dos compostos essenciais necessários para a síntese de DNA e a espermatogênese é derivada da alimentação e também sofre influências ambientais, motivo pelo qual a concentração dos nutrientes necessários na dieta e outros fatores relevantes na vida do homem podem ter efeitos substanciais na qualidade e na reprodução do espermatozoide. Existem vários estudos envolvendo a suplementação de micronutrientes para o homem, também 3 meses antes da fecundação, com destaque para vitamina E, selênio, zinco e ácido fólico, para prevenção da metilação do DNA e modificação das histonas da carga genética do espermatozoide.[8]

A partir desses conceitos, as sociedades mundiais de pediatria e ginecologia recentemente propuseram a ampliação do conceito dos 1.000 dias para 1.100 dias, aumentando a janela de oportunidades de intervenção.[7] A Figura 1.1 resume o período dos 1.100 dias.[7]

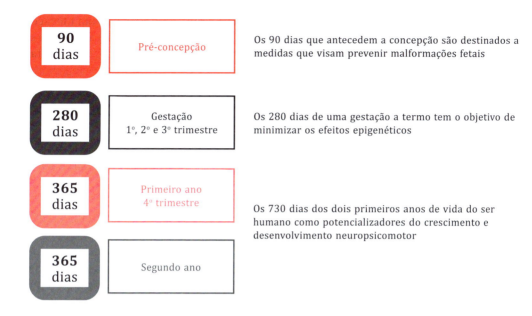

Figura 1.1 – *Resumo do período de 1.100 dias.*
Fonte: Modificada de Nogueira-de-Almeida et al., 2019.[7]

Epigenética

Tadeu Fernando Fernandes

No final do século passado, ocorreu uma corrida imensa no sentido de fazer o mapeamento genético do ser humano (Projeto Genoma Humano). Havia uma ideia de que, se fosse mapeado todo o genoma humano, seria possível prever com antecedência qualquer doença, manifestação ou o próprio envelhecimento do indivíduo, e, assim, eventualmente programar um meio de protegê-lo no caminhar da vida.[9]

Mas esse projeto foi um fracasso, porque se percebeu que havia outros fatores que atuavam e modificavam a expressão genética do *Homo sapiens* – isso já era conhecido como fenótipo, mas não se tinha a ideia do peso da influência da nutrição, do estresse tóxico e do estilo de vida, tendo nascido, assim, o termo **epigenética**, definido como uma alteração herdável na expressão gênica, sem que haja mudança na sequência primária de DNA, sendo a metilação do DNA e a modificação de histonas importantes mecanismos envolvidos.[10]

A metilação do DNA influencia a organização da cromatina e leva à repressão de genes e elementos transponíveis (transcrição).[10]

As modificações pós-tradução, nos ribossomos, podem ocorrer em proteínas chamadas histonas, alterando diferentes aminoácidos e posições, resultando em uma multiplicidade de combinações, constituindo um verdadeiro "código de histona".[10]

É importante salientar que faz parte do conceito de epigenética a reversibilidade, ou seja, os fenótipos diferentes produzidos a partir da mesma sequência de DNA por meio de modificações epigenéticas são potencialmente reversíveis, uma vez que não há mudança na sequência dos nucleotídeos do DNA, é este ponto que diferencia uma modificação epigenética de uma mutação.[11]

Se o genoma é o conjunto de genes de um organismo, o epigenoma corresponde ao conjunto de modificações químicas que ocorrem no próprio genoma e na cromatina. Esse código epigenético é quem dá instruções ao genoma de quando e onde, os genes devem ser expressos.[11,12] A Figura 1.2 resume todos esses conceitos.

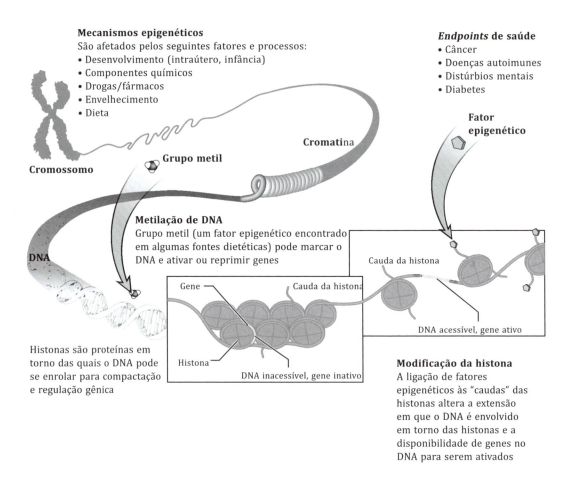

Figura 1.2 – *Mecanismo epigenético: desenvolvimento intraútero, componentes químicos ambientais, fármacos, idade e dieta materna podem influenciar a metilação (inclusão de um grupo metil) do DNA e ativar ou reprimir funções gênicas. O DNA se integra a proteínas chamadas histonas que, quando alteradas, podem também alterar a expressão gênica, levando a* endpoints, *como câncer, doenças autoimunes, desordens mentais, diabetes, entre outras doenças crônicas não transmissíveis (DCNT).*

Fonte: Adaptada de National Institutes of Health, 2018.[12]

Até o momento, as pesquisas científicas indicam duas formas pelas quais o ambiente pode afetar geneticamente as pessoas:[13,14]

- Intergeracional: um estudo mostrou que o trauma em pessoas que presenciaram de perto o atentado às Torres Gêmeas promoveu o desenvolvimento de estresse pós-traumático, cujo impacto induziu alterações gênicas durante a vida, levando-as a adoecimentos posteriores, inclusive físicos, que não estavam em sua programação gênica.[13] Traçando um paralelo, provavelmente em um futuro próximo, os efeitos em médio e longo prazo da pandemia da Covid-19 sobre a vida pós-crise dos indivíduos que a estão vivenciando estarão sendo estudados.
- Transgeracional: de acordo com as pesquisas da professora Rachel Yehuda, estudando os sobreviventes do Holocausto, foi observado que na 2ª e na 3ª geração de descendentes das vítimas da tragédia uma prevalência acentuada de transtornos depressivos e de ansiedade, embora eles não tenham passado pela experiência traumática propriamente dita.[14]

Discute-se se essa transmissão se daria somente via intrauterina ou se a própria relação familiar, em que os pais relatam repetitivamente aos filhos os eventos traumáticos, produziriam mudanças gênicas. De qualquer modo, finalmente passa-se a reconhecer a importância do ambiente nas nossas raízes biológicas.[13,14]

Na pediatria, deve-se focar na prevenção nos primeiros 1.100 dias, já que modificações epigenéticas podem afetar a embriogênese, o desenvolvimento fetal e o crescimento pós-natal precoce e tardio. Esse é um período crítico e intervenções devem ser tomadas no âmbito nutricional e ambiental, visando à proteção contra as doenças crônico-degenerativas, alterações no neurodesenvolvimento e repercussões futuras na saúde global do indivíduo.[13]

Programação metabólica

Tadeu Fernando Fernandes

Como os conceitos de epigenética e programação metabólica se misturam, será contado um breve histórico que favorecerá o entendimento.

Registros detalhados de óbitos na Inglaterra e na Escócia permitiram ao cardiologista e epidemiologista David Barker observar uma associação positiva entre as taxas de mortalidade por doença coronariana nessas regiões e as respectivas taxas de mortalidade infantil e de recém-nascidos (RN) com baixo peso ao nascer cerca de 50 anos antes.[15]

Outros autores avaliaram os efeitos da fome na Holanda após a Segunda Guerra Mundial ("*Dutch Famine Birth Cohort Study*") e descreveram que, entre o grupo de indivíduos nascidos no período de alta restrição calórica holandesa, houve um número maior de RN com baixo peso e maior prevalência na vida adulta de obesidade, hipertensão arterial, doença coronariana, diabetes melito (DM) tipo 2, esquizofrenia, depressão e câncer de mama.[16]

Além disso, foi observado que a natureza dos efeitos adversos da fome sobre o feto dependia muito do período de exposição. Por exemplo, as doenças coronarianas, a obesidade e o câncer de mama estavam relacionados com a exposição no primeiro trimestre, enquanto o DM era mais evidente naqueles expostos no final da gestação.[16]

Tais estudos geográficos foram a base da origem da Teoria de Barker ou Teoria da Origem Fetal das Doenças do Adulto ou Programação Metabólica, que sugere que a deficiência nutricional durante a gestação e a infância precoce promoveria uma adaptação metabólica e/ou estrutural permanente no indivíduo, aumentando o risco de desenvolvimento de doenças crônico-degenerativas, como a DM, e as doenças cardiovasculares, como a hipertensão arterial, o infarto agudo do miocárdio e os acidentes vasculares encefálicos (AVE) na vida adulta.[15,17]

A programação metabólica tem como base o conceito de que o meio ambiente hostil pode determinar alterações na expressão gênica, sem alterar o genoma do indivíduo, ou seja, a epigenética.[17]

Vale notar que os efeitos adversos da fome não se limitaram àqueles que a viveram, mas passaram aos filhos ainda no ventre materno, os quais podem ser mais suscetíveis a apresentar problemas de saúde na vida adulta comparados aos filhos de mães não expostas à fome.[16]

É uma forma não genética de hereditariedade capaz de influenciar a saúde, denominada "herança epigenética", ou seja, a transmissão de características dos pais para os filhos que não ocorre por meio do DNA.[17]

O reconhecimento da programação metabólica, que pode ocorrer no começo da vida, é fundamental para que todas as medidas sejam tomadas, tanto do ponto de vista de saúde pública quanto no atendimento individual, para que a criança possa viver em um ambiente adequado. Do ponto de vista nutricional, esse trabalho começa com a atuação do pediatra antes do nascimento, junto à gestante, hoje oficializada pela SBP, pela American Academy of Pediatrics (AAP) e outras entidades nacionais e internacionais, conhecida como "consulta pré-natal", inserida na tabela de procedimentos da Agência Nacional de Saúde (ANS) desde 2016 com o código 1.01.06.04-9 com porte de remuneração no grupo 2B.[18]

Consulta pré-natal

Tadeu Fernando Fernandes

A inserção do pediatra no 3º trimestre do pré-natal representa uma oportunidade de antecipação de riscos e um dos pilares da tríade para redução da morbimortalidade neonatal, juntamente com a assistência ao RN em sala de parto e a consulta pós-natal na 1ª semana de vida.[19]

Durante essa intervenção eminentemente preventiva, devem ser abordados vários aspectos da gestação, parto, nascimento e acompanhamento da saúde da criança, como:[19]

- Preparar os pais para o cuidado do desenvolvimento físico e psicológico do bebê que está chegando.
- Discutir os anseios, as preocupações e as necessidades com relação à criança.
- Avaliar a nutrição da gestante (programação metabólica).
- Obter informações básicas de grande importância no pré-natal, como as doenças anteriores e/ou ocorridas durante a gestação. Lembrar que a sífilis congênita continua sendo um dos grandes desafios para as políticas públicas de saúde, apesar das estratégias de prevenção bem definidas e da disponibilidade de tratamento.
- Revisar a situação vacinal da gestante.
- Verificar dados sobre a saúde dos pais, hábitos de vida e situações de risco para doenças congênitas, infectocontagiosas, psiquiátricas, alérgicas e autoimunes.
- Investigar sobre o consumo social ou não de álcool pela gestante. Estima-se que, a cada 1.000 nascidos vivos, dois apresentem a síndrome alcoólica fetal (SAF). Segundo a SBP, um estudo realizado em São Paulo com quase 2 mil mulheres apontou que 33% delas consumiram bebida alcoólica em algum momento da gestação.
- Investigar a anemia na gestação, a carência de iodo e vitamina D e a deficiência de ácidos graxos poli-insaturados da série ômega-3, principalmente o consumo do ácido docosa-hexaenoico (DHA) em sua forma metabólica final.

- Orientar sobre a nova "teoria do flavor", que mostra que os odores e sabores que o feto experimenta na vida intrauterina ficam marcados em sua memória olfativa e gustativa, repercutindo depois na introdução da alimentação complementar com aceitabilidade maior dos alimentos e temperos utilizados durante a gestação, posteriormente também demonstrado durante a lactação.
- Esclarecer sobre os tipos de parto e a importância do parto normal, que, além dos benefícios para mulher, é fundamental, segundo estudos recentes, para o estabelecimento de uma boa microbiota intestinal no bebê, a prevenção de obesidade infantil e a estimulação do aleitamento materno.
- Orientar sobre os cuidados com os seios e destacar a importância do aleitamento materno exclusivo desde a sala de parto.
- Discutir sobre os fatores emocionais que possam interferir na estabilidade emocional dos pais, como emprego, moradia, efeito da chegada da criança à família e o relacionamento com os irmãos.
- O principal objetivo do atendimento ambulatorial de puericultura no pré-natal é acolher a gestante e seu bebê, informar, intervir e prevenir. Lembrar-se dos conceitos apresentados de epigenética e programação metabólica.

Prevenção de doenças infectocontagiosas

Tadeu Fernando Fernandes

Investigar infecções intercorrentes na gestação e esclarecer sobre a possibilidade de transmissão vertical são imprescindíveis durante a consulta pré-natal e logo ao nascimento.[20]

É um momento importante para intervenção orientar sobre a vacinação da gestante, da puérpera e do núcleo familiar, bem como sobre as primeiras vacinas do RN, discutidas com detalhes nos próximos capítulos.

Deve-se solicitar e/ou analisar o *screening* para doenças infecciosas nos exames de pré-natal, realizar a interpretação dos testes sorológicos e destacar a importância da triagem para estreptococos B e dos exames preventivos de imagem.[20]

A seguir, serão pontuadas algumas doenças importantes a serem investigadas.[20]
- Sífilis: a ocorrência de sífilis em gestantes no Brasil vem apresentando aumento significativo, com alta constatada de 1.047% entre 2005 e 2013. Nesse mesmo período, observou-se um aumento no número de notificações de sífilis congênita de 135%. A ocorrência de sífilis durante a gestação pode resultar em graves efeitos adversos para o concepto, desde abortos e óbitos fetais, até RN vivos com sequelas diversas da doença, que poderão se manifestar até os 2 anos de vida. Apesar de o agente causador da sífilis, o *Treponema pallidum*, não apresentar resistência ao principal esquema de tratamento recomendado – a penicilina –, ainda não se conseguiu alcançar efetivo controle da doença. Com o objetivo de prevenir o acometimento fetal e neonatal, é preconizada a realização de triagem sorológica no início do pré-natal, às 28 semanas e na admissão para parto. A transmissão vertical (TV) da sífilis é uma das maiores entre as doenças infecciosas na gestação. Observa-se uma taxa de 40% de mortalidade perinatal. Nas fases primária e secundária da doença, as taxas de TV estão entre 90% e 100%. Nas fases mais tardias, incluindo a doença latente e o terciarismo, as cifras de TV estão entre 10% e 30%.
- Toxoplasmose: o *Toxoplasma gondii* é um protozoário que tem o gato como hospedeiro definitivo, e os outros animais, incluindo o homem, como hospedeiros intermediários.

A prevalência da infecção é variável e, em algumas regiões do Brasil, pode atingir 65% da população. A infecção materna é, em geral, assintomática, e o diagnóstico é feito pela sorologia. O diagnóstico mais fácil é da soroconversão confirmada em duas amostras de soro coletadas com intervalo de 2 semanas, em que a paciente que era IgG e IgM não reagentes se torna IgG e IgM reagentes. A prevalência da infecção congênita varia de 0,1 a 0,3/1.000 nascidos vivos. A via de transmissão é transplacentária. A taxa de TV do toxoplasma é de 14% no 1º trimestre, 29% no 2º e 59% no 3º. No momento do parto, essa taxa pode ser de 80%. A maioria dos RN é assintomática ao nascimento, e a tríade clássica de retinocoroidite, hidrocefalia e calcificações intracranianas está presente em apenas 10% dos casos. Na maioria das crianças afetadas, as sequelas são tardias e a manifestação mais comum é a retinocoroidite, que pode acometer até 70% dos infectados.
- Estreptococo do grupo B: é um coco Gram-positivo, beta-hemolítico. Em 1970, nos Estados Unidos, antes de ser instituída a profilaxia antenatal, essa bactéria foi considerada a causa mais comum de sepse e meningite em menores de 3 meses. Estima-se que, nas pacientes colonizadas, a TV ocorra em até 50% dos casos, e a infecção fetal em 1% a 2%. A infecção fetal costuma se apresentar como septicemia neonatal precoce, meningite e pneumonia. Na tentativa de identificar o maior número possível de casos nos quais exista a colonização por essa bactéria e, assim, reduzir as complicações neonatais, em 2002, o Center of Disease Control (CDC), o American College of Obstetricians and Gynecologists (ACOG) e a American Academy of Pediatrics (AAP) passaram a recomendar o rastreamento universal e a antibioticoprofilaxia intraparto. Nos Estados Unidos, essas medidas fizeram com que a prevalência de sepse neonatal precoce caísse de 2 a 3 casos/1.000 nascimentos para 0,33 caso/1.000 nascimentos. Assim, preconiza-se o rastreamento universal por meio de cultura vaginal e retal entre 35 e 37 semanas de idade gestacional.
- Citomegalovírus (CMV): a prevalência de anticorpos para CMV na população adulta varia de 40% a 100%, mudando significativamente por região geográfica, *status* socioeconômico e etnia. No Brasil, a soropositividade para o CMV observada entre gestantes oscila entre 76,6% e 97,5%. O maior risco de infecção primária ocorre em dois períodos durante a vida: na infância, em decorrência da infecção perinatal, e na adolescência, pela transmissão sexual do CMV. Atualmente, a citomegalovirose é a infecção congênita viral mais comum em todo o mundo, com uma prevalência de 0,2% a 2,2%. Além disso, é a principal causa infecciosa de malformação do sistema nervoso central (SNC). A TV do CMV pode ser transplacentária após uma infecção materna primária ou recorrente, mas também pode ocorrer se houver exposição às secreções contaminadas do trato genital inferior (TGI) no momento do parto ou durante a amamentação. Cerca de 92% a 98% das mães CMV-positivas excretam esse vírus no leite. A excreção se inicia no final da 1ª semana após o parto, atinge o pico em torno de 4 a 6 semanas pós-natais e reduz até a 8ª semana. Uma revisão da biblioteca *Cochrane* (2012), com outros protocolos internacionais, como da Sociedade Canadense de Obstetrícia e Ginecologia (SOGC, 2010), do Royal College (2012) e do Colégio Americano de Obstetrícia e Ginecologia (ACOG, 2015), orientam não rastrear o CMV durante o pré-natal. Entretanto, se o rastreio for feito, deve ser realizado no início da gravidez ou mesmo no período pré-concepcional. Se uma mulher é soronegativa, exames deverão ser repetidos durante a gravidez apenas se houver suspeita clínica.
- Zika vírus: a infecção pelo vírus Zika (ZIKV) apresenta também a expressiva peculiaridade de ser a primeira doença infecciosa importante à qual se atribuiu ligação ao desenvolvimento de malformações fetais a serem descritas nos últimos 50 anos, o que veio a gerar um alerta global de tal magnitude, que levou a OMS a declarar essa circulação epidêmica como Emergência em Saúde Pública de Repercussão Global – "*Public Health*

Emergency of International Concern". Foi comprovada a circulação do ZIKV no Brasil em maio de 2015. A medida do perímetro cefálico para o diagnóstico de microcefalia considera pontos de corte ≤ 31,9 cm para o sexo masculino e perímetro ≤ 31,5 cm para o sexo feminino. Recomenda-se a realização de exame sorológico para eventual detecção de IgG e IgM de infecção por ZIKV, embora se conheça sua pouca especificidade. Outras causas de microcefalia deverão ser afastadas. Assim, com relação aos exames laboratoriais, deve-se solicitar hemograma e, obrigatoriamente, tentar fazer o diagnóstico diferencial com outras infecções (colher sorologias para sífilis, toxoplasmose, rubéola, CMV, herpes, parvovírus), testes para dengue e chikungunya.

Outras doenças infectocontagiosas devem ser rastreadas segundo a história da paciente, como hepatites B e C.[20]

Atualmente, um dos principais objetivos da Medicina e da Saúde Pública é trabalhar com ações preventivas, como programas de assistência pré-natal, consultas de acompanhamento e programas de rastreamento. Os pediatras devem estar alinhados com os esquemas de vacinação, sabendo que hoje se dispõe de um calendário vacinal específico para gestante, apresentado no capítulo sobre vacinação.

Prevenção da síndrome alcoólica fetal

Lygia Border

A síndrome alcoólica fetal (SAF) é a ponta do *iceberg* do espectro de distúrbios fetais alcoólicos (*fetal alcohol spectrum disorders* – FASD). O termo FASD é uma expressão abrangente utilizada para se referir à gama de efeitos que podem ocorrer em um indivíduo exposto ao álcool durante o período pré-natal, o que pode resultar em prejuízos em curto, médio e longo prazo.[21]

A Figura 1.3 representa o FASD englobando os defeitos congênitos relacionados com o álcool (*alcohol-related birth defects* – ARBD), os distúrbios de neurodesenvolvimento relacionados com o álcool (*alcohol-related neurodevelopmental disorders* – ARND), a síndrome alcoólica fetal parcial (*partial fetal alcohol syndrome* – PFAS) e a síndrome alcoólica fetal (*fetal alcohol syndrome* – FAS).[22]

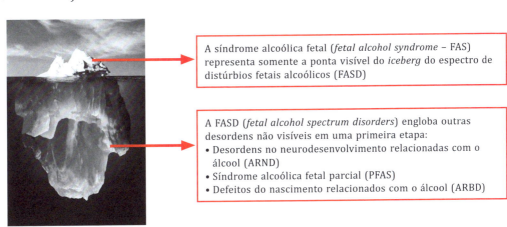

Figura 1.3 – *Representação do espectro de distúrbios fetais alcoólicos (FASD).*
Fonte: Adaptada de Streissguth et al., 1985.[25]

A ingestão alcoólica durante a gravidez pode causar graves repercussões no feto e no RN, com consequências irreversíveis para toda a vida. É possível haver alterações físicas, mentais, comportamentais e de aprendizado.

Os efeitos podem variar de acordo com o tempo de exposição, o padrão de consumo e a idade gestacional:
- 1º trimestre: anomalias faciais e alterações estruturais maiores.
- 2º trimestre: aumento do risco de abortamento espontâneo.
- 3º trimestre: alterações do crescimento.

Não existe uma quantidade segura para o consumo na gravidez; o feto é extremamente vulnerável, visto que o álcool atravessa livremente a barreira placentária.

O álcool é considerado o agente teratogênico mais comum atualmente existente e a SAF, apesar de totalmente prevenível, representa a causa mais comum de retardo mental não congênito.[23]

O consumo de álcool na gravidez pode ocorrer por depressão, carência afetiva, gravidez indesejada, estado nutricional comprometido, desinformação sobre efeitos de drogas, além do baixo custo e fácil acesso a bebidas alcoólicas, visto ser uma substância socialmente aceita.[23]

Atualmente, outro aspecto que vem sendo analisado diz respeito ao envolvimento genético como fator de risco. Modelos animais e estudos moleculares epidemiológicos, em diferentes populações, apontam para o fato de que enzimas envolvidas no metabolismo do álcool (ou suas variantes) possam determinar os picos de alcoolemia materna e a consequente exposição do feto ao álcool.[24]

Os sinais e sintomas da SAF são anomalias faciais características de restrição de crescimento e anormalidades no neurodesenvolvimento (Figura 1.4).[25] Nos anos seguintes, podem surgir problemas de aprendizagem, memória, distúrbios de atenção, fala, audição, entre outros. A síndrome pode envolver diferentes sistemas e aparelhos, causando defeitos cardíacos, esqueléticos, renais etc.[23]

Nem todos os filhos de mães alcoolistas são acometidos pela FASD. Até o momento, o nível seguro de consumo de álcool durante a gestação é desconhecido.

ÁLCOOL + GRAVIDEZ = TOLERÂNCIA ZERO!

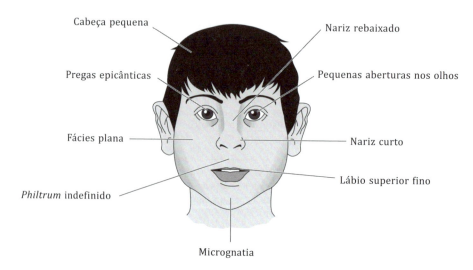

Figura 1.4 – *Características da síndrome alcoólica fetal.*
Fonte: Adaptada de Streissguth et al., 1985.[25]

Na consulta pré-natal com o pediatra, pode ser aplicado um questionário curto, que leva em torno de 2 minutos, e que foi o primeiro teste rastreador para uso abusivo de bebida alcoólica validado para a prática obstétrica e ginecológica. Trata-se do questionário T-ACE (Quadro 1.1) – acrônimo em inglês das palavras: *Tolerance* (tolerância), *Annoyed* (aborrecida), *Cut-down* (cortar), *Eye-opener* (abrir os olhos).[26]

Não existe tratamento para a SAF. Até o momento, dispõe-se apenas de medidas de suporte, que visam minimizar os danos causados e o sentimento de culpa. As crianças e suas famílias devem ser acompanhadas por equipes multidisciplinares.[23]

Efetivamente, a prevenção é a única maneira de evitar a doença e somente será atingida por meio da abstinência total de álcool durante a gestação e para mulheres que queiram engravidar.[23]

SE BEBER, NÃO ENGRAVIDE; SE ENGRAVIDAR, NÃO BEBA!

Quadro 1.1 – Estrutura e pontuação do questionário T-ACE

T – Qual a quantidade que você precisa beber para se sentir desinibida ou "mais alegre"? (avaliar conforme o número de doses-padrão)
Não bebo – 0 pontos
Até duas doses – 1 ponto
Três ou mais doses – 2 pontos

A – Alguém tem lhe incomodado por criticar o seu modo de beber?
Não – 0 pontos
Sim – 1 ponto

C – Você tem percebido que deve diminuir seu consumo de bebida?
Não – 0 pontos
Sim – 1 ponto

E – Você costuma tomar alguma bebida logo pela manhã para manter-se bem ou para se livrar do mal-estar do "dia seguinte" (ressaca)?
Não – 0 pontos
Sim – 1 ponto

T-ACE: Tolerance, Annoyed, Cut-down e Eye-opener. *Resultado de dois pontos ou mais indicam alta propensão para um consumo alcoólico de risco durante a gestação.*

Fonte: Jones et al., 2013.[26]

Prevenção do estresse tóxico

Lygia Border

A saúde das crianças está diretamente ligada aos aspectos físicos, nutricionais, sociais e emocionais. Tanto experiências positivas quanto negativas, vivenciadas desde a gestação até a adolescência, podem influenciar no desenvolvimento do indivíduo por toda a vida.[27]

Os efeitos dessas experiências são cumulativos – quanto maior o número de situações e o tempo de exposição, maior e mais profundo será o impacto no indivíduo.[27]

O estresse tóxico (ET) é definido como um estresse elevado e contínuo, capaz de provocar danos irreversíveis ao desenvolvimento neuropsicomotor da criança, além de aumentar os riscos para doenças orgânicas ao longo dos anos.[28]

Existem alguns fatores que contribuem com maior risco para o ET – fatores relacionados com o indivíduo (prematuridade, baixo peso, doenças), fatores sociais (pobreza, desnutrição, fome, agressão física, dificuldade de acesso à saúde e à educação) e fatores familiares (número de atividades e responsabilidades excessivas – "miniexecutivo" – famílias desestruturadas, problemas conjugais entre os pais).[28]

O cérebro é muito sensível ao ET, sobretudo na gestação e nos primeiros anos de vida. Por exemplo, a depressão materna na gestação pode acarretar a produção de uma grande quantidade dos hormônios do estresse, aumentando o risco de parto prematuro, baixo peso ao nascer e alterações no desenvolvimento e comportamento da criança.[28]

De acordo com as reações, o estresse pode ser classificado em:[28]

- **Estresse positivo:** a criança é submetida a estresse de baixa intensidade e limitado a curtos períodos, como o início na escolinha.[28]
- **Estresse tolerável:** a criança experimenta fatores estressantes por um período suficiente para elevar o risco de alterações na arquitetura cerebral, como uma doença grave na família, embora a criança receba todo o suporte familiar.[28]
- **Estresse tóxico:** as experiências adversas são graves o suficiente para superar a capacidade da criança de lidar com os desafios, ou o fator estressante permanece por longo período, frequência ou intensidade, por exemplo, o estresse dentro da escola com colegas e/ou professores agressivos, a falta de carinho, a ausência de um ou de ambos os pais, o excesso de atividades ou um divórcio conturbado dos pais.[28]

A presença ou não de estresse tóxico na infância pode ser determinada pela maneira como os adultos responsáveis pelas crianças lidam com os problemas e as adversidades da vida, o carinho e a atenção com a criança, além da forma como eles as ensinam a conduzir determinadas situações.[28,29]

Estudos mostram que, no Brasil, a taxa de prevalência de transtornos mentais entre crianças e adolescentes varia de 7% a 12,7%. O pediatra tem um importante papel na diminuição do estresse tóxico de todas as crianças, ao orientar as famílias durante as consultas de puericultura, já que a neurociência tem comprovado que, mais que uma infinidade de brinquedos e estímulos, o principal fator protetor é o contato amoroso e responsivo de seus pais e cuidadores.[28,29]

O pediatra deve sempre lutar para que todas as crianças possam viver, brincar e aprender em um ambiente seguro, estável, protetor e com as mesmas oportunidades de desenvolvimento.[27]

O pediatra na sala de parto

Lygia Border

A SBP recomenda a presença do pediatra em todo nascimento, por ser o profissional médico com a melhor formação técnica para a assistência neonatal.[30]

Desde 1994, a SBP vem atuando, com o Programa de Reanimação Neonatal, na capacitação teórico-prática de profissionais de saúde com base nos documentos publicados e atualizados a cada 5 anos pelo International Liaison Committee on Resuscitation (ILCOR), com a finalidade de reduzir a mortalidade associada à asfixia perinatal.[30]

Todo RN a termo, respirando ou chorando e com tônus muscular em flexão, deve ser colocado em contato "pele a pele" junto à sua mãe.[30]

O cordão umbilical deve ser clampeado após 1 a 3 minutos para prevenção da deficiência de ferro nos primeiros meses de vida e o aleitamento materno deve ser estimulado na 1ª hora de vida.[30]

O RN que apresenta respiração irregular ou apneia e/ou hipotonia deve ser encaminhado à mesa de reanimação, onde devem ser realizados os passos iniciais da reanimação preconizados pelo Programa de Reanimação Neonatal da SBP.[31]

O RN necessita começar a respirar, espontaneamente ou com auxílio, no 1º minuto de vida, considerado o "minuto de ouro". Um em cada dez RN precisa de ajuda para iniciar a respiração ao nascimento. O risco de morte aumenta 16% a cada 30 segundos de demora para iniciar a respiração, nos primeiros 6 minutos de vida.[31]

A equipe responsável pelo atendimento do RN ao nascimento deve estar treinada em reanimação neonatal. Pelo menos um profissional capacitado a realizar os passos iniciais e a ventilação com pressão positiva com máscara facial deve estar presente e disponível para atender exclusivamente o RN.[31]

Na presença de fatores de risco perinatais, são necessários 2 a 3 profissionais treinados e capacitados em reanimação neonatal, devendo um deles assumir a liderança para fazer com que a equipe atue de maneira coordenada e efetiva na reanimação. Todo o material para reanimação deve ser checado e testado antes de cada nascimento.[31]

Logo após o nascimento, o contato pele a pele facilita a colonização do RN pela flora da pele de sua mãe e, com o aleitamento materno, oferece substrato para o crescimento da microbiota intestinal do RN.[30,31]

Recomenda-se o contato pele a pele por pelo menos 1 hora, colocando o RN sobre o abdome ou tórax da mãe, de acordo com sua vontade ou tipo de parto, e cobri-lo para manter a normotermia, iniciar o estabelecimento da lactação, favorecer o aleitamento materno, prevenir o desmame precoce e fortalecer o vínculo mãe-bebê.[31]

O contato pele a pele na 1ª hora de vida não deve ser interrompido para os cuidados de rotina com o RN, como: pesar o bebê, aplicar a vitamina K e aplicar o colírio para a prevenção da oftalmia neonatal, dar banho ou aplicar vacinas.[31]

O clampeamento tardio do cordão umbilical é benéfico com relação aos índices hematológicos na idade de 3 a 6 meses, embora possa causar aumento na necessidade de fototerapia por bilirrubina indireta na 1ª semana, principalmente se, por falha técnica, realiza-se a ordenha do cordão.[31]

É papel do pediatra coordenar a equipe que assiste o RN, organizando um trabalho com responsabilidade partilhada por todos os membros dessa equipe, diminuindo a distância entre os níveis hierárquicos e valorizando as diversas competências.[29,30]

A importância da puericultura nos primeiros 2 anos de vida

Lygia Border

Cuidar da saúde física e mental de nossas crianças, para que cheguem aos 100 anos ou mais com qualidade de vida, é o grande desafio do pediatra da atualidade.[32]

O termo "puericultura" vem do latim "*puer*" = criança e "*cultur*" = *cultura* ou criação, referindo-se aos cuidados dispensados à criança. Em 1865, o médico francês Caron publicou um manual intitulado "A Puericultura ou a Ciência de Elevar Higienicamente e Fisiologicamente as crianças", partindo da observação simples e prática de que grande parte das crianças internadas nos hospitais de Paris poderia ter suas internações evitadas se suas mães tivessem sido orientadas sobre como alimentar e cuidar de seus filhos.[32]

No Quadro 1.2, é apresentado o calendário de consultas de rotina em pediatria (puericultura), atualmente chamado de "Atendimento Ambulatorial em Puericultura", alinhado pela SBP, pela AAP, pela Associação Médica Brasileira e pelo Ministério da Saúde do Brasil.[33]

Quadro 1.2 – Calendário mínimo de consultas de rotina em pediatria (puericultura)			
Lactente (0 a 2 anos)	**Pré-escolar** (2 a 4 anos)	**Escolar** (5 a 10 anos)	**Adolescentes** (11 a 19 anos)
• 1ª semana	• 24 meses	• 5 anos	• 11 anos
• 1 mês	• 30 meses	• 6 anos	• 12 anos
• 2 meses	• 36 meses	• 7 anos	• 13 anos
• 3 meses	• 42 meses	• 8 anos	• 14 anos
• 4 meses	• 48 meses	• 9 anos	• 15 anos
• 5 meses		• 10 anos	• 16 anos
• 6 meses			• 17 anos
• 9 meses			• 18 anos
• 12 meses			• 19 anos
• 15 meses			
• 18 meses			

Fonte: Fernandes, 2018.[33]

A primeira consulta de puericultura, após o nascimento, é de extrema importância para estabelecer o vínculo com os pais ou cuidadores da criança. Essa consulta deve ocorrer na 1ª semana de vida do RN.[33] Caso já tenha ocorrido a consulta com o pediatra no 3º trimestre da gravidez, nesta é possível dar continuidade às orientações e recomendações.[33]

A partir da anamnese, deve-se avaliar as condições do nascimento da criança (tipo de parto, local do parto, peso ao nascer, idade gestacional, índice de Apgar, intercorrências clínicas na gestação, no parto, no período neonatal e nos tratamentos realizados) e os antecedentes familiares (condições de saúde dos pais e dos irmãos, número de gestações anteriores, número de irmãos).[32,33]

O pediatra deve fazer perguntas "provocativas" para que a consulta seja interativa, como: Como foram estes dias desde o nascimento até hoje? Como você está se sentindo?[26]

O aleitamento materno assume grande importância na promoção da saúde da criança. O incentivo ao aleitamento materno representa uma das principais práticas em saúde, estando associado à diminuição da mortalidade infantil, de doenças e da alergia alimentar.[33,34]

Teoria na prática

■ Comentários sobre o caso clínico
Tadeu Fernando Fernandes • Lygia Border

Após essa apresentação teórica dos primeiros 1.100 dias, vemos que a decisão da mamãe Beatriz e do papai Pedrão em ter um filho não foi acompanhada de um aconselhamento médico, como é proposto para os dias atuais.

Com os antecedentes familiares da Beatriz, cujo pai faleceu precocemente (48 anos) em decorrência de problemas cardiovasculares (hipertensão), que culminou em um evento agudo de infarto miocárdico, deveríamos monitorar a gestação com foco principalmente no controle do peso e do consumo de sal e açúcar, na proibição de bebidas alcoólicas e no combate ao tabagismo, sem contar com medidas para reduzir o grau de estresse e ansiedade, com estímulos para o combate ao sedentarismo. Ganhar 20 kg em uma gestação com esses antecedentes é um risco muito grande para a programação metabólica do feto.

Quanto ao papai Pedrão, que apresenta a clássica síndrome metabólica com excesso de peso, dislipêmico, sedentário e o consumo de álcool frequente em seus finais de tarde, como vimos nos estudos recentes, soma fatores de risco que predispõem à metilação no material genético do espermatozoide, ele deveria ter, 3 meses antes, pelo menos, adequar seu estilo de vida à chegada do primeiro filho. Certamente, precisaria de uma suplementação de vitaminas e minerais que sabidamente o álcool expoliam, além de um *check-up* de sua saúde.

Uma gravidez de gemelares é acompanhada de riscos e precisa de um acompanhamento rigoroso, medidas preventivas e muitos cuidados com a gestante e os futuros filhos. A mãe tomou uma atitude importante ao procurar o pediatra para consulta pré-natal e mereceria orientações como as citadas ao longo do capítulo para minimizar os risco e maximizar os benefícios para o complexo materno-fetal, melhorando a programação metabólica, reduzindo os agravos epigenéticos e vislumbrando um parto e um pós-parto com maior atenção primária e secundária às doenças físicas e psíquicas, que, como vimos no decorrer do caso, se apresentaram ao longo dos primeiros anos de vida do bebê, comprovando que realmente os primeiros 1.100 dias se apresentam com uma enorme janela de oportunidade para intervenções preventivas e curativas.

No decorrer do caso clínico, vimos que a mamãe Bia "para relaxar" tomava uma taça de vinho (muitas vezes duas), fato que aumenta o risco para SAF. Soma-se o fato de ter retomado o hábito do tabagismo, mesmo que 2 a 3 cigarros ao dia, aspecto relevante e documentado em estudos que mostram que o tabagismo na gestação pode contribuir para a síndrome da morte súbita do bebê, além de causar importantes alterações no desenvolvimento do sistema nervoso fetal.

Mamãe Bia fez uso de antibióticos na gestação e não temos relatos de reposição de microbiota intestinal, além de referir constipação intestinal de 3 a 4 dias sem evacuar, fato que aumenta o risco para infecção de trato urinário (ITU) e mostra a nítida disbiose intestinal, outro fator de risco para ITU.

Como vimos, a puericultura desde a vida intrauterina e sua sequência, preferencialmente com o mesmo pediatra, podem trazer inúmeros benefícios para o binômio mãe-filho a curto, médio e longo prazos.

Referências bibliográficas

1. Black RE, Allen LG, Bhutta ZA, Caulfield LE, de Onis M, Ezzati M, et al. Maternal and child undernutrition: global and regional exposures and health consequences. Lancet. 2008; 371:243-60.
2. Victora CG, Adair L, Fall C, Hallal PC, Martorell R, Richter L, Sachdev HS. Maternal and child undernutrition: Consequences for adult health and human capital. Lancet. 2008; 371:340-57.
3. Bhutta ZA, Ahmed T, Black RE, Cousens S, Dewey K, Giugliani E, et al. What works? Interventions for maternal and child undernutrition and survival. Maternal and Child Undernutrition. 2008; 371(9610):417-40.
4. One Thousand Days. The 1.000 days between a woman's pregnancy and her child's 2nd birthday. Disponível em: https://thousanddays.org/. Acesso em: 10 mar. 2021.
5. Snyder TM, Martinez H, Wuehler S, De-Regil ML. A role for preconception nutrition. Boca Raton: Taylor & Francis; 2018.
6. Centro de Controle e Prevenção de Doenças (CDC). Recomendações para o uso de ácido fólico na redução do número de casos de espinha bífida e outros defeitos do tubo neural. JAMA. 1994; 2:582-92.

7. Nogueira-de-Almeida CA, Pimentel C, da Fonseca EB. Além da nutrição: O impacto da nutrição materna na saúde das futuras gerações. São Paulo: Luiz Martins; 2019.
8. Sa RAM. Componente biológico masculino. In: Nogueira-de-Almeida CA, Pimentel C, da Fonseca EB. O impacto da nutrição materna na saúde das futuras gerações. São Paulo: Luiz Martins; 2019.
9. Bandeira FMGDC, Gomes YDM, Abath FGC. Public health and ethics in the age of genomic medicine: Genetic screening. Revista Brasileira de Saúde Materno Infantil. 2006; 6(1):141-6.
10. Bird A. Perceptions of epigenetics. Nature. 2007; 447(7143):396.
11. Desai M, Jellyman JK, Ross MG. Epigenomics, gestational programming and risk of metabolic syndrome. International Journal of Obesity. 2015; 39(4):633-41.
12. National Institutes of Health. A scientific illustration of how epigenetic mechanisms can affect health. Disponível em: http://commonfund.nih.gov/epigenomics/figure.aspx. Acesso em: 10 out. 2020.
13. Ornellas F, Carapeto PV, Mandarim-de-Lacerda CA, Aguila MB. Obese fathers lead to an altered metabolism and obesity in their children in adulthood: review of experimental and human studies. J Pediatr (Rio J). 2017; 93:551-9.
14. Yehuda R, Daskalakis NP, Bierer LM, Bader HN, Klengel T, Holsboer F, et al. Holocaust exposure induced intergenerational effects on FKBP5 methylation. Biological Psychiatry. 2016; 80(5):372-80.
15. Barker DJ, Winter PD, Osmond C, Margetts B, Simmonds SJ. Weight in infancy and death from ischaemic heart disease. Lancet. 1989; 2(8663):577-80.
16. Bleker LS, de Rooij SR, Painter RC, van der Velde N, Roseboom TJ. Prenatal undernutrition and physical function and frailty at the age of 68 years: the Dutch Famine Birth Cohort Study. Journals of Gerontology Series A: Biomedical Sciences and Medical Sciences. 2016; 71(10):1306-14.
17. Lane RH. Fetal programming, epigenetics, and adult onset disease. Clinics in Perinatology. 2014; 41(4):815-31.
18. Zöllner ACR, Constantino CF, Fernandes TF. O pediatra do século XXI. In: Fernandes TF. Pediatria ambulatorial da teoria a prática. São Paulo: Atheneu; 2016. p. 29-36.
19. França NPS. Departamento Científico de Pediatria Ambulatorial da SBP. A consulta pediátrica pré-natal. Disponível em: https://www.sbp.com.br/fileadmin/user_upload/_22375c-ManOrient_-_ConsultaPediatrica_PreNatal.pdf. Acesso em: 10 out. 2020.
20. Fernandes CE, de Sá MFS. Guia prático: infecções no ciclo grávido-puerperal. Federação Brasileira das Associações de Ginecologia e Obstetrícia (Febrasgo); 2016. Disponível em: https://www.febrasgo.org.br/media/k2/attachments/02-INFECCOyES_NO_CICLO_GRAVIDO_PUERPERAL.pdf. Acesso em: 10 out. 2020.
21. Segre CAM. Efeitos do álcool na gestante, no feto e no recém-nascido. 2. ed. São Paulo: Sociedade de Pediatria de São Paulo; 2017.
22. Riley EP, Infante MA, Warren KR. Fetal alcohol spectrum disorders: An overview. Neuropsychol Rev. 2011; 21(2):73-80.
23. Segre CAM, Costa HPF, Lippi UG. Perinatologia fundamentos e prática. 3. ed. ampl. e atual. São Paulo: Sarvier; 2015. p. 334-57.
24. Gemma S, Vichi S, Testai E. Metabolic and genetic factors contributing to alcohol induced effects and fetal alcohol syndrome. Neurosci Biobehav Rev. 2007; 31(2):221-9.
25. Streissguth A, Clarren S, Jones K. Natural history of the fetal alcohol syndrome: A 10-year follow-up of eleven patients. The Lancet. 1985; 326(8446):85-91.
26. Jones TB, Bailey BA, Sokol RJ. Alcohol use in pregnancy: insights in screening and intervention for the clinician. Clin Obstet Gynecol. 2013 mar; 56(1):114-23.
27. Fonseca CRB, Fernandes TF. Puericultura: passo a passo. Rio de Janeiro: Atheneu; 2018.

28. Araújo LA. Departamento Científico de Pediatria do Desenvolvimento e Comportamento da Sociedade Brasileira de Pediatria – O papel do pediatra na prevenção do estresse tóxico na infância. Manual de Orientação n. 3; junho de 2017. Disponível em: https://www.sbp.com.br/fileadmin/user_upload/2017/06/Ped.-Desenv.-Comp.-MOrient-Papel-pediatra-prev-estresse.pdf. Acesso em: 10 out. 2020.
29. Johnson SB, Riley AW, Granger DA, Riis J. The science of early life toxic stress for pediatric practice and advocacy. Pediatrics. 2013; 131:319-27.
30. Lopes JMA. Departamento Científico de Neonatologia da Sociedade Brasileira de Pediatria – Nascimento Seguro – Documento Científico n. 3, abril de 2018. Disponível em: https://www.sbp.com.br/fileadmin/user_upload/Neonatologia_-_20880b-DC_-_Nascimento_seguro__003_.pdf. Acesso em: 10 out. 2020.
31. de Almeida MFB, Guinsburg R. Reanimação do recém-nascido ≥ 34 semanas em sala de parto: Diretrizes 2016 da Sociedade Brasileira de Pediatria 26 de janeiro de 2016. Disponível em: https://www.sbp.com.br/especiais/reanimacao-neonatal/. Acesso em: 10 nov. 2020.
32. Ricco RG, Santoro JR, Almeida CA, Del Ciampo LA. Atenção à saúde da criança e puericultura. In: Ricco RG, Del Ciampo LA, Almeida CA. Puericultura: princípios e práticas: atenção integral à saúde. São Paulo: Atheneu; 2000. p. 1-4.
33. Fernandes TF, Assad RR. A consulta de puericultura. In: Puericultura Passo a Passo. São Paulo: Atheneu; 2018. p. 29-30.
34. Brasil. Ministério da Saúde. Secretaria de Atenção à Saúde. Departamento de Atenção Básica. Saúde da criança: crescimento e desenvolvimento/Ministério da Saúde. Secretaria de Atenção à Saúde. Departamento de Atenção Básica. (Cadernos de Atenção Básica, n. 33). Brasília: Ministério da Saúde; 2012.

Capítulo 2

O primeiro semestre de vida

Coordenadores:
Cristina Helena Lima Delambert Bizzotto
Tadeu Fernando Fernandes

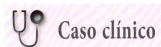

Caso clínico

Bia, grávida de gêmeos, foi para a consulta de rotina no obstetra, entretanto, após o monitoramento cardíaco fetal, recebeu a notícia de que a frequência cardíaca das crianças estava baixa e que houve uma diminuição muito rápida do líquido amniótico (oligoidrâmnio), fatos que indicaram a necessidade de uma cesariana.

Com idade gestacional de 34 semanas, Bia foi direto para o hospital, e, após 6 horas, nasceram Pedro Henrique (G1) e Vitória (G2):
- Pedro Henrique: Capurro 34+2 (G1), Apgar 7-9, peso ao nascer = 2.410 g, estatura = 45 cm, perímetro cefálico (PC) = 31 cm.
- Vitória: Capurro 34+2 (G2), Apgar 6-8, peso ao nascer = 1.950 g, estatura = 43 centímetros, PC = 30,5 cm.

Para prematuros, a Sociedade Brasileira de Pediatria (SBP) recomenda o uso das curvas de crescimento *Intergrowth – 21st* (Figura 2.1), pois são prescritivas, multiétnicas e com adequada metodologia antropométrica.

Foi um parto sem intercorrências, mas, devido à urgência e à prematuridade, o obstetra optou por não realizar o clampeamento tardio do cordão umbilical.

Os bebês evoluíram bem na unidade semi-intensiva, apenas com capacete de oxigênio, com boa saturação. Receberam leite materno ordenhado e, na evolução, diretamente das mamas.

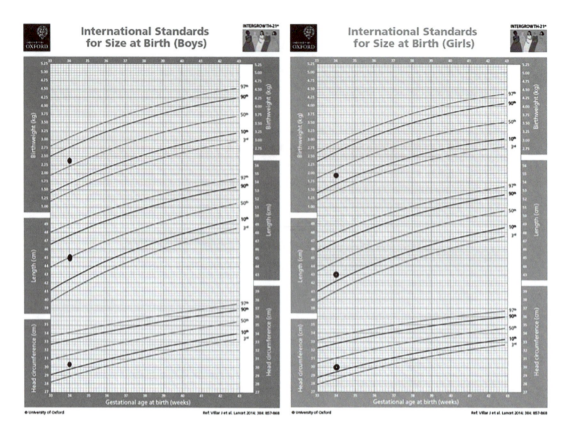

Figura 2.1 – *Padrões internacionais de tamanho ao nascimento para meninos e meninas, respectivamente (Intergrowth – 21ˢᵗ).*

Fonte: Organização Mundial da Saúde, 2007.

Vitória apresentou dois picos de hipoglicemia, fato que motivou a utilização de uma fórmula infantil, decisão do neonatologista de plantão, conduta que se manteve nos dias seguintes. Tiveram um quadro de icterícia leve, tratada com fototerapia por 24 horas, com melhora.

Tiveram alta aos 8 dias de vida: Pedro Henrique em aleitamento materno exclusivo e Vitória em aleitamento misto. Pedro Henrique recuperou o peso do nascimento – alta com 2.410 g, e Vitória teve alta com 2.250 g.

Em casa, com a ajuda da vovó Naná, Bia tentava se acalmar com o choro quase uníssono dos dois. Pedrão pouco ajudava. Na 1ª semana após a alta, foram consultar o pediatra.

Bia reclama da fissura mamária e da dificuldade na pega da Vitória, que prefere a mamadeira. No caso de Pedro Henrique, ela conta que é insaciável, mama quase 1 hora e ainda chora, fato que motivou o uso da chupeta para "acalmar" por recomendação da vovó Naná.

Ela quer saber do pediatra se deve dar a mamadeira também a Pedro Henrique.

Hábito intestinal normal, anictéricos, hidratados, corados, ativos, excelente estado geral, coto umbilical seco, sem outras alterações no exame físico e reflexos primitivos presentes e normais.

Na antropometria:
- Pedro Henrique = 2.680 g com estatura = 46,5 cm e PC = 33 cm.
- Vitória: Peso = 2.500 g com estatura = 45 cm e PC = 33 cm.

Receberam a 1ª dose da hepatite B no berçário, e agora a mãe quer saber se já pode dar a vacina BCG na Vitória, indagando se existe alguma outra vacina a tomar neste 1º mês de vida.

O pediatra orientou retorno para controle de peso; após 1 semana, os dois mantiveram o ganho médio de 25 g por dia.

Na consulta do 1º mês de vida, Bia estava visivelmente estressada, noites mal dormidas, alimentação irregular, reclamando do pouco envolvimento do papai Pedrão. Começou a chorar durante a consulta, acompanhada da vovó Naná, que chorou também ao ver o sofrimento da filha.

Reclamam que os bebês têm muita cólica, Pedro Henrique só quer mamar, e agora começou a regurgitar. Acham que ele tem refluxo.

Vitória "largou" o seio materno e está tomando somente a fórmula infantil e seu problema é a constipação intestinal. Chega a ficar 5 dias sem evacuar e a mãe pergunta se não é melhor trocar de fórmula.

"Choram da meia-noite às três horas da manhã, doutor, o que fazer? Eu já coloquei os dois para dormir na minha cama, porque não aguento mais acordar e levantar para cuidar dos dois", diz mamãe Bia. Pedrão está dormindo no quarto das crianças: "Isso é certo, doutor?".

O ginecologista de Bia diagnosticou depressão pós-parto e prescreveu um antidepressivo (escitalopram), mas disse que primeiro deveria perguntar ao pediatra se poderia tomar amamentando ou se deveria parar a amamentação.

Vovó Naná pergunta se pode colocar uma fita-crepe com uma moeda (fervida e esterilizada, segundo ela) na hérnia umbilical da Vitória: "a cada vez que ela chora, a hérnia sobe uns 2 dedos doutor!".

"A comparação é inevitável doutor", diz vovó Naná. "Por que Pedro Henrique já olha para as pessoas e segue o movimento de objetos e a Vitória ainda não?"

E assim, semana a semana, surgia uma nova situação e a busca pelo pediatra era constante. Algumas vezes, como não o localizavam, iam ao pronto-socorro, onde geralmente os bebês eram medicados com paracetamol e a família orientada a retornar ao pediatra.

E os gêmeos chegaram aos 2 meses de vida: a antropometria mostra que ambos mantiveram seus percentis na curva de crescimento. Pedro Henrique no leite materno exclusivo e Vitória na fórmula infantil.

Uma prima veio visitar os pequenos e trouxe consigo a filha de 2 anos que estava com um "resfriadinho". Após alguns dias, Vitória começou a ficar resfriada também, com tosse, rinorreia e estado febril. Perdeu o apetite e começou a apresentar vômitos após a tosse. O quadro evoluiu rapidamente para um quadro de taquipneia com sibilos expiratórios e batimento de asa de nariz. Foram "correndo" ao pronto-socorro, onde a menina recebeu o diagnóstico de bronquiolite.

Ficou na observação do hospital por 24 horas e foi liberada com receita de inaloterapia com beta-2-agonista de curta duração e corticosteroide oral.

Evoluiu bem e, após 1 semana, voltou a mamar novamente e a dormir melhor.

A prima comentou na visita que ela não estava aplicando as vacinas na filhinha porque estava participando de um grupo de mães que recomendavam não vacinar. Relatou que havia até mesmo uma médica no grupo que comentou que as vacinas podem induzir ao quadro de autismo.

A prima e a vovó Naná comentaram que Pedro Henrique com 3 meses já levanta a cabeça e o tórax quando de bruços e a Vitória ainda não, mas ambos são muito risonhos quando chamados pelos nomes.

E o tempo foi passando, e já estão prestes a completar 6 meses de vida.

Alimentação – Aleitamento materno exclusivo nos primeiros 6 meses de vida

Gabriela Faustinoni Bonciani

Por que amamentar?

A gestação e o nascimento de múltiplos no Brasil e no mundo aumentaram significativamente e, para a família, para os médicos e para todos os envolvidos, ainda representam importantes desafios. Neste capítulo, são destacados a importância e os desafios da amamentação.

Dados recentes da Organização Pan-Americana da Saúde/Organização Mundial da Saúde (OPAS/OMS) mostram que o aleitamento materno salvaria mais de 820 mil crianças menores de 5 anos em todo o mundo.[1]

A OPAS/OMS recomenda que o aleitamento materno seja exclusivo até os 6 meses de idade, mantido até os 24 meses ou mais, complementado com alimentação adequada, e que seja iniciado nos primeiros 60 minutos de vida.[1]

Dados do Ministério da Saúde revelam que a amamentação é capaz de reduzir em até 13% a mortalidade por causas evitáveis em crianças menores de 5 anos, e, a cada ano que a mulher amamenta, o risco de desenvolver câncer de mama se reduz em 4,3%.[2]

Pesquisas recentes mostram que, a cada ano, mais de 4 milhões de bebês morrem nos primeiros 27 dias de vida, a maior parte em países pobres. A promoção do aleitamento materno constitui uma das mais importantes estratégias para melhorar a saúde infantil,[3] além de um pré-natal adequado.

Redução dos gastos do Sistema Único de Saúde (SUS), combate à fome e à desnutrição são alguns dos benefícios do aleitamento materno, além do fortalecimento do vínculo mãe-bebê.

Crianças amamentadas têm menos alergias, doenças respiratórias e doenças diarreicas, além de menores chances de desenvolver obesidade e diabetes tipo 2. Também já foi comprovado que apresentam melhor desempenho em testes de inteligência e serão adultos mais saudáveis e produtivos.[3]

A amamentação também é importante para o desenvolvimento adequado da cavidade oral. O desmame precoce está associado a alterações nas funções de mastigação, deglutição, respiração e articulação dos sons da fala, à maloclusão dentária e à respiração bucal.[4]

É possível dizer que a amamentação traz benefícios individuais, socioculturais e econômicos. Crianças amamentadas adoecem menos, não precisam tanto de serviços médicos ou de hospitalizações e geram menos faltas dos pais ao trabalho, o que implica redução nos gastos e melhor qualidade de vida da família.

O leite materno tem constituição única e inimitável

A composição do leite materno é única, inimitável e individualizada para cada bebê. Inicialmente, o colostro apresenta mais proteínas quando comparado ao leite maduro, que surge em torno do 7º ao 10º dia. Há, ainda, diferenças entre o leite materno do prematuro e o do bebê a termo.

A principal proteína do leite materno é a lactoalbumina, enquanto o leite de vaca tem uma carga proteica maior, com mais caseína, de difícil digestão para a espécie humana.

A imunoglobulina A (IgA) secretora é o principal anticorpo do colostro e atua contra microrganismos presentes nas superfícies das mucosas. Além da IgA, o leite materno tem outros anticorpos (IgM, IgG), bem como macrófagos, neutrófilos, linfócitos B e T, lactoferrina, lisozima e fator bífido. Este último favorece o crescimento de bifidobactérias e lactobacilos, que são benéficos à microbiota intestinal e atuam inibindo a proliferação de bactérias patogênicas. Além disso, há evidência de que os oligossacarídeos presentes no leite humano inibem a adesão e a ação dos patógenos na superfície epitelial, tornando-os importantes componentes de proteção à saúde infantil.[5]

Principais desafios da amamentação

Os problemas com a amamentação, no caso apresentado, começaram logo ao nascimento porque os gêmeos não foram colocados para mamar na 1ª hora de vida.

Vários mecanismos podem explicar o efeito protetor da amamentação na 1ª hora de vida, entre eles a colonização intestinal por bactérias saprófitas encontradas no leite materno, com sua propriedade de reduzir a colonização intestinal por bactérias Gram-negativas, além da secreção de imunobiológicos bioativos, presentes no colostro, cuja composição é específica para cada recém-nascido (RN).[5]

Outra questão que também prejudicou o aleitamento materno, no caso de Vitória, foi a introdução precoce da fórmula infantil. Ela teve alta com aleitamento misto, logo introduzida a mamadeira. O bico artificial, em geral, é um dos grandes responsáveis pela pega inadequada e, consequentemente, pelo aparecimento de fissuras mamárias. A maneira como o bebê suga a mamadeira é diferente da maneira que suga a mama, com maior risco de ocorrer confusão de bicos, o que, muitas vezes, pode resultar no desmame precoce.

A volta precoce ao trabalho é uma grande barreira para o aleitamento materno. Muitas mulheres têm licença-maternidade de 4 meses, voltam com jornada excessiva e, muitas vezes, não é oferecida estrutura para realizar extração e armazenamento adequados do leite materno nos locais de trabalho.

O pediatra também é responsável por orientar como deve ser a extração e o armazenamento do leite materno, e reforçar que, por lei, a mulher tem direito, durante a jornada de trabalho, a dois descansos de 30 minutos até o bebê completar 6 meses de vida.

Cabe a nós, pediatras, orientar sobre a importância do aleitamento materno, acolher as mães e envolver toda a família. Sem o apoio familiar, dificilmente o aleitamento materno será bem-sucedido.

A alimentação da lactante

A lactante deve ter uma alimentação balanceada, com um consumo extra de 500 calorias por dia. As principais orientações nesse sentido são:
- Não ingerir bebidas alcoólicas.
- Consumir três ou mais porções de derivados de leite por dia.
- Comer, sempre que possível, frutas e vegetais ricos em vitamina A.
- Beber líquidos de modo que a sede seja saciada.
- Moderar o consumo de café e bebidas cafeinadas.

É importante que, na alimentação da lactante, sejam respeitados os hábitos familiares e culturais. Não existem alimentos proibidos, mas a mulher deve ficar atenta a possíveis reações do bebê e, em consulta com o pediatra, analisar o melhor caminho a seguir. Vale lembrar que, no Brasil, o leite de vaca é um dos principais alimentos implicados no desenvolvimento de alergias alimentares.[3]

Crescimento

Natália Tonon Domingues • Maria Wany Louzada Strufaldi

A importância da utilização das curvas de crescimento

O crescimento é um processo biológico complexo, definido como as mudanças no aspecto físico do indivíduo, iniciado desde a vida intrauterina até a idade adulta, e influenciado por fatores genéticos, nutricionais, hormonais, sociais, econômicos, emocionais e ambientais.[6-8]

É imprescindível avaliar o crescimento durante as consultas de rotina de puericultura, para que possa ser identificada qualquer alteração em momento oportuno. Durante a avaliação do crescimento, também podemos consolidar o vínculo com a família, orientando e tranquilizando diante das dúvidas sobre possíveis alterações no peso ou na estatura da criança. Parte dessa avaliação do crescimento consiste na realização da antropometria (peso, estatura e perímetro cefálico) em toda consulta de puericultura, anotando os dados na Caderneta de Saúde do Ministério da Saúde, que todas as crianças devem ter, assim como todas as famílias compreenderem a importância desse documento.[9]

As curvas de crescimento são feitas para guiar o pediatra ou o profissional de saúde que atende crianças, para comparar valores antropométricos (peso, estatura, PC) de uma criança que está sendo atendida, de acordo com o sexo e a idade com uma curva de referência (p. ex., curvas do Center for Disease Control and Prevention – CDC, 2000), ou seja, construída a partir de uma população assumida como normal.[10-12] Por sua vez, as curvas da OMS de 2006,[9] para crianças até os 5 anos, são curvas-padrão, construídas com rigor metodológico – são curvas que devem servir como base, pois, ao comparar medidas de um paciente com essas curvas, observa-se o que seria o crescimento ideal para essa criança.

No caso dos gêmeos em acompanhamento, durante a consulta de rotina realizada com 2 meses de vida, o pediatra demonstrou para a família que Pedro e Vitória estavam no mesmo percentil da curva de crescimento que em avaliações anteriores, o que demonstra de maneira objetiva aos pais o ritmo e a velocidade de ganhos em todos os parâmetros, permitindo uma avaliação e visualização mais concreta do processo de crescimento nas crianças.

Vale lembrar que, para nascimentos prematuros, a utilização das curvas do projeto Intergrowth-21th permite classificar os RN em pequenos (< P10), adequados (entre P10 e P90) e grandes (> P90) para idade gestacional (IG), sendo este um parâmetro sobre como ocorreu o crescimento intrauterino. São curvas prescritivas construídas a partir de estudo multicêntrico, multiétnico de base populacional, avaliando desde 14 semanas de gestação até os 2 anos, com medidas de crescimento, nutrição e desenvolvimento, em modelo semelhante ao das curvas da OMS (2006). De acordo com o peso de nascimento de cada um, ao consultar essas curvas, observa-se que os gêmeos se apresentaram classificados como adequados para IG.[11-15]

As curvas preconizadas pela SBP para seguimento de prematuros nos primeiros 2 anos de vida são as do Intergrowth.[15] Atualmente, em 2020, na Caderneta Nacional de Saúde da Criança já estão disponíveis as curvas Intergrowth-21th para melhor avaliação da criança prematura.

Após essa idade, além dessa curva, poderíamos utilizar a curva da OMS, empregada no caso descrito para avaliar as crianças nos 2 primeiros meses de vida.

Assim, Pedro e Vitória seguem acompanhamento com dados (peso, comprimento, perímetro cefálico) nas curvas da OMS (2006), mais facilmente acessíveis. No entanto, ao utilizar essas curvas para prematuros, deve-se utilizar a correção para IG, até os 2 anos de idade. A idade corrigida é obtida pela subtração da idade cronológica das semanas que faltaram para completar as 40 semanas de IG.[9]

Para isso, subtrai-se a IG (no caso 34 semanas) de 40 semanas, que seria o nascimento a termo (40 semanas − 34 semanas = 6 semanas); desse modo, ao utilizar as curvas da OMS para Pedro e Vitória, deve-se subtrair 6 semanas. Portanto, com 2 meses de vida (cerca de 8 semanas), eles deveriam ser colocados nas curvas como se tivessem 15 dias de vida (2 semanas) para peso, estatura e perímetro cefálico, a fim de analisar de maneira mais precisa o crescimento.

De qualquer modo, até esse momento, ao visualizar os dados do nascimento, primeira consulta e segunda consulta, os pontos demonstram curvas (Intergrowth e OMS, 2006) ascendentes de forma adequada e satisfatória.

A criança que não está ganhando peso: o que fazer?

Ao avaliarmos uma criança que não ganha peso de maneira adequada, devemos interpretar como: a ingesta calórica está inadequada? Há alguma doença sistêmica? Há quanto tempo isso vem ocorrendo?[16]

Failure to thrive é uma expressão utilizada para demonstrar uma má evolução de peso e crescimento, com diversas situações clínicas e ambientais que a justifiquem, como doenças sistêmicas, privação emocional, condições socioeconômicas e ambientais, causas genéticas e nutricionais.[17]

Ao analisarmos em consulta de rotina os dados antropométricos de uma criança nesse 1º semestre de vida, deve-se avaliar alguns aspectos, como o peso para idade e para estatura, sendo considerados inadequados quando peso/idade ou peso/estatura forem menores que 2 desvios-padrão (ou escore Z) em relação à média para mesma idade e sexo ($z < -2DP$). O ganho de peso esperado para idade (Tabela 2.1) e a evolução da curva de crescimento devem ser ascendentes, nunca lineares nem descendentes.[8,13,14,17-19]

Tabela 2.1 – Ganho de peso esperado no 1º ano de vida	
Idade (meses)	*Ganho de peso diário (g)*
0 a 3	30
3 a 6	18
6 a 9	13
9 a 12	12

Fonte: Adaptada de Machado, 2019.[17]

No caso de Pedro e Vitória, não há alterações no ganho de peso durante as consultas de puericultura, pelos valores observados.

Entre as diversas causas para as alterações do estado nutricional, podem ser citadas:[16,17]
- Pré-natais/gestacionais: doenças maternas, genéticas, infecções congênitas, prematuridade, ausência de pré-natal adequado, má assistência ao parto.

- Pós-natais: alimentação inadequada (ausência de aleitamento materno, uso de fórmulas infantis em diluição errada, uso de leite de vaca precoce, alimentos inadequados e insuficientes, introdução da alimentação complementar de maneira inadequada), doenças gastrintestinais e neurológicas.
- Ambientais: condição socioeconômica desfavorável, negligência.

Durante a anamnese, devemos sempre lembrar das causas expostas, bem como da história psicossocial e do ambiente em que a criança está inserida, identificando os riscos e tentando, em conjunto com a equipe multidisciplinar (nutricionista, psicólogo, assistente social), minimizar as repercussões futuras e guiar a investigação complementar com os exames laboratoriais.[20]

No 1º ano de vida, ao identificar as alterações de peso/idade ou peso/estatura (< 2 DP em relação à média para mesma idade e sexo), ganho diário de peso abaixo do esperado para idade e alteração na curva de crescimento (retificada ou descendente), é importante se lembrar da qualidade e do tipo de alimentação oferecida, da forma de início da alimentação complementar e da alimentação atual de maneira criteriosa. O exame físico deve ser realizado de forma detalhada com atenção aos estigmas sindrômicos e aos sinais de doenças crônicas.[16,21]

Quadros de carência de micronutrientes são frequentes nessa faixa etária, principalmente de ferro, independentemente do estado nutricional. Além disso, infecções urinárias assintomáticas podem ser a causa de baixo ganho ponderoestatural. Assim, hemograma e exame de urina com urocultura podem contribuir com a investigação do quadro.

O tratamento deve ser realizado de acordo com o diagnóstico, as necessidades e as realidades da criança e de sua família e o ambiente em que está inserida. Está relacionado com a gravidade do quadro de desnutrição, do comprometimento de estatura, do tempo de instalação, da presença de complicações, como a desidratação e causas secundárias ao quadro.[16,17]

A criança que não está crescendo: o que fazer?

A avaliação do crescimento compreende um dos indicadores de saúde mais importantes e permite identificar precocemente doenças, agravos e condições de risco à saúde da criança.[6,8]

Frequentemente, o pediatra se depara com a pergunta: meu filho está crescendo? E as comparações também fazem parte da nossa rotina diária. No caso apresentado, a mãe dos gêmeos se incomoda com o fato de as crianças apresentarem diferenças de peso e estatura. O pediatra também utiliza comparações para identificar se aquela criança apresenta crescimento adequado, por meio das curvas de crescimento, e pode orientar a família tirando dúvidas e demonstrando os dados anotados na curva.[21]

Durante os 2 primeiros anos de vida, ocorre a maior fase de crescimento da criança, cujo principal determinante é o estado nutricional.[7] Além disso, condições da gestação, como prematuridade e/ou restrição de crescimento fetal, promovendo nascimento de crianças pequenas para idade gestacional (PIG), devem ser considerados ao avaliar o crescimento no 1º ano de vida.

Além de avaliar a velocidade de crescimento (VC) (que será abordada em capítulo subsequente) após aferição com técnica adequada (para menores de 2 anos, deve-se usar a régua em decúbito dorsal; em maiores, utilizar a estatura com antropômetro e posicionamento correto da criança), durante o 1º semestre de vida espera-se um ganho de estatura em torno de 15 cm. De modo geral, o ganho ponderal reflete de maneira mais importante o crescimento nessa faixa etária, e o ganho de estatura inadequado não ocorre de forma isolada. Nessa idade, os fatores endocrinológicos e genéticos têm pouca influência, sendo determinantes do crescimento apenas após os 2 primeiros anos de vida.[11,12,22]

Pedro e Vitória nasceram prematuros e podem apresentar uma recuperação nutricional – *catch up* – até o final do 2º ano de vida, de modo que há um tempo para que se aguarde essa possível retomada. Além disso, cabe demonstrar a diferença no peso ao nascer entre as duas crianças, mas também salientar e tranquilizar, pois, para aquela IG (34 semanas 2/7), o peso de cada um foi adequado ao nascimento.

As comparações entre os filhos e mesmo com outras crianças da família e conhecidos devem ser desestimuladas, no sentido de ressaltar que cada indivíduo é único, tem sua própria trajetória de crescimento e todos os parâmetros analisados ajudam a compor uma visão mais abrangente do crescimento dessas crianças.

Desenvolvimento

Cátia Regina Branco da Fonseca

O desenvolvimento neuropsicomotor da criança, segundo Gesell, ocorre de acordo com o seu potencial genético, em uma sequência fixa de etapas, e depende da integridade do sistema nervoso central acrescido de estímulos múltiplos (afetivos, ambientais, sociais e psicológicos).[23]

Assim, a carga genética, influenciada pelos diferentes determinantes, propiciará a cada criança que tenha o seu próprio desenvolvimento, mesmo sendo irmãos gêmeos, como exposto no caso apresentado.

No 1º semestre de vida, o cérebro do RN ainda está em crescimento, iniciado no período intrauterino, e sua velocidade diminuirá a partir do 7º mês de vida, até os 6 anos de idade.

Para que o pediatra possa observar e acompanhar o desenvolvimento infantil, é de fundamental importância uma abordagem integral, considerando e envolvendo toda a família e o ambiente no qual ela está inserida.

A partir de uma avaliação sistemática e programada do desenvolvimento, o diagnóstico precoce nos casos de desvios pode ser rapidamente percebido pelos médicos e pediatras. Entre os testes disponíveis para essa avaliação, o teste de triagem do desenvolvimento de Denver (TTDD), criado por Frankenburg *et al.* em 1967, e revisto em 1990, conhecido como teste de triagem do desenvolvimento de Denver revisado (TTDD-R) ou Denver II, por ser de simples aplicação e interpretação, é o mais utilizado no Brasil e em vários países do mundo. Esse teste está distribuído em quatro áreas do desenvolvimento: motor-grosseiro, motor-adaptativo, pessoal social (relacionamento com as pessoas e cuidado consigo mesmo) e linguagem.[24]

Diante do caso de Vitória e Pedro, nascidos com 34 semanas de gestação e 2 dias, é importante ressaltar que, considerando que o ideal seria nascer com 40 semanas de IG, deve-se descontar da idade cronológica do prematuro as semanas que faltaram para a sua IG atingir 40 semanas, ou seja, idade corrigida = idade cronológica – (40 semanas – IG em semanas), podendo, portanto, haver até 6 semanas (1,5 mês) em relação aos marcos do desenvolvimento – essa é a correção fundamental para o correto diagnóstico do desenvolvimento nos primeiros 2 anos de vida. Para os prematuros de extremo baixo peso e menores que 28 semanas, recomenda-se corrigir a idade até os 3 anos.[25]

■ Marcos do desenvolvimento no 1º semestre de vida

Para uma boa avaliação, o lactente deve ser observado em diferentes posições e posturas (prona, supina, puxado para se sentar e levantado pela axila), consciente e acordado, calmo e sem choro, em uma avaliação global e completa de suas áreas do desenvolvimento.[26]

No 1º semestre de vida, os marcos do desenvolvimento marcantes estão no 1º, 2º, 4º e 6º mês, sendo referências utilizadas para identificar parâmetros de como está ocorrendo o desenvolvimento da criança. Isso pode promover uma comparação e preocupação em alguns pais e familiares, o que é absolutamente normal; no entanto, devemos lembrar que são apenas padrões, e não regras, sendo cada criança única e com o seu próprio ritmo.

A seguir, são apresentadas algumas referências, considerados os marcos, conforme a idade média que costumam ocorrer, a serem sempre verificados e assinalados na escala de Denver II (Quadro 2.2).

1º mês

- Fixa olhar no cuidador e em objetos por um breve período.
- Acompanha objetos com o olhar movimentando a cabeça, sem passar da linha média.
- Muda de comportamento com estímulos luminosos e sonoros que consegue perceber.
- Produz ruídos laríngeos.
- Quando em prona (de bruços), lateraliza a cabeça, podendo levantá-la por um tempo curto.

2º mês

- Fixa o olhar e acompanha um objeto em movimento, passando a linha média.
- Reage a sons mais altos.
- Começa a sorrir para as pessoas – o sorriso social – e reage ao sorriso do outro com alteração na mímica facial.
- Produz sons borbulhantes, com arrulhos e vogais.
- Abre as mãos quando tocada e segura objetos, sem o soltar (reflexo de preensão palmar).
- Quando em prona, levanta a cabeça por breves intervalos de tempo, e já consegue estender o tórax.

4º mês

- Acompanha objetos com os olhos e gira a cabeça mais que 180°.
- Sorri espontaneamente para as pessoas e ri alto.
- Tenta pegar objetos com uma preensão grosseira com as mãos e os larga sem intenção.
- Leva objetos à boca.
- Mantém a cabeça firme, com bom controle cervical em posições prona e supina.
- Quando em prona, apoia-se sobre os antebraços com boa estabilidade, e a cabeça se ergue a quase 90°.
- Estende as pernas para baixo ao colocarmos seus pés em uma superfície rígida, quando segurado pelas axilas.
- Reproduz sons com a boca, percebe os próprios sons e volta-se para a fonte.

6º mês

- Olha por tudo e explora o ambiente com o olhar.
- Quando em posição prona, troca de decúbito.

O primeiro semestre de vida 31

Quadro 2.2 – Escala de Denver II – Ficha de acompanhamento do desenvolvimento

Registro:

Data de nascimento:

Nome:

Marcos do desenvolvimento (resposta esperada) | Idade (meses)

Marcos do desenvolvimento	1	2	3	4	5	6	7	8	9	10	11	12	13	15
Abre e fecha os braços em resposta à estimulação (reflexo de Moro)	■													
Postura: barriga para cima, pernas e braços fletidos, cabeça lateralizada	■													
Olha para a pessoa que a observa		■	■											
Dá mostras de prazer e desconforto		■	■											
Fixa e acompanha objetos em seu campo visual		■	■	■										
Colocada de bruços, levanta a cabeça momentaneamente		■	■	■										
Arrulha e sorri espontaneamente			■	■	■									
Começa e diferenciar dia/noite			■	■	■									
Postura: passa da posição lateral para linha média				■	■	■								
Colocada de bruços, levanta e sustenta a cabeça apoiando-se no antebraço					■	■	■							
Emite sons – balbucia					■	■	■							
Conta com a ajuda de outra pessoa, mas não fica passiva					■	■	■	■						
Rola de posição supina para prona						■	■	■						
Levantada pelos braços, ajuda com o corpo						■	■	■						
Vira a cabeça na direção de uma voz ou objeto sonoro							■	■	■	■				
Reconhece quando se dirigem a ela								■	■	■				
Senta-se sem apoio								■	■	■	■			
Segura e transfere objetos de uma mão para a outra									■	■	■			
Responde diferentemente a pessoas familiares e ou estranhas									■	■	■	■		
Imita pequenos gestos ou brincadeiras										■	■	■		
Arrasta-se ou engatinha											■	■	■	
Pega objetos usando o polegar e o indicador												■	■	
Emprega pelo menos uma palavra com sentido												■	■	■
Faz gestos com a mão e a cabeça (tchau, não, bate palmas etc.)												■	■	■

Fonte: https://www.saude.pr.gov.br/sites/default/arquivos_restritos/files/documento/2020-04/neurodesenvolvimentoaulasesa.pdf.

- Quando em posição supina, arqueia a cabeça e segura os pés em movimentos coordenados.
- Reconhece familiares e começa a saber quem lhe é estranho, sendo tímido com eles.
- Responde ao que ouve emitindo sons.
- Emite dissílabos, ri ou grita.
- Tenta pegar objetos ao seu alcance, agarrando-os com as palmas das mãos.
- Passa um objeto de uma mão para a outra.
- Começa a se sentar sem apoio e colabora quando puxado para se sentar, com bom controle cervical.

O que fazer quando os marcos não são atingidos?

O entendimento e a condução de um atraso no desenvolvimento na criança requerem vários conhecimentos, como dos fatores de risco ambientais, culturais, de seus vínculos familiares, seus aspectos afetivos, condições e intercorrências intrauterinas e ao nascimento. Devem considerar, também, a singularidade da criança, tendo em conta o substrato biológico da maturação na sua normalidade e de suas modificações determinadas por fatores ambientais, genéticos ou multifatoriais. A busca pelo (re)conhecimento das causas é importante na definição das condutas clínicas; ao mesmo tempo, ao serem propostas estratégias adequadas de prevenção e de estimulação oportuna, evitam-se exames e encaminhamentos desnecessários.[27]

O médico e, principalmente, o pediatra devem atuar diretamente na avaliação e no atendimento às crianças, sempre visando à estimulação oportuna a fim de evitar desvios no seu desenvolvimento, qualificando os encaminhamentos, quando pertinentes, aos serviços especializados de reabilitação. Nesse sentido, é fundamental o trabalho integrado, sob uma lógica de rede de assistência, garantindo um cuidado integral e qualificado a essas crianças e suas famílias, quando se fizer necessário o encaminhamento para um setor de estimulação ou reabilitação.[28]

Quando os marcos do desenvolvimento não são atingidos, considerando-se, portanto, um atraso no desenvolvimento da criança, é importante, no contexto integral da assistência, identificar quais são os fatores que podem estar envolvidos nessa situação.

Diante de um atraso para atingir o marco do desenvolvimento, deve-se entender:
- Trata-se de um atraso em somente um setor do desenvolvimento ou em vários setores?
- Qual(is) o(s) setor(es) com atraso?
- Há fator(es) de risco que possa(m) justificar esse atraso?
- A criança tem um ambiente familiar, psicológico e de estimulação que favorecem o seu desenvolvimento ou está ocorrendo alguma privação de estímulo/condições para o seu pleno desenvolvimento?
- O teste de avaliação utilizado é adequado para essa triagem?
- Condições específicas, como da prematuridade, estão sendo consideradas e ajustadas para que realmente se identifique se tratar de um atraso na aquisição do marco?

É importante sempre considerar que a demora em atingir determinado marco do desenvolvimento nunca deve ser negligenciada. Isso é verdade para pequenas variações, mas adiar muito uma suspeita de atraso pode ter como consequência a perda do período de ouro do 1º ano de vida da criança para iniciar a reabilitação.[29]

O atraso no desenvolvimento pode ter muitas causas diferentes, sobretudo genéticas (como a síndrome de Down) ou complicações da gravidez e do parto (como prematuridade, asfixia ou infecções). Muitas vezes, no entanto, a causa é desconhecida sem uma investigação específica.

Algumas causas podem ser facilmente revertidas se diagnosticadas precocemente, como a perda auditiva de infecções crônicas da orelha. O atraso do desenvolvimento pode ser o sinal inicial necessário para a identificação de transtornos do neurodesenvolvimento, como o transtorno do espectro autista (autismo), ou, ainda, de doenças neurológicas ou síndromes genéticas. Nesses casos, obtém-se melhor evolução ao se realizar a investigação e conclusão diagnóstica e a intervenção oportuna, multiprofissional e interdisciplinar.

Porém, considerando-se as individualidades das crianças, como no caso dos gêmeos prematuros Pedro e Vitória, realizar a adequação do desenvolvimento à IG antes de firmar um diagnóstico de atraso é sempre oportuno, devendo-se manter o seguimento regular da criança e orientar o adequado estímulo e cuidado.

Vacinação

Adriana Monteiro de Barros Pires

Esquemas de vacinação: SUS, SBP e SBim

A imunização é um dos meios mais eficazes de combate às doenças infecciosas. Com exceção da água potável, nenhuma outra modalidade teve tanto efeito na redução da mortalidade e do crescimento da população como as vacinas, nem mesmo os antibióticos.[30,31]

Vitória e Pedro Henrique foram prematuros. Será que poderão receber todas as vacinas? Será que terão alguma conduta especial pela prematuridade e pelo baixo peso? É o que vamos ver.

Todas as crianças e adolescentes devem ser imunizados. O Estatuto da Criança e do Adolescente (ECA), no art. 14, parágrafo 1, diz que é obrigatória a vacinação das crianças nos casos recomendados pelas autoridades sanitárias. O Estatuto garante a vacinação das crianças e dos adolescentes como um direito a ser cumprido, protegendo a saúde desse público, uma vez que a vacinação é uma intervenção de saúde pública fundamental para evitar que essa população adoeça por doenças imunopreveníveis e para que não seja disseminadora dessas doenças.[32]

Existem vários calendários de vacinação disponíveis, variando de país para país, de região para região, a depender de suas situações epidemiológicas. Vamos apresentar os calendários brasileiros do Programa Nacional de Imunizações (PNI) do Ministério da Saúde e o calendário da Sociedade Brasileira de Pediatria (SBP).[33,34]

Nunca é tarde para imunizar um indivíduo. O início da vacinação pode ocorrer a qualquer momento, mesmo que fora da idade idealmente recomendada. Nesse caso, os esquemas devem ser adaptados de acordo com a idade de início, respeitando os intervalos mínimos entre as doses e entre as vacinas.[33] Isso para qualquer vacina, excetuando aquelas com limitações para determinada faixa etária, como a vacina rotavírus, BCG e vacina tríplice bacteriana de células inteiras (DPT). O ideal é aproveitar a presença da criança na unidade de saúde para aplicar o maior número possível de vacinas, principalmente naquelas menores de 5 anos.[30]

Mesmo durante a pandemia do novo coronavírus (SARS-CoV-2), a vacinação de rotina não foi suspensa. A interrupção da vacinação poderia levar ao aumento de casos de doenças imunopreveníveis e a um retrocesso nas conquistas. No curto, médio e longo prazo, as consequências dessa perda para as crianças poderiam ser mais graves que as causadas pela pandemia de COVID-19.[35,36]

O PNI é considerado um dos mais completos calendários de vacinação do mundo, semelhante ao dos países desenvolvidos. Atualmente, estão disponíveis nele 19 vacinas para mais de 20 doenças. O Calendário Nacional de Vacinação contempla não apenas as crianças, mas também adolescentes, adultos, idosos, gestantes e povos indígenas (Figura 2.2).[37]

CALENDÁRIO NACIONAL DE VACINAÇÃO/2020/PNI/MS

Vacinas	BCG	Hepatite B	VORH Rotavírus	Pentavalente (DTP+Hib+Hep B)	DTP	VIP e VOP	Pneumocócica 10	Meningocócica C	Febre Amarela	Tríplice Viral	Tetra Viral	Varicela monovalente	Hepatite A	HPV	Meningocócica ACWY	Dupla Adulto	dTpa (adulto)
Protege contra	Formas graves da tuberculose	Hepatite B	Rotavírus	Difteria, Tétano, Coqueluche, Hepatite B e meningite por Haemophilus influenzae tipo b	Difteria, Tétano e Coqueluche	Poliomielite	Pneumonia, otite, meningite e outras doenças causadas pelo pneumococo	Doença invasiva causada pela Neisseria meningitidis	Febre Amarela	Sarampo Caxumba e Rubéola	Sarampo Caxumba Rubéola e Varicela	Varicela	Hepatite A	HPV	Doença invasiva causada pela Neisseria meningitidis	Difteria e Tétano	Difteria, Tétano e Coqueluche
Grupo Alvo / idade																	
Ao nascer	Dose Única (1)	Dose ao nascer (2)															
2 meses			1ª dose	1ª dose		1ª dose VIP (1)	1ª dose										
3 meses								1ª dose									
4 meses			2ª dose	2ª dose		2ª dose VIP (1)	2ª dose										
5 meses								2ª dose									
6 meses				3ª dose		3ª dose VIP (1)											
9 meses									Dose Inicial								
12 meses							Reforço (1)	1º Reforço (1)		1ª dose							
15 meses					1º Reforço	1º Reforço VOPb (1)					Dose Única (1)						
4 anos					2º Reforço	2º Reforço VOPb (1)			Reforço (3)			2ª dose (6)					
9 anos									Uma dose (4)				Dose Única (1)	2 doses (7)			
Adolescente 10 a 19 anos		3 doses; a partir de 7 anos de idade (5)							Uma dose (4)	2 doses (5)				2 doses	Entre 11 a 12 anos de idade: 1 dose (9)	3 doses e reforço a cada 10 anos (5)	10 a 19 anos
Adulto 20 a 59 anos		3 doses (5)							Uma dose (4)	Até 29 anos: 2 doses. Entre 30 a 59 anos: 1 dose. (5) e (8)						3 doses e reforço a cada 10 anos (5)	Profissional de Saúde: 1 dose + reforços a cada 10 anos (10)
Idoso 60 anos ou mais		3 doses (5)														3 doses e reforço a cada 10 anos (5)	
Gestante		3 doses (5)														2 doses (5)	1 dose a cada gestação (11)

(1) Até menor de 5 anos de idade;(2) Essa dose pode ser feita até 30 dias de vida do bebê;(3) Considerar intervalo mínimo de 30 dias entre as doses;(4) Pessoas entre 5 a 59 anos de idade não vacinadas - administrar uma dose e considerar vacinado;(5) A depender da situação vacinal, completar esquema;(6) Pode ser feita até menor de 7 anos de idade. Profissionais de saúde que trabalham na área assistencial devem receber uma ou duas doses a depender do laboratório produtor;(7) Para meninas de 09 a 14 anos e meninos de 11 a 14 anos de idade; 2 doses - 0, 6 meses a depender da situação vacinal. Adolescentes e adultos de 9 a 26 anos vivendo com HIV/aids: 3 doses - 0, 2 e 6 meses;(8) Profissionais da saúde devem receber duas doses independente da idade;(9) Para adolescentes na faixa etária de 11 e 12 anos de idade, com a vacina Meningocócica ACWY, independente de dose anterior de Meningocócica C ou dose de reforço;(10) Profissionais de saúde e parteiras tradicionais, como dose complementar no esquema básico da dT e reforços a cada dez anos;(11) A partir da 20ª semana gestacional (até 45 dias após o parto).

Figura 2.2 – *Calendário de vacinação 2020 do PNI.*

Fonte: *Calendario.Nacional.Vacinacao.2020.atualizado.pdf.*

Estão contempladas no PNI as seguintes vacinas:
1. Vacina BCG (contra tuberculose – atenuada): ao nascimento, dose única até 4 anos e 11 meses.
2. Vacina hepatite B: 0, 2, 4 e 6 meses (segue o esquema da vacina pentavalente).
3. Vacina DPT (difteria, coqueluche e tétano – tríplice bacteriana de células inteiras): 2, 4, 6, 15 meses e 4 anos (usar somente até os 7 anos de idade).
4. Vacina *Haemophilus influenzae* tipo B (HIB – inativada): 2, 4 e 6 meses. É encontrada compondo a vacina pentavalente (DPT + HIB + hepatite B).
5. Vacina poliomielite inativada 1, 2 e 3 (VIP): 2, 4 e 6 meses.
6. Vacina oral poliomielite atenuada 1 e 3 (VOP): reforços com 15 meses e 4 anos.
7. Vacina pneumocócica 10 valente conjugada: 2, 4 meses e reforço aos 12 meses.
8. Vacina rotavírus humano G1P(8) (atenuada): 2 e 4 meses.
9. Vacina meningocócica C (conjugada): 3, 5 e reforço aos 12 meses.
10. Vacina tríplice viral: sarampo, caxumba e rubéola (SCR – atenuada): 12 meses.
11. Vacina quádrupla viral – SCR com varicela (SCRV – atenuada): 15 meses.
12. Vacina febre amarela (atenuada): 9 meses. Um reforço aos 4 anos da vacina contra febre amarela é necessário para crianças que receberam a primeira dose antes dos 5 anos de idade. A partir de 5 anos: dose única. Em crianças com idade inferior a 2 anos, não administrar com a tríplice ou quádrupla viral, respeitando intervalo de 1 mês entre as doses.
13. Vacina hepatite A (inativada): 15 meses.
14. Vacina varicela (atenuada): dose de reforço aos 4 anos.
15. Vacina papilomavírus humano 6, 11, 16 e 18 (HPV): duas doses com intervalo de 6 meses entra elas: 9 anos (meninas) e 11 anos (meninos).
16. Vacina difteria e tétano tipo adulto dT (dupla bacteriana tipo adulto): 14 anos e a cada 10 anos.
17. Vacina meningocócica ACWY: 11 e 12 anos.
18. Vacina tríplice bacteriana tipo adulto (dTpa): gestantes a partir da 20ª semana de gestação. Mesmo com esquema completo, a gestante deverá receber sempre uma dose da dTpa a cada gestação.
19. Vacina *influenza* (gripe inativada): 6 meses a menores de 6 anos, indígenas de 6 meses a 8 anos, quem está recebendo a vacina pela primeira vez: duas doses com intervalo de 1 mês. A partir de 9 anos – dose única.

A revacinação com BCG não deve ser realizada, mesmo nos casos em que o teste tuberculínico for negativo ou na ausência de cicatriz de BCG após a vacinação. No nosso caso clínico, Vitória não recebeu a vacina BCG ao nascimento. Isso aconteceu porque a vacina BCG não deve ser aplicada em RN com menos de 2 kg de peso.[38]

Desde agosto de 2019, uma dose adicional, chamada de dose zero da vacina contra sarampo, foi adicionada aos 6 meses de vida, em razão da nova situação epidemiológica do sarampo no Brasil. Mesmo com essa dose, a criança deve receber as doses de 12 e 15 meses para ser considerada imunizada.[33,38]

A SBP tem seu próprio calendário de vacinação,[33] conforme mostrado na Figura 2.3.

CALENDÁRIO DE VACINAÇÃO 2020 (RECOMENDAÇÃO DA SOCIEDADE BRASILEIRA DE PEDIATRIA)

IDADE	Ao nascer	2 meses	3 meses	4 meses	5 meses	6 meses	7-11 meses	12 meses	15 meses	18 meses	4 a 6 anos	10 anos	11-12 anos	13-15 anos	16 anos	17-19 anos
BCG ID	●															
Hepatite B	●	●		●		●					Adolescentes não vacinados deverão receber 3 doses					
Rotavírus		●		●												
DTP/DTPa		●		●		●			●		●					
dT/dTpa													●			
Hib		●		●		●			●							
VOP/VIP		●		●		●			●		●					
Pneumocócica conjugada		●		●		●	●									
Meningocócica conjugada C e ACWY			●		●			●			●		●		●	
Meningocócica B recombinante			●		●			●			Adolescentes não vacinados deverão receber duas doses				
Influenza						A partir dos 6 meses de idade										
SCR/Varicela/SCRV								●	Reforço entre 15 meses a 4 anos		Adolescentes não vacinados deverão receber duas doses de ambas as vacinas				
Hepatite A								●		●	Adolescentes não vacinados deverão receber duas doses				
HPV											Meninos e meninas a partir dos 9 anos de idade				
Febre Amarela						A partir dos 9 meses de idade e 1 reforço aos 4 anos					1 dose para não vacinados previamente				
Dengue											Crianças e adolescentes a partir dos 9 anos de idade com infecção prévia comprovada				

Figura 2.3 – *Calendário de vacinação 2020 (recomendação da Sociedade Brasileira de Pediatria).*

Fonte: https://www.sbp.com.br/fileadmin/user_upload/22268g-DocCient-Calendario_Vacinacao_2020.pdf.

Principais diferenças do calendário da SBP e do PNI

A SBP recomenda, quando possível:[33]
- O uso da vacina tríplice bacteriana acelular (DTPa) no lugar da tríplice bacteriana de células inteiras (DPT) por ter eficácia similar e ser menos reatogênica. Recomenda que, no reforço dos 14 anos, seja usada a tríplice bacteriana tipo adulto acelular (dTpa) no lugar da dupla adulto (dT).
- O uso da vacina contra poliomielite inativada (VIP) em todas as doses, além das três primeiras aplicadas no PNI.
- Um reforço da vacina contra *Haemophilus influenza* tipo B aos 15 meses se alguma das doses até os 6 meses tenha sido combinada com o componente *pertussis* da DTPa.
- O uso da **vacina pneumocócica 13V** se possível, por seu maior espectro de proteção.
- O uso da **vacina meningocócica ACWY** em todas as doses por seu maior espectro de proteção. O PNI, atualmente, a aplica somente no reforço entre 11 e 12 anos.
- O uso da **vacina meningocócica B** – para aqueles que iniciam a vacinação entre 3 e 12 meses de idade, recomendam-se duas doses com intervalo mínimo de 2 meses entre elas, além de uma dose de reforço a partir de 12 meses de vida. Aqueles que iniciam a vacinação entre 12 e 23 meses devem também receber o esquema de duas doses, com 2

meses de intervalo entre elas, além de uma dose de reforço. Finalmente, para crianças que iniciaram a vacinação após os 2 anos, são indicadas duas doses com intervalo de 2 meses entre elas.
- O uso da vacina rotavírus pentavalente – iniciada a vacinação, recomenda-se completar o esquema com a vacina do mesmo laboratório.
- A aplicação de 2 doses da vacina hepatite A.
- A vacina da dengue é recomendada para crianças e adolescentes a partir de 9 anos até no máximo 45 anos de idade que já tiveram infecção prévia confirmada pelo vírus da dengue (soropositivos).
- O uso da vacina quadrivalente *influenza* pelo seu maior espectro de ação.

O RN pré-termo (IG < 37 semanas) e o RN com baixo peso (peso ao nascimento < 2.500 g) são especialmente suscetíveis às complicações referentes às doenças imunopreveníveis. O calendário proposto para RN pré-termo é o mesmo do RN a termo e deve ser seguido de acordo com a idade cronológica da criança, e não pela IG corrigida. Devem receber vacinas nas doses habituais, respeitando-se os intervalos entre as doses de uma mesma vacina e entre as diferentes vacinas. As doses não devem ser fracionadas ou diminuídas para não prejudicar sua resposta imune.[39]

A vacina hepatite B deve ser aplicada também ao nascimento. Crianças com peso igual ou inferior a 2 kg ou IG < 33 semanas devem receber, obrigatoriamente, além da dose ao nascer, mais três doses da vacina (total de 4 doses: 0, 2, 4 e 6 meses).[33,39,40]

Estudos mostram que a incidência de efeitos colaterais não aumenta nos RN pré-termo e com baixo peso. A vacina tríplice bacteriana acelular deve ser utilizada, quando possível, por ser menos reatogênica.[41,42]

O palivizumabe, anticorpo monoclonal para vírus sincicial respiratório (VSR), apresenta atividade neutralizante e inibitória da fusão do VSR no epitélio respiratório da criança. O palivizumabe deve ser administrado na posologia de 15 mg/kg, via intramuscular (IM), de preferência na face anterolateral da coxa, 1 vez/mês, durante o período de sazonalidade do VSR previsto na comunidade. A primeira dose deve ser administrada 1 mês antes do início da estação do vírus e as demais aplicações subsequentes durante esse período, até o máximo de cinco doses.[43,44]

O Ministério da Saúde disponibiliza o palivizumabe para crianças pertencentes a esses grupos de risco, hospitalizadas ou não:[36,44]
- Prematuros até 28 semanas e 6 dias de IG, menores de 1 ano de idade.
- Crianças portadoras de cardiopatia congênita com repercussão hemodinâmica demonstrada até o 2º ano de vida.
- Crianças portadoras de doença pulmonar crônica da prematuridade, independentemente da IG, até o 2º ano de vida.

A SBP preconiza a profilaxia também para bebês prematuros nascidos entre 29 e 31 semanas e 6 dias de IG, com base em diversas evidências que demonstram que este é também um grupo vulnerável para desenvolver formas graves da infecção, especialmente nos primeiros 6 meses de vida.[44]

Momento antivacinas

A vacinação é um dos mais efetivos modos de combate às doenças imunopreveníveis, com o melhor custo-benefício. Sua segurança, efetividade, importância e sucesso na proteção individual e coletiva são inquestionáveis.[45,46]

A primeira vacina foi criada no final do século XVIII, contra a varíola, e, com ela, surgiu um movimento de pessoas ou grupos de pessoas que mostravam preocupações quanto à necessidade e à segurança das vacinas.[47]

Hoje, campanhas publicitárias, disseminadas em mídias sociais ou mesmo revestidas de evidências supostamente "científicas", feitas por pessoas do movimento antivacinas, contribuem para o ressurgimento de doenças antes erradicadas em grande parte do mundo. No Brasil, em particular, a falta de informações e a divulgação de informações não gabaritadas colaboraram para o reaparecimento de doenças infecciosas, como o sarampo e a coqueluche.[48]

Apesar do impacto na redução, graças às vacinas, de casos e mortes pelas doenças imunopreveníveis, movimentos antivacinação são cada vez mais frequentes e persuasivos. Eles utilizam estratégias, como distorção e divulgação de informações falsas que, alegando uma base científica, questionam a eficácia e a segurança de diversas vacinas. Em sua maioria, tais relatos relacionam vacinas, como a tríplice viral, adjuvantes e o conservante timerosal, com a ocorrência de graves efeitos colaterais, como o autismo em crianças. Como o autismo é uma doença diagnosticada geralmente no período posterior à aplicação da maioria das vacinas do calendário infantil, os movimentos tentam fazer uma associação temporal para relacionar a vacina e a doença sem haver uma relação causal entre elas.[48,49]

Desde 1804, quando a primeira vacina chegou ao Brasil, muita coisa mudou. Métodos foram modernizados com o auxílio da tecnologia e de uma grande quantidade e variedade de testes, que permitem uma segurança maior quanto à eficácia e à segurança das vacinas.[47]

As vacinas são rigorosamente testadas e monitoradas pelos seus fabricantes e pelos sistemas de saúde dos países onde são aplicadas. O licenciamento e a comercialização de vacinas se dão após aprovação de órgãos reguladores específicos e estudos clínicos cuidadosos, caros e demorados (ensaios de fases I, II e III), com voluntários credenciados. A fase IV ocorre somente após a aprovação da comercialização do produto e tem como objetivo principal detectar eventos adversos não registrados nas fases anteriores – os chamados eventos adversos pós-vacinação (EAPV). A OMS recomendou a vigilância de EAPV a partir de 1991. No Brasil, em 1992, foi estruturado o Sistema Nacional de Vigilância dos Eventos Adversos Pós-Vacinação (VEAPV). Além disso, o Instituto Nacional de Controle de Qualidade em Saúde (INCQS), diretamente articulado com o Sistema Nacional de Vigilância Sanitária, garante a qualidade dos imunobiológicos distribuídos, cujas taxas de rejeição são inferiores a 1%.[48]

Pela história do nosso caso clínico, foi recomendada para Bia a não vacinação de seus filhos por amigas e prima. Sabemos que há vários grupos pelo WhatsApp e em outras mídias sociais que defendem a não vacinação.

A crise enfrentada pela área da saúde é uma das consequências da disseminação de informações falsas, motivo pelo qual é necessário levantar debates acerca da maneira como as *fake news* (informações falsas) atingem os indivíduos e como interferem na esfera da saúde pública. A Medicina é a área que mais chama a atenção dos veículos.[47,50]

A publicação de um artigo na revista *The Lancet*, em 1998, que relacionava a vacina contra sarampo, caxumba e rubéola (SCR) ao aparecimento de autismo, reduziu em 9% as taxas de vacinação contra sarampo no Reino Unido em 1 ano. Mesmo após se ter considerado que os autores do artigo apresentavam conflitos de interesse e a revista ter sido forçada a publicar uma retratação, a informação continua sendo acreditada e disseminada até hoje.[47,51]

O grande problema hoje é a facilidade, a rapidez e a eficiência como as informações, falsas ou não, são compartilhadas nos mais diferentes meios, *blogs* em internet, grupos no WhatsApp, redes sociais etc. Por isso, mesmo com o impacto das vacinas na redução da incidência de doenças, o número de pessoas e grupos que questionam sua importância e optam pela não vacinação ou por esquemas alternativos de vacinação (mesmo sem comprovação de sua efetividade) vem aumentando a cada dia.[47,50]

Um estudo de revisão detectou um movimento crescente de usuários defendendo o movimento contra vacinas nas diferentes redes sociais. No Twitter, observam-se mais *likes* para esse tipo de informação do que para os comentários a favor das vacinas. E, no Facebook, o grupo antivacinas também vem crescendo. As críticas às vacinas estão baseadas principalmente em histórias pessoais, no risco de reações às vacinas e a seus componentes, no negócio milionário da indústria farmacêutica e em teorias conspiratórias, justificadas muitas vezes por referências sem evidências.[47]

Os grupos contra vacinas se apresentam como grupos pró-ciência e tentam dar informações que julgam estar sendo escondidas do público em geral a respeito das vacinas.[47]

Diminuições na cobertura da vacinação nos últimos 5 anos têm sido observadas em regiões das Américas e do Pacífico Ocidental. Nas Américas, o Brasil foi um exemplo de país com alto desempenho em coberturas vacinais prévias, mas com quedas nos últimos 5 anos, assim como o México.[49] Em 2019, por conta da baixa cobertura da vacinação de rotina contra o sarampo, foram notificados 863 mil casos de sarampo no mundo, mais que o dobro dos 360 mil casos notificados em 2018.[49]

Ainda no Brasil, em 2016, os estados de Pernambuco e Cerará registraram o primeiro surto de sarampo desde 2000, em razão da redução nas taxas de imunização. Também nesse ano foi detectada a menor taxa de cobertura para poliomielite em 12 anos.[45]

A hesitação vacinal é um processo dinâmico, com duas extremidades: os que aceitam todas as vacinas e aqueles que recusam todas. No meio, há os que protelam a administração de vacinas e aqueles que recusam determinadas vacinas e aceitam outras.[45,46]

São causas determinantes da recusa vacinal:[46,48]
- Dúvidas sobre a real necessidade das vacinas.
- Preocupação com a segurança das vacinas.
- Medo de possíveis efeitos adversos.
- Conceitos equivocados sobre segurança e eficácia das vacinas.
- Preocupações sobre a superexposição do sistema imune.
- Experiências anteriores negativas com vacinas.
- Desconfiança sobre a seriedade da indústria farmacêutica e o sistema de saúde.
- Questões filosóficas e religiosas.
- Possível associação de vacinas e seus adjuvantes com autismo.
- Problemas com os componentes das vacinas.

E por que Bia acabou vacinando Vitória e Pedro Henrique? Porque foi bem orientada por seu pediatra. Ele demonstrou segurança ao explicar sobre as vacinas, seus efeitos colaterais mais prováveis e seus benefícios. Respondeu a todas as dúvidas surgidas após Bia ter visto em um grupo no Facebook e pareceu bem atualizado sobre as novas vacinas. Explicou as diferenças entre as vacinas do posto e as das clínicas particulares. E disse que ele mesmo estava com sua carteira de vacinação em dia.

Os profissionais de saúde, principalmente os pediatras, têm papel fundamental na manutenção da confiança nas vacinas, divulgando de maneira atualizada os benefícios associados à vacinação.[45,46,48]

Muitos profissionais de saúde são relutantes em indicar determinadas vacinas. Poucos têm sua vacinação atualizada. Médicos formados recentemente não vivenciaram muitas doenças infecciosas, suas consequências e sequelas, e estudos mostram que isso interfere negativamente na indicação de vacinas.[46] O suporte para esses profissionais, para atualização quanto à eficácia e à segurança das vacinas, é fundamental, oferecendo segurança para uma discussão com pais relutantes em vacinar seus filhos, com informações corretas informadas de maneira acessível às famílias.[45,46]

Gestantes que receberam vacinas na gestação são mais propensas a vacinar seus filhos. A consulta pré-natal é fundamental para a vacinação adequada.[45] Engajar pais confiantes nas vacinas em atuar como defensores delas, no seu grupo de amigos, na escola, isto é, na sua comunidade, mostrou ser uma medida benéfica contra a hesitação vacinal.[45]

Os riscos associados ao uso das vacinas não justificam a interrupção da vacinação, seguindo suas indicações e contraindicações. Contudo, o risco associado à "não vacinação" causa preocupações crescentes em diversos países, incluindo o Brasil, com o ressurgimento de doenças antes bem controladas.[45,48]

Principais reações adversas: como identificar e como manejar

O programa de imunizações está entre as mais favoráveis medidas de intervenção em saúde pública. Entretanto, o impacto do uso de vacinas em uma sociedade tem várias facetas. Por um lado, pode aumentar a expectativa de vida e erradicar certas doenças, e, por outro, podem aumentar os custos da atenção à saúde quando de sua utilização inadequada e/ou resultar na ocorrência de eventos adversos indesejáveis no decorrer do tratamento.[31,49]

O EAPV, como dito, é qualquer ocorrência médica indesejada após a vacinação e que, não necessariamente, tem uma relação causal com o uso de uma vacina ou outro imunobiológico (imunoglobulinas e soros heterólogos). Um EAPV pode ser qualquer sintoma, doença ou um achado laboratorial anormal. Os eventos adversos que podem ser imputados à vacinação são apenas uma fração daqueles que são referidos.[31]

Nenhuma vacina é plenamente segura e eficaz, podendo promover eventos indesejáveis para a saúde. Esses eventos podem ser inesperados ou esperados, tendo em vista a natureza e as características do imunobiológico, bem como o conhecimento já disponível pela experiência acumulada. Entre os eventos esperados, é possível haver eventos relativamente triviais, como febre, dor e edema local, ou mais graves, como convulsões febris, episódio hipotônico-hiporresponsivo, anafilaxia etc.[31,52]

Eventos inesperados são aqueles não identificados anteriormente, às vezes com vacinas de uso recente, como ocorreu com a vacina rotavírus *rhesus*/humana (invaginação intestinal), ou mesmo com vacinas de uso mais antigo, como visceralização e falência múltipla de órgãos, observada muito raramente após a vacina febre amarela.[31,52]

São ainda eventos inesperados aqueles decorrentes de problemas ligados à qualidade do produto, como contaminação de lotes, provocando abscessos locais, ou teor indevido de endotoxina em certas vacinas, provocando reações febris e sintomatologia semelhante à da sepse.[31]

Para entendermos melhor os eventos adversos relacionados à vacina, é preciso conhecer um pouco sobre elas.

As vacinas atenuadas apresentam imunidade duradoura, por vezes com uma única dose. Estimulam o sistema imunológico por replicação do microrganismo vacinal, o que potencializa sua resposta. O indivíduo que recebe essa vacina pode apresentar formas leves da doença que pretende evitar. Esse tipo de vacina tem o potencial de causar eventos adversos graves, quando administrada em pessoas com deficiência imunológica ou com fatores individuais de predisposição ainda desconhecidos ("idiossincrásicos").[52]

As vacinas não vivas geralmente são imunógenos potentes. Não há como provocar eventos semelhantes aos da doença que pretende evitar. Como não existe a replicação viral ou bacteriana, sua resposta imune é menos competente que as de agente vivo atenuado. Assim, para melhorar sua resposta imunológica, utilizam-se alguns artifícios, como o emprego de adjuvantes ou um aumento no número de doses. Vale lembrar que a repetição exagerada do número de doses de algumas vacinas, como tétano e difteria, pode provocar eventos adversos relacionados com a deposição de imunocomplexos, a maioria deles local ou sistêmica e de baixa gravidade.[52]

Adjuvantes são substâncias usadas na fabricação das vacinas não vivas para potencializar sua resposta imune. O mais utilizado é o sal de alumínio. A presença de alumínio aumenta a incidência de eventos, como edema, hiperemia e dor no local da aplicação.[31]

Conservantes são substâncias usadas na fabricação de vacinas para prevenir a contaminação por bactérias e fungos: antibióticos, fenoxietanol e timerosal, o último, por conter mercúrio, atualmente é usado somente na vacina multidoses contra influenza.[31,49]

Tanto os adjuvantes quanto os conservantes (p. ex., neomicina), assim como outras substâncias, como gelatina, traços de ovo, látex e os próprios agentes, podem desencadear reações alérgicas. Reações anafiláticas ocorrem em cerca de 1 para 1 milhão de doses aplicadas.[31,49]

Uma maneira de evitar os eventos adversos é estar sempre atento às contraindicações das vacinas: faixa etária para aplicação, intervalo mínimo entre as doses, local de aplicação adequado, conservação adequada da vacina, entre outras.[37]

São contraindicações para aplicação de vacinas.[31,52]
- Contraindicações para todas as vacinas: anafilaxia com doses prévias, pessoas alérgicas a algum dos componentes da vacina, doença febril moderada a grave, reação grave de hipersensibilidade a algum componente da vacina ou à dose anterior:
  - Vacinas com agente atenuado: gestação, pacientes com imunodepressão de qualquer natureza, pacientes em tratamento com imunossupressores (corticosteroides, quimioterapia, radioterapia, imunomoduladores, pacientes submetidos a transplante de órgãos, pacientes com imunodeficiência primária, pacientes com neoplasias malignas (BCG).
  - DPT:
    - Encefalopatia nos primeiros 7 dias após vacina *pertussis*.
    - Crise convulsiva ou síndrome hipotônico-responsiva até 72 horas após vacina tríplice convencional, DT ou DPTa.[37]

As mais frequentes reações adversas são as que ocorrem no local de aplicação, compreendendo, em geral, dor e aumento da sensibilidade, edema, endurecimento e eritema no local da vacina. Diversos estudos correlacionam o aumento de incidência de reações locais com o número de doses aplicadas. Comumente, essas reações manifestam-se nas primeiras 2 a 8 horas após a administração da vacina e o quadro costuma ser mais intenso entre o 2º e o 3º dia, quando pode haver incapacidade funcional transitória do membro em que foi aplicada, com melhora parcial no 4º dia e desaparecimento da sintomatologia ao final da 1ª semana, sem sequelas.

Outras reações comuns são o aparecimento de febre baixa ou moderada (< 39°C), geralmente nas primeiras 24 horas após a aplicação da vacina, irritabilidade, sonolência e anorexia transitória. O tratamento dessas reações locais e sistêmicas deve ser apenas sintomático, com hidratação e repouso e analgésicos, se necessário. Deve-se evitar o uso de antitérmicos profiláticos.[31]

As ações de vigilância são voltadas para os eventos moderados e graves. Apenas em situações raras e particulares, o óbito pode decorrer da vacinação. Deve ser notificado, investigado e acompanhado qualquer evento descrito que seja muito intenso ou a presença de convulsão, febril ou não, febre maior que 39,5°C, anafilaxia, choque anafilático, síncope vasovagal, broncoespasmo e apneia.[31]

Devemos ficar atentos a efeitos adversos graves relacionados a determinadas vacinas:[30]
1. DPT:[31,52-55] episódio hipotônico-hiporresponsivo, convulsão, choro persistente, encefalopatia. Nesses casos, deve-se fazer uma observação rigorosa e tratamento, quando indicado. É recomendando o uso da vacina acelular nas doses subsequentes sob supervisão (por ser menos reatogênica). Essa vacina está disponível no Centro de Referência para Imunobiológicos Especiais (CRIE).[33,34]

2. Vacina poliomielite oral:[31,56] poliomielite associada à vacina (VAPP), meningite asséptica e encefalite. É recomendada hoje, pelo fato de a doença estar erradicada em grande parte do mundo, a vacina contra poliomielite inativada, pelo menos na série primária.
3. BCG – nascimento até 5 anos:[57] a lesão vacinal evolui da seguinte forma: de 3 a 4 semanas, após a administração, surge um nódulo (caroço) no local; entre 4 e 5 semanas, o nódulo evolui para uma pústula (ferida com pus); em seguida, evolui para uma úlcera (ferida aberta) de 4 a 10 mm de diâmetro; entre 6 e 12 semanas, finalmente, forma-se uma crosta (ferida com casca em processo de cicatrização). Em alguns casos, essa cicatrização é mais demorada, podendo prolongar-se até o 4º mês, mas raramente ultrapassando o 6º mês. O enfartamento ganglionar axilar não supurado pode ocorrer durante a evolução normal da lesão vacinal, desaparecendo espontaneamente, sem necessidade de tratamento medicamentoso ou cirúrgico (drenagem).

Devem ser notificados e tratados os seguintes eventos:
- Úlcera com diâmetro maior que 1 cm.
- Abscesso subcutâneo frio ou quente.
- Linfadenopatia regional supurada.
- Granuloma.
- Linfadenopatia regional não supurada maior que 3 cm.
- Cicatriz queloide.
- Reação lupoide.

No caso de não cicatrização, abscesso subcutâneo frio, granulomas e linfonodos supurados: recomenda-se a isoniazida, na dose de 10 mg/kg/dia (dose máxima de 400 mg), até a regressão completa da lesão. Manter acompanhamento até 3 meses da suspensão da isoniazida. É preciso, ainda, garantir limpeza local e evitar medicamentos tópicos.
4. Vacina contra febre amarela:[31] doença neurológica aguda associada à vacina febre amarela (DNA-VFA), doença viscerotrópica aguda associada à vacina febre amarela (DVA-VFA). O tratamento é de suporte em unidades de terapia intensiva.

O Ministério da Saúde tem implantado, de forma gradual, os CRIE em todo o território brasileiro desde 1993. Até o ano de 2016, todas as Unidades Federadas contavam com, pelo menos, uma unidade do CRIE. Atualmente, existem 47 unidades localizadas em todo o território nacional.[53]

Os CRIE têm como finalidade facilitar o acesso da população aos imunobiológicos especiais, em especial as pessoas com imunodeficiências congênita ou adquirida e outras condições especiais de morbidade ou pessoas expostas a situações de risco. Além disso, os CRIE buscam garantir os mecanismos necessários para investigação, acompanhamento e elucidação dos casos de eventos adversos graves e/ou inusitados associados temporalmente à aplicação de imunobiológicos.[53]

Principais problemas no dia a dia do pediatra

Transtornos gastrintestinais funcionais: cólicas do recém-nascido, regurgitação e constipação funcional

Tadeu Fernando Fernandes

Os transtornos gastrintestinais funcionais (TGF) no lactente se caracterizam por um conjunto de sintomas crônicos ou recorrentes que podem variar com a idade.[58]

Esses sintomas não têm origem em alterações estruturais, anatômicas ou bioquímicas, e, vale ressaltar, não atrapalham o desenvolvimento e o crescimento da criança.[58,59]

Entretanto, causam repercussões negativas em curto, médio e longo prazo no bem-estar da família, interferindo no estado emocional dos pais, na dinâmica familiar, promovendo diminuição da qualidade de vida, desmame precoce, especialmente se o lactente apresentar mais de um TGF.[58-60]

Os TGF motivam inúmeras consultas pediátricas nos primeiros meses de vida, trocas frequentes de pediatra, uso e abuso de medicações sem fundamentação científica, desgastes físicos e financeiros, enfim, um estresse generalizado, como ficou claramente demonstrado no caso clínico apresentado.[58-60]

Seu diagnóstico baseia-se fundamentalmente em critérios clínicos. Para facilitar, um grupo de especialistas criou um sistema de classificação e diagnóstico para essas doenças funcionais do trato digestório, conhecido como critérios de Roma, que sofre atualizações periódicas, sendo a última em 2016, tendo recebido o nome de Roma IV.[61]

De acordo com os critérios de Roma IV, os TGF se enquadram no Grupo G e assim se distribuem:[61]
- G1: regurgitação infantil.
- G2: síndrome da ruminação.
- G3: síndrome dos vômitos cíclicos.
- G4: cólica do lactente.
- G5: diarreia funcional.
- G6: disquezia dos lactentes.
- G7: constipação funcional.

Estima-se que 55% dos lactentes menores de 6 meses de idade apresentam algum TGF. O transtorno mais prevalente é a regurgitação, que afeta até 67% dos lactentes, seguida de cólica e constipação, atingindo até 40% e 27% dos lactentes, respectivamente.[58,59] Uma associação de dois ou mais TGF é muito comum, ocorrendo em cerca de 78% desses lactentes.[58,59]

Como vimos no caso clínico, o relato do pediatra: "Os pais e a vovó Naná reclamam que os bebês têm muita cólica, Pedro Henrique só quer mamar, e agora começou a regurgitar. O problema da Vitória é constipação intestinal, chega a ficar 5 dias sem evacuar". Vamos analisar cada um desses TGF.[61]

G1 – regurgitação infantil

A regurgitação é o transtorno gastrintestinal mais prevalente no 1º ano de vida, atingindo cerca de 67% dos lactentes aos 4 meses de idade, sendo caracterizada quando o conteúdo gástrico refluído é expulso sem esforço pela boca e/ou vias respiratórias superiores, sem esforço abdominal.[62]

A proposta de diagnóstico para regurgitação infantil fisiológica ou refluxo gastresofágico fisiológico refere-se à presença de dois ou mais episódios de regurgitação por dia durante pelo menos 3 semanas e à ausência de outros sintomas, como náuseas, hematêmese, aspiração, apneia, dificuldade de ganho de peso, dificuldades de alimentação ou deglutição, postura anormal do pescoço.[61]

É importante que haja a distinção entre o refluxo gastresofágico fisiológico (RGE) da doença do refluxo gastresofágico (DRGE). A maior parte dos lactentes apresenta o RGE fisiológico, que causa pouco ou nenhum sintoma.[61]

A DRGE ocorre em um número pequeno de lactentes, em que o retorno do conteúdo gástrico causa sintomas prejudiciais ao bem-estar do indivíduo e/ou complicações clínicas significativas.[63]

Na Figura 2.4, é apresentado o algoritmo de tratamento proposto pela European Society for Pediatric Gastroenterology, Hepatology and Nutrition (ESPGHAN) e pela North American Society for Pediatric Gastroenterology, Hepatology and Nutrition (NASPGHAN) para o manejo de lactentes que apresentam regurgitação recorrente.[64]

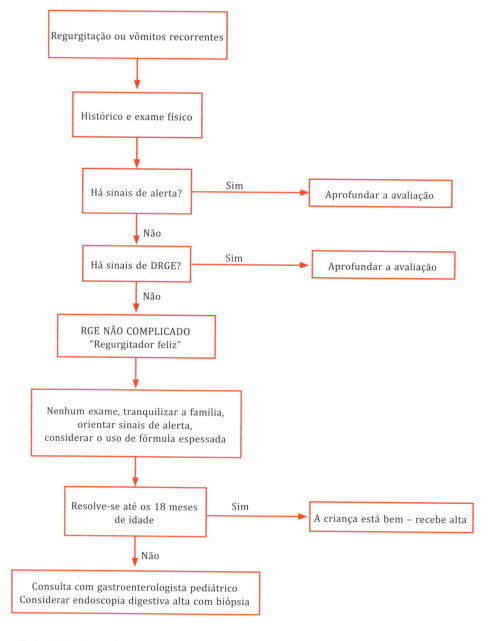

Figura 2.4 – *Algoritmo de tratamento proposto pela ESPGHAN e NASPGHAN para o manejo de lactentes que apresentam regurgitação recorrente.*

Fonte: Adaptada de Vandenplas et al., 2009.[64]

G4 – cólica do lactente

A cólica do lactente tem sido descrita como uma síndrome comportamental em lactentes de 1 a 5 meses de idade, envolvendo longos períodos inconsoláveis de choro, que ocorrem sem causa óbvia e frequentemente no final da tarde ou início da noite.[61]

De modo geral, o lactente apresenta expressões faciais aparentando dor, distensão abdominal, aumento de gases, rubor e pernas curvadas sobre o abdome. Sem evidência clínica de febre, doença ou dificuldade de ganho ponderoestatural.[61]

Para o manejo da cólica, é importante ajudar os cuidadores a passarem por esse período desafiador do desenvolvimento do lactente. Manobras calmantes, como o balanço rítmico em um ambiente silencioso, podem auxiliar nesse sentido.[61]

A intervenção nutricional nos lactentes amamentados pode incluir a retirada do leite de vaca da dieta materna, se alergia à proteína do leite de vaca é uma suspeita. Já os lactentes em aleitamento artificial podem se beneficiar de fórmulas infantis com proteína parcialmente hidrolisada, conteúdo reduzido de lactose e adição de pré-bióticos, o que pode diminuir os episódios e o choro decorrente de cólicas.[65]

Uma metanálise de 32 estudos clínicos bem controlados incluiu 2.242 pacientes, e oito diferentes tratamentos foram avaliados. A conclusão mostrou que, com base na análise sistemática de evidências e na abordagem de metanálise de rede, o uso de *Lactobacillus reuteri* DSM 17938 parece ser a intervenções mais significativas para reduzir a duração do tempo de choro na cólica infantil nos lactentes em aleitamento materno, e o uso de fórmulas infantis especiais compreende a segunda intervenção mais evidente para reduzir os sintomas clínicos nesses bebês.[66]

A evidência associada para o uso de outras intervenções, como simeticona, ervas, acupuntura ou massagens é reduzida, como mostra a Figura 2.5.[66]

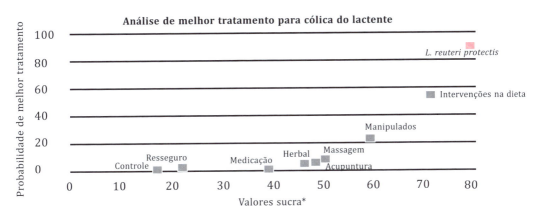

Figura 2.5 – *Gráfico de classificação de vários tratamentos para cólica infantil.*
* Sucra análise é uma metodologia estatística para analisar a melhor performance de cada intervenção.
Fonte: Adaptada de Gutiérrez-Castrellón, 2017.[66]

G7 – constipação funcional

A constipação funcional é um problema comum na infância, tendo início no 1º ano de vida em cerca de 17% a 40% dos casos. É normalmente associada a defecação dolorosa e/ou pouco frequente, incontinência fecal e dor abdominal, causando sofrimento significativo à criança e à família, com impacto no custo dos cuidados à saúde.[59-61]

A alteração do padrão de fezes é relatada pelos pediatras em cerca de 32% dos lactentes, e o tipo de alimentação apresenta relação direta com o número de evacuações e a consistência das fezes.[59-61]

Diversos estudos mostram que lactentes em aleitamento materno exclusivo apresentam maior número de evacuações e fezes mais amolecidas em relação aos lactentes em uso de fórmula infantil.[67] Nestes últimos, o tipo de proteína utilizada (intacta ou hidrolisada), a presença de pré-bióticos e o tipo de óleos vegetais utilizados na fórmula terão influência direta no número de evacuações e na consistência das fezes.[67]

A proteína parcialmente hidrolisada do soro do leite tem impacto positivo nas fezes, já que um estudo de Holscher *et al.* demonstrou que os lactentes em uso de fórmula infantil com essa proteína apresentaram fezes macias em 83% das evacuações.[68]

A adição de fibras pré-bióticas em fórmulas infantis também melhora a consistência das evacuações e aumenta a sua frequência, o que pode reduzir a probabilidade de constipação intestinal. Ainda, fórmulas infantis sem a adição de óleo de palma e com consequente redução do ácido palmítico nas posições sn-1 e sn-3 também auxiliam na melhor consistência das fezes, porque não formam sabões de cálcio.[65-69]

Conclusão

É essencial que o manejo dos TGF seja assertivo para aliviar o desconforto que o lactente pode apresentar, bem como diminuir a ansiedade dos pais e familiares.[67]

Durante a consulta médica, é importante a preocupação não apenas com o sintoma do lactente, mas também com o estado emocional dos pais. O manejo de todos os TGF engloba suporte e orientação aos pais e medidas nutricionais, uma vez que o tipo de alimentação pode estar associado ao desenvolvimento desses transtornos.[65-67] É importante também evitar a prescrição de medicamentos desnecessários.[65-67]

O aleitamento materno exclusivo representa a melhor nutrição para esses lactentes e deve ser mantido, pois nenhum sintoma ou sinal gastrintestinal é motivo para a sua interrupção.[65-67]

Infelizmente, em nosso caso clínico, a pequena Vitória deixou o aleitamento materno em razão dos TGF mau conduzidos, é importante que sirva de exemplo para que tomemos um manejo mais assertivo das TGF diante dos pais ansiosos e esperançosos em uma solução imediatista para problemas que o tempo de evolução é o senhor da verdade e da cura.

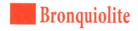

Bronquiolite

José Gabel

Vitória, por volta dos 2 meses de idade, em consequência da visita de parentes e da priminha de 2 anos, que estava "resfriada", apresentou, entre o 3º e o 5º dia após a exposição, sinais e sintomas de resfriado comum: rinorreia, tosse seguida de vômitos e febre. Foi ao pronto-socorro e diagnosticada com bronquiolite.

A história, o quadro clínico e o diagnóstico são compatíveis?

Bronquiolite é uma infecção frequente do trato respiratório baixo, caracterizada por sintomas de dificuldade respiratória, afetando principalmente os bronquíolos e que, dependendo da sua gravidade, exige internação hospitalar.[70]

Em geral, a bronquiolite é definida como o primeiro episódio de sibilância em crianças menores de 24 meses que apresentam achados físicos de infecção respiratória decorrente de uma infecção viral ou, eventualmente, por bactéria *Mycoplasma pneumoniae*.[71]

A infecção, ao atingir os pulmões, desencadeia um processo inflamatório dos bronquíolos, desenvolvendo edema nas paredes dos bronquíolos alveolares, aumento de secreção, dificuldade respiratória, sibilos e estertores e consequente obstrução parcial ou total dos segmentos pulmonares, resultando no aparecimento de atelectasias.

Acomete principalmente crianças menores de 2 anos de idade com fatores de risco, como prematuridade, idade inferior a 3 meses, ausência de aleitamento materno, portadoras de comorbidades, como displasia broncopulmonar, doenças cardíacas, imunodeficiências, exposição ao tabagismo, *habitat* e condições socioambientais precárias, elevado número de irmãos ou frequência de creche.[72,73]

A bronquiolite segue um padrão sazonal, predominando no outono e inverno. O VSR é o principal agente etiológico, seguido do rinovírus, adenovírus, parainfluenza, influenza, rinovírus, metapneumovírus, coronavírus e micoplasma.[74-76]

A gravidade e o diagnóstico da bronquiolite estão embasados na história clínica (tosse, ronqueira, coriza, febre baixa, cansaço, dificuldade para se alimentar e ingerir líquidos, sonolência, apneia) e no exame físico com sinais vitais, como febre, frequência respiratória, taquipneia e dispneia, tiragem subcostal, intercostal e de fúrcula, batimento de asa de nariz, frequência cardíaca elevada e medida saturação de oxigênio menor que 94; em casos mais graves, podem ficar gementes e sonolentas.[75,76]

Vitória, após exame clínico, apresentava aumento da frequência respiratória, dificuldade respiratória, tiragem subcostal e de fúrcula e batimentos de asa de nariz e uso de musculatura acessória. À ausculta pulmonar, estertores subcrepitantes e sibilos expiratórios, tendo, assim, sido diagnosticada com bronquiolite; ficou em observação por 24 horas e recebeu alta com receita de inalação com fenoterol e corticosteroide oral.

De acordo com diversos trabalhos na literatura, os principais agentes etiológicos desencadeantes da bronquiolite são os VSR, adenovírus, parainfluenzae 1, 2, 3 e influenzae A e B. Outros vírus, como enterovírus, coronavírus, rinovírus e metapneumovírus, também têm sido relatados.[77-79]

Bebês com bronquiolite não grave podem ser tratados ambulatorialmente, apenas com hidratação adequada e desobstrução das vias respiratórias com soro fisiológico a 0,9%. Não é recomendada a utilização de medicamentos como corticosteroides, broncodilatadores e inibidores de leucotrienos, pois não têm benefícios comprovados. Antibióticos somente em casos de comprovada pneumonia bacteriana.[80]

É importante a orientação aos pais no sentido de evitar o uso de medicamentos vendidos livremente nas farmácias, como descongestionantes e remédios para a tosse, além de, se observarem piora do quadro, retornar ao médico ou pronto-socorro.

De acordo com a intensidade da frequência respiratória maior que 70 respirações por minuto, cianose, apneia, ausculta pulmonar com sibilância, oximetria, presença de toxemia, letargia e desidratação, é possível classificar a gravidade da bronquiolite considerando fatores de maior risco para a internação:[81]

- Prematuridade.
- Cardiopatias congênitas.
- Displasia broncopulmonar.
- Doenças neuromusculares.
- Idade menor que 3 meses.
- Síndrome de Down.
- Fibrose cística.

A bronquiolite geralmente é uma doença autolimitada, e os sinais e sintomas aparecem em 2 a 3 dias, agravando-se do 3º ao 5º dia e melhorando no decorrer de 2 a 3 semanas.

A maioria das crianças que não precisam de hospitalização se recupera em 28 dias,[80] mas esse período pode ser mais prolongado, principalmente em bebês com menos de 6 meses, sobretudo os menores de 12 semanas e aqueles com displasia broncopulmonar, os quais podem precisar de ventilação assistida.[81]

No caso de bronquiolite grave, o suporte de hidratação e estabilização do quadro respiratório deve ser adequado, mantendo-se a saturação de oxigênio maior que 90 a 92%, com eventual necessidade de cateter de alto fluxo umidificado, pressão positiva contínua (CPAP) ou intubação orotraqueal, bem como internação em unidade de terapia intensiva.[82]

Broncodilatadores inalados ou epinefrina, inalação com solução salina hipertônica e glicocorticoides não devem ser usados rotineiramente.[82]

Realizar aspiração nasal mecânica e fisioterapia, de acordo com a necessidade da criança, principalmente naquelas portadoras de comorbidades.[82]

Há poucas evidências sobre uso de glicocorticoides ou surfactantes adjuvantes contribuindo para a melhora da bronquiolite.[83]

Os critérios de alta hospitalar incluem:
a) Frequência respiratória menor que 60 incursões por minuto para crianças menores de 6 meses, menor que 55 para crianças de 6 a 11 meses e menor que 45 para maiores de 12 meses.
b) Ingestão adequada de líquidos.
c) Cuidadores treinados e orientados a retornar ao pronto-socorro se a criança apresentar piora.[82,83]

Uma vez que a transmissão dos vírus ocorre pelo ar ou pelo contato, recomendam-se lavagem de mãos, aplicação de álcool gel 70%, lavagem de objetos que possam ter sido contaminados por secreção, cuidados ao tossir, evitar exposição de fumaça de cigarro, evitar ambientes fechados e aglomerados e evitar ida a berçários e creches sempre que possível.[82,83]

Imunização regular, principalmente contra influenza e pneumococo.[81,82] A aplicação de palivizumabe (anticorpo monoclonal humanizado contra a glicoproteína F do VSR) é indicada na prevenção do risco de doença por VSR para crianças prematuras menores que 29 semanas, pacientes com displasia broncopulmonar, anomalias neuromusculares, cardiopatias congênitas e algumas outras indicações, como síndrome de Down.[83]

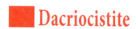

Dacriocistite

Cátia Regina Branco da Fonseca

A obstrução congênita do canal nasolacrimal é uma das patologias oculares mais comuns nas crianças, com uma prevalência que pode variar entre os recém-nascidos de 6% a 20%, além de representar a causa mais frequente de epífora (lacrimejamento excessivo ocular ou caindo na face). Em cerca de 90% dos casos, resolve-se espontaneamente durante o 1º ano de vida; porém, caso isso não aconteça, *a posteriori* será necessário adotar medidas interventivas, no caso de os sintomas persistirem.[84]

A obstrução das vias lacrimais pode ser congênita ou adquirida, primária ou secundária a diversas causas, como traumatismo e inflamação. A congênita, em 90% dos casos, decorre da persistência da membrana de Hasner ou estenose do ducto nasolacrimal.[85,86]

A dacriocistite é a infecção do saco lacrimal, geralmente pelo bloqueio do canal nasolacrimal,[87] como mostrado na Figura 2.6, e envolvido com a produção e a exteriorização da lágrima.

A etiologia bacteriana mais comum da dacriocistite é a infecção por *Staphylococcus aureus*, *Streptococcus pneumoniae* ou *Pseudomonas*, como consequência da obstrução do ducto nasolacrimal.[87]

Os sintomas na dacriocistite aguda são dor, hiperemia e edema na região do saco lacrimal, lacrimejamento e, em alguns casos, há relato de febre associada. A suspeita diagnóstica é clínica, a partir dos sinais e sintomas, e do exame físico, no qual a compressão da região referente ao saco lacrimal causa refluxo de material e secreção pelo ponto lacrimal. Os pacientes normalmente apresentam uma massa sob o tendão cantal medial e conjuntivite crônica.[87] Nos casos crônicos, a epífora pode ser o único sintoma.

Inicialmente, o tratamento deve ser realizado com a aplicação frequente de compressas quentes e uso de antibióticos tópicos. Antibiótico oral poderá vir a ser necessário em alguns casos, com uso intravenoso para casos graves e complicações de abcessos.

Como as bactérias normalmente envolvidas são estafilococos ou estreptococos, a escolha por cefalosporinas ou penicilinas sintéticas é uma boa opção. Em alguns casos, a partir de uma resposta terapêutica não efetiva, deve-se considerar *Staphylococcus aureus* cepas produtoras de betalactamase resistente à amoxacilina, modificando-se a prescrição de antibióticos, com associação do ácido clavulânico.[88,89]

Uma complicação reside na formação de abscesso, o qual deve ser drenado e o antibiótico guiado pelo resultado da cultura da secreção e do antibiograma, caso os antibióticos inicialmente utilizados não se mostrarem eficazes.

Nos casos de recorrência, ou cronificação, pode ser necessário o tratamento definitivo para sua resolução – o cirúrgico –, por meio da dacriocistorrinostomia, indicada, sempre que possível, em crianças com mais de 1 ano de idade e que apresentam dacriocistite recorrente, com índices de cura de 90% a 95%.[90]

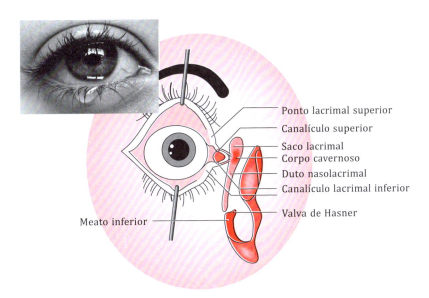

Figura 2.6 – *Anatomia do sistema lacrimal.*
Fonte: Adaptada de Kanski, 2012.[98]

Hérnias inguinais e umbilicais

Cátia Regina Branco da Fonseca

As hérnias abdominais decorrem de uma saída parcial ou total de um ou mais órgãos por um defeito nas camadas da parede abdominal (músculos e aponeuroses), quer seja por malformação ou enfraquecimento desses tecidos. Os tipos mais comuns de hérnias em recém-nascidos e crianças são os que ocorrem na região inguinal e umbilical.[91]

Hérnia inguinal[92]

Corresponde à saída de uma víscera, intestino ou ovário, da cavidade abdominal, decorrente de um defeito congênito do processo vaginal ou da persistência do conduto peritoneovaginal, na maioria dos casos.[92]

A incidência dessa hérnia entre crianças é de 0,8% a 2,4% e de 5% a 25% em prematuros de muito baixo peso, sendo mais frequente em meninos (15:1), à direita (60%), e, em 15% dos casos, é bilateral.

As grandes complicações consistem no encarceramento e no estrangulamento da hérnia, sendo maior o risco quanto menor a criança e/ou a hérnia. O maior risco de encarceramento acontece no 1º ano de vida (cerca de 30%).

O diagnóstico da hérnia inguinal é clínico ao exame físico de rotina, e muitas vezes os pais observam um abaulamento ou aumento de volume redutível na região inguinal.

Em alguns casos, o encarceramento pode ser a manifestação inicial dessa hérnia, que se apresentará dolorosa e irredutível ao toque, como um abaulamento na região inguinal, doloroso e hiperemiado em alguns casos. Pode se apresentar como um quadro obstrutivo, quando a criança tem grande irritabilidade, choro, vômitos mais tardiamente, podendo evoluir para necrose do órgão herniado, caso o diagnóstico e a conduta não sejam prontamente realizados.

A confirmação diagnóstica clínica ocorre à palpação de um cordão espermático (ou do ligamento redondo) espesso, quando comprimido contra a espinha púbica, com a sensação da palpação de esfregar um tecido de seda, nesse caso, quando comparado ao lado contralateral com grande diferença.

A partir do diagnóstico da hérnia inguinal, deve-se realizar o encaminhamento para um cirurgião; no caso de encarceramento ou estrangulamento, trata-se de uma urgência. Nos casos de diagnóstico clínico sem as complicações, a cirurgia poderá ser, *a priori*, de rotina e com programação ambulatorial, porém como o 1º ano de vida é o que apresenta maior risco dessas complicações, é preciso que pais, médicos e pediatras realizem uma vigilância clínica.

No caso dos recém-nascidos prematuros, deve-se aguardar que atinjam o termo de 39 semanas e completar 60 dias após essa idade corrigida, para que os riscos cirúrgicos e anestésicos diminuam.

Nas situações de encarceramento da hérnia, a manobra de redução manual deve sempre ser a primeira tentativa de resolução, efetiva na maioria das vezes (95% dos casos); aguardam-se 72 horas após essa tentativa para realizar a correção cirúrgica, a fim de obter melhor redução do edema do cordão espermático e do saco herniário. Nos casos em que essa redução não seja possível, a intervenção cirúrgica torna-se uma urgência.

Hérnia umbilical

Saliência anormal na região do umbigo, a hérnia umbilical corresponde a uma fraqueza da musculatura da parede abdominal decorrente da não junção adequada da musculatura na linha média do abdome; assim, parte do intestino e/ou fluido do abdome se acumula por meio dessa frouxidão, sendo exteriorizado e visível ou palpável.[93] As hérnias umbilicais são as mais comuns em recém-nascidos e bebês, com incidência entre 10% e 20%. A maioria dessas hérnias "fecha" gradualmente após o nascimento, reduzindo sua prevalência ao final do 1º ano de vida para 2% a 10%, sendo o fechamento contínuo do anel relatado até os 14 anos.[94]

O tamanho do defeito da hérnia constitui um dos principais determinantes do fechamento espontâneo, e a maioria das hérnias com menos de 0,5 cm fecha até os 2 anos de idade, enquanto a maioria com mais de 1 cm não fecha até que a criança esteja perto de 4 anos ou, em alguns casos, nunca fecha.[94]

A hérnia umbilical surge no local da cicatriz umbilical, geralmente quando uma alça intestinal atravessa o tecido muscular. Alguns fatores de maior risco para o aparecimento incluem o baixo peso ao nascer e a prematuridade, como no caso clínico dos gêmeos, com a queixa da vovó Naná com a Vitória, que apresenta os dois fatores: nascida de 34 semanas e 2 dias e com peso de 1.950 g.

Tanto o uso de faixas compressivas quanto de moedas, mesmo que esterilizadas, podem causar irritação no local, além de a compressão dificultar o fortalecimento abdominal do bebê, retardando ainda mais o fechamento da hérnia, que, como já relatado, fechará sozinha na maioria dos casos.

A clínica é o que faz o diagnóstico, pelo "estufamento" da região umbilical em bebês pequenos, situação na maioria das vezes relatada pelos pais e familiares ao choro ou esforço abdominal do bebê ou da criança e confirmada pelo médico pediatra, que consegue, na maioria das vezes, palpar o anel herniário na região da cicatriz umbilical, avaliando, assim, o seu tamanho em centímetros.

A recomendação atual para crianças assintomáticas é de que o reparo da hérnia umbilical será somente realizado no caso de persistência até em torno de 4 a 5 anos de idade. Porém, indica-se cirurgia mais precoce caso haja a necessidade de uma anestesia geral para algum outro procedimento, nos casos em que o defeito for maior que 1 a 2 cm, ou o anel herniário estiver aumentando, se a criança se tornar sintomática, ou no caso de complicações.[95]

É extremamente raro ocorrer complicações como encarceramento ou estrangulamento nesse tipo de hérnia.

Chupeta: a favor ou contra?

Cátia Regina Branco da Fonseca • Natália Tonon Domingues

A sucção é um reflexo do bebê desde o útero materno e pode ser observado em ultrassonografias durante o pré-natal, com relatos de fetos chupando o dedo. Portanto, do ponto de vista psíquico, representa um reflexo vital para o crescimento e desenvolvimento saudável do bebê.[96]

No 1º ano de vida, a criança tem uma necessidade fisiológica de sucção. Além da amamentação, que garante a sua sobrevivência, a sucção promove a liberação de endorfina, o hormônio que produz um efeito de modulação da dor, do humor e da ansiedade, provocando uma sensação de prazer e bem-estar ao bebê e, por consequência, à mãe.[97]

Há uma representação social com relação à chupeta que pode explicar a causa para o comportamento e para a ação das mães na oferta desse artefato aos filhos. O comportamento e a ação estão lógica e necessariamente conectados a crenças representacionais, mas suas consequências não estão.[98]

Historicamente, a chupeta vem sendo utilizada pelos pais/cuidadores por vários motivos e justificativas, e a literatura tem demonstrado que há inúmeros fatores contrários e favoráveis ao seu uso. Assim, uma reflexão sobre o seu uso deve ser realizada de maneira criteriosa, ponderando seus "prós e contras" em conjunto com a família e o pediatra, para que possam tomar uma decisão informada quanto a oferecê-la ou não aos bebês.

Além dos efeitos sobre o desenvolvimento da criança, a questão da segurança sobre o uso da chupeta deve sempre ser considerada, pois as partes e os acessórios que se desprendem podem ser perigosos, sendo necessário sempre uma grande vigilância por parte dos adultos, uma vez que, caso isso aconteça sem que o adulto perceba ou esteja por perto, pode causar asfixia ou estrangulamento da criança, principalmente nos casos dos bebês.

Alguns trabalhos mostram associação significativa do uso da chupeta com a diminuição do tempo de amamentação. Porém, não há estudos na literatura atual desenvolvidos, especificamente, para testar tal associação. Assim, é difícil definir a relação de causa e efeito que se estabelece entre o uso da chupeta e sua interferência no aleitamento materno, tendo alguns estudos de revisão de literatura concluído que, para recém-nascidos a termo, essa interferência não foi verdadeira.[99] Apesar disso, sua utilização vem sendo combatida, considerando-se também os demais efeitos deletérios para a saúde da criança, como problemas odontológicos e fonoaudiológicos. Assim, a seguir estão listados os "prós e contras" de sua utilização.[100]

Prós

- Pode ser um calmante imediato do choro.
- Estudos apontam como um possível efeito protetor contra morte súbita, desde que seja introduzida após a 3ª semana de vida ou com a amamentação já estabelecida e utilizada apenas durante o sono (recomendação oficial da Academia Americana de Pediatria – AAP).

Contras

- Vários estudos associam o uso de chupeta com um tempo menor de duração do aleitamento materno e que acaba por ser um indicador de dificuldades da amamentação. A OMS e o Unicef recomendam o não uso de bicos e chupetas desde o nascimento, indicação também compartilhada pelo Ministério da Saúde.
- Há outras formas de acalmar os bebês (carinho, colo, cantar, amamentar etc.) sem a necessidade de utilização de um artifício que traz malefícios para a sua saúde.
- Estudos apresentam efeitos prejudiciais do uso da chupeta com relação à oclusão dentária, promovendo deformação na arcada dentária e problemas na mastigação, além de atrasos na linguagem oral, problemas na fala e emocionais.
- Há relatos de prejuízos respiratórios importantes, resultando em uma expiração prolongada, reduzindo a saturação de oxigênio e a frequência respiratória. A respiração acaba ficando mais frequente pela boca (respiração oral), o que piora a elevação do palato (céu da boca), diminuindo o espaço aéreo dos seios da face e provocando desvio do septo nasal. A respiração oral leva à diminuição da produção da saliva, o que pode aumentar o risco de cáries.
- Outras consequências da respiração oral são: infecções de ouvido, rinites e amigdalites; maiores chances de irritações da orofaringe, laringe e pulmões, que passam a receber um ar frio, seco e não filtrado adequadamente.

- Ainda, há maior chance de ocorrer candidíase oral e verminoses em razão da higiene inadequada das chupetas.
- Embora não haja estudos definitivos, o uso de materiais possivelmente carcinogênicos (N-nitrosaminas) na confecção das chupetas pode ser uma exposição ao risco.
- A morte súbita é uma situação em que até o momento não sabemos qual é a verdadeira causa, porém, alguns estudos, de metodologia criticável por alguns e, no mínimo, precoce argumentam que a chupeta seria um possível protetor da morte súbita. Apesar de ser uma indicação oficial da AAP, essa opinião não é compartilhada por importantes órgãos como o Ministério da Saúde (área técnica da criança e do aleitamento materno), OMS, Unicef e International Baby Food Action Network (IBFAN, Rede Internacional em Defesa do Direito de Amamentar), que entendem ser necessária a realização de mais estudos sobre esse assunto controverso.

Conclusão

No caso clínico apresentado, o fato de a vovó Naná ter orientado oferecer a Pedro a chupeta, a fim de acalmá-lo, sendo um dos "prós" de seu uso, mostra um conhecimento passado entre gerações. Não há relato de a chupeta estar atrapalhando o aleitamento materno.

Mediante os "prós e contras" apresentados, suas limitações e vieses, considera-se prudente e importante que os profissionais informem os pais sobre as evidências disponíveis, para que consigam tomar uma decisão individualizada e consciente, também proposta pelas novas recomendações da Iniciativa Hospital Amigo da Criança (IHAC).[101]

Cama compartilhada: a favor ou contra?
Natália Tonon Domingues • Cátia Regina Branco da Fonseca

A recomendação da AAP é de que, até os 6 meses de idade, o bebê deve adormecer no mesmo quarto que os pais, a fim de haver uma maior vigilância e também facilidade para a amamentação e os cuidados durante a noite. Essas medidas são orientadas visando reduzir os riscos de mortalidade relacionados com o período de sono, como a síndrome da morte súbita do lactente.[102]

Durante o período do aleitamento materno, é muito comum o início da prática da cama compartilhada: quando o bebê dorme na mesma cama dos pais, ou no mesmo quarto, que pode se estender por toda a infância. No período neonatal, há uma simbiose entre a mãe e seu bebê, com intensa dependência e sofrimento diante de separações. Durante o sono, quando ambos se separam, pode ocorrer um sofrimento com repercussão emocional negativa e interferência na qualidade do sono da mãe e seu bebê, com consequências deletérias emocionais, bem como na aquisição de funções cognitivas e de aprendizado.[103]

Os principais benefícios da cama compartilhada são: facilitar a manutenção do aleitamento materno (com aumento do número das mamadas); melhorar a qualidade do sono da mãe e do bebê; trazer maior comodidade para a mãe, pois não precisa ficar se deslocando para o aleitamento materno e os cuidados; proporcionar mais segurança para ambos; e atuar na diminuição do choro do bebê.[103]

O contato materno e a proximidade com o recém-nascido, além de todos os benefícios descritos e do aumento na segurança de ambos, têm papel fundamental na nutrição e na proteção imunológica.[103]

Apesar de alguns benefícios da cama compartilhada no aleitamento materno, não há recomendação de tal prática pela SBP e pela AAP, pois dados estatísticos divulgados mostraram aumento em mortes por sufocamento ou estrangulamento com essa prática nos Estados Unidos.[102] Faltam estudos com evidências em outros benefícios para embasar tal recomendação pelo pediatra, prevalecendo, portanto, a gravidade dos riscos de tal prática.

Os riscos relatados da cama compartilhada são relacionados com maior incidência de acidentes, como sufocamento, asfixia, aprisionamento, estrangulamento, e ao maior risco de síndrome da morte súbita do lactente.[104]

As recomendações da SBP e da AAP para o 1º ano de vida, especialmente nos primeiros 6 meses, são: o ambiente de sono deve ser seguro e ter cuidado para não superaquecer o bebê; o berço deve ser de superfície plana, firme e lisa, sem objetos próximos (travesseiro, cobertor, lençol e brinquedos), que possam causar sufocamento do recém-nascido, além de uma estrutura que impeça quedas e vãos que o bebê possa ficar preso e sufocar; utilizar um berço que possa ser acoplado à cama dos pais, portanto em uma superfície separada destes (próximo à cama deles para facilitar a visualização e o monitoramento do bebê); e colocar a criança para dormir em decúbito dorsal (nunca em decúbito ventral).

A prática de cama compartilhada após os 6 meses pode resultar em uma maior dependência psicológica da criança, interferindo no desenvolvimento de sua individualidade, e não deve ser estimulada.[104]

Durante a fase de vida em que Pedro e Vitória estão, é possível explicar, em resposta ao questionamento de Bia de que "Choram da meia-noite às três horas da manhã doutor, o que fazer? Eu já coloquei os dois para dormir na minha cama, porque não aguento mais acordar e levantar para cuidar dos dois", diz mamãe Bia. [...] "Isso é certo doutor?", que a cama compartilhada é uma opção que facilitará a amamentação, será mais confortável para o cuidado com ambos e pode diminuir o estresse nesse início da vida da nova família. Porém, deve-se estimulá-la a deixar os bebês em seu berço próprio, não dormindo com eles no mesmo colchão, além de explicar sobre os riscos de sufocamento, estrangulamento e até mesmo de morte, como relata a literatura, no caso de compartilharem da mesma cama, risco acrescido no caso da prematuridade dos gêmeos e da idade atual de 3 meses.

O pediatra tem o papel fundamental no acolhimento da família, devendo entender a dinâmica e a rotina em que a criança está inserida para realizar as orientações mais adequadas que tenham embasamento científico, mas deve também deixar a família tranquila e livre para suas escolhas, respeitando suas decisões e orientando quanto às suas consequências.

Referências bibliográficas

1. Brasil. OPAS/OMS – Banco de Notícias – Aleitamento materno nos primeiros anos de vida salvaria mais de 80 mil crianças menores de cinco anos em todo o mundo. Agosto 2018. Disponível em: https://www.paho.org/bra/index.php?option=com_content&view=article&id=5729:aleitamento-materno-nos-primeiros-anos-de-vida-salvaria-mais-de-820-mil-criancas-menores-de-cinco-anos-em-todo-o-mundo&Itemid=820. Acesso em: 10 jun. 2017
2. Brasil. Ministério da Saúde – Blog da Saúde – Amamentação ajuda a prevenir o câncer de mama. Outubro 2017. Disponível em: http://www.blog.saude.gov.br/index.php/geral/52970-amamentacao-ajuda-a-prevenir-o-cancer-de-mama. Acesso em: 4 maio 2020.
3. Brasil. Ministério da Saúde – Secretaria de Atenção à Saúde Departamento de atenção Básica. Saúde da Criança: Aleitamento Materno e Alimentação Complementar. Brasília: Ministério da Saúde; 2015 (Caderno de Atenção Básica n. 23). Disponível em: http://bvsms.

saude.gov.br/bvs/publicacoes/saude_crianca_aleitamento_materno_cab23.pdf. Acesso em: 4 maio 2020.
4. Neiva FCB, Cattoni DM, Ramos JLA, Issler H. Desmame precoce implicações para o desenvolvimento motor-oral. J Pediatr (Rio J). 2003; 79(1).
5. Boccolini CS, Carvalho ML, Oliveira MIC, Escamilla RP. A amamentação na primeira hora de vida e mortalidade neonatal. J Pediatr (Rio J). 2013; 89(2). Disponível em: https://www.scielo.br/scielo.php?pid=S0021-75572013000200005&script=sci_arttext. Acesso em: 4 maio 2020.
6. Filho AAB. Crescimento. In: Sociedade Brasileira de Pediatria. Tratado de Pediatria. 4. ed. Barueri: Manole; 2017. p. 63-70.
7. Coelho GJ. Crescimento e puberdade. In: Sociedade Brasileira de Pediatria. Tratado de Pediatria. 4. ed. Barueri: Manole; 2017. p. 363-7.
8. Hoineff C. Crescimento normal e alterado. In: Sociedade Brasileira de Pediatria. Tratado de Pediatria. 4. ed. Barueri: Manole; 2017. p. 625-32.
9. Brasil. Ministério da Saúde. Caderneta da criança. 2. ed. Passaporte da Cidadania. Brasília: MS; 2020. Disponível em: http://bvsms.saude.gov.br/bvs/publicacoes/caderneta_crianca_menina_2ed.pdf. Acesso em: 10 jun. 2017
10. Centers of Disease Control and Prevention. CDC growth charts. Disponível em: http://www.cdc.gov/growthcharts/cdc_charts.htm. Acesso em: 10 jun. 2017.
11. Villar J, Cheikh Ismail L, Victora CG, Ohuma EO, Bertino E, Altman DG, et al. International Fetal and Newborn Growth Consortium for the 21st Century (INTERGROWTH-21st). International standards for newborn weight, length, and head circumference by gestational age and sex: the Newborn Cross-Sectional Study of the INTERGROWTH-21st Project. Lancet. 2014 Sep 6; 384(9946):857-68.
12. Papageorghiou AT, Kennedy SH, Salomon LJ, Altman DG, Ohuma EO, Stones W, et al.; International Fetal and Newborn Growth Consortium for the 21(st) Century (INTERGROWTH-21st). The INTERGROWTH-21st fetal growth standards: toward the global integration of pregnancy and pediatric care. Am J Obstet Gynecol. 2018 Feb; 218(2S):S630-S640.
13. WHO child growth standards: length/height-for-age, weight-for-age, weight-for-length, weight-forheight and body mass index-for-age: methods and development. WHO; 2006.
14. De Onis M, Onyango A, Borghi E, Siyam A, Pinol A. WHO Multicentre Growth Reference Study Group. WHO Child Growth Standards: Growth velocity based on weight, length and head circumference: Methods and development. Geneva: World Health Organization; 2009.
15. Lopes JMAL. Monitoramento do crescimento de RN pré-termos. Rio de Janeiro: Departamento Científico de Neonatologia da Sociedade Brasileira de Pediatria; 2017.
16. Benzecry SG, Nóbrega FJ. Desnutrição energético-proteica. In: Sociedade Brasileira de Pediatria. Tratado de Pediatria. 4. ed. Barueri: Manole; 2017. p. 1436-40.
17. Machado NC, Carvalo MA, Penatti DA. Failure to thrive ou insuficiência do crescimento. In: Martin JG, Fioretto JR, Carpi MF. Emergências pediátricas. São Paulo: Atheneu; 2019. p. 411-6.
18. Blencowe H, Krasevec J, Onis M, Black RE, An X, Stevens GA, et al. National, regional, and worldwide estimates of low birthweight in 2015, with trends from 2000: a systematic analysis. Lancet Glob Health. 2019; 7:e849-60.
19. Katz J, Lee AC, Kozuki N, Lawn JE, Cousens S, Blencowe H, et al; CHERG Small-for-Gestational-Age-Preterm Birth Working Group. Mortality risk in preterm and small-for-gestational-age infants in low-income and middle-income countries: a pooled country analysis. Lancet. 2013 Aug 3;382(9890):417-25.
20. Visentin S, Grumolato F, Nardelli GB, Di Camillo B, Grisan E, Cosmi E. Early origins of adult disease: low birth weight and vascular remodeling. Atherosclerosis. 2014 Dec; 237(2):391-9.

21. Fonseca CRB, Hashimoto M, Faleiros FTV. Crescimento normal e seus desvios. In: Rugolo LMSS, Martin JG, Fioretto JR, Bentlin MR. Pediatria do Recém-nascido ao Adolescente. São Paulo: Atheneu; 2020. p. 87-90.
22. Kuperman H. Crescimento deficiente. Quando o pediatra deve encaminhar? Nos distúrbios de crescimento pós-natal. In: Kochi C, Siviero-Miachon AA. Do pediatra ao endocrinologista pediátrico: quando encaminhar? Sociedade de Pediatria de São Paulo (SPSP). São Paulo: Atheneu; 2016.
23. Gesell A. Diagnostico del desarollo. Buenos Aires: Paidós; 1945.
24. Santos RS, Araújo APQC, Porto MAS. Diagnóstico precoce de anormalidades no desenvolvimento em prematuros: instrumentos de avaliação. J Pediatr (Rio J). 2008; 84(4):289-99.
25. Marlow N. Neurocognitive outcome after very preterm birth. Arch Dis Child Fetal Neonatal Ed. 2004; 89:224-8.
26. Faleiros FTV, Prearo AY, Tiba CAH. Desenvolvimento neuropsicomotor nos primeiros anos e saúde do escolar. In: Rugolo LMSS, Martin JG, Fioretto JR, Bentlin MR. Pediatria: do recém-nascido ao adolescente. São Paulo: Atheneu; 2020. p. 91-96.
27. Caram EHA, Funayama CAR, Spina CI, Giuliani LR, Neto JMP. Investigação das causas de atraso no neurodesenvolvimento. Recursos e desafios. Arq Neuropsiquiatria. 2006; 64(2B):466-72.
28. Brasil. Ministério da Saúde. Secretaria de Atenção à Saúde. Diretrizes de estimulação precoce: crianças de zero a 3 anos com atraso no desenvolvimento neuropsicomotor. Ministério da Saúde, Secretaria de Atenção à Saúde. Brasília: Ministério da Saúde; 2016.
29. Santos MEA, Quintão NT, Almeida, RX. Avaliação dos marcos do desenvolvimento infantil segundo a estratégia da atenção integrada às doenças prevalentes na infância. Escola Anna Nery. 2010; 14(3):591-8.
30. Ballalai I, Cunha J, Kfouri R, Albuquerque C, Andrade F. Pandemia da covid-19 – o que muda na rotina das imunizações. 2020. Disponível em: https://www.sbp.com.br/fileadmin/user_upload/cartilha-campanha-sbim-sbp-unicef-200611a-web.pdf. Acesso em: 10 jun. 2017.
31. Brasil. Ministério da Saúde. Manual de vigilância epidemiológica de eventos adversos pós-vacinação. 3. ed. 2014. Disponível em: http://bvsms.saude.gov.br/bvs/publicacoes/manual_vigilancia_epidemiologica_eventos_adversos_pos_ vacinacao.pdf. Acesso em: 21 abr. 2018.
32. Brasil. Ministério da Saúde. Crianças e adolescentes têm direito à vacina. Disponível em: http://www.blog.saude.gov.br/index.php/geral/53921-criancas-e-adolescentes-tem-direito-a-vacina. Acesso em: 21 abr. 2018.
33. Calendário de vacinação da Sociedade Brasileira de Pediatria. 2020. Disponível em: https://www.sbp.com.br/fileadmin/user_upload/22268g-DocCient-Calendario_Vacinacao_2020.pdf.
34. Brasil. Ministério da Saúde. Calendário Nacional de Vacinação de 2020. Disponível em: https://www.saude.go.gov.br/files/imunizacao/calendario/Calendario.Nacional.Vacinacao.2020.atualizado.pdf. Acesso em: 4 maio 2020.
35. Sociedade Brasileira de Imunizações. Vacinação de rotina durante a pandemia de COVID-19. Informe Técnico – 09/04/2020. Disponível em: https://sbim.org.br/images/files/notas-tecnicas/nota-tecnica-sbim-vacinacao--rotina-pandemia.pdf. Acesso em: 4 maio 2020.
36. Brasil. Ministério da Saúde. Secretaria de Vigilância em Saúde. Orientações sobre o funcionamento dos serviços de vacinação do Sistema Único de Saúde no contexto da pandemia da COVID-19. Ofício n. 173/2020/CGPNI/DEIDT/SVS/MS. 2020. Disponível em: https://sbim.org.br/images/files/notas--tecnicas/sei-ms--0014289729---oficio173-2020-cgpni-deidt-svs-ms.pdf. Acesso em: 4 maio 2020.

37. Domingues CMAS, Fantinato FFST, Duarte E, Garcia LP. Vacina Brasil e estratégias de formação e desenvolvimento em imunizações. Epidemiol Serv. Saúde, Brasília. 2019; 28(2):e20190223.
38. Brasil. Ministério da Saúde. Instrução normativa referente ao calendário nacional de vacinação – 2020. Disponível em: https://www.saude.gov.br/images/pdf/2020/marco/04/Instru----o-Normativa-Calend--rio-Vacinal-2020.pdf. Acesso em: 4 maio 2020.
39. Saari TN; Committee on Infectious Diseases. Immunization of preterm and low birth weight infants. Pediatrics. 2003; 112(1):193-8.
40. American Academy of Pediatrics. Committee on Infectious Diseases, Immunization in special clinical circumstances. Preterm infants. In: Pickering LK, Ed. 2006 Red Book: Report of the Committee on Infectious Diseases 26™. Elk Grove Village, IL: American Academy of Pediatrics; 2006. p. 67.
41. Gagneur A, Pinquier D, Quach C. Immunization of preterm infants. Hum Vaccin Immunother. 2015; 11(11):2556-63.
42. Kfouri RA. Vacinação em prematuros. Revista Imunizações da SBIm. 2007; XI:5-13.
43. Centro de Imunizações Hospital Israelita Albert Einstein. Gilio AE (coord.). Manual de imunizações. 4. ed. Rio de Janeiro: Elsevier; 2009.
44. Departamentos Científicos de Cardiologia, Imunizações, Infectologia, Neonatologia e Pneumologia, Diretrizes para o Manejo da Infecção Causada pelo Vírus Sincicial Respiratório (VSR) – 2017. Disponível em: https://www.sbp.com.br/fileadmin/user_upload/20277e-Diretrizes_VSR.pdf. Acesso em: 4 maio 2020.
45. Sánchez EO, Soriano AV, Hernández LP, Román KV, Urquiza JLG, De la Fuente GAC, et al. Analysis of the anti-vaccine movement in social networks: A systematic review. Int J Environ Res Public Health. 2020; 17:5394.
46. Succi RC. Vaccine refusal-What we need to know. J Pediatr (Rio J). 2018;94:574-81.
47. Paterson P. Vaccine hesitancy and healthcare providers. Vaccine. 2016; 34:6700-3.
48. WHO. Immunization, vaccines and biologicals. Disponível em: https://www.who.int/immunization/monitoring_surveillance/en/. Acesso em: 4 maio 2020.
49. Piantola LRMM, Pereira MAF, Castro AS, Santos JT, Ferreira LCS. Eventos adversos de vacinas e as consequências da não vacinação: uma análise crítica. Rev Saúde Pública. 2018; 52:40.
50. Brasil Escola. Fake news – Como surgiu e perigos. Disponível em: https://brasilescola.uol.com.br/curiosidades/o-que-sao-fake-news.htm. Acesso em: 4 maio 2020.
51. Kimmel SR. Vaccine adverse events: separating myth from reality. Am Fam Physician. 2002 Dec 1; 66(11):2113-20.
52. Migowski E. Vacinas: riscos e benefícios: um guia prático e rápido/vaccines: Risks and benefits: a practical guide and quick. (Monografia) São Paulo: BBS; 2007. 260 p.
53. Brasil. Ministério da Saúde. Manual dos Centros de Referência para Imunobiológicos Especiais. 5. ed. Brasília; 2019. Disponível em: https://www.saude.gov.br/images/pdf/2019/dezembro/11/manual-centros-referencia-imunobiologicos-especiais-5ed.pdf. Acesso em: 4 maio 2020.
54. World Health Organization. Pertussis vaccines: WHO position paper – August 2015. Wkly Epidemiol Rec [Internet]. 2015 Aug [cited 2018 Dec 12]; 90(3):433-58. Disponível em: https://www.who.int/wer/2015/wer9035.pdf?ua=1. Acesso em: 4 maio 2020.
55. Zhang L, Prietsch SOM, Axelsson I, Halperin SA. Acellular vaccines for preventing whooping cough in children. Cochrane Database of Systematic Reviews. 2014. 9:CD001478.
56. Ciapponi A, Bardach A, Rey Ares L, Glujovsky D, Cafferata ML, Cesaroni S, et al. Sequential inactivated (IPV) and live oral (OPV) poliovirus vaccines for preventing poliomyelitis. Cochrane Database of Systematic Reviews. 2019; 12:CD011260.

57. Brasil. Ministério da Saúde. Manual de recomendações para o controle da tuberculose no Brasil Ministério da Saúde. 2. ed. Brasília; 2019. Disponível em: http://bvsms.saude.gov.br/bvs/publicacoes/manual_recomendacoes_controle_tuberculose_brasil_2_ed.pdf. Acesso em: 4 maio 2020.
58. Iacono G, Merolla R, D'Amico D, Bonci E, Cavataio F, Di Prima L, et al.; Paediatric Study Group on Gastrointestinal Symptoms in Infancy. Gastrointestinal symptoms in infancy: A population-based prospective study. Digestive and Liver Disease. 2005; 37:432-8.
59. Morais MB. Signs and symptoms associated with digestive tract development. J Pediatr (Rio J). 2016; 92(3 Suppl. 1):S46-S56.
60. Indrio F, Di Mauro A, Riezzo G, Cavallo L, Francavilla R. Infantile colic, regurgitation, and constipation: an early traumatic insult in the development of functional gastrointestinal disorders in children? Eur J Pediatr. 2015; 174:841-2.
61. Benninga MA, Milla PJ, Benninga MA, Davidson GP, Fleisher DF, Taminiau J. Childhood functional gastrointestinal disorders: Neonate/toddler. Gastroenterology. 2016; 150:1443-55.
62. Nelson SP, Chen EH, Syniar GM, Christoffel KK. Prevalence of symptoms of gastroesophageal reflux during infancy. A pediatric practice-based survey. Pediatric Practice Research Group. Arch Pediatr Adolesc Med. 1997; 151(6):569-72.
63. Rozen R, Vandenplas Y, Singendonk M, Cabana M, DiLorenzo C, Gottrand F, et al. Pediatric gastroesophageal reflux clinical practice guidelines: Joint recommendations of the North American Society for Pediatric Gastroenterology, Hepatology, and Nutrition and the European Society for Pediatric Gastroenterology, Hepatology, and Nutrition. JPGN. 2018; 66:516-54.
64. Vandenplas Y, Rudolph C, Di Lorenzo C, Hassall E, Liptak G, Mazur L, et al. Pediatric gastroesophageal reflux clinical practice guidelines: Joint Recommendations of the North American Society for Pediatric Gastroenterology, Hepatology, and Nutrition (NASPGHAN) and the European Society for Pediatric Gastroenterology, Hepatology, and Nutrition (ESPGHAN). JPGN. 2009; 49:498-547.
65. Vandenplas Y, Abkari A, Bellaiche M, De Greef E, De Ronne N, Hoffman I, et al. Algorithms for managing infant constipation, colic, regurgitation and cow's milk allergy in formula-fed infants. Acta Pediatrica. 2015; 449-57.
66. Gutiérrez-Castrellón P, Indrio F, Bolio-Galvis A, Jiménez-Gutiérrez C, Jimenez-Escobar I, López-Velázquez G. Efficacy of Lactobacillus reuteri DSM 17938 for infantile colic: Systematic review with network meta-analysis. Medicine. 2017; 96(51).
67. Vandenplas Y, Benninga M, Broekaert I, Falconer J, Gottrand F, Guarino A, et al. Functional gastro-intestinal disorder algorithms focus on early recognition, parental reassurance and nutritional strategies. Acta Pediatrica. 2016: 105(244-52).
68. Holscher HD, Faust KL, Czerkies LA, Litov R, Ziegler EE, Lessin H, et al. Effects of prebiotic-containing infant formula on gastrointestinal tolerance and fecal microbiota in a randomized controlled trial. PEN J Parenter Enteral Nutr. 2012; 36:95S-105S.
69. Vandenplas Y, Cruchet S, Faure C, Lee HC, Di Lorenzo C, Staiano A, et al. When should we use partially hydrolysed formulae for frequent gastrointestinal symptoms and allergy prevention? Acta Paediatr. 2014 Jul;103(7):689-95.
70. Shay OI, Holman RC, Newman RD, Liu LL, Stout JW, Anderson U. Bronchiolitis-associated hospitaJizations among US children, 1980-1996. JAMA 1999; 282(15):1440-6.
71. Ralston SL, Lieberthal AS, Meissner HC, Alverson BK, Baley JE, Gadomski AM, et al.; American Academy of Pediatrics. Clinical practice guideline: the diagnosis, management, and prevention of bronchiolitis. Pediatrics. 2014 Nov; 134(5):e1474-502.
72. Piedra PA, Stark AR. Bronchiolitis in infants and children: treatment, outcome, and prevention. UpToDate [Internet]; 2020. Disponível em: https://www.uptodate.com/contents/bronchiolitis-in-infants-and children treatment-outcome-and-prevention. Acesso em: 4 maio 2020.

73. Baraldi E, Lanari M, Manzoni P, Rossi GA, Vandini S, Rimini A, et al. Inter-society consensus document on treatment and prevention of bronchiolitis in newborns and infants. Ital J Pediatr. 2014; 40:65.
74. Midulla F, Scagnolari C, Bonci E, Pierangeli A, Antonelli G, De Angelis D, et al. Respiratory syncytial virus, human bocavirus and rhinovirus bronchiolitis in infants. Arch Dis Child. 2010; 95:35.
75. Allander T, Tammi MT, Eriksson M, Bjerkner A, Tiveljung-Lindell A, Andersson B. Cloning of a human parvovirus by molecular screening of respiratory tract samples. Proc Natl Acad Sci USA. 2005; 102:12891.
76. Calvo C, García-García ML, Pozo F, Carvajal O, Pérez-Breña P, Casas I. Clinical characteristics of human bocavirus infections compared with other respiratory viruses in Spanish children. Pediatr Infect Dis J. 2008; 27:677.
77. Wolf OG, Greenberg D, Kalkstein O, Shemer-Avní Y, Givon-Lavi N, Saleh N, et al. Comparison of human metapneumovirus, respiratory syncytial virus and influenza A virus lower respiratory tract infections in hospitaJized young children. Pediatr Infect Ois J. 2006; 25(4):320-4.
78. Nascimento MS, Souza AV, Ferreira AV, Rodruigues JC, Abramovici S, Silva Filho LV. High rate of virai identification and coinfection in infant with acute bronchiolitis. Clinics 2010; 65(11):1133-7.
79. Hasegawa K, Goto T, Hirayama A, Laham FR, Mansbach JM, Piedra PA, Camargo Jr CA. Respiratory virus epidemiology among US infants with severe bronchiolitis: Analysis of 2 multicenter, multiyear cohort studies. Pediatr Infect Dis J. 2019; 38:e180.
80. Petruzella FD, Gorelick MH. Duration of illness in infants with bronchiolitis evaluated in the emergency department. Pediatrics. 2010; 126:285.
81. Wright PF, Gruber WC, Peters M, Reed G, Zhu Y, Robinson F, et al. Illness severity, viral shedding, and antibody responses in infants hospitalized with bronchiolitis caused by respiratory syncytial virus. J Infect Dis. 2002; 185(8):1011. Disponível em: https://www.uptodate.com/contents/bronchiolitis-in-infants-and-children-clinical-features-and-diagnosis/abstract/59. Acesso em: 4 maio 2020.
82. Butler J, Gunnarsson R, Traves A, Marshall H. Severe respiratory syncytial virus infection in hospitalized children less than 3 years of age in a temperate and tropical climate. Pediatr Infect Dis J. 2019; 38(1):6. Disponível em: https://www.uptodate.com/contents/bronchiolitis-in-infants-and-children-clinical-features-and-diagnosis/abstract/43. Acesso em: 4 maio 2020.
83. Viswanthan M, King V, Bordley C, Honeycutt AA, Wittenborn J, Jackman AM, et al. Management of bronchiolitis in infants and children. Evidence Report/Technology Assessment No. 69. ARHQ Publication No. 03-E014, Agency for Healthcare Research and Quality; US Department for Health and Human Services, Rockville, MD 2003.
84. Ferraz FHS, Schellini SA, Sakamoto RH, Padovani CR. Dacriocistorrinostomia externa em crianças. Arquivos Brasileiros de Oftalmologia. 2003; 66(6):781-83.
85. MacEwen CJ, Young JD, Barras CW, Ram B, White PS. Value of nasal endoscopy and probing in the diagnosis and management of children with congenital epiphora. Br J Ophthalmol. 2001; 85:314-8.
86. Doyle A, Russell J, O'Keefe M. Paediatric laser DCR. Acta Ophthalmol Scand. 2000; 78:204-5.
87. Lorena SHT, Silva JAF. Dacriocistite aguda: relato de 2 casos. Rev Bras Oftalmol. 2011; 70(1):37-40.
88. Kanski JJ. Oftalmologia clínica. Rio de Janeiro: Elsevier; 2012. p. 920
89. Rodríguez-Baño J, Gutiérrez-Gutiérrez B, Machuca I, Pascual A. Treatment of infections caused by extended-spectrum-betalactamase-, ampc-, and carbapenemase-producing enterobacteriaceae. Clin Microbiol Rev. 2018 Feb 14;31(2).

90. Struck HG, Weidlich R. Indications and prognosis of dacryocystorhinostomy in childhood. A clinical study 1970-2000. Ophthalmologe. 2001; 98:560-3.
91. Henriksen NA, Yadete DH, Sorensen LT, Agren MS, Jorgensen LN. Connective tissue alteration in abdominal wall hernia. Br J Surg. 2011 feb; 98:210e9.
92. Marques RG, Takegawa BK. Doenças cirúrgicas mais frequentes no recém-nascido. In: Rugolo LMSS, Martin JG, Fioretto JR, Bentlin MR. Pediatria: do recém-nascido ao adolescente. São Paulo: Atheneu; 2020. p. 571-72.
93. Lassaletta L, Fonkalsrud EW, Tovar JA, Dudgeon D, Asch MJ. The management of umbilical hernias in infancy and childhood. J Pediatr Surg. 1975; 10(3):399-404.
94. Meier DE, OlaOlorun DA, Omodele RA, Nkor SK, Tarpley JL. Incidence of umbilical hernia in African children: redefinition of "normal" and reevaluation of indications for repair. World J Surg. 2001; 25(5):645-8.
95. Zendejas B, Kuchena A, Onkendi EO, Lohse CM, Moir CR, Ishitani MB, et al. Fifty-three-year experience with pediatric umbilical hernia repairs. J Pediatr Surg. 2011; 46:2151-6.
96. Lebovici S. O bebê, a mãe e o psicanalista. Porto Alegre: Artes Médicas; 1987. p. 104.
97. Leite ICG, Rodrigues CC, Faria AR, Medeiros GV, Pires LA. Associação entre aleitamento materno e hábitos de sucção não nutritivos. Rev APCD. 1999; 53(2):151-5.
98. Sertório SCM, Silva IA. As faces simbólica e utilitária da chupeta na visão de mães Rev Saude Publica 2005 abr.; 39(2):156-62.
99. Jaafar S, Ho JJ, Jahanfar S, Angolkar M. Effect of restricted pacifier use in breastfeeding term infants for increasing duration of breastfeeding. Cochrane Database of Systematic Reviews. 2016; 8:CD007202.
100. Buccini G, Venancio SI. Uso de chupeta em crianças amamentadas: prós e contras. Sociedade Brasileira de Pediatria. 2017. Disponível em: https://www.sbp.com.br/fileadmin/user_upload/Aleitamento-Chupeta_em_Criancas_Amamentadas.pdf. Acesso em: 30 maio 2019.
101. World Health Organization (WHO). UNICEF. Protecting, promoting and supporting breastfeeding in facilities providing maternity and newborn services: the revised Baby-Friendly Hospital Initiative implementation guidance. Geneva: WHO; 2018.
102. American Academy of Pediatrics (AAP). SIDS and Other Sleep-Related Infant Deaths: Expansion of Recommendations for a Safe Infant Sleeping Environment. Pediatrics. 2011 november; 128(5):1-27.
103. Feitosa AMM, Pereira MS, Campos JJ. O contato precoce mãe e filho e sua contribuição para o sucesso do aleitamento materno J Health Biol Sci. 2014; 2(3):120-4.
104. American Academy of Pediatrics (AAP). Task Force on Sudden Infant Death Syndrome. SIDS and Other Sleep-Related Infant Deaths: Updated 2016 Recommendations for a Safe Infant Sleeping Environment. Pediatrics. 2016; 138(5):e20162938.

Capítulo 3

O segundo semestre de vida

Coordenadoras:
Cristina Helena Lima Delambert Bizzotto
Renata Cavalcante Kuhn dos Santos

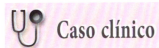 Caso clínico

Pedro Henrique e Vitória entram no 2º semestre de vida. Nesta consulta, os pais estão preocupados porque a licença-maternidade da mamãe Bia vai acabar: "Onde deixar as crianças, doutor?".

Vovó Naná sofre com seu reumatismo, pressão alta e diabetes, e diz que não tem "saúde" para cuidar dos dois. A opção é colocar na creche. Pedrão reclama que a venda de carros na concessionária está em queda, que está recebendo somente o salário-base. Como não conseguiram vaga na creche municipal, vão se esforçar para colocar as crianças em uma creche particular.

Bia quer saber sobre a alimentação dos pequenos: "Posso começar com suco, frutas e papinha?", "E agora, doutor? O Pedro Henrique só quer mamar no peito, tentei dar mamadeira e ele não pega!".

Argumenta também se pode trocar a fórmula infantil da Vitória pelo leite longa vida. Estão "apertando os cintos" para poder pagar a creche, e, agora com dois tomando mamadeira, vai pesar!

Estão preocupados também porque o Pedrinho já está engatinhando e a Vitória só fica sentada (sem apoio), mas não fica de quatro para engatinhar.

Outra dúvida: a Vitória que nasceu com peso menor que o Pedrinho, já está mais gordinha que ele, mas o Pedrinho é maior que ela "O que está acontecendo, doutor?".

Antropometria dos 6 meses:
- Pedro Henrique: peso = 8 kg; estatura = 69 cm; perímetro cefálico (PC) = 43 cm (z-score 0).
- Vitória: peso = 9 kg; estatura = 64 cm; PC = 43 cm (z-score 0).

Os gráficos utilizados agora são os da Organização Mundial da Saúde (OMS) (2006), conforme a Figura 3.1.

Os dois foram para a creche: Pedro Henrique em aleitamento materno pela manhã e à noite e durante o dia alimentação complementar, e Vitória ainda em fórmula infantil pela manhã, tarde e noite e alimentação complementar.

Passadas 2 semanas, Vitória acordou com diarreia, vômitos e febre. Vovó Naná falou que são os dentinhos nascendo, recomendou chá de camomila, mas a menina não melhorou e acabou novamente no pronto-socorro (PS). Mamãe Bia ficou revoltada porque, apesar de ter convênio médico, esperou quase 2 horas para ser atendida no PS, que estava lotado às 8 horas da noite. Ficou mais revoltada ainda quando o médico falou que era só uma virose!

O médico receitou somente dieta leve, soro oral, que a Vitória não aceita, e remédios para a febre e os vômitos.

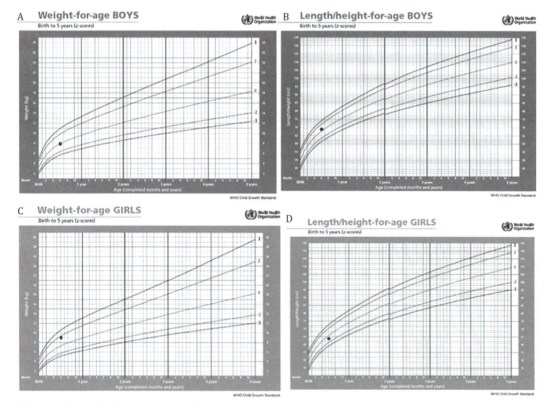

Figura 3.1 – A. Peso para idade meninos – do nascimento aos 5 anos (z-scores). B. Comprimento/altura para a idade meninos – do nascimento aos 5 anos (z-scores). C. Peso para a idade meninas – do nascimento aos 5 anos (z-scores). D. Comprimento/altura para a idade meninas – do nascimento aos 5 anos (z-scores).

Fonte: Organização Mundial da Saúde, 2006.

A menina ficou 3 dias em casa com a vovó, que aproveitou esse tempo e, para estimular a Vitória a andar, comprou um andador. O Pedrinho já está quase andando e ela nem engatinha ainda!

Ligaram da clínica de vacinação onde aplicaram as primeiras vacinas avisando que tem uma vacina extra para meningite B mais as vacinas contra febre amarela e sarampo a serem aplicadas.

Como estão em tempos de redução de despesas, foram ao posto de saúde, onde foram aplicadas as vacinas que tinham lá e ficaram sabendo que não dispunham da vacina contra a meningite B.

Até que enfim Vitória começou a engatinhar e tenta ficar em pé. Pedrinho já anda com apoio. Estão próximos de completar 1 ano de idade. Esta semana houve um estresse: ligaram avisando de que a creche ficaria fechada por 3 dias por causa de um caso de meningite em uma criança de lá. Disseram que era para as crianças ficarem em observação e, se tivessem febre, procurar o pediatra, e que a vigilância sanitária procuraria a família se fosse necessário. Graças a Deus, segundo a vovó Naná, não foi um caso de meningite contagiosa, e as duas crianças voltaram à rotina da creche.

Alimentação

Tadeu Fernando Fernandes

■ Fórmulas infantis

Nesta consulta de transição para o 1º semestre de vida, nós pediatras somos colocados diante de várias situações de tomada da decisão, como vimos pelo caso clínico que estamos acompanhando.

A volta ao trabalho da mãe que está amamentando, onde e com quem ficará a criança? Iniciar a alimentação complementar, estabelecer os novos horários e a nova dinâmica familiar, enfim, nossa responsabilidade nessa transição é muito grande.

Vamos começar com o básico: o leite materno é o melhor alimento para o lactente. Deve ser oferecido de forma exclusiva até o 6º mês de vida e mantido, junto à alimentação complementar, até os 2 anos.[1]

Nós pediatras devemos estimular e orientar as mães que estão praticando o aleitamento materno exclusivo de que voltar a trabalhar não significa necessariamente parar de amamentar; ela pode retomar as atividades laborais e continuar amamentando.[2]

Lembrando que, pela Consolidação das Leis Trabalhistas (CLT), art. 396, a mãe que amamenta tem direito a ter 2 intervalos de 30 minutos cada, para amamentar seu bebê até o 6º mês, prazo que pode ser ampliado mediante parecer médico. Sugerimos às mães impossibilitadas de se beneficiarem dessa lei negociar com seus patrões para chegarem 1 hora mais tarde, ou saírem 1 hora mais cedo.[3]

Orienta-se a mãe a retirar o leite e colocá-lo na geladeira por 24 horas, ou armazená-lo no *freezer* ou congelador durante 15 dias para que outra pessoa possa dá-lo (de preferência no copinho) na sua ausência.[2]

Prescrever para congelar somente a quantidade que será utilizada, pois, uma vez descongelado, esse leite não poderá ser congelado novamente. Deve-se retirar o leite do *freezer* horas antes do aquecimento e deixar que volte à temperatura ambiente. Para aquecer o leite, ferver a água, desligar o fogo e colocar o recipiente com o leite dentro dessa água para o aquecimento normal: o leite deve ficar morno, usando o dorso da mão para teste, devendo ter a mesma temperatura de quando é ordenhado.[2]

Uma grande dica para mães consiste em: 30 dias antes da volta ao trabalho, simular as situações temporais de acordar, amamentar, mimetizar o período de ausência, fazer a ordenha e o armazenamento do leite e já fazer a transição transmitindo as orientações para o novo cuidador.

A mãe, se possível, deverá ordenhar as mamas durante a sua jornada de trabalho, guardar em local refrigerado e transportá-lo de volta à casa em uma embalagem térmica. No período em que estiver fora, é bom ordenhar o leite, no mínimo, a cada 3 horas, ou pelo menos massagear as mamas. Assim, mantém-se o estímulo necessário para a produção do leite.[2]

Entretanto, por motivos diversos, muitas crianças não permanecem no aleitamento materno, casos em que se recomenda que recebam uma fórmula infantil apropriada para a sua faixa etária.

Apesar dessa orientação, no Brasil, infelizmente, ainda é muito comum o uso de leite de vaca não modificado em substituição às fórmulas. Um estudo de Bortolini *et al.* mostrou que, em uma amostra nacional representativa, 62,4% das crianças de 0 a 6 meses de idade e 74,6% daquelas entre 6 e 12 meses, que não recebiam exclusivamente leite materno, eram alimentadas com leite de vaca não modificado.[4]

Esse fato ajuda a explicar a grande prevalência de anemia ferropriva no Brasil, uma vez que já está exaustivamente demonstrada a relação entre o uso de leite de vaca não modificado e a deficiência de ferro, além do elevado teor de sódio que acarreta sobrecarga renal, proteínas em excesso – um fator obesogênico, já amplamente reconhecido, com inadequação da relação caseína/proteínas do soro do leite –, alto teor de ácidos graxos saturados e baixos teores de ácidos graxos essenciais, oligoelementos e vitaminas D, E e C.[4,5]

Atualmente, no mercado brasileiro, se o pediatra opta pela prescrição de uma fórmula infantil, pode-se encontrar um leque de opções, que, embora seja positivo, muitas vezes gera alguma dificuldade de escolha.

Quais são as diferenças entre as fórmulas infantis?

Os substitutos do leite materno, conforme definido pelo *Codex Alimentarius* da OMS e Food and Agriculture Organization (FAO) são as fórmulas infantis de partida ou padrão (para lactentes do nascimento até 6 meses) e as de seguimento (para lactentes a partir dos 6 meses) e as fórmulas infantis de primeira infância (para crianças de 1 a 3 anos), que seguem criteriosas exigências da Agência Nacional de Vigilância Sanitária (Anvisa) para obtenção do seu registro.[6]

Um fato pouco conhecido é que a fórmula infantil-padrão pode ser utilizada para bebês saudáveis durante todo o 1º ano de vida. Embora não seja necessário mudar para uma fórmula subsequente aos 6 meses de idade, o estadiamento e a composição relacionados com a idade podem atender melhor às mudanças nas necessidades de nutrientes com a idade avançada, como aumento do ferro e diminuição das necessidades de proteínas.[7]

Proteínas

Segundo o *Global standard for the composition of infant formula: recommendations of an ESPGHAN coordinated international expert group*, o estadiamento das fórmulas infantis, a fim de melhor atender às mudanças nas necessidades de nutrientes com a idade, tem como objetivo impedir o fornecimento excessivo de nutrientes durante períodos de menor necessidade. Eles documentam, por meio de estudos clínicos, que um menor teor de proteínas na "fórmula do estágio 2" produz um crescimento fisiológico mais semelhante ao grupo referência em aleitamento materno.[8]

Uma publicação da OMS enfatizou a importância da alimentação no começo da vida para evitar o ganho excessivo de peso e apontou uma das estratégias mais estudadas para atingir esse fim: a redução da carga proteica, obtida evitando-se o uso de leite de vaca não modificado e optando-se pelas fórmulas de baixo teor de proteínas.[9]

De fato, a coorte que vem sendo acompanhada desde o nascimento por um grupo europeu de pesquisadores[10] demonstrou que, aos 6 anos, pode-se observar diferenças de índice de massa corporal mais elevado em crianças que durante os primeiros 6 meses de vida receberam fórmulas de teor proteico situado nos limites superiores do *Codex* em comparação às que receberam leite materno ou fórmulas de teor proteico situado no limite inferior.[10]

Acredita-se que esse efeito seja mediado pela menor circulação de IGF-1 e pela reduzida presença de aminoácidos insulinogênicos observada quando de uma oferta proteica menor.[11]

Carboidratos: lactose

A lactose é o único carboidrato digerível no leite humano. Considera-se que a lactose fornece vários benefícios nutricionais aos bebês, como a função pré-biótica, auxílio na absorção de água, cálcio e sódio no trato intestinal da criança.[12]

Um estudo de Abrams *et al.* comparou a absorção de cálcio em crianças que receberam uma fórmula sem lactose e outra com lactose. Os resultados mostraram "absorção de cálcio total e percentual significativamente menores" em bebês que receberam fórmula sem lactose. Portanto, o uso de fórmulas sem lactose deve ser recomendado apenas quando houver indicações rigorosas.[13]

A composição das fórmulas infantis precisa se aproximar ao máximo da composição do leite materno, considerado o padrão-ouro, composto, aproximadamente, por 87% de água e 13% de macro- e micronutrientes, basicamente divididos como mostra a Figura 3.2.[14]

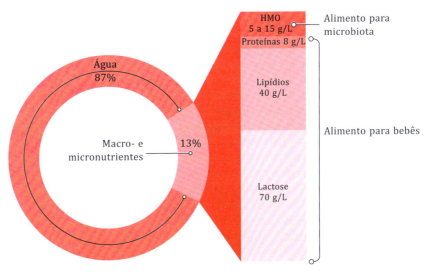

Figura 3.2 – *O leite materno contém 87% de água e 13% de macro e micronutrientes, cerca de 70 g/L de lactose, 40 g/L de lipídeos, 8 g/L de proteínas e 5 a 15 g/L de oligossacarídeos do leite materno (HMO).*

Fonte: Adaptada de Martin et al., 2016.[14]

Carboidratos: oligossacarídeos do leite materno

Os oligossacarídeos do leite materno (*human milk oligosaccharides* – HMO) são açúcares complexos (carboidratos) que representam o terceiro componente mais abundante do leite humano depois da lactose e dos lipídeos.[15]

Foram identificados mais de 200 HMO, com estruturas distintas, e um número cada vez maior de evidências indica fortes relações entre estrutura e função, ou seja, HMO diferentes exercem funções diferentes.[15]

Ao contrário da lactose, depois de ingeridos, os HMO resistem à degradação e chegam às porções distais do trato gastrintestinal. Os HMO atuam como pré-bióticos naturais e ajudam a moldar o microbioma intestinal dos lactentes, com consequências imediatas e, possivelmente, de longo prazo em sua saúde e seu desenvolvimento, o que inclui o crescimento, a composição corporal e o risco potencial de obesidade infantil.[15]

Além disso, os HMO exercem efeitos diretos nas células epiteliais e imunes tanto em termos locais, no trato gastrintestinal, quanto do ponto de vista sistêmico. Alguns dos efeitos dos HMO estão altamente relacionados com a sua estrutura e são dependentes de dose, o que sugere que interagem com receptores específicos do hospedeiro e/ou microbianos.[15]

Lipídeos: DHA e ARA

Embora a quantidade de gordura no leite de vaca e no leite humano seja semelhante, a composição das gorduras se diferencia,[16] e muito!

Segundo as normas atuais, a adição dos ácidos graxos essenciais – ácido linoleico (ômega-6) e ácidos alfalinolênico (ômega-3) –, precursores metabólicos da ARA e DHA, respectivamente, é necessária em todos os regulamentos de fórmulas para lactentes e subsequentes.[17]

Recentemente, um grupo de especialistas internacionais se reuniu, e, com o apoio da FAO e da OMS, recomenda que os bebês devem receber DHA e ARA pré-formados.[18] A legislação europeia sobre fórmula infantil adotada em 2016 exige que, no futuro, todas as fórmulas para lactentes e subsequentes comercializadas na Europa contenham 20 a 50 mg de DHA/100 kcal, enquanto a quantidade de ARA na fórmula não foi especificada. Os especialistas aconselham que, com base nas informações atuais, a fórmula infantil deve fornecer DHA e ARA.[18,19]

O leite materno sempre fornece LC-PUFA (ácidos graxos poli-insaturados de cadeia longa), como o ácido graxo ômega-3 precursor do DHA (ácido docosa-hexaenoico) e o ácido graxo ômega-6 precursor do ARA (ácido araquidônico); tanto o DHA quanto o ARA são considerados importantes para o desenvolvimento neurológico, cognitivo, visual e imunológico dos bebês.[16-18]

Drover *et al.*[20] conduziram três estudos controlados randomizados sobre a suplementação de LC-PUFA com a proporção de DHA 0,36% + ARA 0,72% *versus* fórmulas sem esses componentes, desde o nascimento (1º), a partir de 6 semanas de vida (2º) e a partir de 4 a 6 meses de vida, até o final do 1º ano de vida. Avaliando a resolução de problemas nesses lactentes com 9 meses de idade, segundo o método de Williats, os resultados mostraram melhor desempenho no teste de resolução de problemas e um índice 21% maior de atenção contínua.[20]

Aos 12 meses, outro estudo semelhante mostrou melhora na acuidade visual (cones e bastonetes são ricos em DHA) e melhora na cognição.[21]

A associação de DHA com fosfolipídeos promove maior incorporação nos tecidos, assemelhando-se mais ao leite humano.[18]

A estrutura lipídica presente no leite materno pode ser considerada única. E outro componente que reforça essa condição é a presença do ácido palmítico (16:0), que representa o principal ácido graxo saturado e totaliza entre 17% e 25% do total de lipídeos encontrados no leite materno.[22]

Entretanto, os ácidos graxos no leite materno têm uma distribuição posicional muito específica, configuração que tem sido sugerida como a principal causa da eficiência da absorção e metabolização dos lipídeos.[22]

No leite materno, cerca de 70% a 75% do ácido palmítico está esterificado na posição beta-2 (sn-2 palmítico), diferentemente do leite de vaca, em que a maior parte se encontra nas posições beta-1 e beta-3 (Figura 3.3).[22]

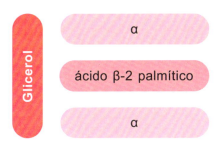

Figura 3.3 – *A presença preponderante do ácido palmítico na posição beta-2 (sn-2 palmítico) favorece a absorção dos lipídeos, minimiza a perda de cálcio pelas fezes pela menor formação de sabões de cálcio e previne a constipação intestinal.*
Fonte: Adaptada de Bar-Yoseph et al., 2013.[22]

Lipídeos: MFGM

O LM é composto de macronutrientes como lactose, proteínas e gorduras. A MFGM (*milk fat globule membrane*) corresponde de 2% a 6% do total de gorduras do LM, sendo responsável por inúmeras funções bioativas com consequentes benefícios para o bebê.[23]

A MGFM se estrutura basicamente por uma tripla camada que envolve a gordura do leite, constituída de uma complexa mistura de glicoproteínas, glicerofosfolipídeos, esfingolipídeos, em especial a esfingomielina, glicolipídeos, principalmente os cerebrosídeos, e os gangliosídeos, colesterol, enzimas e outros componentes menores (Figura 3.4).[23]

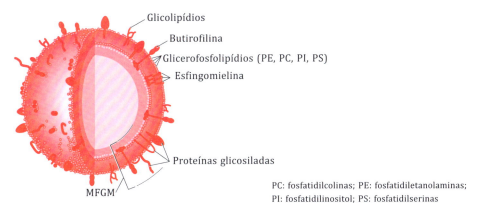

Figura 3.4 – *Estrutura da* milk fat globule membrane *(MFGM).*
Fonte: Adaptada de Dewettinck et al., 2008.[23]

Em virtude de sua natureza lipofílica e hidrofílica, esses lipídeos polares da MFGM estão altamente relacionados com o metabolismo celular e são considerados mensageiros secundários envolvidos na transdução de sinais transmembrana e regulação do crescimento, da proliferação, da diferenciação e da apoptose dos neurônios.[23]

Um estudo feito por Pisanu *et al.* mostrou que a MFGM é composta por 40% de lipídeos e 60% de proteínas. As proteínas estão relacionadas com a ação antimicrobiana gastrintestinal e com o estímulo ao desenvolvimento do sistema imune, via estímulo ao tecido linfoide associado ao intestino ou sistema GALT (*gut associated lymphoid tissue*).[24]

Os lipídeos, principalmente os fosfolipídios, estão relacionados com a promoção da síntese e com a ação dos neurotransmissores, envolvidos com o desenvolvimento cerebral (neurodesenvolvimento) e, também, servem como fonte de colina.[24]

Pré-bióticos

O conceito de pré-bióticos pode ser entendido, segundo a International Scientific Association of Probiotics and Prebiotics (ISAPP), como um ingrediente alimentar (carboidratos não digeríveis) passível de ser fermentado, de modo seletivo, por um grupo característico de microrganismos, que resulta em alterações específicas na composição e/ou na atividade da microbiota intestinal, conferindo, assim, benefício(s) à saúde do hospedeiro.[25]

Por sua complexidade e variedade, os pré-bióticos mais utilizados como ingredientes alimentares em fórmulas infantis para lactentes são os galacto-oligossacarídeos (GOS), sintetizados a partir de um processo de hidrólise da lactose, e os fruto-oligossacarídeos (FOS), obtidos de carboidratos presentes em vegetais (frutanos), com destaque para a chicória, lembrando que não são idênticos aos oligossacarídeos do leite materno.[25]

Atualmente, é cada vez mais consolidado na literatura e aceito pelas principais entidades científicas que o desenvolvimento saudável do intestino, assim como o seu adequado funcionamento e a colonização da microbiota intestinal, é muito importante para a saúde, o crescimento e o desenvolvimento do lactente, além de exercer um fator fundamental para a saúde em longo prazo.[26]

A relevância clínica dos pré-bióticos em lactentes e crianças de primeira infância está se tornando mais clara, uma vez que vários estudos mostraram que, quando a amamentação não é possível, a adição de tais compostos a fórmulas infantis é capaz de modular a microbiota intestinal, reduzir o desconforto intestinal e diminuir a incidência de infecções e alergias.[26]

Vitaminas e minerais

Todas as fórmulas infantis recebem o incremento de vitaminas e minerais. Segundo a RDC da Anvisa 360/2003, é admitida uma tolerância de ± 20% com relação aos valores de nutrientes declarados no rótulo.[27]

Sofrem modificação nos teores dos minerais, principalmente na relação cálcio/fósforo mais adequada, favorecendo a mineralização óssea.

Para micronutrientes (vitaminas e minerais), pode ser aceita quantidade superior à tolerância de 20%, desde que a empresa responsável mantenha à disposição os estudos que justifiquem tal variação.[27]

Portanto, o produto pode conter micronutrientes em quantidades superiores a 20% em relação ao valor declarado na rotulagem, mas não inferiores a 20%.[27]

Ressalta-se que os valores máximos e mínimos de nutrientes estabelecidos na legislação para fórmulas infantis devem sempre ser observados, de modo que a especificação do produto, estabelecida pela empresa, não extrapole esses limites.[27]

Leite de cabra

O uso de leite de cabra em fórmulas infantis tem crescido bastante e sido amplamente estudado nos últimos anos, especialmente em países europeus e asiáticos, cujos resultados indicam crescimento e desenvolvimento similares ao observado em lactentes que foram alimentados com fórmulas infantis à base de leite de vaca.[28]

O *Codes Alimentarius* permite que o leite de cabra seja utilizado como fonte proteica na fórmula infantil, e a Anvisa estabelece normas e autoriza o uso do leite de cabra na composição de fórmulas infantis.[28]

Uma das características que vem sendo discutida sobre os diferentes tipos de fórmulas infantis reside na possibilidade de que aquelas à base de leite de cabra apresentem maior aceitação e digestibilidade por parte dos lactentes.[28]

Proteína isolada de soja

Em comparação à proteína bovina, a proteína de soja tem um valor nutricional menor em virtude de um perfil de aminoácidos diferente, refletido por um menor fator de conversão de nitrogênio,[29] além de um nível menor de metionina, aminoácidos de cadeia ramificada, lisina e prolina, e falta de L-carnitina, embora apresente maiores quantidades de aspartato, glicina, arginina e cisteína. Portanto, recomenda-se que as fórmulas infantis de soja sejam suplementadas com metionina e L-carnitina.[29]

Em razão da menor biodisponibilidade de proteína do isolado de proteína de soja e da menor digestibilidade, o nível mínimo de proteína é inferior ao do leite de vaca derivado de fórmula infantil.[29]

As fórmulas à base de soja contêm ácido fítico, que demonstrou inibir a absorção de ferro. Portanto, a suplementação de ferro das fórmulas à base de soja é maior que o das fórmulas de leite de vaca ou de cabra (Comissão Europeia, 2016).[29]

A European Society for Paediatric Gastroenterology, Hepatology and Nutrition (ESPGHAN) recomenda o uso de fórmulas à base de soja somente após os primeiros 6 meses de vida, restrito a circunstâncias nas quais as indicações definidas foram atendidas (veganos, motivações religiosas, galactosemia).[29]

Desmame da mamadeira

Trata-se de um passo importante no desenvolvimento infantil, e repercussões significativas podem ocorrer se os pais atrasarem esse processo. Recomendações recentes propõem que os bebês sejam apresentados ao copo de transição aos 6 meses de idade e desmame da mamadeira por volta de 1 ano.[30]

Os bebês devem ser totalmente desmamados da mamadeira aos 15 meses de idade. Isso ajuda a reforçar o desenvolvimento de padrões de alimentação corretos. O uso contínuo de mamadeira após esse momento da vida pode ter sérias consequências para os bebês, incluindo aumento do risco de cárie dentária, obesidade e anemia por deficiência de ferro.[30] O desmame da mamadeira facilita a introdução da alimentação complementar.

Alimentação complementar

Corresponde ao conjunto de todos os alimentos, além do leite materno, ou substituto, oferecido durante o período em que a criança continuará a ser amamentada ao seio sem exclusividade desse meio.[31]

Ao mesmo tempo, o pediatra tem a responsabilidade de orientar a introdução da alimentação complementar, destacando a importância de nutrientes adequados, preparados artesanalmente pelas famílias a partir de alimentos de boa qualidade de origem, conservação e higiene.[31]

A partir dos 6 meses completos, atendendo ao desenvolvimento digestório, imunológico e neurológico do lactente, a possibilidade da introdução de outros alimentos se mostra adequada.[31]

Não há evidências de que exista alguma vantagem na introdução precoce (antes dos 6 meses de idade) de outros alimentos que não o leite humano na dieta da criança. Por sua vez, os relatos de que essa prática possa ser prejudicial são abundantes.[31]

A alimentação complementar pode ser chamada de transição, quando especialmente preparada para a criança pequena até que ela possa receber alimentos na mesma consistência dos consumidos pela família (em torno dos 9 a 11 meses de idade).[31]

Alimentos utilizados pela família (modificados ou simplesmente alimentos da família) são aqueles do hábito familiar; devem ser oferecidos, inicialmente, em forma de papa, passando para pequenos pedaços e, após os 12 meses, na mesma consistência consumida pela família.[31]

Informações importantes:
- Existem 180 tipos diferentes de frutas catalogadas para serem oferecidas na alimentação completar, mas atenção: não oferecer sucos de frutas antes de 1 ano de idade, já que água com frutose tem caráter obesogênico e diabetogênico.
- Alimentação completar até 1 ano de idade sem sal, mas rica em temperos *in natura*, como salsinha, cebolinha, manjericão, alecrim, tomilho, sálvia, coentro, ora-pro-nóbis, entre outros é permitida.
- Pode-se usar óleos vegetais para preparo e finalização, aquecendo-se qualquer óleo sem prejuízo de suas qualidades.

No Quadro 3.1, é descrita a introdução da alimentação completar segundo o *Manual de Alimentação Complementar da Sociedade Brasileira de Pediatria* (SBP), 2018.[31]

Quadro 3.1 – Introdução da alimentação completar segundo a Sociedade Brasileira de Pediatria	
Faixa etária	*Tipo de alimento*
Até o 6º mês	Leite materno exclusivo
Do 6º ao 24º mês	Leite materno complementado
No 6º mês	Frutas (amassadas ou raspadas) Primeira papa da refeição principal (com ovo inteiro cozido e peixe)
Do 7º ao 8º mês	Segunda papa principal
Do 9º ao 11º mês	Gradativamente, passar para a refeição da família com ajuste da consistência
No 12º mês	Comida da família (observar adequação)

Fonte: SBP, 2018.[31]

Em 2011, o Departamento de Agricultura dos Estados Unidos lançou o *My Plate*, um guia internacional que pode ser visitado em <www.choosemyplate.gov>, com a intenção de facilitar as orientações de distribuição dos grupos de alimentos na refeição, respeitando as recomendações nutricionais preconizadas na pirâmide alimentar (Figura 3.5).[31]

Para finalizar, vamos comentar o caso clínico que abriu este capítulo.

Mamãe Bia e vovó Naná precisariam ser orientadas quanto à transição alimentar: no caso de Pedro Henrique, ainda em aleitamento materno aos 6 meses, ele deveria passar para o copo de transição com leite ordenhado e devidamente armazenado.

Já Vitória deveria continuar na fórmula infantil adequada ao 2º semestre de vida também com transição para o copo, e ambos devem iniciar com a alimentação completar, sem sucos e sem chás, ao contrário do que queria a vovó.

Desse modo, certamente Pedro Henrique ficaria com a imunidade reforçada, e Vitória com seus riscos para obesidade infantil minimizados.

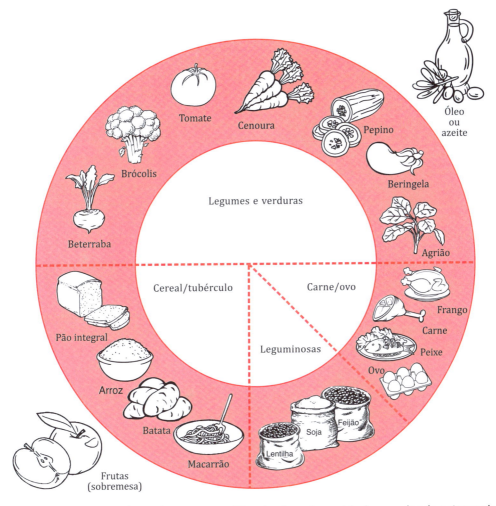

Figura 3.5 – *Esquema do prato para ser utilizado durante as idades, variando o tamanho das porções.*

Fonte: Adaptada de SBP, 2018.[31]

Crescimento

Natália Tonon Domingues • Maria Wany Louzada Strufaldi

■ O risco de sobrepeso

O sobrepeso e a obesidade são distúrbios nutricionais que ocorrem quando há acúmulo excessivo de gordura corporal, com etiologia multifatorial, independentemente de sexo, idade e nível socioeconômico. No Brasil e no mundo, percebemos nos últimos anos uma mudança do perfil nutricional em todas as faixas etárias, com taxas cada vez maiores de crianças com excesso de peso.[1-3]

Nesta faixa etária (2º semestre de vida), ocorre a introdução da alimentação complementar. A alimentação saudável e adequada tem relação direta com a prevenção dos distúrbios nutricionais, com consequências que perduram para toda a vida, atuando de maneira significativa na prevenção de doenças crônicas não transmissíveis (que representam a principal causa de óbito na vida adulta).[3-5]

Além da alimentação, outros fatores podem predispor o lactente à obesidade e ao sobrepeso, como o nascimento com baixo peso (peso abaixo de 2.500 g), nascidos pequenos para idade gestacional (PIG), grandes para idade gestacional (GIG), filhos de mãe com diabetes melito, diabetes gestacional, obesidade e com ganho excessivo de peso durante a gestação.[6]

Em consultas realizadas nessa idade, o pediatra deve alertar Bia de que os gêmeos já têm alguns fatores de risco para excesso de peso apresentados na gestação e ao nascimento, como o ganho excessivo de peso na gestação, o nascimento prematuro e com baixo peso.[4-6] Devemos aproveitar a oportunidade da consulta e demonstrar que o hábito alimentar saudável é iniciado nessa faixa etária, além de orientar a família sobre os erros alimentares que eles mesmos cometem e que, ao vivenciarem essas condições e hábitos de vida, as crianças podem assimilar essas inadequações alimentares como uma rotina a ser incorporada, uma vez que seus hábitos são espelhados por seus pais e por seu ambiente.

Pedrão, além de obeso, tem hábitos alimentares inadequados, e Bia, com a rotina de trabalho exaustiva, também se alimentava com alimentos industrializados, com elevado índice energético, excesso de açúcar, sal, gorduras saturadas e com baixo valor nutritivo. Essa realidade das famílias é cada vez mais comum nas consultas de pediatria, em que a falta de tempo contribui para a ingesta de alimentos industrializados/preparados, ultraprocessados e *fast foods*.[3,7]

As crianças não devem ser expostas a esses tipos de alimentos até os 2 anos de idade, e devemos estimular Bia a manter o aleitamento materno para Pedro Henrique e usar fórmula infantil no caso da Vitória, e, como alimentação complementar para os dois, ofertar alimentos adequados (frutas, tubérculos, leguminosas, hortaliças e proteínas) e reforçar também o preparo correto dos alimentos. É recomendado não utilizar leite de vaca do tipo longa vida e sucos, conforme questionamento da família.[1] O uso de sucos deve ser desencorajado, uma vez que aumentam de forma expressiva a quantidade de açúcar oferecida, com modificação e prejuízo nos nutrientes fornecidos pela fruta *in natura*, aumentando consideravelmente o risco de obesidade em curto, médio e longo prazo.[3-5]

Não há descrição de que o casal realize atividades físicas. Uma dieta inadequada associada ao sedentarismo pode ocasionar aumento nas comorbidades e nos índices de obesidade para essa família. Assim, recomenda-se ao casal participar de atividades físicas e estimular atividades lúdicas e ao ar livre para os gêmeos, com orientação para evitar atividades sedentárias, como uso de telas (celular, *tablets* e televisão).[4,5]

Abordar tais questões constitui-se uma parte relevante da consulta, pois a obesidade tornou-se um problema de saúde pública; uma criança obesa tem chance maior de permanecer obesa na vida adulta. Metade dos adolescentes obesos continua acima do peso na vida adulta, e um terço das crianças também.

A criança, na maioria das vezes, reflete os hábitos adotados por sua família e o meio em que está inserida. Devemos ter em mente que o pediatra precisa conhecer a realidade e o cenário em que a criança está inserida sem realizar juízo de valor ou julgamentos; parte do papel do profissional na promoção de saúde é orientar e criar condições de proteção e defesa em situações de risco alimentar na vida da criança.

O risco de desnutrição

A desnutrição é definida pela deficiência ou pelo excesso de macro e micronutrientes, havendo um desequilíbrio entre o suprimento dos nutrientes e sua utilização pelo organismo. Ocorre de modo independente (primária) ou secundária quando se associa a alguma doença.[8]

Existem diversos fatores de risco que atuam como determinantes do estado nutricional da criança, desde os pré-natais, gestacionais, pós-natais e ambientais.[8,9]

Atualmente, vivemos uma mudança no padrão de desnutrição infantil. Deixamos de observar as formas clássicas: marasmo (proteico-calórica) e *kwashiorkor* (predominantemente proteica) com número expressivo de crianças apresentando obesidade e, simultaneamente, carência de micronutrientes – fome oculta.[8,10]

A fome oculta é caracterizada pela carência nutricional não aparente de um ou mais micronutrientes no organismo, com depleção dos estoques de vitaminas e minerais de maneira silenciosa e sinais clínicos aparentes apenas em um estágio mais grave dessa deficiência. Estudos recentes demonstram que até um terço da população mundial possa apresentar esses quadros. Na infância, a fome oculta está relacionada principalmente à deficiência de ferro, mas também ocorre carência de zinco e de vitaminas A e D.[11-13]

Nas consultas pediátricas, a alimentação deve ser abordada de maneira detalhada em todas as etapas de vida da criança. Na fase abordada neste capítulo (2º semestre), são comuns os erros na introdução da alimentação complementar, inadequada composição, consistência e oferta da primeira refeição e a falta de orientação correta na suplementação vitamínica.[14]

Bia, ao questionar sobre a introdução alimentar das crianças, traz uma dúvida muito comum nas consultas de puericultura: "Posso começar com o suco, frutas e papinha?".

Aos 6 meses, um bebê típico está preparado, do ponto de vista fisiológico e neurológico, a receber outros alimentos, e o pediatra deve orientar detalhadamente sobre os tipos de alimentos oferecidos, bem como sua forma de preparo.[11,12,14]

Quando Bia questiona o fato de Pedro Henrique só querer mamar no peito, não aceitando mamadeiras e trazendo a dúvida sobre trocar a fórmula infantil de Vitória pelo leite longa vida pelo fato do menor custo econômico, o pediatra deve orientar com clareza as diferenças entre a oferta de leite materno, da fórmula infantil e do leite de vaca *in natura*, explicando que o leite de vaca pode acarretar uma sobrecarga de proteínas e eletrólitos (sódio, cálcio, e fósforo), oferta de ferro de baixa disponibilidade, de quantidades inadequadas de carboidratos, vitaminas e minerais. É importante estimular Bia a continuar amamentando Pedro Henrique, uma vez que os benefícios do aleitamento materno (agora de forma complementada) são inquestionáveis, e, na impossibilidade de manutenção do aleitamento (idealmente mantido até os 2 anos), Pedro deve receber fórmula infantil.[13]

O 2º semestre de vida da criança é um período de risco elevado para as inadequações alimentares, em grande parte pela inadequação na introdução da alimentação complementar.

A suplementação vitamínica também deve ser lembrada, valorizada e mantida nessa fase – é importante orientar a família a manter o uso da vitamina D (400 UI/dia), bem como a suplementação do ferro iniciada no 1º mês de vida (devido à prematuridade e ao baixo peso ao nascer) na dose de 2 mg/kg/dia.

O início da suplementação de ferro a partir do 1º mês de vida deve ser orientado para situações, como baixo peso ao nascer, prematuridade e/ou PIG; para as nascidas com peso entre 2.500 e 1.500 g (como Vitória e Pedro Henrique), iniciar com 2 mg/kg/dia de ferro elementar. Nesses casos, essa dose deve ser mantida durante o 1º ano de vida e, depois, diminuída para 1 mg/kg/dia e mantida até os 2 anos,[13,15] seguindo a recomendação da SBP, como descrito no Quadro 3.2, que apresenta as doses de suplementação de ferro elementar de acordo com o peso ao nascer.

Quadro 3.2 – Doses de suplementação de ferro elementar de acordo com o peso de nascimento

Peso ao nascer	Dose de ferro elementar
Recém-nascidos com peso entre 2.499 g e 1.500 g	2 mg/kg/dia até 1 ano de idade e manter 1 mg/kg/dia até os 2 anos de idade
Recém-nascidos com peso entre 1.499 g e 1.000 g	3 mg/kg/dia até 1 ano de idade e manter 1 mg/kg/dia até os 2 anos de idade
Recém-nascidos com peso abaixo de 1.000 g	4 mg/kg/dia até 1 ano de idade e manter 1 mg/kg/dia até os 2 anos de idade

Fonte: Adaptado de SBP, 2018.[15]

Para os lactentes nascidos a termo em aleitamento materno exclusivo, a OMS recomenda o início da suplementação com ferro elementar a partir dos 6 meses de idade.[13] Já a SBP orienta iniciar essa suplementação aos 3 meses de vida.[15]

Desenvolvimento

Os gêmeos estão próximos a completar 1 ano de idade. Vitória começou a engatinhar e tenta ficar em pé. Pedrinho já anda com apoio. Cada um a seu tempo se desenvolveu de maneira adequada. Existe uma variação normal de tempo para cada criança atingir os marcos de desenvolvimento cognitivo e motor. Porém, um atraso além desses limites representa um sinal de alerta para algum problema no desenvolvimento da criança. Esse diagnóstico é fundamental para a instituição de uma intervenção precoce. Como fazer esse diagnóstico de atraso de desenvolvimento? É isso que veremos a seguir.

■ Marcos do desenvolvimento no 2º semestre de vida

Larissa Rezende Mauro

O 2º semestre de vida é um importante momento do desenvolvimento de uma criança. É nele que devemos nos preocupar com os precursores de uma das maiores aquisições do ser humano – a linguagem –, além da locomoção, interação social e autonomia ficarem a cada mês mais evidentes.

Os bebês menores de 1 ano não precisam falar palavras nem andar, mas precisamos avaliar se os pré-requisitos para o desenvolvimento dessas habilidades fundamentais estão em aquisição, e não apenas aguardar a conquista final dessas habilidades nos 6 meses que se seguirão. É apenas com 18 meses que não falar e não andar serão um sinal de alerta: então, o que podemos e devemos observar e avaliar?[1-3] O desenvolvimento do balbucio vem sendo estudado como um importante preditor do desenvolvimento de linguagem. Balbucio é a emissão de sílabas no padrão consoante-vogal de maneira repetida sequencialmente, como "mama", "papa", "babababa". Aos 10 meses, o balbucio deve ser observado pelos cuidadores, sendo facilmente reconhecível e, muitas vezes, até mesmo interpretado como a primeira palavra. Investigar sobre a presença e a riqueza de variação de sons na produção vocal dos bebês deve servir como orientador do risco do desenvolvimento de linguagem dessa criança, assim como o uso de gestos comunicativos (apontar) e a reciprocidade das interações entre cuidador e criança. O vínculo e a interação são essenciais, pois o aprendizado de palavras é facilitado quando o cuidador fala com a criança em resposta à direção de sua atenção, gesto e vocalização.[4,5]

Usaremos como guia os marcos em três momentos-chave do 2º semestre: 6, 9 e 12 meses.[1,5,6] A seguir, são descritos os sinais de alerta e aquisições que servirão de guia para o acompanhamento do desenvolvimento nessa faixa etária.[5,6]

6 meses

Sinais de alerta:
- Não passar objeto de uma mão à outra.
- Não olhar em resposta à voz humana.
- Ter pouca expressão facial e/ou não dar risada.
- Parecer "duro demais" ou "mole demais" (tônus muscular).

Outras aquisições aos 6 meses:
- Tentar pegar objetos que estão ao alcance.
- Rolar em pelo menos uma direção.
- Emitir sons de vogais.
- Demonstrar afeto, o cuidador sentir esse afeto.

9 meses

Sinais de alerta:
- Não se sentar com apoio nem rolar nas duas direções.
- Não balbuciar sons com consoantes.
- Não sorrir nem balbuciar em resposta a brincadeiras sociais ou sensório-sociais (esconder, cócegas).

Outras aquisições aos 9 meses:
- Sustentar peso nas pernas quando apoiado.
- Ficar em pé com apoio.
- Começar a pegar migalhas e pequenos objetos em pinça.
- Reconhecer familiares e estranhar desconhecidos.
- Olhar para onde cuidadores apontam.
- Copiar sons e gestos que outros fazem.

12 meses

Sinais de alerta:
- Não responder ao próprio nome.
- Não engatinhar nem ficar em pé com apoio.
- Não olhar para onde cuidadores apontam.
- Não entender o "não" (deve reagir ao "não", diferente de atender à ordem).
- Perder habilidades que já tinha.

Outras aquisições aos 12 meses:
- Balbuciar em sílabas variadas (p. ex., baba, papa, mama).
- Aprender gestos (p. ex., balançar a cabeça para não, tchau, beijo).
- Apontar para o que deseja ou para compartilhar.
- Ajuda a se vestir, colocando braços e pernas.

É recomendado o uso de instrumentos que orientem essa observação, como: ASQ (*Ages and Stages Questionnaire*), com tradução para o português, o IRDI (Instrumento Indicadores Clínicos de Risco para o Desenvolvimento Infantil) ou o Denver II, que pode ser usado na própria carteirinha da criança.

O ASQ é dividido por idade cronológica e pode ser respondido pelos pais, previamente à consulta ou na sala de espera, por exemplo. Ele se divide por áreas: comunicação, social, coordenação motora e resolução de problemas.[7,8]

O IRDI apresenta 31 indicadores clínicos de risco para o desenvolvimento infantil para crianças entre 0 e 18 meses.[7,8]

Ainda nessa fase, é importante atentar-se para sinais não detectados anteriormente de depressão materna, sendo recomendado o seu rastreamento na consulta de 6 meses (exemplo de questionário: *Edinburgh Postnatal Depression Scale*). A depressão materna tem consequências também para o desenvolvimento cognitivo e socioemocional da criança.[9,10]

Nesse semestre, começa a ser mais evidente a influência dos cuidadores no desenvolvimento dos bebês, diferenças que poderão ser carregadas e acumuladas para toda a vida, distanciando cada vez mais aqueles que recebem um cuidado parental bom dos demais.[11]

Devemos estar atentos para a segurança do ambiente, para os hábitos alimentares que serão introduzidos, para a nova dinâmica familiar estabelecida pós-licença-maternidade e os cuidadores que se ocuparão dessa criança (pais, familiares, creche etc.) e serão responsáveis por fornecer não apenas os cuidados físicos, mas também os estímulos e a responsividade emocional que o bebê precisa para se constituir como sujeito e membro daquele núcleo familiar e social.[11]

O que podemos orientar em uma consulta?

Acolher as demandas dos cuidadores e valorizar suas percepções, queixas e contexto. Ensinar noções básicas do que é esperado do desenvolvimento naquela fase, associando a orientações práticas e sugestões de atividades.[1,2,7]

6 meses

- "Tempo de chão" – brincar com o bebê em superfície firme.
- Brinque reciprocamente: responda aos sons com sons, aos sorrisos com sorrisos.
- Leia, conte histórias, cante.

- Aponte e fale sobre objeto a que bebê der atenção, nomeando e compartilhando interesse.
- Mantenha o ambiente seguro, mas permita a exploração.
- Não entreter com telas (*iPad*, TV e celulares).[12,13]

9 meses

- Mantenha rotinas previsíveis.
- Brincadeiras em turnos, uma vez de cada, repetitivas em sua maioria.
- Descreva aquilo a que a criança der atenção.
- Fale muito, descreva suas próprias ações e as do bebê, nomeie.
- Deixe possibilidades de apoio para que o bebê se levante e fique em pé.
- Comece a usar o "oposto positivo": diga "pegue a bola" em vez de "não pegue o vaso".
- Brinque de esconder e achar.
- Continue lendo, cantando, reconhecendo emoções e formas de reação.
- Mantenha o ambiente seguro, mas permita a exploração.
- Não utilize telas.[12,13]

12 meses

- Mantenha rotinas, antecipação e consistência nas regras.
- Escolha os "nãos" que serão compreensíveis e necessários, e mantenha consistência, mesmo que o bebê pareça não compreender. Ele não se lembrará no dia seguinte – isso não é teimosia nem birra, apenas experimentação.
- Ser direto e descritivo naquilo que se espera do comportamento.
- Lembre-se de dar mais atenção aos comportamentos desejáveis do que aos indesejáveis.
- Narre as ações do dia a dia, nomeie objetos e ações durante tarefas diárias (p. ex., partes do corpo durante o banho).
- Comece a proporcionar atividades gráficas de riscar.
- Permita a produção de sons – podem ser brinquedos, instrumentos ou utensílios.
- Continue lendo, cantando, reconhecendo emoções e formas de reação.
- Não bater, não gritar.
- Mantenha o ambiente seguro, mas permita a exploração.
- Não utilize telas ou minimize o uso ao máximo. Se for inevitável, procure estabelecer trocas/interação durante o uso e se apropriar da escolha do que ele vê.[12,13]

Quando o bebê menor de 12 meses não estiver se desenvolvendo como esperado, quando os pais trouxerem preocupações acerca de seu desenvolvimento, quando antecedente pessoal e/ou familiar de risco para o desenvolvimento, quando o ambiente apresenta risco (seja por condições socioeconômicas, seja pela presença de estresse familiar, seja por doença psiquiátrica entre os cuidadores principais, por exemplo), o pediatra deve considerar retorno mais precoce, avaliação especializada e/ou exames direcionados e intervenção precoce.[14]

A intervenção precoce antes de 12 meses de idade (e até antes de 3 anos) melhora o desempenho cognitivo e escolar, além das competências sociais, com benefícios em longo prazo e para toda a sociedade, como menor desemprego e criminalidade. Nesse período, em que ocorre com intensidade a poda sináptica, a intervenção pode fortalecer as conexões em uso e eliminar aquelas em excesso, tornando a rede neural mais eficiente. O ambiente de estímulos em que a criança está inserida fará toda a diferença nesse processo, por isso a importância da intervenção terapêutica direta com a criança e pela orientação aos seus cuidadores (pais, familiares e professores).[11,15-17]

Sentar, engatinhar e andar: tudo passo a passo

Maria Clara Drummond Soares de Moura • Larissa Rezende Mauro • Adriana Monteiro de Barros Pires

No 2º semestre do 1º ano, três dos principais marcos motores esperados no desenvolvimento são sentar-se sem apoio, engatinhar e andar.

Segundo a OMS, em estudo realizado nos cinco continentes, a postura sentada independente é adquirida em média aos 6 meses, o engatinhar aos 8 meses e meio, e a marcha sem apoio aos 13 meses de idade. Da mesma forma que temos uma curva com percentis para ganho de peso, comprimento e perímetro cefálico, também são definidos percentis dentro de uma curva que pode variar de 2 a 3 meses para menos ou para mais meses dessa média (Figura 3.6).[17]

Cada fase do desenvolvimento motor é importante e deve ser respeitada. Em crianças com desenvolvimento típico, não há recomendação nem benefícios de tentar antecipar fases, pois a criança pode não estar preparada, do ponto de vista do controle motor, para realizá-la e, assim, se irritar ou se frustrar, prejudicando o desenvolvimento neuropsicomotor. Já em crianças com fatores de risco para atraso, como prematuridade, baixo peso ao nascimento,[18] síndromes[19] ou asfixia perinatal, é importante um seguimento fisioterapêutico para verificar benefícios da estimulação precoce e, assim, evitar que atraso ou sequelas se instalem de modo a prejudicar o desenvolvimento. Fatores ambientais relacionados com atividades, atitudes e comportamentos em culturas diferentes também já foram descritos como até mais relevantes e, muitas vezes, determinantes na mudança de padrões de aquisição dos marcos motores e desenvolvimento das crianças, sendo muito importante, assim, garantir um ambiente rico de oportunidades e estímulos para o desenvolvimento pleno dos bebês.[20,21]

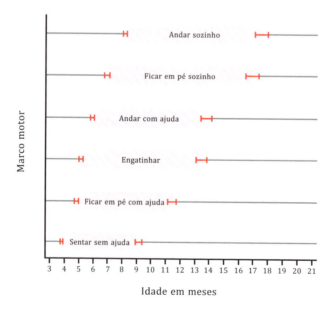

Figura 3.6 – *Janelas de aquisição de seis marcos de motricidade grossa.*
Fonte: Adaptada de WHO, 2006.[17]

Sentar

A postura sentada (ou sedestação) inicia-se com a necessidade de apoio em tronco, perto dos 3 meses de idade, após o controle completo da cabeça. O controle de tronco vai progredindo no 2º trimestre até por volta dos 6 meses, quando a manutenção da postura sentada sem apoio é conquistada, mesmo que ainda bastante instável. E é no 3º trimestre que o equilíbrio vai evoluindo até a total estabilidade na manutenção da postura, com braços livres para brincar e equilíbrio pleno, até que, próximo aos 9 meses de idade, o desejo da criança de explorar locais mais distantes e a tentativa de alcançar objetos fora do centro de base fazem com que iniciem a passagem para os quatro apoios e, então, para o engatinhar (Figura 3.7).

A *Alberta Infant Motor Scale* demonstra de forma bastante didática a evolução que vai acontecendo no ganho da autonomia da sedestação.[22] Trata-se de uma escala bastante simples e didática para avaliação dos marcos motores do 1º ano, mas o uso de *checklists* de desenvolvimento global (incluindo aspectos cognitivos, de linguagem e socioemocionais) e a atenção aos sinais de alerta para atraso são de extrema relevância para garantir a intervenção o mais precocemente possível.

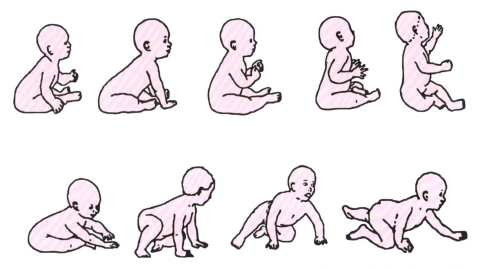

Figura 3.7 – *Fases de ganho de controle da postura sentada e aquisição do engatinhar.*
Fonte: Elaborada pela autoria.

Engatinhar

O deslocamento em quatro apoios, ou "engatinhar", é em geral iniciado entre os 7 e os 11 meses, sendo um sinal de alerta caso não seja atingido até os 12 meses de idade. O início do engatinhar em bebês marca um importante momento que muda profundamente a forma em que o bebê interage com o ambiente, estando relacionado com significativos ganhos cognitivos e de comportamento social.[23]

Muitas pessoas nos questionam sobre a necessidade de engatinhar no 1º ano de vida, já que muitos dos pais/avós não engatinharam, tendo já andado direto. Essa é uma realidade para as crianças que têm alguma pessoa disponível para dar as mãos para elas, levando-a para andar com apoio sempre que a criança quer pegar algo fora da sua zona de alcance. A criança que fica livre no chão, sentada brincando, e dados os fatores cognitivos e motores adequados, vai iniciar o deslocamento para alcançar os objetos de desejo de alguma maneira. Muitas vezes, a primeira forma de deslocamento é o arrastar, de bruços, iniciando com deslocamentos rotacionais no próprio eixo, até a propulsão posterior e/ou anterior com auxílio principalmente dos braços (Figura 3.8).

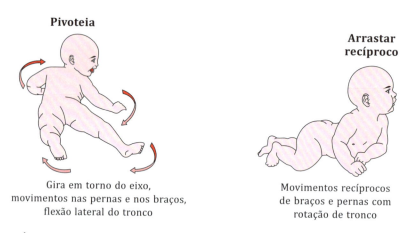

Figura 3.8 – *À esquerda, movimentos rotacionais no próprio eixo (chamado de pivoteio); à direita, movimento de arrastar recíproco, com propulsão anterior do corpo.*
Fonte: Elaborada pela autoria.

Outra forma de deslocamento, muitas vezes apresentada por crianças com síndrome de Down ou com paralisia cerebral hemiparética, dá-se na postura *sentada*. Esta não é uma forma esperada para crianças com desenvolvimento típico, podendo sugerir primeiros sinais de uma dificuldade de coordenação e/ou aprendizagem motora que, futuramente, pode caracterizar um quadro de transtorno do desenvolvimento da coordenação (TDC). Essa forma de deslocamento, caso se instale, também pode dificultar a autonomia da transferência da postura sentada para a postura em pé, prejudicando a aquisição da marcha. Torna-se, então, importante o encaminhamento da criança para uma avaliação fisioterapêutica de modo a prevenir sua instalação e prejuízos funcionais maiores posteriormente.

Andar

O desenvolvimento no 1º ano de vida tem como último marco a aquisição da marcha independente, que pode aparecer a partir dos 9 meses, mas em média é adquirida aos 13 meses, devendo estar presente até os 18 meses. A aquisição dos marcos motores segue o desenvolvimento craniocaudal de controle da postura e do movimento, motivo pelo qual não adianta incentivar a aceleração de fases, pois ainda não há estrutura neuromotora para isso (Figura 3.9).[24]

Do mesmo modo, o uso do andadores (*baby walker*) já demonstrou não acelerar, e, em alguns estudos, mostrou prejudicar e atrasar a aquisição da marcha.[25] Estudo recente verificou que não houve atraso no grupo de bebês que utilizou andador, quando comparado a um grupo que não fez uso, mas demonstrou diversas alterações biomecânicas (alterações

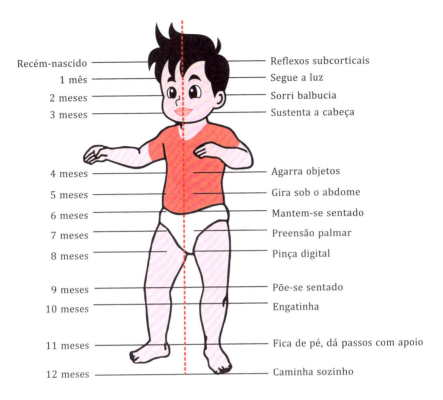

Figura 3.9 – *Desenvolvimento craniocaudal e aquisições dos marcos motores no 1º ano de vida.*

Fonte: Adaptada de Ministério da Saúde, 2002.[24]

das amplitudes articulares) e cinemáticas (lentificação) da marcha no grupo que utilizou o andador.[26] A SBP contraindica o uso de andadores, dado que já foram descritos risco de quedas, traumas em cabeça e membros e até mesmo traumatismo craniano relacionados principalmente com desatenção dos pais por se sentirem seguros quando o bebê se encontra dentro do andador. O seu uso também impede a criança de se movimentar no chão, restringindo todas as sensações e os desafios que esse ato provoca.[27]

O comportamento de bebês quando iniciam o andar independente, em comparação ao daqueles que ainda não andam de mesma idade, evidenciou uma significativa superioridade no vínculo com as mães, assim como uma maior qualidade e sofisticação das interações e da comunicação.[23] A aquisição da marcha está associada também a um ganho significativo tanto na linguagem receptiva quanto expressiva, independentemente da idade em que ocorre.[28] Desse modo, evidenciamos a importância desse marco não apenas pelos aspectos motores em si, mas também pelo desenvolvimento cognitivo e social que o andar independente traz.

Por fim, vale ressaltar a relevância dos fatores ambientais no desenvolvimento como um todo. A variabilidade no desenvolvimento motor e cognitivo é mais bem explicada pelo ambiente rico de estímulos e pelas informações e práticas parentais voltadas ao desenvolvimento do bebê. Assim, tornam-se de extrema relevância o olhar para o vínculo e os fatores externos que potencializam os fatores biológicos do desenvolvimento neuropsicomotor.

Vacinação

Adriana Monteiro de Barros Pires

■ Febre amarela

A febre amarela é uma doença infecciosa febril aguda causada por um arbovírus, sem transmissão direta de pessoa a pessoa. A transmissão ao homem se faz pela picada do mosquito infectado das espécies *Aedes* e *Haemagogus*, que adquirem o vírus ao picar primatas humanos e não humanos durante a fase virêmica.[1,2]

No ciclo de transmissão urbana, o mosquito *Aedes aegypti* é seu principal vetor, e o contágio ocorre entre humanos. No ciclo silvestre, trata-se de uma zoonose transmitida pelos vetores *Haemagogus* e *Sabethes*, que adquirem o vírus ao picar macacos infectados e o transmitem a humanos que entram na mata. No Brasil, a forma urbana não é descrita desde 1942.[2,3]

As manifestações clínicas da doença variam de formas assintomáticas até formas graves caracterizadas por lesão hepática importante, com insuficiência hepática, podendo levar a óbito (taxa de letalidade entre 20% e 50% em pacientes que evoluem para formas graves).[2,3]

A febre amarela é importante por sua gravidade e seu potencial epidêmico. A forma silvestre é endêmica na região amazônica, sendo registrados na região extra-amazônica ocasionalmente períodos epizoóticos/epidêmicos. As últimas reemergências do vírus foram registradas em 1998-2003, 2007-2009 e 2014-2019, a última com efeitos até os dias de hoje. Aquela iniciada em 2014 resultou no maior surto de febre amarela silvestre da história do país.[1,3]

A partir da reemergência na região Centro-Oeste, em 2014, o vírus da febre amarela avançou progressivamente pelo território brasileiro, atingindo áreas com baixas coberturas vacinais e nas quais a vacinação não era recomendada.[1]

A vacinação contra febre amarela representa a principal ferramenta de proteção contra a doença, com eficácia acima de 95%. A vacina utilizada hoje é de vírus vivo atenuado, derivada da cepa 17D. Temos a vacina de Bio-Manguinhos (rede pública) com a cepa 17DD e a do laboratório Sanofi-Pasteur (rede privada) com a cepa 17D204, ambas efetivas e com a mesma reatogenicidade.[2]

A vacina faz parte do calendário nacional de vacinação para indivíduos entre 9 meses e 59 anos de idade. A partir de 2020, uma dose de reforço da vacina contra a febre amarela está indicada para crianças com 4 anos de idade que receberam a primeira dose entre 9 meses e 4 anos, 11 meses e 29 dias de idade. Indivíduos após os 5 anos até 59 anos devem receber uma única dose da vacina (Quadro 3.3).[4,5] Assim, Vitória e Pedro Henrique deverão receber duas doses da vacina: aos 9 meses e aos 4 anos de idade.

A vacina não deve ser administrada com as vacinas SCR (sarampo/caxumba/rubéola) ou SCRV (SCR e varicela).[4] Em 2017, para atender à elevada demanda populacional a ser vacinada, o Ministério da Saúde optou pelo uso da dose fracionada da vacina contra febre amarela em indivíduos com mais de 2 anos (um estudo mostrou 98% de soroconversão com essa dose).[1,6,7] Mais estudos são necessários para estabelecer o tempo de proteção oferecida pela dose fracionada.[1]

Quadro 3.3 – Orientações para vacinação contra a febre amarela

Indicação	Esquema vacinal
Crianças de 9 meses a 4 anos, 11 meses e 29 dias	Administrar 1 dose aos 9 meses de vida e uma dose de reforço aos 4 anos de idade
Pessoas a partir de 5 anos de idade que receberam uma dose da vacina antes de completarem 5 anos	Administrar uma dose de reforço independentemente da idade em que a pessoa procure o serviço de vacinação. Respeitar o intervalo mínimo de 30 dias entre a dose e o reforço
Pessoas de 5 a 59 anos que nunca foram vacinadas ou sem comprovante de vacinação	Administrar uma dose da vacina
Pessoas com mais de 5 anos de idade que receberam 1 dose após os 5 anos	Considerar vacinado. Não administrar nenhuma dose
Pessoas de 60 anos e mais que nunca foram vacinadas ou sem comprovante de vacinação	O serviço de saúde deverá avaliar a pertinência da vacinação, levando em conta o risco da doença e o risco dos eventos adversos nessa faixa etária e/ou decorrentes de comorbidades
Gestantes que nunca foram vacinadas ou sem comprovante de vacinação	A vacinação está contraindicada para as gestantes, no entanto, na impossibilidade de se adiar a vacinação, como nas emergências epidemiológicas, vigências de surtos ou epidemias, o serviço de saúde deverá avaliar a pertinência da vacinação
Mulheres que nunca foram vacinadas ou sem comprovante de vacinação, que estejam amamentando crianças com até 6 meses de idade	A vacinação não está indicada e deve ser adiada até a criança completar 6 meses de vida. Na impossibilidade de se adiar a vacinação, como nas emergências epidemiológicas, vigências de surtos ou epidemias, o serviço de saúde deverá avaliar a pertinência da vacinação. Importante ressaltar que, após a vacinação, o aleitamento materno deve ser suspenso por 28 dias (mínimo de 10 dias), com o acompanhamento do banco de leite de referência. Nos casos de mulheres que estejam amamentando e que receberam a vacina de forma inadvertida, o aleitamento materno deve ser suspenso por 28 dias após a vacinação (com um mínimo de 10 dias)
Viajantes internacionais	Para efeito de emissão do Certificado Internacional Vacinação ou Profilaxia (CIVP), seguir o regulamento sanitário internacional (RSI), que recomenda uma única dose na vida. O viajante deverá se vacinar pelo menos 10 dias antes da viagem

Fonte: Adaptado de https://spdf.com.br/wp-content/uploads/2020/07/Instru%C3%A7%C3%A3o-Normativa-2020.pdf.

Sarampo: uma intervenção necessária

O sarampo é uma doença viral aguda e grave, principalmente em crianças menores de 5 anos de idade, pessoas desnutridas e imunodeprimidas. Trata-se de uma doença extremamente contagiosa, transmitida de forma direta, por meio de secreções nasofaríngeas expelidas ao tossir, espirrar, falar ou respirar próximo às pessoas sem imunidade contra o vírus do sarampo. Além disso, o contágio pode ocorrer pela dispersão de aerossóis com partículas virais no ar, em ambientes fechados, como escolas, creches, clínicas etc.[1,8]

Em todo o mundo, nota-se um aumento do número de casos de sarampo. Embora haja uma vacina segura e custo-efetiva, em 2017 houve 110 mil mortes por sarampo no mundo, principalmente entre crianças abaixo de 5 anos.[9,10]

No Brasil, a doença estava controlada, sendo registrados alguns surtos, como em 2013-2014 em Pernambuco e no Ceará. Em 2016, o país recebeu o certificado de eliminação da circulação do vírus do sarampo pela OMS, graças às suas ações de vigilância e vacinação.[1,9]

Em janeiro de 2018 casos importados da Venezuela, que enfrenta desde julho de 2017 um surto de sarampo, causaram a reintrodução do vírus no Brasil, que começou pelo Amazonas e Roraima, onde a cobertura vacinal estava bem abaixo dos 95% necessários para proteção da população. Nesse ano, outros oito estados confirmaram casos de sarampo. E, em 2019, houve notificação de um surto em São Paulo.[9,10]

Até agosto de 2020, foram confirmados 7.718 casos de sarampo no Brasil, havendo, em cinco estados, a circulação ativa do vírus (Pará, Rio de Janeiro, São Paulo, Paraná, Santa Catarina) com cinco óbitos, todos em menores de 2 anos de idade não vacinados. A incidência de casos em crianças menores de 1 ano de idade é 10 vezes maior que a registrada na população geral.[8]

As taxas de cobertura vacinal contra o sarampo e a rubéola em 2018 estavam em 90% para a primeira dose e 79% para a segunda dose, o que não mantém a sustentabilidade da eliminação do sarampo. Em meio à pandemia do coronavírus, muitos estados ainda estão com circulação do vírus do sarampo.[1]

Para o controle dessa situação de reemergência da doença, foram realizadas várias medidas:[11]

- Vigilância epidemiológica sensível, ativa e oportuna – o sarampo é uma doença de notificação compulsória. Devem ser notificados tanto casos suspeitos quanto confirmados e monitorados os contactantes.
- Bloqueio vacinal dos contatos de casos suspeitos e confirmados de sarampo.
- Intensificação da vacinação de rotina.
- Realização de campanhas de vacinação contra o sarampo.
- Mudança no calendário de vacinação.

Para diminuir o risco da ocorrência de casos grave e óbitos por sarampo, desde agosto de 2019 o Ministério da Saúde adotou a estratégia da dose zero da vacina tríplice viral (sarampo, caxumba e rubéola – SCR) para todas as crianças com idade entre 6 e 11 meses – trata-se de uma dose extra.[2,4]

A dose zero não é considerada válida para cobertura vacinal de rotina. Após a administração da dose zero de tríplice viral, deve-se manter o esquema vacinal recomendado no Calendário Nacional de Vacinação.[4,8]

O esquema de vacinação do Programa Nacional de Imunização (PNI) e da SBP consiste em:[4,5]

- 12 meses de idade: primeira dose da tríplice viral.
- 15 meses de idade: segunda dose com o uso da tríplice ou da tetraviral (corresponde à segunda dose da vacina tríplice viral e à primeira dose da vacina varicela).

As vacinas tríplice viral e tetraviral são, em geral, pouco reatogênicas. Os eventos adversos mais observados são febre, dor e rubor no local da administração e exantema. As reações de hipersensibilidade são raras.[10]

Particularidades:[5,10,11]

- A vacina tetraviral está disponível na rotina de vacinação para crianças com idade entre 15 meses e 4 anos, 11 meses e 29 dias na rede pública. A idade máxima para o uso da vacina combinada SCRV é de 12 anos.
- Pessoas de 5 a 29 anos de idade não vacinadas ou com esquema incompleto devem receber ou completar o esquema de duas doses de tríplice viral, conforme a situação encontrada, considerando o intervalo mínimo de 30 dias entre as doses. Considerar vacinada a pessoa que comprovar duas doses de vacina contendo os componentes sarampo, dupla viral (sarampo e rubéola), tríplice viral ou tetraviral.
- Quando houver indicação, a vacina dupla viral (sarampo, rubéola – atenuada) poderá ser utilizada para vacinação de pessoas a partir dos 30 anos de idade ou outras faixas etárias, de acordo com as estratégias definidas pelo Ministério da Saúde (geralmente em campanhas).

Vacinação simultânea:[4]

- Pode ser administrada simultaneamente com as demais vacinas do calendário de vacinação, exceto com a vacina contra febre amarela em crianças menores de 2 anos de idade. Nesse caso, deve ser respeitado o intervalo de 30 dias entre as duas vacinas (mínimo de 15 dias), salvo em circunstâncias específicas.
- Caso a vacina tríplice viral não seja administrada simultaneamente com a vacina varicela (atenuada), considerar o intervalo mínimo de 30 dias entre as doses, salvo em situações que impossibilitem manter esse intervalo (com um mínimo de 15 dias).

A vacina tríplice viral é contraindicada para:[4,10]

- Casos suspeitos de sarampo.
- Gestantes.
- Lactentes com menos de 6 meses de idade.
- Pacientes imunocomprometidos. Nos casos de pacientes em uso de corticosteroides, considera-se imunossupressora qualquer dosagem ≥ 2 mg/kg de peso ou ≥ 20 mg/dia de prednisona ou equivalente para aqueles com mais de 10 kg, por pelo menos 14 dias. Após a interrupção do uso de corticosteroides, deve-se aguardar 4 semanas para a realização da vacinação.
- Pessoas que vivem com HIV/Aids e que apresentem evidência de imunossupressão grave, definida em crianças de 1 a 13 anos por uma porcentagem de linfócitos T CD4 < 15% e em adolescentes com idade maior ou igual a 14 anos por uma contagem de linfócitos T CD4 < 200 linfócitos/mm^3.
- Pessoas com história de reações anafiláticas em dose anterior de vacina de sarampo não devem ser revacinadas. As vacinas de sarampo em uso no Brasil são produzidas em cultura de células de embrião de galinha e não contêm quantidades significativas de ovoalbumina, à exceção da vacina produzida pelo laboratório Serum Institute of India, que contém lactoalbumina hidrolisada, estando contraindicada em pacientes com alergia a leite de vaca.

Como Vitória e Pedro Henrique não apresentam nenhuma contraindicação para receber a vacina contra sarampo, tendo em conta o atual cenário epidemiológico, devem receber a dose zero com 6 meses de idade e, após 1 ano, seguir o calendário.

Principais problemas no dia a dia do pediatra

Os gêmeos foram para a creche com 6 meses: vovó Nana, por sua idade e condições de saúde, não conseguiria ficar com os dois sozinha. Logo no início, Vitória já "pegou" diarreia... "Será uma infecção, doutor? Serão os dentes nascendo?" Vamos entender o que está acontecendo a seguir.

■ Problemas com a introdução da alimentação complementar
Renata Cavalcante Kuhn dos Santos

Vitória e Pedro Henrique ingressaram na fase de introdução alimentar. Os primeiros meses são importantes para a apresentação de diferentes texturas, consistências, cores, sabores, e para que o lactente estabeleça uma boa relação com os alimentos. Cada lactente terá um ritmo próprio na aceitação alimentar, na quantidade e nas preferências. Como o pediatra pode ajudar a família?

Os problemas durante a introdução alimentar podem ser divididos em orgânicos (malformação craniofacial, pneumopatias ou cardiopatias, distúrbios neurológicos etc.), comportamentais ou a combinação de ambos. Antes de atribuir a dificuldade alimentar ao comportamento, deve-se descartar experiências orais negativas, como a alimentação por sonda orogástrica, necessidade de aspiração de secreção oral por um período prolongado, distúrbios sensoriais (hipersensibilidade oral), erupção dentária e infecções agudas. Entre as alterações comportamentais, estão a recusa alimentar, o comportamento disruptivo na hora da refeição ou a falha em adquirir habilidades para se alimentar sozinho de acordo com o desenvolvimento esperado para cada fase.[1] Vitória e Pedro Henrique não apresentam morbidades e, apesar de terem sido pré-termos e com baixo peso ao nascer, não tiveram experiências orais negativas no período neonatal.

O comportamento alimentar da criança é determinado pela interação com o alimento, pelo seu desenvolvimento anatomofisiológico e por fatores emocionais, psicológicos, socioeconômicos e culturais. A influência mais marcante na formação dos hábitos alimentares é o produto da interação da criança com os pais ou com a pessoa responsável por sua alimentação, que desenvolvem o papel dos primeiros educadores nutricionais.[2] Os fatores culturais e psicossociais influenciam as experiências alimentares da criança desde o momento do nascimento, por meio do processo de aprendizagem. O contexto social exerce papel preponderante, sobretudo nas estratégias que os pais utilizam para alimentar a criança ou para estimulá-la a comer alimentos específicos.[3] O ambiente doméstico, o estilo de vida dos pais e as relações interfamiliares podem ter grande influência na alimentação, nas preferências alimentares e afetar o equilíbrio nutricional da alimentação pela disponibilidade e composição dos alimentos. Assim, a família tem papel decisivo no aprendizado de hábitos socialmente aceitos, na formação de novos hábitos, no autocontrole da ingestão alimentar e na formação de um padrão de comportamento alimentar adequado ou não.[2,4,5]

Respeitando a etapa do desenvolvimento do lactente e as necessidades nutricionais de cada idade, o pediatra deve orientar:
- Ofertar os alimentos sem rigidez de horários, respeitando sempre a vontade da criança.[4]
- Alimentar a criança de modo lento e paciente. Em casos de recusa, pode-se experimentar diferentes combinações, sabores, texturas e métodos de encorajamento não coercivos, desde que não distraiam a criança da refeição, que deve ser um momento de aprendizado

que inclui atenção, conversa e contato visual entre a mãe/cuidador e a criança. A prática inclui o respeito ao mecanismo fisiológico de autorregulação do apetite da criança.[6,7]
- Servir porções moderadas e manter o ambiente alimentar organizado e atrativo.[8]
- Incentivar a socialização durante as refeições, refeições compartilhadas, de preferência sem telas.[8]
- Experimentar novos alimentos na frente da criança, sem emitir opiniões negativas a respeito de qualquer alimento.[8]
- Oferecer à criança diferentes alimentos ao dia. Uma alimentação variada é, também, uma alimentação colorida.[4]
- Se a criança recusar determinado alimento, deve-se oferecê-lo novamente em outras refeições. São necessárias, em média, de 8 a 15 exposições a um novo alimento para observar a aceitação da criança.[4]
- Ter apenas alimentos saudáveis em casa, e evitar alimentos do tipo *fast food*.[8]

Essas sugestões já podem ser utilizadas desde o início da introdução alimentar. Vale ressaltar que a maioria dos problemas relacionados à introdução alimentar é temporária e se resolve com pouca ou nenhuma intervenção especial.[1]

Erupção dentária

Renata Cavalcante Kuhn dos Santos

Cada criança terá seu próprio tempo para o surgimento dos dentes. Esse processo é hereditário, mas pode ser alterado por mudanças de saúde ou de ambiente. Os dentes de leite surgem geralmente no 2º semestre de vida, sendo a ordem habitual da erupção os incisivos centrais (7 a 12 meses), incisivos laterais (9 a 13 meses), primeiros molares (13 a 19 meses), caninos (16 a 22 meses) e, por último, os segundos molares (20 a 31 meses).[9]

Existem muitas controvérsias em relação aos sinais e sintomas comportamentais, locais e sistêmicos apresentados pelas crianças nessa fase. Entre os vários fenômenos clínicos observados pelos pais nesse período, encontram-se diarreia, problemas de pele, falta de apetite, febre, gripe, irritabilidade, insônia e salivação.[10] Segundo uma revisão da literatura, encontramos principalmente desconforto local, irritabilidade e salivação.[11]

Fatores que dificultam a associação direta desses sintomas com a erupção dentária seria a própria fase de desenvolvimento em que as crianças se encontram, período no qual levam objetos à boca, com potenciais microrganismos que podem provocar infecção, exploram o ambiente, se machucam com objetos e até mesmo com alimentos, podendo ocasionar gengivite e salivação.[11] Cabe ao pediatra orientar a família e identificar se os sinais e sintomas estão ou não relacionados com a erupção dentária.

A partir da introdução da alimentação complementar, a higiene oral deve ser realizada com gaze e água. A partir da erupção do primeiro dente de leite, faz-se necessária a escovação ao menos 2 vezes ao dia com pastas fluoretadas, limitando-se a quantidade equivalente a um grão de arroz (0,1 g) por escovação, até os 3 anos de idade.[9,12] Recomenda-se uma escova especial, idealmente com uma cabeça pequena e cerdas supermacias.[9]

Na puericultura, o pediatra tem papel relevante na orientação adequada quanto à restrição do consumo de carboidratos fermentáveis na dieta, ao uso prolongado de mamadeiras noturnas com ingredientes açucarados e aos hábitos de higiene, à utilização de pasta fluoretada desde a primeira dentição e à orientação de procurar o odontopediatra no 1º ano de vida.[13]

Diarreia viral

Renata Cavalcante Kuhn dos Santos

A diarreia pode ser definida pela ocorrência de três ou mais evacuações amolecidas ou líquidas nas últimas 24 horas. A diminuição da consistência habitual das fezes é um dos parâmetros mais considerados.[14]

A doença diarreica aguda caracteriza-se como um episódio diarreico com as seguintes características: início abrupto, etiologia presumivelmente infecciosa, potencialmente autolimitada, com duração inferior a 14 dias, aumento no volume e/ou na frequência de evacuações com consequente aumento das perdas de água e eletrólitos.[15]

Pode ser classificada em:

- Diarreia aguda aquosa: que pode durar até 14 dias e determina perda de grande volume de fluidos e pode causar desidratação. Pode ser causada por bactérias e vírus, na maioria dos casos. A desnutrição eventualmente pode ocorrer se a alimentação não é fornecida de forma adequada e se episódios sucessivos acontecem.
- Diarreia aguda com sangue (disenteria): caracteriza-se pela presença de sangue nas fezes. Representa lesão na mucosa intestinal. Pode associar-se com infecção sistêmica e outras complicações, incluindo desidratação. Bactérias do gênero *Shigella* são as principais causadoras de disenteria.[16]

Os vírus são os principais agentes causadores das diarreias na infância, destacando-se o rotavírus, o coronavírus, o adenovírus, o calicivírus (em especial o norovírus) e o astrovírus.[17]

Diante de uma criança com diarreia aguda, independentemente do agente etiológico, é de suma importância atentar-se para os sinais de desidratação, como estado geral intranquilo, olhos fundos, ausência de lágrimas, boca seca, criança sedenta, bebendo rápido e avidamente, desaparecimento lento das pregas cutâneas, pulso rápido e débil, e enchimento capilar de 3 a 5 segundos. Na presença de dois ou mais dos sinais descritos, é necessária a terapia de reidratação oral no serviço de saúde. Já diante de dois ou mais sinais que indiquem desidratação grave, como estado geral comatoso ou hipotônico, olhos muito fundos, ausência de lágrimas, boca muito seca, criança não consegue beber ou bebe mal, prega cutânea que desaparece muito lentamente (mais de 2 segundos), pulso muito débil ou ausente, enchimento capilar superior a 5 segundos, exige-se a terapia de reidratação parenteral. Na presença de diarreia aguda sem sinais de desidratação, é recomendada a terapia de reidratação oral no domicílio. Sinais de agravo que indicam a necessidade de uma reavaliação clínica seriam: piora da diarreia, vômitos persistentes, muita sede, recusa dos alimentos, sangue nas fezes e diminuição da diurese.[16,17]

Durante todo o período diarreico, deve-se manter a alimentação habitual, e, mesmo na ausência de desidratação, é recomendada a suplementação de zinco, que pode reduzir a duração do quadro diarreico, a probabilidade de persistir por mais de 7 dias e a ocorrência de novos episódios de diarreia aguda nos 3 meses subsequentes. O racional para seu emprego é a prevalência elevada de deficiência de zinco nos países não desenvolvidos.[17] A dose para maiores de 6 meses é de 20 mg por dia e, nos menores de 6 meses, de 10 mg por dia, durante 10 a 14 dias.[16,17]

A vitamina A é indicada em regiões onde há carência desta, como no Norte e no Nordeste do Brasil.[17]

Os antibióticos não são empregados no tratamento da diarreia aguda de origem viral, já que a maioria é autolimitada.[16]

Os probióticos, por sua vez, têm ação comprovada na redução da duração da diarreia aguda e na hospitalização, bem como na redução da duração dos vômitos, na frequência evacuatória e na incidência de diarreia após 3 dias.[17,18]

Creche

Regis Ricardo Assad

A palavra "creche" foi usada no século XVIII para designar o estabelecimento criado na França pelo padre Oberlin, para cuidar de crianças pobres desamparadas. O papel das creches mudou ao longo da história. Antes da Revolução Industrial, as instituições que abrigavam crianças pequenas estavam voltadas a cuidar das crianças abandonadas, administradas principalmente por pessoas vinculadas à igreja. Com as mudanças econômicas e sociais que a industrialização e a urbanização trouxeram, seu papel começou a mudar com a absorção da mão de obra das mulheres. Durante a Segunda Guerra Mundial, o governo norte-americano implantou creches pelo país para absorver o trabalho das mulheres enquanto os homens estavam na guerra.

A Constituição de 1988 incluiu como direito da criança de 0 a 6 anos de idade e dever do Estado o atendimento em creche. Esse direito é reafirmado no Estatuto da Criança e do Adolescente (ECA, Lei n. 8.069/1990). Com a aprovação da Lei n. 9.394/1996, Lei de Diretrizes e Bases da Educação Nacional, foi incorporado que creche também tem função educativa. Atualmente, o atendimento em creche vai de 0 a 3 anos de idade e nas idades de 4 e 5 anos como pré-escola, a partir dos 6 anos como ensino fundamental. A creche, que tinha um papel caritativo de cuidar de crianças carentes e abandonadas no século XIX, hoje é o passo inicial da educação básica, tendo como finalidade o desenvolvimento integral, levando em conta aspectos físico, psicológico, intelectual e social.[19]

A creche está inserida nos "1.000 primeiros dias de vida da criança", nos quais são importantes as ações quanto a alimentação; vacinação; crescimento e desenvolvimento; uso de bicos; estimulação; treinamento esfincteriano; uso de telas; prevenção de acidentes, da violência e dos maus-tratos e do estresse tóxico precoce.[19]

As crianças cuidadas em creches ou pré-escolas apresentam risco maior de adquirir infecções em 2 a 3 vezes, além de aumento das complicações das infecções de vias respiratórias superiores e do aumento no número de prescrição para o uso de antibióticos, com impacto na saúde individual e na disseminação das doenças na comunidade. A isso, podemos chamar "a síndrome da creche".[20] Medidas de prevenção simples são efetivas para diminuir a transmissão de doenças nessa situação: lavagem apropriada das mãos, utilização de precauções padronizadas, rotina padronizada para a troca e o descarte de fraldas usadas, localização e limpeza da área de troca, limpeza e desinfecção de áreas contaminadas, uso de lenços descartáveis para assoar o nariz, funcionários e área exclusivos para a manipulação de alimentos, notificação das doenças infecciosas, treinamento de funcionários, orientação dos pais e afastamento das crianças doentes.[20]

O ideal seria que o ingresso das crianças nas creches pudesse ser retardado para depois dos 3 anos, mas as mudanças contemporâneas da humanidade não têm permitido; assim, nós, pediatras, teremos que aprender a trabalhar com essa nova realidade.

Nesse contexto, a creche também pode proporcionar algumas vantagens, como: estímulos variados (brincadeiras), convívio com iguais, favorece a socialização, desenvolve a linguagem, estimula a curiosidade, favorece a autonomia, ensina a dividir e a compartilhar, promove a prevenção de acidentes domésticos, maus-tratos e abusos.[19]

Diante dessa nova realidade, o pediatra necessita participar de ações de gerenciamento multidisciplinar e aprender a trabalhar com as equipes de educação, nutrição, recreação e assistência social. Lutar pelo aumento da licença-maternidade, por mais vagas e por creches com padrão de qualidade e ser treinado para poder atuar na melhoria da qualidade das ações referentes às crianças nas creches.[20]

Referências bibliográficas
Alimentação

1. WHO. Guiding principles for feeding non-breastfed children 6-24 months of age. Geneva: Word Health Organization; 2005.
2. Alves RMNR. DC Aleitamento Materno SBP [publicado em março 2018]. Disponível em: https://www.sbp.com.br/imprensa/detalhe/nid/acabou-a-licenca-maternidade-e-agora/. Acesso em: 10 nov. 2020.
3. Brasil. Consolidação das Leis do Trabalhistas (CLT). Lei n. 13.509, de 2017, artigo 396. Disponível em:https://brasil.mylex.net/legislacao/consolidacao-leis-trabalho-clt-art396_82005.html. Acesso em: 10 nov. 2020.
4. Bortolini GA, Vitolo MR, Gubert MB, Santos LM. Early cow's milk consumption among Brazilian children: results of a national survey. Jornal de Pediatria. 2013; 89(6):608-13.
5. Sociedade Brasileira de Pediatria (SBP). Departamento de Nutrologia. Manual de alimentação: orientações para alimentação do lactente ao adolescente, na escola, na gestante, na prevenção de doenças e segurança alimentar. 4. ed. São Paulo: SBP; 2018.
6. Sociedade Brasileira de Pediatria (SBP). Departamento de Nutrologia. Fórmulas e compostos lácteos infantis: em que diferem? São Paulo: SBP; 2020. Disponível em: https://www.sbp.com.br/documentos-cientificos/. Acesso em: 10 nov. 2020.
7. Koletzko BV, Shamir R. Infant formula: does one size fit all? Current Opinion in Clinical Nutrition & Metabolic Care. 2016; 19(3):205-7.
8. Koletzko BV, Baker S, Cleghorn G, Fagundes Neto U, Gopalan S, Hernell O, et al. Global standard for the composition of infant formula: recommendations of an ESPGHAN coordinated international expert group. Journal of Pediatric Gastroenterology and Nutrition. 2005; 41(5):584-99.
9. WHO. Report of the commission on ending childhood obesity. Geneva: Word Health Organization; 2016.
10. Weber M, Grote V, Closa-Monasterolo R, Escribano J, Langhendries JP, Dain E, Giovannini M, et al.; European Childhood Obesity Trial Study Group. Lower protein content in infant formula reduces BMI and obesity risk at school age: follow-up of a randomized trial. Am J Clin Nutr. 2014 May;99(5):1041-51.
11. Socha P, Grote V, Gruszfeld D, Janas R, Demmelmair H, Closa-Monasterolo R, et al. Milk protein intake, the metabolic-endocrine response, and growth in infancy: data from a randomized clinical trial. The American journal of clinical nutrition. 2011; 94(6 Suppl.):1776s-84s.
12. Westland S, Crawley H. 'Scientific and factual?' A further review of breastmilk substitute advertising to healthcare professionals. First Steps Nutrition Trust. 2019.
13. Abrams SA, Griffin IJ, Davila PM. Calcium and zinc absorption from lactose-containing and lactose-free infant formulas. The American Journal of Clinical Nutrition. 2002; 76(2):442-6.

14. Martin CR, Ling PR, Blackburn GL. Review of infant feeding: key features of breast milk and infant formula. Nutrients. 2016; 8(5):279.
15. Lagström H, Rautava S, Ollila H, Kaljonen A, Turta O, Mäkelä, Bode L. Associations between human milk oligosaccharides and growth in infancy and early childhood. Am J Clin Nutr. 2020; 111(4):769-78.
16. Carver JD. Advances in nutritional modifications of infant formulas. Am J Clin Nutr. 2003; 77(6):1550S-4S.
17. Codex Alimentarius Comission. Standard for infant formula and formulas for special medical purposes intended for infants CODEX 2007. Disponível em: http://www.fao.org/fao-who-codexalimentarius/sh-proxy/en/?lnk=1&url=https%253A%252F%252Fworkspace.fao.org%252Fsites%252Fcodex%252FStandards%252FCXS%2B72-1981%252FCXS_072e.pdf. Acesso em: 10 nov. 2020.
18. Koletzko B. Formula feeding. In: Pediatric nutrition in practice. Basel: Karger; 2015. p. 97-103.
19. Delplanque B, Gibson R, Koletzko B, Lapillonne A, Strandvik B. Lipid quality in infant nutrition: current knowledge and future opportunities. Journal of Pediatric Gastroenterology and Nutrition. 2015; 61(1):8.
20. Drover J, Hoffman DR, Castañeda YS, Morale SE, Birch EE. Three randomized controlled trials of early long-chain polyunsaturated fatty acid supplementation on means end problem solving in 9-month-olds. Child Development. 2009; 80(5):1376-84.
21. Hoffman DR, Boettcher JA, Diersen-Schade DA. Toward optimizing vision and cognition in term infants by dietary docosahexaenoic and arachidonic acid supplementation: a review of randomized controlled trials. Prostaglandins, Leukotrienes and Essential Fatty Acids. 2009; 81(2-3):151-8.
22. Bar-Yoseph F, Lifshitz Y, Cohen T. Review of sn-2 palmitate oil implications for infant health. Prostaglandins Leukot Essent Fatty Acids. 2013; 89(4):139-43.
23. Dewettinck K, Rombaut R, Thienpont N, Le TT, Messens K, Van Camp J. Nutritional and technological aspects of milk fat globule membrane material. International Dairy Journal. 2008; 18(5):436-57.
24. Pisanu S, Ghisaura S, Pagnozzi D, Falchi G, Bios G, Tanca A, et al. Characterization of sheep milk fat globule proteins by two-dimensional polyacrylamide gel electrophoresis/mass spectrometry and generation of a reference map. International Dairy Journal. 2012; 24(2):78-86.
25. Gibson GR, Scott KP, Rastall RA, Tuohy KM, Hotchkiss A, Dubert-Ferrandon A, et al. Dietary prebiotics: current status and new definition. IFIS Functional Foods Bulletin. 2011; 7:1-19.
26. Arrieta M-C, Stiemsma LT, Amenyogbe N, Brown EM, Finlay B. The intestinal microbiome in early life: health and disease. Front Immunol. 2014; 5:427.
27. Anvisa. Resolução – RDC n. 360, dezembro 2003. Disponível em: http://bvsms.saude.gov.br/bvs/saudelegis/anvisa/2003/rdc0360_23_12_2003.html. Acesso em: 10 nov. 2020.
28. Zhou SJ, Sullivan T, Gibson RA, Lönnerdal B, Prosser CG, Lowry DJ, Makrides M. Nutritional adequacy of goat milk infant formulas for term infants: a double-blind randomized controlled trial. Br J Nutr. 2014; 111:1641-51.
29. Martin CR, Ling PR, Blackburn GL. Review of infant feeding: key features of breast milk and infant formula. Nutrients. 2016; 8(5):279.
30. Bonuck K, Avraham SB, Lo Y, Kahn R, Hyden C. Bottle-weaning intervention and toddler overweight. The Journal of Pediatrics. 2014; 164(2):306-12.
31. Sociedade Brasileira de Pediatria – Departamento de Nutrologia. Manual de Alimentação: orientações para alimentação do lactente ao adolescente, na escola, na gestante, na prevenção de doenças e segurança alimentar. 4. ed. São Paulo: SBP; 2018.

Crescimento

1. Aiello AM, Melo LM, Nunes MN, Silva AS, Nunes A. Prevalence of obesity in children and adolescents in Brazil: a meta-analysis of cross-sectional studies. Curr Pediatr Rev. 2015; 11(1):36-42.
2. Brasil. Ministério da Saúde. Secretaria de Vigilância em Saúde. Departamento de Análise em Saúde e Vigilância de Doenças Não Transmissíveis. Vigitel Brasil 2019: vigilância de fatores de risco e proteção para doenças crônicas por inquérito telefônico: estimativas sobre frequência e distribuição sociodemográfica de fatores de risco e proteção para doenças crônicas nas capitais dos 26 estados brasileiros e no Distrito Federal em 2019. Brasília: Ministério da Saúde; 2020. Disponível em: http://www.crn1.org.br/wp-content/uploads/2020/04/vigitel-brasil-2019-vigilancia-fatores-risco.pdf?x53725. Acesso em: 1 out. 2020.
3. Escrivão MAMS, Oliveira FLC, Taddei JAAC. Obesidade exógena. In: Sociedade Brasileira de Pediatria. Tratado de pediatria. 4. ed. Rio de Janeiro: Manole; 2017. p. 1447-51.
4. Barker DJ, Gluckman PD, Godfrey KM, Harding JE, Owens JA, Robinson JS. Fetal nutrition and cardiovascular disease in adult life. Lancet. 1993 Apr 10; 341(8850):938-41.
5. Hanson M. The birth and future health of DOHaD. J Dev Orig Health Dis; 2015; 6(5):434-7.
6. Huang YT, Lin HY, Wang CH, Su BH, Lin CC. Association of preterm birth and small for gestational age with metabolic outcomes in children and adolescents: A population-based cohort study from Taiwan. Pediatr Neonatol [Internet]. 2018 Apr; 59(2):147-153. Disponível em: https://reader.elsevier.com/reader/sd/pii/S1875957217300438?token=2AD010D70AEC39F3CFAB72431E19A83F40498C55649540167C92A11ED07DC2E63137E78F81B5489D3C9D152164D68C30. Acesso em: 1 out. 2020.
7. Louzada MLC, Ricardo CZ, Steele EM, Levy RB, Cannon G, Monteiro CA. The share of ultra-processed foods determines the overall nutritional quality of diets in Brazil. Public Health Nutr. 2018; 21(1):94-102.
8. Benzecry SG, Nóbrega FJ. Desnutrição energético-proteica. In: Sociedade Brasileira de Pediatria. Tratado de Pediatria. 4. ed. Barueri: Manole; 2017. p. 1436-40.
9. Machado NC, Carvalo MA, Penatti DA. Failure to thrive ou insuficiência do crescimento. In: Martin JG, Fioretto JR, Carpi MF. Emergências pediátricas. Botucatu: Atheneu; 2019. p. 411-6.
10. Hoineff C. Crescimento normal e alterado. In: Sociedade Brasileira de Pediatria. Tratado de pediatria. 4. ed. Barueri: Manole; 2017. p. 625-32.
11. Black RE, Victora CG, Walker SP, Bhutta ZA, Christian P, de Onis M, et al.; Maternal and Child Nutrition Study Group. Maternal and child undernutrition and overweight in low-income and middle-income countries. Lancet. 2013 Aug 3; 382(9890):427-51.
12. Popkin BM, Corvalan C, Grummer-Strawn LM. Dynamics of the double burden of malnutrition and the changing nutrition reality. Lancet. 2020 Jan 4; 395(10217):65-74.
13. World Health Organization (WHO). Nutritional Anaemias: Tools for Effective Prevention. Geneva: WHO; 2017.
14. Brasil. Ministério da Saúde. Secretaria de Atenção Primária à Saúde. Departamento de Promoção da Saúde. Guia alimentar para crianças brasileiras menores de 2 anos. Brasília, Ministério da Saúde; 2019. Disponível em: http://189.28.128.100/dab/docs/portaldab/publicacoes/guia_da_crianca_2019.pdf. Acesso em: 12 out. 2020.
15. Fisberg M, Lyra I, Weffort V. Consenso sobre anemia ferropriva: mais que uma doença, uma urgência. Diretrizes de Nutrologia e Hematologia-Hemoterapia Sociedade Brasileira de Pediatria; 2018.

Desenvolvimento

1. Ages & Stages Questionnaires – ASQ. Disponível em: http://agesandstages.com/.
2. AAP. Developmental and Behavioral Pediatrics (AAP): http://www2.aap.org/sections/dbpeds/.
3. Centers for Disease of Control. Developmental Milestones. Disponível em: https://www.cdc.gov/ncbddd/actearly/milestones/index.html. Acesso em: 1 out. 2020.
4. Oller DK, Eilers RE, Neal AR, Schwartz HKJ. Precursors to speech in infancy: the prediction of speech and language disorders. J Commun Disord. 1999; 32:223-45.
5. McGillion M, Herbert JS, Pine J, Vihman M, dePaolis R, Keren-Portnoy T, Matthews D. What paves the way to conventional language? The predictive value of babble, pointing, and socioeconomic status. Child Dev. 2017 Jan; 88(1):156-66. Epub 2016 Nov 10.
6. Marks KP, LaRosa AC. Understanding developmental-behavioral screening measures. Pediatr Rev. 2012 Oct; 33(10):448-57; quiz 457-8.
7. Sociedade Brasileira de Neurologia Infantil. Aprenda os sinais. Aja cedo. Disponível em: https://sbni.org.br/wp-content/uploads/2019/09/1568137484_livreto_alta.pdf. Acesso em: 1 out. 2020.
8. Schonhaut L, Armijo I, Schönstedt M, Alvarez J, Cordero M. Validity of the Ages and Stages Questionnaires in Term and Preterm Infants Pediatrics May 2013; 131(5):e1468-e1474; Accepted for publication: Feb 1, 2013. Disponível em: www.pediatrics.org/cgi/doi/10.1542/peds.2012-3313. Acesso em: 1 out. 2020.
9. Filgueiras A, Pires P, Maissonette S, Landeira-Fernandez J. Psychometric properties of the Brazilian-adapted version of the Ages and Stages Questionnaire in public child daycare centers. Early Hum Dev. 2013 Aug;89(8):561-76. Epub 2013 Mar 16.
10. Stein A, Pearson RM, Goodman SH, Rapa E, Rahman A, McCallum M, et al. Effects of perinatal mental disorders on the fetus and child. Lancet. 2014 Nov 15; 384(9956):1800-19. Epub 2014 Nov 14.
11. Bornstein MH. Cultural Approaches to Parenting. Parent Sci Pract. 2012 Jan 1; 12(2-3):212-221. Epub 2012 Jun 14.
12. Gaillard A, Le Strat Y, Mandelbrot L, Keïta H, Dubertret C. Predictors of postpartum depression: prospective study of 264 women followed during pregnancy and postpartum. Psychiatry Res. 2014 Feb 28; 215(2):341-6. Epub 2013 Nov 6.
13. Chen B, Bernard JY, Padmapriya N, Ning Y, Cai S, Lança C, et al. Associations between early-life screen viewing and 24 hour movement behaviours: findings from a longitudinal birth cohort study. Lancet Child Adolesc Health. 2020 Mar; 4(3):201-9. Epub 2020 Jan 28.
14. Oswald TK, Rumbold AR, Kedzior SGE, Moore VM. Psychological impacts of "screen time" and "green time" for children and adolescents: A systematic scoping review. PLoS ONE. 2020; 15(9):e0237725.
15. First LR, Palfrey JS. The infant or young child with developmental delay. New England Journal of Medicine. 1994; 330(7):478-83.
16. Reynolds AJ, Temple JA. Priorities for a new century of early childhood programs. Infants & Young Children. 2005; 18(2):104-18.
17. WHO Multicentre Growth Reference Study Group. WHO Motor Development Study: windows of achievement for six gross motor development milestones. Acta Paediatr Suppl. 2006 Apr; 450:86-95.
18. Flensborg-Madsen T, Mortensen EL. Predictors of motor developmental milestones during the first year of life. Eur J Pediatr. 2017 Jan; 176(1):109-19.
19. Winders P, Wolter-Warmerdam K, Hickey F. A schedule of gross motor development for children with Down syndrome. J Intellect Disabil Res. 2019 Apr; 63(4):346-56.

20. Super CM. Environmental effects on motor development: the case of "African infant precocity". Dev Med Child Neurol. 1976.
21. Pereira KR, Valentini NC, Saccani R. Brazilian infant motor and cognitive development: Longitudinal influence of risk factors. Pediatr Int. 2016 Dec; 58(12):1297-306
22. Valentini NC, Saccani R. Infant Motor Scale of Alberta: validation for a population of Southern Brazil. Rev Paul Pediatr [online]. 2011; 29(2):231-8.
23. Clearfield MW. Learning to walk changes infants' social interactions. Infant Behav Dev. 2011 Feb; 34(1):15-25.
24. Brasil. Ministério da Saúde. Caderno de Atenção Básica, Saúde da Criança. Ministério da Saúde, 2002. Disponível em: http://bvsms.saude.gov.br/bvs/publicacoes/acompanhamento_crescimento_desenvolvimento_infantil_cab11.pdf. Acesso em: 15 jun. 2021.
25. Burrows P, Griffiths P. Do baby walkers delay onset of walking in young children? Br J Community Nurs. 2002 Nov; 7(11):581-6.
26. Chagas PSC, Fonseca ST, Santos TRT, Souza TR, Megale L, Silva PL, Mancini MC. Effects of baby walker use on the development of gait by typically developing toddlers. Gait Posture. 2020 Feb; 76:231-7.
27. Al-Nouri L, Al-Isami S. Baby walker injuries. Ann Trop Paediatr. 2006 Mar; 26(1):67-71.
28. Walle EA, Campos JJ. Infant language development is related to the acquisition of walking. Dev Psychol. 2014 Feb; 50(2):336-48.

Vacinação

1. Brasil. Ministério da Saúde. Secretaria de Vigilância em Saúde. Vigilância em Saúde no Brasil 2003|2019: da criação da Secretaria de Vigilância em Saúde aos dias atuais. Bol Epidemiol. Brasília: Ministério da Saúde; 2019. Disponível em: https://portalarquivos2.saude.gov.br/images/pdf/2019/setembro/25/boletim-especial-21ago19-web.pdf?fbclid=IwAR3qTQYyo5tG7dYLNXWfj4ymtmIAoJtloIbTnwToAPConwrDn0Vpv0kyzvo. Acesso em: 2 out. 2020.
2. Sociedade Brasileira de Pediatria (SBP). Febre amarela – Nota Informativa. Departamento Científico de Infectologia e Imunizações. SBP; 2019. Disponível em: https://www.sbp.com.br/fileadmin/user_upload/20583b-Nota_Informativa_-_Febre_Amarela.pdf. Acesso em: 1 out. 2020.
3. Escosteguy CC, Pereira AGL, Marques MRVE, Lima TRA, Galliez RM, Medronho RA. Febre amarela: perfil dos casos e fatores associados ao óbito em hospital referência no estado do Rio de Janeiro 2017-2018. Rev Saude Publica [periódicos na Internet]. 2019 Mar [cited 2020 Oct 01];53:89 Disponível em: http://www.scielo.br/scielo.php?script=sci_arttext&pid=S0034-89102019000100283&lng=en.
4. Brasil. Ministério da Saúde. Coordenação Geral do Programa Nacional de Imunizações/Departamento de Imunizações e Doenças Transmissíveis/Secretaria de Vigilância de Saúde. Instrução normativa referente ao calendário nacional de vacinação 2020. Brasília: Ministério da Saúde; 2020. Disponível em: http://portal.saude.pe.gov.br/sites/portal.saude.pe.gov.br/files/instrucao_normativa_2020.pdf. Acesso em: 1 out. 2020.
5. Sociedade Brasileira de Pediatria (SBP). Departamento Científico de Imunizações e Departamento de Infectologia. Calendário de Vacinação da Sociedade Brasileira de Pediatria 2020. SBP; 2018. Atualizado em abr. 2020. Disponível em: https://www.sbp.com.br/fileadmin/user_upload/22268g-DocCient-Calendario_Vacinacao_2020.pdf. Acesso em: 2 out. 2020.
6. Casey RM, Harris JB, Ahuka-Mundeke S, Dixon MG, Kizito GM, Nsele PN, et al. Immunogenicity of Fractional-Dose Vaccine during a Yellow Fever Outbreak – Final Report. N Engl J Med. 2019 Fev; 381(5):444-54.
7. Visser LG. Fractional-dose yellow fever vaccination: how much more can we do with less? Curr Opin Infect Dis. 2019 Out; 32(5):390-3.

8. Brasil. Ministério da Saúde. Secretaria de Vigilância em Saúde. Vigilância epidemiológica do sarampo no Brasil-2020: semanas epidemiológicas 1 a 32. Bol Epidemiol. Ago. 2020. Disponível em: https://antigo.saude.gov.br/images/pdf/2020/August/31/Boletim-epidemiologico-SVS-34.pdf. Acesso em: 3 out. 2020.
9. Sociedade de Pediatria de São Paulo (SPSP). Sarampo no diagnóstico diferencial das doenças exantemáticas. Recomendações da Sociedade de Pediatria de São Paulo. Departamento de Infectologia. SPSP; 2019. Disponível em: https://www.spsp.org.br/site/asp/recomendacoes/Rec90_Infectologia.pdf. Acesso em: 1 out. 2020.
10. Sociedade Brasileira de Pediatria (SBP)/Sociedade Brasileira de Imunizações (SBIM)/Sociedade Brasileira de Infectologia(SBI). Nota Técnica: Sarampo: Diagnóstico, notificação e prevenção. SBP/SBIM/SBI; 2018. Disponível em: https://sbim.org.br/images/files/nota-tecnica-conjunta-sarampo-sbimsbisbp20180716.pdf. Acesso em: 1 out. 2020.
11. Brasil. Ministério da Saúde. Secretaria de Vigilância em Saúde. Coordenação-Geral de Desenvolvimento da Epidemiologia em Serviços. Guia de Vigilância em Saúde: Volume único [internet]. Brasília: Ministério da Saúde; 2019. Disponível em: https://portalarquivos2.saude.gov.br/images/pdf/2019/junho/25/guia-vigilancia-saude-volume-unico-3ed.pdf. Acesso em: 1 out. 2020.

Principais problemas no dia a dia do pediatra

1. Were FN, Lifschitz C. Complementary feeding: beyound nutrition. Ann Nutr Metab. 2018; 73(Supl. I):20-5.
2. Vieira GO, Silva LR, Vieira TO, Almeida JAG, Cabral VA. Hábitos alimentares de crianças menores de 1 ano amamentadas e não-amamentadas. J Pediatr. 2004; 80(5):411-6.
3. Ramos M, Stein LM. Desenvolvimento do comportamento alimentar infantil. J Pediatr. 2000; 76(Supl. 3):S229-37.
4. Sociedade Brasileira de Pediatria (SBP). Departamento Científico de Nutrologia. Manual de alimentação da infância à adolescência. 4. ed. São Paulo: SBP; 2018.
5. Salve JM, Silva IA. Representações sociais de mães sobre a introdução de alimentos complementares para lactentes. Acta Paul Enferm. 2009; 22(1):43-8.
6. World Health Organization (WHO). Guinding principles for complementary feeding of the breastfed child. Geneva: WHO; 2001.
7. World Health Organization (WHO). Complementary feeding: report of the global consultation, and summary of guiding principles for complementary feeding of the breastfed child. Geneva: WHO; 2003. Disponível em: https://apps.who.int/iris/handle/10665/42739. Acesso em: 10 out. 2020.
8. Scaglioni S, Cosmi VD, Ciappolino V, Parazzini F, Brambilla P, Agostoni C. Factors influencing children's eating behaviours. Nutrients [periódicos na internet] maio 2018; 10(706). Disponível em: https://www.mdpi.com/2072-6643/10/6/706. Acesso em: 20 out. 2020.
9. Sociedade Brasileira de Pediatria (SBP). Guia de Saúde Oral Manterno-infantil. Disponível em: https://www.sbp.com.br/fileadmin/user_upload/Guia-de-Saude_Oral-Materno-Infantil.pdf. Acesso em: 10 out. 2020.
10. Costa RM, Júnior AM, Júnior HA, Souza GCA, Costa ICC. Percepção de mães sobre a síndrome da erupção dentária e suas manifestações clínicas na infância. Rev Salud Publica. 2010 Feb; 12(1):82-92.
11. Massignan C, Cardoso M, Porporatti AL, Aydinoz S, Canto GDL, Mezzomo LAM, et al. Signs and symptoms of primary tooth eruption: A meta-analysis. Pediatrics [periódicos na Internet]. 2016; 137(3). Disponível em: https://pediatrics.aappublications.org/content/pediatrics/137/3/e20153501.full.pdf. Acesso em: 12 out. 2020.

12. Wyckoff AS. Fluoride toothpaste should be used when child's first tooth erupts: AAP. AAP News [periódicos da internet]. 2014 Set.; 35(9). Disponível em: https://www.aappublications.org/content/35/9/18. Acesso em: 12 out. 2020.
13. Sociedade de Pediatria de São Paulo (SPSP). Cárie e dentrifrício fluoretado em menores de três anos. Recomendações da Sociedade Paulista de Pediatria [internet]. São Paulo: SPSP; 2016. [citado Jul 2016]. Disponível em: https://www.spsp.org.br/site/asp/recomendacoes/Rec76_SaudeOral.pdf. Acesso em: 12 out. 2020.
14. Morais MB, Tahan S, Mello CS. Diarreia aguda: Probióticos e outros coadjuvantes na terapêutica. Atualidades em clínica cirúrgica intergastro e trauma 2012. 3. ed. São Paulo: Atheneu; 2013. p. 539-49.
15. Brandt KG, Castro Antunes MM, Silva GA. Acute diarrhea: evidence-based management. J Pediatr (Rio J). 2015;91:S36-43.
16. World Health Organization (WHO). The treatment of diarrhoea – A manual for physicians and other senior health workers (WHO/CAH/03.7). Geneva: WHO; 2005.
17. Sociedade Brasileira de Pediatria (SBP). Departamento Científico de Gastroenterologia. Diarreia aguda: diagnóstico e tratamento. Guia Prático de Atualização. São Paulo: SBP; 2017. Disponível em: http://www.sbp.com.br/fileadmin/user_upload/2017/03/Guia-Pratico-Diarreia-Aguda.pdf. Acesso em: 15 out. 2020.
18. Yang B, Lu Ping, Li MX, Cai XL, Xiong WY, Hou HJ, et al. A meta-analysis of the effects of probiotics and synbiotics in children with acute diarrhea. Medicine [periódicos na Internet]. 2019 set.; 98(37). Disponível em: https://journals.lww.com/md-journal/Fulltext/2019/09130/A_meta_analysis_of_the_effects_of_probiotics_and.1.aspx. Acesso em: 25 out. 2020.
19. Fernandes TF, Barros Filho AA, Gabel J, Carvalho MFP, Garcez E. Creche e a mãe que trabalha. Resid Pediatr. 2014; 4(3)(Supl. 1):S31-S35.
20. Nesti MM, Goldbaum M. As creches e pré-escolas e as doenças transmissíveis. J Pediatr. 2007; 83(4):299-312.

Capítulo 4

1 a 3 anos de vida

Coordenadores:
Regis Ricardo Assad
Adriana Monteiro de Barros Pires

 Caso clínico

Durante a festinha de aniversário de 1 ano de idade dos gêmeos, as madrinhas comentaram que Vitória estava muito gordinha e baixinha em comparação a Pedrinho e à prima Isabela, que têm a mesma idade. Comentaram também achar estranho que Vitória ainda não ande sozinha. Recomendaram consultar uma amiga nutricionista.

Diante de tantos comentários, a mamãe Bia foi à nutricionista. Estranhou o consultório ficar longe, dentro de uma chácara, e o jeito da doutora, meio alternativa: sandália de couro, vestido largo e multicolorido, cabelos com tererê. Muito simpática, fala calma, mas o cheiro de incenso no local irritou a tradicional rinite alérgica da Bia.

Ela recomendou uma alimentação alternativa para Vitória, sem carne vermelha, mas com outras fontes proteicas, vegetais, leite de semente de amêndoas, peixe e ovo, fibras naturais, sem açúcar e uma série de outras recomendações.

Bia saiu convencida de que Vitória iria emagrecer, começou a dieta e, na primeira consulta com o pediatra, perguntou: "posso continuar, doutor?".

Pedro Henrique, por sua vez, continuava no leite materno cedo e à noite. Durante o dia, estava difícil para comer. Só queria comer arroz branco, filé de frango ou *nuggets*, e nada verde. Fruta somente banana, além de bolachas e um iogurte de inhame que a nutricionista deu para Vitória e ele gostou. Mais nada!

"Doutor, o Pedrinho não come quase nada! Dá uma vitamininha para ele", diz a mamãe junto com a vovó Naná. "O que o doutor recomenda?".

"Em compensação, a Vitória come demais, não consigo seguir as orientações da nutricionista.", completa a mãe.

Quase na saída do consultório, depois das saudações de bom final de semana, ela comentou: "Doutor, é normal ele ficar quase 1 semana sem fazer cocô? Reclama de dor na barriga todo dia. Não pode ser verme?".

O doutor pediu alguns exames de rotina para os gêmeos. Pediu, inclusive, uma radiografia do punho esquerdo de Vitória para avaliar a idade óssea, depois de tanta insistência do papai Pedrão. Excepcionalmente, ele participou dessa consulta de puericultura, com duas preocupações: o lento crescimento de Vitória e o pênis de Pedrinho, que acha ter fimose e ser muito pequeno. Ele comentou que o filho de um amigo tem um pênis de dar inveja, grande e grosso, e o do Pedrinho é tão pequeninho.

Os gêmeos completaram 2 anos e vovó Naná continua preocupada com o desenvolvimento da Vitória: "Ela ainda não fala, doutor, já tem 2 anos, veja o Pedrinho como é falante. Ela não tem um problema de atraso, doutor?".

Mamãe Bia tem outras preocupações com os 2 anos de Pedrinho: ele anda bem, mas pisa com os pés tortos, para dentro. Disse que a avaliação do professor da escolinha de natação verificou que ele tem pés chatos. "Precisa usar uma palmilha, doutor?".

"Os gastos com as fraldas estão impactando nas finanças, doutor. Na escolinha, já estão fazendo o desfralde, mas em casa eles teimam em usar fralda. Já que eles estão com mais de 2 anos, podemos desfraldar?"

Mesmo com todas essas preocupações, o dia a dia da família continua. O tempo voa e quem diria: vovó Naná já está organizando o aniversário de 3 anos dos gêmeos. Mamãe Bia decidiu parar de amamentar o Pedrinho, pois, segundo ela, o menino não dorme direito porque fica a noite toda querendo mamar. Ele continua dormindo no meio dela e de Pedrão. Diz que está até com um problema na coluna por dormir toda torta. "Veja, doutor, a Vitória já dorme sozinha na cama dela, e ele aqui no meio da gente."

E chegou o dia do aniversário de 3 anos, festa montada no quintal da casa da vovó, Pedrão na churrasqueira, crianças correndo de um lado para outro, televisão ligada na final do campeonato. O cunhado da Bia já meio alcoolizado trouxe rojões para soltar se o time fosse campeão. O lindo bolo de chocolate feito pela tia boleira em cima da mesa, rodeado de brigadeiros e beijinhos, estes com o cravo fincado, que depois será retirado pelas crianças e provavelmente jogados no chão. Tudo ao redor das decoração de princesas e super-heróis.

E é gol do Corinthians! Gritaria total, o cunhado solta o primeiro rojão, a criançada adora e fica ao redor, o segundo dá chabu, estoura na mão dele e sai faísca para todo lado. Resultado: Pedrinho se queimou na testa, Vitória e a priminha foram se esconder embaixo da mesa do bolo junto com outras crianças e a mesa caiu com tudo em cima delas. Pedrão foi ajudar e esqueceu a picanha no fogo, pingou gordura e subiu o fogo na churrasqueira! E assim a festa de aniversário dos 3 anos dos gêmeos acabou no pronto-socorro, e, para sorte de todos, adivinha quem estava de plantão? O tio pediatra!

Antropometria com 3 anos:
- Pedro Henrique: peso = 14 kg; estatura = 103 cm.
- Vitória: peso = 21 kg; estatura = 90 cm.

Os gráficos utilizados continuam a ser os da Organização Mundial da Saúde (OMS) (2006), conforme a Figura 4.1.

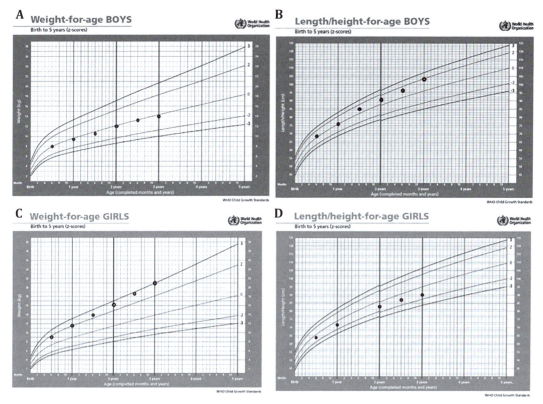

Figura 4.1 – *A. Peso para idade meninos – do nascimento aos 5 anos (z-scores). B. Comprimento/altura para a idade meninos – do nascimento aos 5 anos (z-scores). C. Peso para a idade meninas – do nascimento aos 5 anos (z-scores). D. Comprimento/altura para a idade meninas – do nascimento aos 5 anos (z-scores).*

Fonte: Organização Mundial da Saúde, 2006.

Alimentação

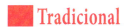 Tradicional

Regis Ricardo Assad

Bia está passando por momentos difíceis com a alimentação dos gêmeos, com Vitória comendo excessivamente e sem controle e Pedro Henrique comendo o que quer e a hora que quer... Será necessário fazer exames?

O período pré-escolar engloba as crianças entre 2 e 6 anos de idade, sendo este um período crítico na sedimentação de bons hábitos alimentares. Nessa fase, a criança apresenta ritmo de crescimento regular e inferior ao do lactente, portanto com decréscimo das necessidades nutricionais e do apetite. Além disso, o comportamento alimentar da criança pré-escolar caracteriza-se por ser imprevisível e variável, a quantidade ingerida de alimentos pode oscilar, sendo grande em alguns períodos e nula em outros.[1,2]

O alimento favorito de hoje pode ser inaceitável amanhã ou um único alimento pode ser aceito por muitos dias seguidos. A reação dos pais à recusa alimentar representa um fator importante na formação do hábito alimentar e de preferência da criança, motivo pelo qual o pediatra e as famílias devem conhecer as particularidades dessa fase.[1,2]

Alimentar-se não é uma prioridade nas preferências infantis. Outra característica alimentar nessa fase é a neofobia, ou seja, a dificuldade em aceitar um alimento ou uma preparação nova.

O Departamento de Nutrologia da Sociedade Brasileira de Pediatria (SBP) recomenda utilizar a pirâmide nutricional infantil para a orientação alimentar. Para promover o crescimento, a alimentação saudável deve estar associada a um estilo de vida saudável e à prática de atividades físicas regulares.[1]

Estratégias para a formação de um hábito alimentar saudável:[1,3]

- Envolver a criança em tarefas que incluam a compra dos alimentos e a preparação das refeições, evitando a monotonia alimentar.
- Fazer com que a criança se sente à mesa para fazer as refeições com a família (a alimentação deve ser lúdica).
- Permitir o controle da ingestão pela criança, respeitando seus mecanismos orgânicos de saciedade, que determinam a quantidade de alimentos necessária, não servindo uma quantidade maior do que a criança consegue ingerir.
- Evitar chantagens, ameaças e recompensas com o intuito de fazer a criança comer mais.
- A SBP recomenda oferecer cinco refeições diárias: café da manhã, lanche matinal, almoço, lanche vespertino e jantar, podendo ainda oferecer um lanche antes de dormir. As refeições devem ser oferecidas em um horário fixo, intervalos regulares e com um tempo de duração definido. Caso a criança não coma o suficiente, não se deve oferecer outros alimentos, como leite, sucos ou guloseimas em substituições.
- Oferecer novamente um alimento que é recusado, variando seu modo de preparo ou substituindo por outro de composição nutricional semelhante.
- A oferta de líquidos nos horários das refeições deve ser controlada. O ideal é oferecer após a refeição, de preferência água. A quantidade máxima de suco deve ser limitada a 120 a 175 mL/dia, dependendo da idade.

O Guia Alimentar do Ministério da Saúde recomenda fortemente a utilização dos alimentos *in natura* ou minimamente processados como a base das refeições das famílias; emprego de óleos, gorduras, sal e açúcar em pequenas quantidades; limitar o uso de alimentos processados e evitar os alimentos ultraprocessados.[3]

É importante que o pré-escolar tenha uma dieta que garanta crescimento e desenvolvimento saudáveis, fazendo suas consultas de puericultura agendadas, para que o pediatra possa constatar e corrigir eventuais erros e promover a prevenção de possíveis agravos nutricionais.[1,2]

Novos modelos: veganismo, macrobiótico

Renata Rodrigues Aniceto

A cada ano, cresce o número de famílias e/ou adolescentes que optam por uma alimentação que exclui proteínas animais total ou parcialmente. Muito além do modismo, essa opção passa pela escolha por uma dieta com menor teor de gorduras saturadas e maior conteúdo de fibras, nutrientes antioxidantes e até mesmo um olhar empático com os animais.

Uma pesquisa do Instituto Brasileiro de Opinião Pública (IBOPE), publicada em abril/2018, mostrou que cerca de 14% dos brasileiros se declaram vegetarianos. Considerando a estimativa oficial do Instituto Brasileiro de Geografia e Estatística (IBGE) sobre o total da população brasileira, são cerca de 29,2 milhões de vegetarianos.[4]

Dietas vegetarianas

São classificadas de acordo com o consumo dos produtos animais:
- Ovolactovegetariano: consome ovos, leite e laticínios.
- Lactovegetariano: consome apenas leite e laticínios.
- Ovovegetariano: consome somente ovos.
- Vegetariano: não consome nenhum derivado animal em sua alimentação.
- Vegano: comporta-se como o vegetariano na alimentação, não utiliza produtos ou roupas que utilizem qualquer coisa do animal na sua produção e não frequenta atividade de lazer que seja à custa de exposição animal.[5]

Dúvidas frequentes

Por excluir total ou parcialmente as proteínas animais, o pediatra deve reconhecer os possíveis nutrientes que ficarão de fora da dieta e reorganizar o prato da criança, a fim de repor todos eles na alimentação e manter o equilíbrio entre os macro e micronutrientes.

A criança vegetariana consome muito carboidrato?

Não necessariamente. O vegetarianismo por si só não contribui com erros alimentares no sentido do balanceamento de macronutrientes (carboidrato, proteína e gordura). Inclusive, os estudos que avaliaram a ingestão alimentar de crianças vegetarianas mostraram que o consumo de carboidratos não ultrapassa as recomendações.[6]

Crianças vegetarianas apresentam deficiência proteica?

Não! Estudos que avaliaram a ingestão de proteína em crianças que recebiam uma alimentação vegetariana balanceada (Quadro 4.1), ingeriam a quantidade correta de proteína.[6]

Quadro 4.1 – Alimentos fontes de proteínas

- Feijão-carioca
- Feijão-fradinho
- Feijão-preto
- Feijão-roxo
- Feijão-rosinha
- Feijão-branco
- Feijão-verde
- Feijão azuki
- Tofu
- Ervilha
- Grão-de-bico
- Edamame
- Proteína texturizada de soja sem corante
- Lentilha
- Amendoim
- Aveia (cereal, mas com bom teor proteico)

Fonte: Almeida et al., 2012.[3]

Como ofertar ômega-3 para as crianças vegetarianas?

O ômega-3 (ácido linolênico) é considerado um ácido graxo essencial, pois não é sintetizado pelo corpo humano e precisamos consumi-lo. Ele desempenha papel fundamental no metabolismo e nas funções na estrutura de membranas celulares. Porém, precisa ser "quebrado" para gerar o ácido eicosapentaenoico (EPA) e o ácido docosa-hexaenoico (DHA) conhecidos como ácidos graxos poli-insaturados de cadeia longa (LCPUFA), que representam as formas ativas prontas para serem absorvidas.

Os alimentos de origem vegetal como algas, nozes, chia e linhaça precisam ser transformados antes de serem absorvidos, e os estudos apontam que essa conversão é muito baixa, chegando a apenas 0,5% ou 5 a 10% em EPA e 2 a 5% em DHA. Isso traz uma preocupação quanto à ingestão e à conversão necessárias para a correta nutrição de indivíduos vegetarianos. Porém, com pequenos acertos alimentares, essa necessidade é facilmente atingida.[6]

Além de consumir a quantidade correta de ômega-3, ingerir uma boa relação entre ômega-3 e ômega-6 é necessário para que haja uma correta transformação de ômega-3 em EPA e DHA. O balanço ideal é duas a quatro partes de ômega-6 para cada uma de ômega-3. Os vegetarianos tendem a ingerir a mesma quantidade de ômega-3 e mais ômega-6, em comparação aos onívoros. Os veganos quase nada ingerem de EPA e DHA em suas formas ativas.[6]

Para uma melhor adequação, é possível incluir na alimentação da criança o azeite e o óleo de linhaça, principalmente enquanto ela ainda não é capaz de consumi-los por meio das sementes e nozes, porém, conforme ela crescer, pode-se aumentar a ingestão por meio de sementes de linhaça e chia trituradas. O óleo de linhaça é a fonte vegetal mais rica em ômega-3 – em apenas 5 g, são encontrados 2,7 g, e, em uma colher de sopa da semente, cerca de 2 g, apresenta, aproximadamente, 2 g de ômega-3.[6]

E o risco de deficiência de ferro?

A SBP coloca o ferro como um grande ponto de cuidado durante essas fases da vida, considerando a grande importância desse mineral para o metabolismo, sem distinção de ser ou não vegetariano. Na dieta vegetariana, as preocupações giram principalmente em torno de quanto o organismo vai conseguir absorver de ferro no intestino, ou seja, para sua biodisponibilidade. Entenda o porquê: o ferro de origem vegetal está totalmente sujeito à interferência de outros elementos da dieta – uns ajudam, como a vitamina C e o ácido cítrico, encontrados em várias frutas e verduras cruas, e outros atrapalham, como os fitatos, encontrados nas leguminosas, como feijões, grão-de-bico e lentilha. Assim, a composição total da dieta constitui um fator determinante para a quantidade total de ferro absorvida por cada pessoa.[6]

Para reduzir o teor de fitatos das leguminosas, basta demolhar os grãos em água pura, em temperatura ambiente, por cerca de 12 horas e trocar a água para cozinhar.

A SBP recomenda suplementação de ferro para crianças em aleitamento materno exclusivo, vegetarianas ou onívoras, a partir do 3º mês de vida até os 2 anos.[4] Depois disso, a suplementação deve ser feita com base nos exames laboratoriais e na avaliação clínica.[7]

São alimentos ricos em ferro: leguminosas, gergelim/tahine, temperos (frescos e secos), semente de abóbora, chia, amaranto e quinoa.[6]

E o zinco?

A dieta vegetariana composta por alimentos variados, integrais e naturais oferece quantidade suficiente de zinco em todas as fases da vida, inclusive na infância e na adolescência.

Entre os alimentos mais ricos em zinco, destacam-se: gérmen de trigo, gergelim, semente de abóbora, castanha-de-caju, leguminosas em geral e temperos (frescos e secos).[6]

E o cálcio, como repor?

O gergelim é, de longe, o alimento mais rico em cálcio, podendo ser consumido sob a forma de tahine ou de sementes moídas (pois, se não forem mastigadas, do mesmo jeito que entrarem, vão sair!). Lembre-se de que o gergelim também é fonte de ferro e zinco. Folhas escuras, como couve, agrião e rúcula, são bem ricas e, como não são muito populares entre crianças e adolescentes, podem ser oferecidas na forma de sucos, bolinhos ou em sopas. Temperos como salsinha, coentro e manjericão também têm bastante cálcio e devem fazer parte do dia a dia. Outros alimentos que têm cálcio e que valem a pena serem consumidos com regularidade são: amêndoas, feijão-branco, tofu (preparado com sulfato de cálcio), chia e linhaça – os dois últimos são as principais fontes de ômega-3 de origem vegetal.[6]

Vitamina B_{12} é a única que precisa de suplementação inicialmente?

A falta da B_{12} ocorre até mesmo em pessoas que consomem regularmente os alimentos-fontes (carnes, ovos e laticínios).

A melhor forma de saber se está tudo bem com a vitamina B_{12} é por meio de exames laboratoriais.

É muito importante que a vitamina B_{12} seja suplementada durante a gestação e a amamentação, pois é por meio da placenta e do leite materno que a criança receberá B_{12}. Quando a mãe não tem bons níveis de B_{12}, pode ser necessária suplementação para a criança. A suplementação em bebês vegetarianos é geralmente recomendada a partir da introdução alimentar, ou seja, a partir dos 6 meses de vida. A avaliação e a prescrição deverão ser feitas pelo pediatra ou pelo nutricionista.[6]

Dieta macrobiótica

Está relacionada com alimentos *in natura* com pouco ou nenhum processamento. A comida é comparada às características da filosofia chinesa, em que o Yin e Yang representam sempre os opostos. Nessa dieta, a preferência é por comidas cultivadas localmente, plantadas e preparadas da maneira tradicional. Trata-se de uma dieta baseada principalmente nos seguintes alimentos: grãos, vegetais, feijões, soja fermentada, sopa, peixes, nozes, sementes e frutas.[5]

Conclusões

O aleitamento materno deve ser estimulado e encorajado em todas as mães. A orientação para a introdução alimentar deve ser personalizada para cada estilo de família.

Para garantir uma boa absorção geral de nutrientes, é necessário oferecer à criança e ao adolescente uma dieta rica, variada, fresca, contendo vários alimentos dos diversos grupos alimentares. Dietas monótonas e restritivas têm baixa qualidade nutricional e podem comprometer o crescimento e o desenvolvimento. Isso pode acontecer com ou sem a presença de alimentos de origem animal.

As suplementações vitamínico-mineral, de vitamina D e ferro, orientadas pela SBP devem ser realizadas.[7]

O pediatra deve estar preparado para orientar a família ou encaminhá-la ao nutricionista a fim de diminuir riscos nutricionais em tão importantes fases de crescimento e desenvolvimento.

■ Seletividade alimentar

Regis Ricardo Assad

O termo *picky eating* é um dos mais frequentemente utilizados para se referir a situações em que a criança apresenta recusa total ou parcial a determinados tipos de alimentos por causa de características como cheiro, sabor, textura, aparência ou consistência. A dificuldade pode ser leve, com aversão a poucos alimentos ou grupos específicos, como frutas ou verduras, ou mais extensa. A criança mostra-se, com frequência, muito contrariada, reagindo de forma negativa e hostil quando exposta forçosamente aos alimentos que não tolera.[3]

A seletividade pode se expressar de maneira mais radical, com a aceitação de uma única forma de preparação, marca comercial ou local de ingestão da refeição, apego excessivo à maneira como os alimentos são arrumados no prato, lentidão para comer, resistência em experimentar alimentos novos (neofobia alimentar), preferências muito intensas, restrições amplas e preferência marcante por líquidos, que são de mais fácil aceitação, incluindo leite e derivados, sucos, alimentos liquefeitos e papas.[1-3]

Esses comportamentos, além de interferirem nas relações familiares, causando conflitos entre pais e filhos, limitam as atividades sociais e aumentam o risco de alterações de crescimento (*failure to thrive*), deficiências de vitaminas e minerais, infecções de repetição, perda exagerada de peso, obesidade e problemas no aprendizado.[3]

Pedro Henrique está apresentando uma alimentação bem restrita a determinados e poucos tipos de alimentos.

Na consulta dessas crianças, deve ser feita uma boa avaliação das condições físicas, psíquicas, familiares e, se necessária, laboratorial para afastar deficiências de ferro, vitamina A, zinco, vitamina D e cálcio.

A prevenção dessa situação já pode ser feita no pré-natal, no período de amamentação e no início da fase da introdução alimentar.[1-3]

■ Doutor: meu filho não come

Regis Ricardo Assad

"Doutor, o Pedrinho não come quase nada! Dá uma vitamina para ele", diz Bia. Que pediatra nunca ouviu essa queixa e solicitação antes?! Será que existe essa vitamina milagrosa? É o que veremos a seguir.

O apetite limitado, a recusa alimentar ou o desinteresse por comida são comportamentos comuns na infância. Essas características podem passar naturalmente pela faixa etária do pré-escolar, com alguns ajustes familiares e a orientação de que é muito frequente no 2º ano de vida, quando a velocidade de crescimento diminui bastante em relação ao primeiro ano e, consequentemente, diminuem também as necessidades nutricionais e o apetite. As dificuldades alimentares apresentam, ainda, a característica de serem distúrbios duradouros, que podem vir acompanhados de birras, exigências à mesa, refeições intermináveis, agitação excessiva, distração, excesso de negociações e chantagens. Independentemente da origem da queixa, que pode simplesmente representar uma interpretação equivocada, os pais procuram resolver a situação recorrendo a estratégias que muitas vezes envolvem métodos coercitivos, comprometendo a interação com seus filhos e agravando ainda mais a dificuldade alimentar.[1]

Por desconhecimento, os familiares atribuem esse fato a uma doença, e não a um fator fisiológico, chegando à consulta com a queixa de inapetência, que pode acarretar diagnósticos errôneos de anorexia e o uso inadequado de medicamentos estimulantes do apetite.

Na avaliação clínica dentro do consultório, o importante é verificar se existe adequação entre as necessidades nutricionais do organismo e a ingestão alimentar. Quando existe esse equilíbrio, pode-se dizer que a criança apresenta um estado nutricional adequado, que está eutrófica.

Diante dessa queixa, um inquérito alimentar deve fazer parte da anamnese. Existem vários tipos de abordagens: questionário de frequência, recordatório de 24 horas, registro alimentar ou relato da alimentação habitual. Complementar a consulta com exame físico, antropometria, usando as tabelas apropriadas e, se necessário, a realização de exames complementares.

Se o diagnóstico for de eutrofia, é preciso passar para a família o conhecimento de alguns aspectos importantes da evolução do comportamento alimentar na infância:[1,2]

- A neofobia caracteriza-se pela dificuldade em aceitar alimentos novos ou desconhecidos. A criança precisa provar o alimento novo em torno de 8 a 10 vezes, mesmo que em quantidade mínima.
- O apetite é variável, momentâneo e depende de vários fatores, como idade, condição física e psíquica, atividade física, temperatura ambiente, ingestão na refeição anterior (o apetite pode diminuir se, na refeição anterior, a ingestão calórica foi grande).
- Os alimentos preferidos pela criança são os de sabor doce e muito calóricos. O sabor doce é inato ao ser humano, não necessitando de aprendizagem como os demais sabores.
- Crianças em idade pré-escolar devem utilizar sentidos, como visão e olfato, na experiência com novos alimentos. Mudar a apresentação, a textura, a cor e provar diferentes alimentos mesmo em pequena quantidade.
- A criança determina a quantidade a ser consumida.
- Estimular a criança a se servir à mesa e comer sozinha. Fazer a refeição com a família.
- Evitar comportamentos como recompensas, chantagens, subornos, punições, castigos, ou associar eventos negativos ao ato de comer.
- Evitar assistir à televisão durante as refeições e desaconselhar o uso de eletrônicos à mesa.

A alimentação deve ser lúdica. Refeições em família, com a participação ativa da criança no preparo dos alimentos, estimulando sua curiosidade por aromas, texturas, cores e sabores dos alimentos, além de autonomia para alimentar-se sozinha sem a coerção do adulto são excelentes estratégias na formação de bons hábitos alimentares.[1-3]

Bia entendeu que precisaria alterar os hábitos alimentares de Pedro e da família, mas ficou tranquila em saber que se tratava de uma fase normal do comportamento da criança.

Crescimento

Natália Tonon Domingues • Maria Wany Louzada Strufaldi

Quanto meu filho vai medir?

A altura (estatura) dos filhos é sempre motivo de preocupação das famílias, pois, para qualquer nível socioeconômico e cultural, trata-se de um aspecto muito valorizado, associado a um conceito de sucesso na vida.

Na idade em que estão os gêmeos Pedro Henrique e Vitória, o primeiro estirão está em desaceleração, pois finaliza entre 18 e 24 meses de vida; depois, os dois manterão um canal de crescimento mais estável, com velocidade de crescimento (VC) mais constante, porém menor e mais ajustada ao potencial genético. Na avaliação do crescimento nessa faixa etária, precisamos conhecer a estatura dos pais e irmãos, além dos dados anteriores de cada criança.[1-4]

É importante ter em mente que o crescimento é um processo dinâmico e influenciado por vários fatores, que podem ser classificados como intrínsecos (genéticos, hormonais, metabólicos) e extrínsecos (alimentação, saúde, higiene, habitação), com intensidade variável nesse processo de acordo com a faixa etária. Esses fatores que determinam o crescimento devem ser levados em consideração ao interpretar a avaliação de uma criança, pois o crescimento é o produto final da interação entre o fator genético daquela criança com seu ambiente.[3,5,6]

No Quadro 4.2, são exibidos os principais fatores determinantes do crescimento, de acordo com o momento da vida que iniciam e predominam sua ação.[5]

Quadro 4.2 – Fatores determinantes do crescimento de acordo com o início de atuação	
Fatores pré-natais	Maternos: características antropométricas, metabólicas, étnicas Fetais: malformações, doenças, sexo
Gestacionais	Fatores hormonais, metabólicos, doenças maternas, assistência médica durante o pré-natal, uso de medicações, substâncias
Pós-natais	Assistência ao parto, prematuridade, ambiente, condição socioeconômica, estado nutricional (principal determinante do crescimento nos primeiros 2 anos de vida), características antropométricas da criança ao nascer, herança genética, fatores ambientais, emocionais, sociais, atividade física, acesso aos serviços de saúde e desenvolvimento neuropsicomotor da criança

Fonte: Adaptado de Alves, 2019.[5]

Além disso, de forma objetiva observamos um padrão, um ritmo de crescimento esperado para as diferentes idades/fases da criança, conforme descrito na Tabela 4.1.[4]

Tabela 4.1 – Velocidade de crescimento segundo faixa etária	
Idade	**Crescimento (cm/ano)**
Até 1 ano de idade	25
1º semestre de vida	15
2º semestre de vida	10
1 a 2 anos	12
2 a 3 anos	8
3 a 4 anos	7
4 anos até a puberdade	4 a 6
Puberdade (menino)	10 a 14
Puberdade (menina)	8 a 12

Fonte: Adaptada de Fonseca, 2020.[4]

Além do padrão de crescimento esperado para cada faixa etária, a criança cresce de acordo com seu potencial genético, que se expressa de maneira mais intensa a partir dos 2 anos de idade. Existem diversas fórmulas para o cálculo da previsão de estatura, sendo a fórmula de Tanner simples e muito utilizada na prática cotidiana do pediatra. Assim, a estatura-alvo é determinada por meio da seguinte fórmula:[1-3,5,6]

$$\text{Estatura-alvo} = \frac{(\text{estatura da mãe} + \text{estatura do pai} +/- 13)}{2}$$

(No caso das meninas, subtrai-se 13 do resultado, e, nos meninos, somam-se 13.)

Essas informações são imprescindíveis para que, ao colocar os valores antropométricos nas curvas de crescimento, seja possível interpretá-los de acordo com o canal de crescimento daquela criança (seu potencial genético de crescimento). Calcula-se o canal de crescimento a partir da estatura-alvo mais ou menos 8 a 9 cm.[3,5,6]

Ao identificarmos um distúrbio no crescimento, como baixa estatura, definida como estatura menor que 2 desvios-padrão (DP) em relação à média para mesma idade e sexo ou 1 DP abaixo da estatura-alvo e/ou queda na VC, alguns aspectos devem ser considerados: uma anamnese detalhada, a fim de identificar sinais de doenças crônicas, e um exame físico completo, incluindo proporções corporais (envergadura menos estatura, relação segmento superior/segmento inferior), visto que alterações nesses segmentos e/ou a presença de desvios fenotípicos podem direcionar a investigação para síndromes genéticas e guiar na avaliação laboratorial complementar.[5-9]

A condição denominada baixa estatura idiopática inclui situações a que se dava o nome de variantes normais do crescimento: baixa estatura familiar e retardo constitucional do crescimento e desenvolvimento. Na primeira situação, a idade óssea (IO) é compatível com a idade cronológica e, principalmente, com o canal familiar, com familiares baixos; e, na segunda, a IO pode ser atrasada. As duas condições, na maioria dos casos, permitem que a criança atinja sua estatura-alvo, seu potencial de crescimento.[3,5,6]

Diante de uma VC anormal, devemos investigar a possibilidade de doenças crônicas (renais, hematológicas, gastrintestinais, neoplasias, pneumopatias, cardiopatias e endocrinopatias), e, na presença de desproporções/estigmas genéticos, descartar doenças genéticas/cromossômicas e displasias ósseas.[3,6,9]

Um exame complementar frequentemente utilizado na avaliação do crescimento e da baixa estatura é a IO, utilizada para analisar a maturação esquelética, obtida por meio da radiografia de mãos e punhos esquerdos. As referências para interpretação das imagens mais utilizadas são o atlas de Greulich-Pyle e de Tanner-Whitehouse.

Resultados de IO abaixo de 2 DP para idade e sexo podem sugerir necessidade de prosseguimento na investigação, especialmente causas hormonais.[3,5,6,9]

▮ Importância do seguimento do índice de massa corpórea da criança

O índice de massa corpórea (IMC) é utilizado como parâmetro diagnóstico para estimar a condição nutricional das crianças.[10,11] Na faixa etária aqui analisada (1 a 3 anos de idade), ocorre uma diminuição da velocidade de crescimento, portanto as necessidades energéticas serão menores, o que justifica uma diminuição do apetite.[1,3,4] Geralmente, as famílias ficam muito ansiosas ao verem que a quantidade dos alimentos ingeridos pelas crianças sofre uma diminuição importante; associa-se também o fato de a criança também ter um interesse maior pelos alimentos industrializados e doces, o que pode ocasionar importante aumento nos erros alimentares e no risco de distúrbios nutricionais.

No caso dos gêmeos, Pedro Henrique já estava exposto a alimentos ultraprocessados com alto teor energético e de gordura ingerindo *nuggets*, bolachas e iogurte. Associado a isso, observam-se outros erros alimentares, como a família oferecer sempre os mesmos tipos de alimentos, não estimulando a criança a explorar, conhecer e desenvolver o paladar para diferentes sabores.

Nesse momento da consulta, o pediatra deve enfatizar que é natural o processo de neofobia na criança, com atitude de rejeição diante das novidades.[12] A família deve ser estimulada a oferecer os diferentes grupos de alimentos, com variados sabores, texturas, consistências, e ser esclarecida de que os bebês nascem com uma predileção inata para o doce e uma aversão ao amargo.

Reforçar também que normalmente são necessárias até 10 exposições ao alimento para que seja aceito, sem considerar que a criança não gosta de determinado alimento após a primeira ou a segunda exposição. Todos os fatores de exposição aos alimentos são imprescindíveis para o desenvolvimento das preferências alimentares, com importante consolidação nessa idade da criança e que permanecem por toda a vida.[12-14]

Além da utilização das curvas de crescimento (já abordadas), nessa idade devemos monitorar o IMC, pois dificilmente conseguimos ter um método realmente preciso nesse período para medir o excesso de gordura corporal. Cabe lembrar o conceito conhecido como rebote da adiposidade (*adiposity rebound*), em que ocorre aumento do IMC entre 4 e 6 anos de idade.[15]

Um *adiposity rebound* precoce está associado ao maior risco de obesidade. Assim, maior atenção ao acompanhamento, à velocidade e à aceleração da curva do IMC pode contribuir para antecipar um maior risco de obesidade nessa criança.[10,15]

Na interpretação do IMC, há diferenças de valores de acordo com as curvas utilizadas. Conforme as curvas preconizadas pela Organização Mundial da Saúde (OMS), 2006 e 2007, interpretamos os distúrbios nutricionais seguindo as informações da Tabela 4.2.[7,8] As curvas de IMC estão disponíveis na Caderneta da Criança, o que facilita a vigilância e a orientação precoce para as famílias quanto a possíveis alterações.[16]

Tabela 4.2 – Diagnóstico de excesso de peso de acordo com o IMC, segundo curvas da Organização Mundial da Saúde, expressos em escore Z (Z) e em percentil (P)

	0 a 5 anos		5 a 20 anos	
Risco de sobrepeso	P > 85 e ≤ 97	Z > +1 e ≤ +2		
Sobrepeso	P > 97 e ≤ 99,9	Z > +2 e ≤ +3	P > 85 e ≤ 97	Z > +1 e ≤ +2
Obesidade	P > 99,9	Z > +3	P > 97 e ≤ 99,9	Z > +2 e ≤ +3
Obesidade grave			P > 99,9	Z > +3

Fonte: Adaptada de Alves, 2019.[5]

Desenvolvimento

Regis Ricardo Assad

Quando diagnosticar atraso na fala?

Quando nos referimos à fala das crianças, devemos ter em mente que ela faz parte da comunicação que é realizada graças ao desenvolvimento auditivo e cognitivo de linguagem, fala e motricidade oral. A comunicação humana se inicia antes do nascimento e se estende por toda a infância. Em condições biológicas preservadas, a capacidade da comunicação é inata à espécie humana, havendo padrões de desenvolvimento que são considerados universais. Para o bom desempenho quanto à aquisição e ao desenvolvimento da linguagem e da fala, são necessários:[1]

- Integridade do sistema auditivo, tanto periférico quanto central.
- Integridade do sistema nervoso central.
- Desenvolvimento cognitivo.
- Qualidade da relação com o meio ambiente.
- Integridade e maturação do sistema sensório motor-oral.

A sucção no seio materno representa a maneira mais indicada para promover o desenvolvimento motor-oral, favorecendo o estabelecimento adequado das funções realizadas pelos órgãos fonoarticulatórios.[1,2]

A habilidade da fala corresponde à articulação dos fonemas na língua portuguesa e depende diretamente da integridade da audição, da cognição, da linguagem (regras fonológicas) e das condições motoras orais para concretizar a produção dos sons. É importante compreender de forma global o desenvolvimento e a ordem de aquisição dos fonemas da língua portuguesa. Isso instrumentaliza o pediatra a acompanhar e a detectar alterações nesse desenvolvimento.[1,2]

A aquisição dos fonemas pela criança respeita certa ordem e, por volta dos 4 anos e meio a 5 anos, espera-se que ela já tenha dominado todos os sons da fala, não apresentando dificuldades caracterizadas por trocas ou omissões em sua pronúncia da palavra.[1,2]

Ao se deparar com uma criança que não está produzindo os fonemas esperados para a sua idade, encaminhá-la para uma avaliação fonoaudiológica. Todas essas alterações na fala interferem na eficácia da comunicação, afetando a compreensão, desviando a atenção do ouvinte e mascarando o conteúdo da linguagem. Nas crianças em idade escolar, as alterações de fala podem resultar em dificuldades de interação com os outros e de aquisição da linguagem escrita.[1,2]

A linguagem corresponde a uma habilidade cognitiva e, no seu desenvolvimento, deve-se considerar os mecanismos de compreensão, de expressão e os processos integrativos cerebrais, sendo importantíssimos os estímulos visuais, auditivos, táteis e motores, a vocalização e os aspectos emocionais e os comportamentais.[1,2]

Os distúrbios de linguagem englobam alterações que afetam todo o desenvolvimento linguístico da criança: uso da linguagem, aquisição de vocabulário, semântica e domínio formal, incluindo a sintaxe, os morfemas e os fonemas. A aquisição da linguagem está inserida no processo evolutivo da comunicação, abrangendo símbolos verbais e não verbais. A fase pré-verbal pode ir do nascimento até os 12 meses de idade, quando, então, entre 12 e 18 meses a comunicação intencional ganha um impulso significativo. A partir desse momento, pode-se falar em desenvolvimento da comunicação verbal propriamente dita.[1,2]

Dos 18 aos 24 meses, começam a surgir os enunciados de dois elementos, formando um esboço de frase ("qué bola", "nenê gol"). Por volta de 24 meses, a criança já reconhece os objetos bidimensionais, as imagens e comunica-se por meio da "fala telegráfica" ("vô casa vovó").

Quando chega aos 4 ou 5 anos, a criança já deve apresentar um domínio significativo de sua língua. O aparecimento, no decorrer do 2º ano de vida, de condutas simbólicas, da capacidade geral de representar ou usar símbolos, serve como referencial de um bom desenvolvimento (uma caixinha transforma-se em carrinho, um pedaço de papelão representa uma casa).

A vovó Naná está preocupada com o desenvolvimento de Vitória, pois, com 2 anos, ela ainda não fala, e o irmão, Pedrinho, já é falante. A preocupação é pertinente pelo que vimos até agora.

Algo pode estar alterado no desenvolvimento da linguagem quando a criança não compreende ordens simples com 18 meses, quando não fala nenhuma palavra até os 2 anos e quando não constrói frases com 2 anos e meio a 3 anos. Entre os 2 e os 3 anos, quando a criança está adquirindo e desenvolvendo a sua linguagem, é comum observar períodos variáveis de fluência da fala (gagueira).

É possível estimular o desenvolvimento fonoaudiológico da criança desde o pré-natal e, em todas as consultas de puericultura, destacar: a importância do estímulo ao aleitamento materno, os prejuízos do uso inadequado de mamadeiras ou chupetas, a importância do contato e do vínculo mãe-filho (conversas com o bebê desde a gestação, troca de olhares e sorrisos), os pais e cuidadores devem estar cientes da importância de um ambiente que estimule o desenvolvimento da linguagem, pois a criança precisa sentir a necessidade de se comunicar. Devemos sempre falar de forma correta com os bebês e estimular que eles se comuniquem, sem antecipar os seus desejos. Devemos favorecer o crescimento dos bebês.[1,2]

O fato de o desmame de Vitória ter sido precoce pode ter interferido no seu desenvolvimento motor-oral e, por consequência, na aquisição da fala. O pediatra encaminhou Vitória para uma avaliação fonoaudiológica.

Meu filho ainda não anda

Quando os pais estão preocupados com o desenvolvimento de seus filhos, normalmente visam apenas a um parâmetro do desenvolvimento, e não ao conjunto, e, muitas vezes, estão comparando com o desenvolvimento de outras crianças.

A avaliação do desenvolvimento é um processo dinâmico, contextualizado e compartilhado com a criança e sua família. Na anamnese, além dos dados habitualmente investigados, como o peso de nascimento, a idade gestacional e as intercorrências neonatais, são de igual importância os dados relacionados ao contexto familiar e social no qual a criança está inserida, às mudanças ocorridas após o seu nascimento, às pessoas responsáveis pelos seus cuidados, à rotina de vida da criança e à história de doenças pregressas ou atuais.

É importante a observação participante no cenário da consulta das habilidades que a criança é capaz de realizar sozinha ou com a ajuda do examinador ou do seu acompanhante. Na maioria das vezes, a anamnese e a observação da criança durante a consulta são suficientes para uma boa avaliação do desenvolvimento, podendo ser complementadas pela utilização de algumas escalas de desenvolvimento.

São inúmeras as escalas de desenvolvimento existentes, a maioria baseia-se na escala de Gesell. Um dos testes mais utilizados é o de triagem do desenvolvimento de Denver, direcionado para crianças até 6 anos de idade.[3]

Entre as diversas modalidades motoras, podem ser destacadas, do ponto de vista prático, três etapas fundamentais:
1. Sustentação da cabeça: entre o 3º e o 4º mês.
2. Sentar-se sem apoio: entre o 6º e o 9º mês.
3. Andar sem apoio: entre o 12º e o 18º mês.[4]

Dois aspectos importantes devem ser observados no acompanhamento do desenvolvimento das crianças:[5] avaliar o desenvolvimento como um todo e analisar de forma evolutiva as aquisições por parte da criança.

O pediatra está atento ao desenvolvimento do andar em Vitória. Durante a consulta, observou que ela já está começando a andar com segurança. A prematuridade pode explicar esse atraso de aquisição, por isso pediu uma intervenção precoce com fisioterapeuta para Vitória.

Meu filho não dorme

Bia resolveu desmamar Pedrinho, pois ele fica a noite inteira acordado querendo mamar e ninguém dorme direito. Pedro foi acostumado a pegar no sono mamando. Isso pode causar consequências no seu desenvolvimento e na sua relação com a família? Vamos ver...

O débito crônico de sono e o sono fragmentado podem comprometer o desenvolvimento físico, psíquico e cognitivo da criança. O estabelecimento e a manutenção de padrões de sono normal contribuem para o crescimento e o desenvolvimento saudável da criança e favorecem a harmonia da família.

A puericultura do sono tem objetivos educacionais e preventivos. Compete à puericultura do sono orientar os pais como agir para favorecer hábitos de sono saudáveis. É comum encontrar mães e pais fatigados por causa dos distúrbios do sono de seus filhos.[6,7]

A puericultura do sono compreende as seguintes competências: orientação sobre os padrões normais do sono nas diversas idades, higiene do sono, prevenção da morte súbita do lactente, prevenção primária dos distúrbios do sono e prevenção secundária (triagem) dos distúrbios do sono. Durante a anamnese, os distúrbios do sono devem ser suspeitados a partir de três grupos de queixas:[6]
a) Insônia: dificuldade da criança para iniciar ou manter o sono.
b) Manifestações durante o sono, como eventos comportamentais e movimentação anormal (parassonias) ou distúrbios respiratórios do sono. As parassonias são disfunções que se manifestam por eventos durante o sono envolvendo os sistemas motor e/ou neurovegetativo. Geralmente, são distúrbios benignos do sono, associam-se a uma imaturidade do sistema nervoso e podem desaparecer com a idade. Os distúrbios respiratórios do sono são importantes pelos riscos de complicações clínicas, ressaltando a síndrome da apneia obstrutiva do sono.
c) Sonolência excessiva diurna (hipersonias).

A insônia é a causa mais comum dos problemas relacionados com o sono na criança e pode ter uma causa clínica, como dor/cólica, otites de repetição, refluxo gastresofágico, medicações, crises de asma noturna ou obstruções de vias respiratórias ou estar associada a problemas comportamentais.[6,7]

Insônia comportamental da infância

A insônia é a dificuldade da criança para iniciar ou manter o sono durante a noite. Ela tem uma grande repercussão negativa, diurna e noturna, para toda a família, e prejudica a saúde e o desenvolvimento da criança.

Na consulta, pode haver queixas, como dificuldade para a criança iniciar o sono, múltiplos despertares com dificuldade para voltar a dormir, sono de curta duração, alterações de comportamento, dificuldades escolares, sonolência diurna, anorexia, déficit ponderoestatural, hiperatividade, desatenção, maior número de infecções, entre outras. A causa tem origem em uma inadequada higiene do sono.

A insônia comportamental da infância é originada pelo distúrbio da associação para o início do sono ou pelo distúrbio por falta de estabelecimento de limites. Estima-se que 20% a 30% das crianças apresentem insônia comportamental.[6,7]

O distúrbio por associação do sono, mais comum entre os 6 meses e os 3 anos de idade, acontece quando a criança aprende a dormir com a participação de estímulos (associações). Para iniciar o sono, os cuidadores utilizam métodos como embalar ou alimentar a criança, uso de TV, cadeirinha, andar de carro, iniciar o sono no sofá e outros hábitos que fogem da higiene do sono adequada. Como as crianças despertam normalmente 3 a 6 vezes por noite e voltam a dormir espontaneamente, quando recebem associações para iniciar o sono, exigirão o mesmo estímulo que iniciou o sono para voltarem a dormir. E aí choram e reagem exigindo a presença dos pais ou dos cuidadores para retornarem a adormecer. Isso transforma as noites em momentos difíceis: eles dormindo menos tempo, e os pais também. Para prevenir a insônia comportamental, é importante reforçar a necessidade de a criança iniciar o sono de forma independente, ir para a cama acordada e seguir as orientações de higiene do sono.[6,7]

O distúrbio por falta de limites acontece quando a criança se recusa a ir para a cama no horário de dormir e encontra meios de protelar o início do sono. Quando adormece, geralmente mantém sono contínuo, mas a demora em iniciar o sono resulta em um tempo inadequado de sono. Isso acontece pela incapacidade dos pais de estabelecer limites. As crianças reagem ao horário de ir para a cama ou não permanecem na cama, fazendo pedidos que retardem o horário de adormecer.[6,7]

A família deve ser orientada às práticas da puericultura do sono: criar uma rotina para o horário de dormir, não dar alimentação ou água de madrugada, estabelecer, com harmonia, mas com firmeza, horários adequados diurnos e noturnos e colocar a criança no berço ou na cama acordada para estimular o adormecer de forma independente e iniciar o sono no local onde vai dormir.

A terapia comportamental tem bons resultados, uma vez que a criança aprende a dormir sozinha no começo da noite e também voltará a dormir sem precisar do apoio dos pais no restante da noite. O tratamento é efetivo e duradouro, sem a necessidade de medicamento.[6,7]

O clássico método da extinção gradativa, que tem sido muito utilizado, consiste em aumentar progressivamente o número de minutos (5, 10, 15, 20) antes de ir ao quarto da criança que desperta e não volta a dormir. Nesse momento, apenas observá-la brevemente, sem acender a luz do quarto, conversar ou tocar na criança. Esse procedimento, que parece difícil para os pais aceitarem inicialmente, auxilia a criança a aprender a dormir de forma independente. Em geral, em 10 a 14 dias a criança reaprende a dormir sem associações.[6-9]

Atividades extras

O período pré-escolar está inserido em uma fase na qual o desenvolvimento cerebral encontra-se em franco processo de maturação, o que lhe confere grande vulnerabilidade, mas também de intensa plasticidade, favorecendo sua recuperação e reorganização estrutural e funcional, fatores que decrescem nos anos posteriores. Precisamos entender o desenvolvimento das crianças para poder estimular suas funções sensoriais, habilidades motoras grosseiras e finas, linguagem social, adaptativa, emocional e cognitiva por meio de atividades extras que sejam lúdicas, estimulem essas funções e respeitem sua fase de desenvolvimento.[9]

O desenvolvimento motor passa pelas fases de conhecimento, desenvolvimento neuropsicomotor, crescimento e desenvolvimento. Essas crianças estarão na fase do desenvolvimento neuropsicomotor, na qual ocorrerão as podas sinápticas.[10]

As crianças necessitam de atividades apropriadas e orientadas, sendo supervisionadas pelos pais ou um cuidador treinado para auxiliá-las nas suas atividades. Quando esses cuidadores não têm tempo para as atividades extras, deixam de estimular essas crianças nesse período e, ainda pior, lançam mão do uso abusivo e inadequado das telas para distrair as crianças (televisão, *tablets*, *smartphones*).

Muitas dessas crianças começam a frequentar as creches, que podem suprir essas dificuldades, mas muitas vezes não estão preparadas tanto no espaço físico quanto com cuidadores bem treinados. Uma boa creche pode, nesse momento, ajudar o desenvolvimento dos pré-escolares.[3]

Os gêmeos frequentam a creche desde o 2º semestre de vida. Bia acredita que ela é muito boa, com várias atividades, como música e esportes, para estimular as crianças. Sente que os gêmeos se desenvolveram muito após sua entrada na creche.

Exemplos de atividades extras

- Esportes: a prática esportiva também é fundamental para o desenvolvimento motor e físico da criança. Ao praticar esportes regularmente, haverá fortalecimento dos músculos, melhora da respiração, regulação de hormônios e aperfeiçoamento do trabalho em equipe quando as atividades forem em grupo.
- Música: as aulas de música estimulam o desenvolvimento e a capacidade sensorial e criativa da criança. O contato com sons, melodias e ritmos ajuda as crianças a melhorarem a coordenação motora e abrirem a mente para uma nova habilidade.
- Teatro, dança e artes plásticas: as aulas e os cursos de artes, dança e teatro estimulam a curiosidade da criança e trabalham a capacidade de expressão e o olhar crítico em relação ao mundo que a cerca. Desse modo, ela pode desenvolver as habilidades motoras, a criatividade, a concentração e a postura corporal.
- Inglês ou outros idiomas: é importante que a criança faça uma atividade extracurricular para aprender uma segunda língua. Ter domínio da língua inglesa, por exemplo, é uma exigência de praticamente todo o mercado de trabalho, podendo ser desenvolvido desde a infância. Assim, a criança cresce aprendendo e aperfeiçoando o inglês, do mesmo modo que faz com o português.
- Organizações voluntárias: desenvolve a empatia e o altruísmo.
- Leitura: devemos criar o hábito da leitura precocemente. A criança também pode, por meio de livros de figuras, inventar sua própria narrativa. Nessa idade, o simbolismo deve ser incentivado.
- Culinária: as crianças precisam entender a importância de uma alimentação saudável, e nada melhor do que uma aula de culinária para ensinar isso. Muitos alunos nem sequer conhecem o nome das principais frutas e legumes; portanto, ao participarem do preparo, os pequenos entenderão a importância de cada alimento.
- Jardinagem e horta: ajudam com noções de ecologia e sustentabilidade.

Vacinação

Adriana Monteiro de Barros Pires

Vacinas meningocócicas

A doença meningocócica é uma infecção causada pela *Neisseria meningitidis* (meningococo) com grande potencial de se apresentar na forma de doença invasiva, sendo a meningite meningocócica (principal causa de meningite no Brasil) a mais frequente, e a meningococcemia, a mais grave.[1-3]

Trata-se de uma doença de rápida evolução com altas taxas de complicações, sequelas e letalidade e com potencial caráter epidêmico. Acomete indivíduos de todas as idades, mas 50% dos casos no Brasil são em crianças menores de 5 anos de idade com maior risco da doença em menores de 1 ano de idade.[1-3]

Na América Latina, seis sorogrupos – A, B, C, W, Y e X – são responsáveis pela maior parte dos casos de doença invasiva pelo meningococo. A letalidade é bastante alta, tendo chegado a 22% a 25% nos últimos anos no Brasil.[1,4] A doença é endêmica no Brasil, e os sorotipos B e C são os mais prevalentes.[5,6]

Em 2010, em virtude do aumento da incidência do sorogrupo C e do aparecimento de surtos em diferentes regiões do país, a vacina meningocócica C conjugada foi introduzida no programa nacional de imunização (PNI), o que promoveu uma importante queda no coeficiente de incidência da doença.[1,3]

Atualmente, considerando todas as regiões e faixas etárias, o sorogrupo C continua sendo a principal causa de doença meningocócica no Brasil (Figura 4.2), com tendência de queda em razão da introdução da vacinação no PNI, embora o sorogrupo B tenha crescido em todas as faixas etárias.

Quando analisamos as taxas de incidência por idade, observa-se um predomínio do sorogrupo B em crianças menores de 10 anos de idade, principalmente naqueles com menos de 5 anos.

Os sorogrupos Y e W estão presentes em diversos grupos etários, sendo o W mais frequente na região Sul do país.[1,3,7]

Nas Figuras 4.2 e 4.3, são apresentados os dados respectivos por grupos etários.

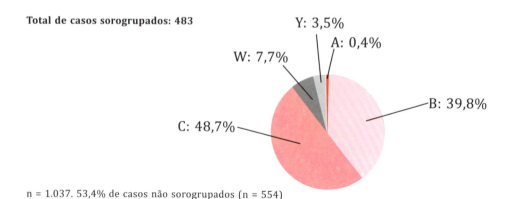

n = 1.037. 53,4% de casos não sorogrupados (n = 554)

Figura 4.2 – *Casos sorogrupados: proporção dos sorogrupos da doença meningocócica invasiva (DMI) no Brasil, em todas as faixas etárias, no ano de 2019.*

Fonte: Adaptada de https://www.gsk.casadevacinasgsk.com.br/upload/appdemiology/site/index.html.

A - Total de casos sorogrupados: 149

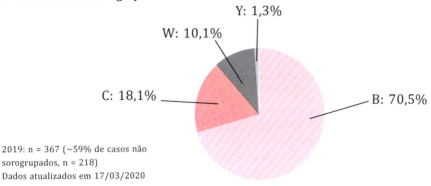

2019: n = 367 (~59% de casos não sorogrupados, n = 218)
Dados atualizados em 17/03/2020

B - Total de casos sorogrupados: 60

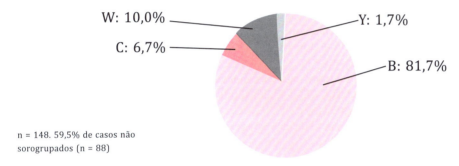

n = 148. 59,5% de casos não sorogrupados (n = 88)

C - Total de casos sorogrupados: 52

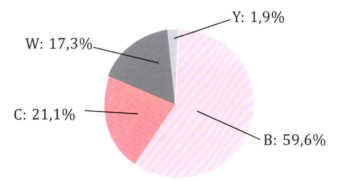

N = 124. 58,1% de casos não sorogrupados (n = 72)

Figura 4.3 – *Casos sorogrupados: proporção dos sorogrupos da DMI no Brasil, em menores de 10 anos (A), em menores de 5 anos (B) e em menores de 1 ano (C), dados de 2019.*

Fonte: Adaptada de https://www.gsk.casadevacinasgsk.com.br/upload/appdemiology/site/index.html.

No Brasil, a vacina contra o meningococo sorotipo B ainda não está incluída no PNI, mas consta no calendário vacinal da SBP e da Sociedade Brasileira de Imunizações (SBIm). À medida que mais programas públicos de imunização incorporam a proteção contra o meningococo B em seus calendários vacinais, mais dados de vida real tenderão a ser publicados, mostrando a importância da incorporação dessa vacina ao PNI.

Apresentaremos aqui os resultados do estudo feito em duas regiões da Itália entre os anos de 2014 e 2018, no qual foram avaliados a efetividade e o impacto da vacina contra o meningococo sorotipo B (Bexsero®) em dois esquemas vacinais diferentes: 2, 4, 6 e 12 meses na Toscana e 7, 9 e 15 meses na região do Vêneto.[8]

O estudo foi observacional e retrospectivo e analisou dados de vigilância coletados entre 2006 e 2018 na Toscana (programa de vacinação iniciado em 2014) e 2007 e 2018 em Vêneto (programa de vacinação iniciado em 2015). Os casos de doença meningocócica (DM) foram confirmados por meio de cultura e/ou reação em cadeia da polimerase em tempo real (RT-PCR).

Os principais resultados do estudo mostraram que a incidência da doença meningocócica B na Toscana caiu de 1,96/100.000 habitantes no período pré-vacinação para 0,62/100.000 habitantes no período pós-vacinação. Em Vêneto, a incidência da doença caiu de 1,94/100.000 habitantes para 1,34/100.000 habitantes, comparando-se os períodos pré e pós-vacinação.

A efetividade da vacina foi calculada em 93,6% (CL 95% 55,4; 99,1) na Toscana e 91,0% (CL 95% 59,9; 97,9) em Vêneto. A cobertura vacinal foi de 83,9% e 81,7% nas regiões da Toscana e de Vêneto, respectivamente.

O impacto geral da vacina, incluindo crianças vacinadas e não vacinadas, foi de 0,68 (CL 95% 0,10; 0,89) na Toscana e 0,31 (CL 95% −0,56; 0,69) em Vêneto. O impacto total, considerando apenas as crianças vacinadas, foi de 94% (CL 95% 56; 99) e 90% (CL 95% 57; 97), respectivamente. Considerando apenas as crianças vacinadas, a redução relativa de casos foi de 91% na Toscana e de 80% em Vêneto.

Os resultados do estudo mostraram uma redução significativa no número de casos de DM produzida pelo sorogrupo B em ambas as regiões da Itália e os dados dão suporte à potencial prevenção da doença por meio de um programa de vacinação em escala nacional.

Os autores concluíram que a efetividade foi elevada nas duas regiões italianas, mas o impacto produzido foi maior naquela que iniciou a vacinação precocemente (Toscana). Esses dados sugerem que o início precoce do esquema vacinal seja preferível ao início com 7 meses.

Esquema de vacinação: vacinas meningocócicas conjugadas C e ACWY

Programa nacional de imunizações:[9]
1. A vacina utilizada é a vacina meningocócica C conjugada (MenC) no esquema de 1 dose aos 3 e 5 meses com reforço aos 12 meses de idade.
    - O reforço deve ser administrado entre 12 meses e 4 anos 11 meses e 29 dias.
    - Crianças que iniciaram o esquema primário após 5 meses de idade devem completá-lo até 12 meses, com intervalo mínimo de 30 dias entre as doses; administrar o reforço com intervalo mínimo de 60 dias após a última dose.
    - Criança entre 12 meses e 4 anos 11 meses e 29 dias, com ou sem comprovação vacinal: administrar uma dose.
    - Adolescentes de 11 a 14 anos: administrar um reforço ou dose única, conforme situação vacinal encontrada. Desde 2020, essa dose foi substituída pela vacina meningocócica conjugada ACWY, mudança que, para esse grupo etário, segue garantindo proteção para o sorogrupo C e amplia a proteção em relação aos demais sorogrupos contemplados na vacina, principalmente para o sorogrupo W, que vem se mostrando emergente em determinadas regiões do país, associado a elevadas taxas de letalidade.

2. A SBP e a SBIm, levando em conta o cenário epidemiológico atual da doença no Brasil, preconizam, quando possível, o uso da vacina meningocócica conjugada ACWY em todas as doses, desde o 1º ano de vida a partir dos 3 meses de idade com esquema de doses variando conforme a vacina utilizada e com um reforço entre 12 e 15 meses de idade.[4,10] Recomendam um segundo reforço entre 5 e 6 anos e o terceiro entre 11 e 12 anos (ou com 5 anos de intervalo entre elas quando houver atraso) (Tabela 4.3).[3,11]

Tabela 4.3 – Esquema vacinal preconizado pela SBP e pela SBIm

Vacina	Lab.	Nome	6 semanas a < 6 meses	6 meses a < 12 meses	> 1 ano a adultos
ACWY-TT	Pfizer	Nimenrix	2 doses com intervalo de 60 dias Reforço aos 12 meses	1 dose Reforço aos 12 meses	1 dose

Vacina	Lab.	Nome	2 meses a 6 meses	6 meses a < 12 meses	> 1 ano a adultos
ACWY-CRM	GSK	Menveo	2 doses com intervalo de 60 dias Reforço aos 12 meses	1 dose Reforço aos 12 meses	1 dose

Vacina	Lab.	Nome	9 meses a 2 anos		> 2 anos a 55 anos
ACWY	Sanofi	Manactra	2 doses com intervalo mínimo de 3 meses		1 dose

Fonte: https://www.sbp.com.br/fileadmin/user_upload/nt-meningo-sbim-sbp-220819-at110919-071019.pdf.

As reações adversas costumam ser leves, sendo as mais comuns: perda de apetite, irritabilidade, sonolência, cefaleia, febre, inchaço, dor e rubor no local da injeção e fadiga.[4,9,11]

A vacina meningocócica B recombinante está disponível na rede particular de vacinação, com início do esquema em menores de 1 ano de idade. Faz parte dos calendários de vacinação preconizados pela SBP e SBIm.[12,13]

Recomenda-se o uso da vacina meningocócica B recombinante para lactentes a partir de 2 meses de idade, crianças e adolescentes. Não se conhece a duração de proteção conferida pela vacina. A vacina disponível é a Bexsero™, vacina adsorvida meningocócica B da GSK (Tabela 4.4).[12-14]

Tabela 4.4 – Resumo da posologia da vacina Bexsero™

Faixa etária	Esquema primário de vacinação	Intervalos entre as doses	Dose de reforço
Lactentes de 3 a 11 meses de idade	Duas doses	Não menos que 2 meses	Uma dose no 2º ano de vida, com intervalo de pelo menos 2 meses entre a vacinação primária e a dose de reforço – 12 a 15 meses
Crianças de 12 a 23 meses de idade	Duas doses	Não menos que 2 meses	Uma dose com intervalo de 12 a 23 meses entre a vacinação primária e a dose de reforço
Crianças acima de 2 a 10 anos de idade, adolescentes e adultos	Duas doses	Não menos que 1 mês	Necessidade não estabelecida

Fonte: https://br.gsk.com/media/561320/bl_bexsero_susp_inj_gds004_l0800.pdf.

As reações adversas costumam ser leves e as mais comuns são: febre (≥ 38°C), perda de apetite, sensibilidade no local da injeção (incluindo sensibilidade grave no local da injeção, resultando em choro quando o membro que recebeu a injeção é manipulado), dor nas articulações, erupção cutânea (principalmente em crianças de 12 a 23 meses de idade, incomum após a dose de reforço), sonolência, irritabilidade e choro incomum. Em adolescentes, as manifestações mais comuns são: dor no local da injeção, resultando na incapacidade de realizar atividades normais do dia a dia, músculos e articulações doloridas, náusea, indisposição generalizada e dor de cabeça.[12,13]

Bia seguiu o esquema da SBP e deu os reforços nos gêmeos de 1 ano de idade com as vacinas meningocócicas ACWY e B.

Principais problemas no dia a dia do pediatra

Adriana Monteiro de Barros Pires

Pé torto ou pé plano?

O professor de natação de Pedro Henrique percebeu que ele tinha pés chatos (planos). Bia já acha que ele pisa torto para dentro. E agora, quem está certo? Os dois!

O pé chato (pé plano ou plano valgo) é um dos motivos que mais levam os pais a procurarem consultórios ortopédicos (Figura 4.4). A prática do uso de palmilhas e botinhas no passado colocou na sociedade uma preocupação extrema com a conformação do pé da criança. O "efeito" que era atribuído a elas na verdade era secundário à passagem dos anos.[1]

As crianças geralmente nascem com pés planos flexíveis. O arco plantar desenvolve-se no início da infância, sendo observável geralmente por volta dos 4 a 7 anos de idade, com alguns casos aparecendo na idade adulta.[2,3]

Estudos mostram uma prevalência de pés planos em crianças até 2 anos de idade de 97% caindo para 4% aos 10 anos de idade. Um fator de risco importante para manutenção do pé plano com a idade é a obesidade.[4,5]

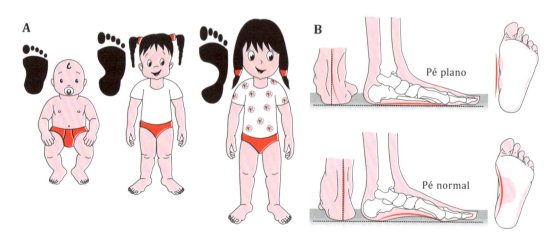

Figura 4.4 – *A. Evolução do arco plantar na criança. B. Pé plano e pé normal.*
Fonte: Adaptada de www.criancaesaude.com.br.

O pé plano flexível é responsável por 95% dos casos de pés planos[6] e é definido como um arco medial longitudinal normal (ou arco plantar) durante a atividade sem suporte de peso ou na ponta dos pés e apresentando um arco medial achatado ao ficar em pé.[4]

Esse pé plano é fisiológico, hipermóvel e decorrente da flacidez muscular e ligamentar normais da criança. Ao início da marcha, há ainda um aumento de tecido adiposo (coxim gorduroso) na região plantar, causando a diminuição do arco plantar.[2]

A formação do arco medial tende a se ajustar com o desenvolvimento do corpo e com a melhora da condição muscular e da frouxidão ligamentar.[2,4]

Às vezes, o aspecto visual de um pé plano pode confundir-se com pés tortos. Isso acontece porque, junto com o pé plano, pode acontecer a eversão da parte posterior do pé (calcanhar valgo) (Figura 4.5).[5,6]

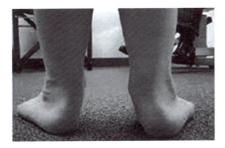

Figura 4.5 – *Pés valgos.*
Fonte: Adaptada de www.criancaesaude.com.br.

O que o pediatra de Vitória e Pedro Henrique deve fazer para tranquilizar a família? É possível, com manobras simples, durante o exame físico, diagnosticar um pé plano flexível em uma consulta de rotina.

Em toda consulta, o profissional deve perguntar sobre dores recorrentes nos pés, geralmente na porção medial que atrapalhem as atividades da criança.[6]

Ao exame físico, observar os pés da criança sentada ou deitada, ver se apresenta alguma deformidade, calosidade e se a mobilidade do pé está preservada. Ainda com a criança sentada, avaliar se a curvatura do pé aparece.[5]

Com a criança em pé, todo apoiado no chão, examinar o arco plantar e se o pé apresenta desvio da sua porção posterior (calcanhar valgo). Depois, com apoio somente na ponta dos pés, observar se o arco plantar aparece. Outro teste consiste em levantar o dedão do pé com a criança em pé. O arco plantar deve se formar com essa manobra.[3,5]

Pedir para a criança caminhar é importante para observar sua marcha. Deformidades angulares ou rotacionais do quadril, dos joelhos, dos tornozelos e dos pés podem piorar durante a marcha, o que pode ajudar a justificar a presença de dor.[3,5]

O desenvolvimento dos membros inferiores da criança somente deve ser motivo de preocupação para os pais em casos de dor constante ou deformidades aparentes ou progressivas. Ainda, se as manobras descritas em uma criança até os 7 anos não resultarem no aparecimento do arco plantar ou se apresentar rigidez ao exame dos pés, provavelmente trata-se de um pé plano rígido, condição que deve ser encaminhada ao especialista.[1]

Se for observada perda da curvatura dos pés, principalmente por volta dos 8 ou 9 anos, a criança deve ser avaliada por um especialista em ortopedia pediátrica.[1]

O tratamento recomendado para o pé plano flexível assintomático, no lugar das botinhas e palmilhas, reside na observação periódica para detectar alterações da evolução normal e os casos patológicos (p. ex., os que apresentam dor), uso de sapatos adequados à idade e incentivo a caminhar descalço.[5]

Somente se considera a possibilidade de cirurgia para correção de pé chato quando a criança apresenta dor intensa e existe, de fato, uma deformidade. Porém, essa intervenção deve ser evitada antes dos 7 anos e, assim mesmo, depois de tentar os tratamentos não invasivos indicados para os casos mais simples. Convém uma investigação para apurar as reais causas dos sintomas.[1,5]

Após a explicação e a demonstração no exame físico de Pedro Henrique, Bia viu que se trata somente de um pé chato fisiológico e vai observar.

Quando fazer o desfralde?

Vitória e Pedro Henrique já estão com 2 anos! Época de várias aquisições motoras e cognitivas, como o controle esfincteriano. Este é um dos marcos do desenvolvimento infantil, um dos primeiros passos rumo à autonomia da criança e um desafio para todos os envolvidos. Além de controlar seus esfíncteres urinário e intestinal, a criança precisa se adaptar aos valores culturais de sua família, já que o processo é influenciado tanto por fatores fisiológicos quanto psicológicos e socioculturais.[6-8]

O treinamento esfincteriano pode ser adequado ou promover conflitos e ansiedade com impacto negativo na relação entre pais e filhos e complicações como recusa ao treinamento, constipação intestinal, encoprese e infecções urinárias.[9]

Vitória e Pedro Henrique podem ter tempos diferentes para desfralde, que devem ser respeitados, pois variam de criança para criança. As meninas tendem a alcançar esse controle em uma idade um pouco mais jovem que os meninos. O tempo médio desde o início do aprendizado de ir ao banheiro até a independência varia de 3 a 6 meses.[10]

Bia está sendo pressionada pela escolinha das crianças, que já está treinando o desfralde, e pelo custo das fraldas. Não existe uma idade mágica para iniciar o desfralde, o que muitas vezes vai contra a expectativa dos pais, que esperam que seus filhos estejam sem fraldas entre 18 e 24 meses. A média de idade para o desfralde vem aumentando nas últimas décadas, ocorrendo em média aos 35 meses nas classes sociais mais altas. A maioria das crianças nos países ocidentais consegue o controle da bexiga e do intestino entre 24 e 48 meses de idade.[7,8,10]

O funcionamento do trato urinário e intestinal depende de uma maturidade neurológica. Quando uma criança chega aos 18 meses de idade, já tem o controle do esfíncter maduro e já ocorreu a mielinação de tratos extrapiramidais: ambos os processos são necessários para o controle intestinal e vesical, e não podem ser acelerados.[6,10]

O amadurecimento psicológico, no entanto, não é necessariamente alcançado com o amadurecimento fisiológico (neurológico).[9,10]

Quando se sabe que a criança está pronta para o desfralde?

O treinamento antes dos 18 meses de idade é frequente em algumas culturas, principalmente em famílias de nível econômico mais baixo. Acredita-se que, aos 2 anos de idade, a maioria das crianças esteja em uma etapa do desenvolvimento adequada para iniciar o treinamento esfincteriano, isto é, tem as habilidades necessárias para o processo.[7]

O controle da vesical nem sempre coincide com a aquisição do controle intestinal, e a continência urinária noturna pode ser concomitante à continência diurna ou ocorrer vários meses ou anos depois.[10]

Vários artigos apontam quais seriam as habilidades necessárias adquiridas pela criança para dar início ao desfralde:[7-9,11]

- andar;
- falar: indicar suas necessidades;
- conseguir concentrar-se em uma atividade;
- saber dizer não;
- ser capaz de permanecer seco por várias horas;
- colocar e tirar roupas sozinha;
- sentar-se e levantar-se do penico ou do vaso sanitário sozinha;
- desejo de independência.

Os pais e todos os cuidadores devem estar prontos para iniciar o processo de maneira conjunta, garantindo que o tempo seja reservado para ele. O processo de desfralde não deve ser iniciado em um momento estressante da vida da criança (p. ex., após mudança, luto ou após o nascimento de um novo irmão), e os pais devem estar preparados para os inevitáveis acidentes que ocorrerão antes de o processo ser concluído.[8,10]

O treinamento pode ser conduzido de maneira suave com o objetivo de a criança ir sozinha ao banheiro a seu tempo,[6] mas existe um método rápido de aprendizado para crianças, baseado nos princípios do condicionamento e da imitação, no qual as habilidades serão ensinadas. Esse segundo método não se mostrou mais eficiente que o método da observação das habilidades adquiridas.[12]

A Sociedade Canadense de Pediatria sugere a seguinte estratégia para treinamento esfincteriano vesical e intestinal:[10]

- O penico é recomendado em vez do vaso durante os estágios iniciais, porque as crianças se sentem mais seguras e estáveis no penico. Ainda, fornece a melhor posição biomecânica para a criança.
- Inicialmente, a criança é encorajada a sentar-se vestida no penico ou no vaso. Caso escolha o vaso para o treinamento, este deve ter um adaptador de tamanho de assento e um apoio para os pés. Em seguida, a criança é encorajada a sentar-se no penico depois da remoção de uma fralda suja.
- Mais tarde, a criança pode ser levada ao penico ou ao vaso várias vezes ao dia e encorajada a sentar-se nele por alguns minutos sem usar fralda.
- Por fim, a criança é encorajada a desenvolver uma rotina de sentar-se no penico ou no vaso em horários específicos do dia, por exemplo, depois de acordar pela manhã, depois de refeições ou lanches, e antes de cochilar e dormir.

Esse método garante que a criança alcance o controle vesical e intestinal.[10] A criança precisa ser elogiada sempre que quiser usar o penico ou o vaso. Reforço positivo após o sucesso é recomendável e pode ser feito de várias maneiras, por exemplo, através de um painel com adesivos preenchido quando há sucesso. Se a criança já está usando calcinha ou cueca, lembrar que os acidentes são inevitáveis, e os pais e cuidadores precisam ser solidários e pacientes nesses momentos.[10,11]

Uma criança que apresentou uma série grande de acidentes logo após tentar o desfralde deve voltar às fraldas sem vergonha ou punição.[10]

Às vezes, as crianças podem estar relutantes em evacuar em um penico ou no vaso, especialmente se não tiverem um bom suporte para os pés. Nesse momento, é imprescindível que eles possam continuar evacuando na fralda para evitar o desenvolvimento de constipação e, consequentemente, evacuações dolorosas, o que atrasará o processo de desfralde.[6,10]

A constipação prévia ao desfralde pode prejudicar o processo, devendo ser tratada antes do início do treinamento esfincteriano.[10]

Cabe ao pediatra ajudar a família e a escola a decidir o melhor momento para o desfralde, orientando o processo. Uma boa dica é introduzir o assunto aos 18 meses e, depois, reforçá-lo aos 2 anos e aos 3 anos, caso o desfralde ainda não tenha acontecido.[11]

Vitória ainda não fala, e Pedro Henrique apresenta constipação intestinal (fica quase 1 semana sem evacuar). Nesse caso, o ideal seria tratar a constipação de Pedro Henrique e esperar Vitória falar mais para iniciar o processo de desfralde, mesmo que isso ocorra em momentos diferentes para os dois.

Constipação intestinal

Bia comenta com o pediatra que Pedro Henrique chega a ficar 1 semana sem fazer cocô e reclama de dor na barriga. "Não pode ser verme?", questiona a mãe. Provavelmente não. Trata-se de constipação intestinal.

A constipação intestinal é uma das disfunções gastrintestinais mais frequentes em crianças, com prevalência de 3% a 14% em todo o mundo.[13-15]

Mais de 90% dos casos são enquadrados nos distúrbios funcionais gastrintestinais.[16]

O diagnóstico de constipação intestinal deve ser criterioso, já que há uma variação normal da frequência de evacuações e consistência das fezes em relação à idade e à dieta (p. ex., bebês em aleitamento materno apresentam fezes quase líquidas ou ficar dias sem evacuar).[13,14] A escala de Bristol ajuda o paciente e o pediatra a identificarem essa condição (Quadro 4.3).[17]

Quadro 4.3 – Escala de Bristol

	Tipo	Descrição	
	Tipo 1	Bolinhas duras, difíceis de passar, separadas com nozes	Tipos 1 e 2: Considerar constipação aguda ou crônica e impactação fecal
	Tipo 2	Formato de linguiça, tortuosas e irregulares, formadas por bolinhas duras	
	Tipo 3	Formato de linguiça com rachaduras na superfície	Tipos 3, 4 e 5: Considerar consistência como normal
	Tipo 4	Formato de linguiça, consistência pastosa	
	Tipo 5	Formato mole, com pontas bem definidas, fácil de passar	
	Tipo 6	Pedaços macios com pontas ásperas	Tipos 6 e 7: Considerar impactação fecal com perdas diarreicas
	Tipo 7	Aquoso, sem pedaços sólidos, totalmente líquido	

Fonte: Adaptado de Martinez e Azevedo, 2012.[17]

Pelos critérios de Roma IV, a constipação intestinal funcional (ausência de patologia orgânica) é definida pela presença de dois ou mais itens descritos no Quadro 4.4.[13]

Quadro 4.4 – Critérios de Roma IV para diagnóstico de constipação intestinal funcional

Para uma criança com idade entre 0 e 4 anos (durante 1 mês pelo menos)
Pelo menos dois critérios a seguir:

- Duas ou menos evacuações por semana
- Retenção excessiva de fezes
- Comportamento ou retenção
- História de evacuações duras ou dolorosas
- Massa fecal no reto

Criança com treinamento esfincteriano – critério adicional:
- Pelo menos um episódio de incontinência fecal por semana
- Fezes volumosas que podem obstruir o vaso sanitário

- Deve haver critérios insuficientes para o diagnóstico de síndrome do intestino irritável
- Os sintomas não devem ser plenamente explicados por outra condição médica

Para crianças de 4 anos até adolescentes (1 vez por semana por pelo menos 1 mês)
Pelo menos dois critérios a seguir:

- Duas ou menos evacuações no banheiro por semana
- Pelo menos um episódio de incontinência fecal por semana
- História de comportamento de retenção ou retenção voluntária excessiva de fezes
- História de evacuações dolorosas ou duras
- História de fezes de grande diâmetro que podem obstruir o vaso sanitário
- Grande massa fecal no reto

- Deve haver critérios insuficientes para o diagnóstico de síndrome do intestino irritável
- Os sintomas não devem ser plenamente explicados por outra condição médica

Fonte: Ramos et al., 2019.[13]

O quadro pode ser acompanhado de irritabilidade, perda de apetite ou saciedade precoce, sintomas que desaparecem após a evacuação de fezes grandes.[14]

O ato de evacuar depende do funcionamento adequado e sincronizado da peristalse e dos esfíncteres interno (espessamento da musculatura lisa circular do intestino) e externo (musculatura estriada, com controle voluntário). Ao chegar à ampola retal, o bolo fecal dilata o reto e estimula receptores que determinam o relaxamento esfincteriano interno (reflexo retroanal). O controle do esfíncter anal externo é voluntário.[14]

A constipação intestinal funcional geralmente tem como evento inicial uma evacuação dolorosa que leva a criança a começar a tentar reter as fezes e, assim, evitar eventos desagradáveis relacionados com a evacuação. Esse evento inicial pode ter sido causado por mudança na rotina (p. ex., viagens) ou na dieta, estresse, doenças, por ter que segurar as fezes para não fazer na escola ou treinamento esfincteriano antes do tempo adequado para a criança.[13]

Quando as fezes não são eliminadas, vão se acumulando no reto. Quanto mais tempo permanecem no cólon, mais água é reabsorvida, o que torna as fezes mais endurecidas e calibrosas. A eliminação dolorosa de fezes duras e grossas estimula o comportamento de retenção fecal e a inibição da defecação (contração voluntária do esfíncter anal externo e do assoalho pélvico). Por medo, a criança começa a evitar evacuar de todas as maneiras, contraindo o esfíncter anal externo e a musculatura glútea.[13,15]

Com a repetição do ciclo, cada vez mais as fezes vão ficando mais duras e volumosas, causando ainda mais dor ao serem eliminadas, o que leva a medo e mais retenção pela criança.[15]

Essa criança começa a desenvolver manobras para a retenção ou posturas de retenção. Os pais pensam que ela está tentando evacuar com força, mas, na verdade, está tentando evitar a evacuação a todo custo, quando se recusa a sentar-se no vaso, anda nas pontas dos pés, faz contração glútea e se esconde. E quando finalmente não consegue mais segurar, evacua. Com o tempo, esse comportamento torna-se automático,[13] ocorrendo perda da sensação retal e, por fim, da vontade normal de defecar.[15]

Eventualmente, fezes amolecidas do cólon distal passam em volta da parte endurecida das fezes no reto saindo involuntariamente, o que caracteriza a incontinência fecal, muitas vezes confundida com diarreia pelos pais. A incontinência fecal ocorre em 30% dos casos de constipação intestinal.[13,15]

O diagnóstico da constipação intestinal funcional é clínico, por meio de história detalhada e de exame físico. A realização rotineira do toque retal não é necessária.[2]

Quando se preocupar?

Na presença de febre, vômitos, diarreia ou evacuações com sangue sem fissura anal, desnutrição, fezes em fita, história de eliminação de mecônio após 48 horas de vida, idade de início do quadro de constipação intestinal precoce, ânus anteriorizado, estenose de ânus e nádegas flácidas, sinais capazes de indicar um quadro orgânico como causa da constipação intestinal, por exemplo, doença de Hirschprung, hipotireoidismo, entre outras.[13,14]

Os exames de imagem, laboratoriais ou a manometria anorretal ficam destinados a quadros refratários ou na suspeita de causas orgânicas.[13,14]

O manejo desses pacientes é feito em três etapas:
1. Desimpactação: eliminar o bolo fecal retido no reto.
2. Manutenção: formação de fezes macias para que as evacuações não sejam dolorosas.
3. Treinamento: recondicionar o hábito intestinal e as evacuações.

O tratamento da constipação torna-se menos eficiente caso a impactação fecal não seja inicialmente tratada. A desimpactação pode ser feita via retal (enema) ou oral com o uso do polietilenoglicol. O enema é mais rápido, porém mais invasivo (Tabela 4.5).[13]

Após a desimpactação, deve-se instituir terapia de manutenção para evitar o acúmulo de fezes: modificações na dieta e hábitos de vida e introdução de medicação laxativa (Tabela 4.5).

Uma dieta balanceada, incluindo grãos, frutas e vegetais (feijão, ervilha, lentilha, grão-de-bico, milho, pipoca, coco, verduras, aveia em flocos, frutas com casca e bagaço) é ideal. Crianças com constipação intestinal têm geralmente uma dieta com baixa quantidade de fibras, muitas vezes predominantemente láctea.

Veja como é a dieta de Pedro Henrique. O consumo excessivo de *fast foods*, refrigerantes e sucos de caixinhas também prejudica a formação de fezes normais.

Um aumento do consumo de líquidos e fibras para alcançar os níveis diários recomendados torna-se fundamental. Em geral, o lactente necessita receber 150 mL/kg/dia de líquidos. Crianças sadias pesando 10 kg ou mais precisam de 1.000 a 1.500 mL/dia. A quantidade recomendada da ingestão de fibras para crianças acima de 2 anos deve ser calculada levando-se em consideração a idade em anos, acrescida de 5 g/dia (p. ex., uma criança de 7 anos de idade deve ingerir 12 g/dia de fibra).[13,16]

Exercícios físicos devem ser estimulados. Há um consenso de que a falta de atividade física pode ser um fator contribuinte para a constipação. A atividade física rotineiramente recomendada consiste em 1 hora por dia de exercício de intensidade moderada.[16]

Além disso, todas as crianças com controle esfincteriano devem ser instruídas a tentar evacuar no vaso sanitário durante 5 a 10 minutos depois de cada refeição (pelo menos 2 vezes ao dia), com apoio para os pés e redutor de assento. Diários das evacuações e reforço positivo com recompensas podem ajudar no tratamento.

O laxante para o tratamento de manutenção de escolha é o polietilenoglicol, que se mostrou com efeito superior ao da lactulose. Na falta desse, a lactulose está indicada como medicamento principal, deixando os outros como fármacos de segunda linha. Os laxativos estimulantes são pouco indicados em crianças[1,2] (Tabela 4.5). Os efeitos colaterais mais frequentes são cólicas, distensão abdominal e, algumas vezes, vômitos.[13]

Tabela 4.5 – Doses e medicações mais utilizadas em crianças com constipação intestinal

Agente	Dose	Observações
Óleo mineral	2 a 18 anos: 1 a 3 mL/kg/dia à noite Máximo: 90 mL/dia	Contraindicado em menores de 2 anos e pacientes com risco de aspiração Risco de aspiração e pneumonia lipídica A refrigeração melhora o paladar
Hidróxido de magnésio	1 a 11 anos: 1 a 3 mL/kg/dia, 12/12 horas (máx. 45 mL/dia) 12 anos ou mais: 15 a 45 mL/dia	Contraindicado em paciente com insuficiência renal
Lactulose	1 a 3 mL/kg/dia, 1 ou 2 vezes/dia	Doses elevadas podem provocar hipernatremia
Polietilenoglicol (PEG) 3.350	0,2 a 0,8 g/kg/dia	Para crianças maiores de 6 meses
Polietilenoglicol (PEG) 4000 – manipulação	0,32 a 0,76 g/kg/dia	
Enema fosfatado	1 a 18 anos: 2,5 mL/kg (até 133 mL)	

Fonte: Ramos et al., 2019.[13]

A dose da medicação deve ser ajustada caso a caso, a fim de que a criança tenha 1 a 2 evacuações por dia com fezes normais, sem dor e sem escape fecal.[1]

O tratamento de manutenção deve ser mantido por no mínimo 2 meses. Todos os sintomas de constipação intestinal deverão ter desaparecido por pelo menos 1 mês antes de tentar tirar o tratamento medicamentoso, retirada esta que deve ser gradual.[2]

A constipação intestinal deve ser resolvida antes de iniciar o processo de desfralde.[13,14] Bia terá muito trabalho a fazer com Pedro Henrique.

Prevenção dos acidentes na infância

Os acidentes na infância continuam a representar um grave problema de saúde em todo o mundo. Lesões não intencionais são as maiores causas de morbidade e mortalidade de crianças de 1 a 14 anos no Brasil. De acordo com dados preliminares do Ministério da Saúde – DataSUS, em 2019, 12 mil crianças e adolescentes de 0 a 19 anos de idade morreram de causas externas (violência e acidentes) e mais de 10 mil foram hospitalizadas (Figura 4.6).[18-20]

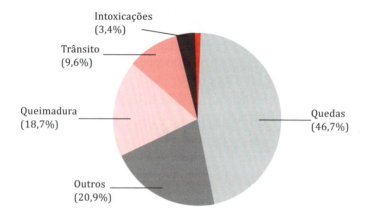

Figura 4.6 – *Internações por acidentes no Brasil na faixa de 0 a 14 anos (2019).*
Fonte: Adaptada de https://criancasegura.org.br/dados-de-acidentes/.

Estima-se que, para cada morte por causa externas, 10 a 20 crianças e adolescentes sofram traumas intencionais, ou não, que não são notificados. As principais causas no país são os acidentes de trânsito, seguidos de afogamento, sufocação, queimaduras, quedas e intoxicações. A incidência de cada tipo varia conforme a faixa etária.[19,21]

A literatura mostra que a maioria das lesões traumáticas é passível de prevenção por meio de estratégias que levem em conta a idade e o nível de desenvolvimento da criança.[19,22] Orientação familiar, mudanças no espaço domiciliar e identificação de fatores e comportamentos de risco constituem intervenções importantes para a prevenção de acidentes na infância.[22]

Durante a pandemia de COVID-19, os pais, mais do que nunca, tiveram que se manter atentos aos cuidados com a segurança das crianças em confinamento, adequando os ambientes domésticos para evitar acidentes.

Nesse período, foi observado aumento da incidência de queimaduras relacionado com o uso de álcool, substância amplamente usada para a higienização de mãos, superfícies e compras ou objetos que chegam da rua.[23]

Os traumas locais, como contusões e cortes, são muito frequentes na faixa etária pediátrica, ocorrendo principalmente em casa, na escola ou em parquinhos.[18]

A festa de aniversário dos gêmeos foi um exemplo da falta de atenção a possíveis acidentes. O pediatra de Pedro e Vitória já tinha orientado a família sobre a prevenção de acidentes.[21,23,24]

1. Queimaduras: cuidado com a temperatura da água do banho e da mamadeira, sempre testando antes; nunca manipular líquidos ou substâncias quentes com a criança no colo. Cozinha não é lugar de criança, e o ideal é colocar um portão impedindo a sua entrada. Cuidado com fornos quentes e cabos de panela visíveis para a criança. Fogueiras, churrasqueiras e fogos de artifícios não devem ser acessíveis às crianças, e produtos inflamáveis e fósforos precisam ser guardados em locais seguros. Lembrar-se também do risco de queimadura solar. Todas as tomadas da casa devem ser protegidas, e os fios escondidos. Não deixar as crianças brincarem por perto quando estiver passando roupa ou utilizando outro aparelho que produza calor, como secador de cabelo.
2. Quedas: nunca deixar bebês sob supervisão de outra criança e nunca sozinhos em cima de camas, trocadores e sofás; sempre colocar o cinto de segurança no carrinho, bebê-conforto ou cadeirinhas; a grade do berço deve estar sempre levantada à altura dos ombros da criança. Cuidado com degraus e escadas, que devem ser protegidas com barreiras fixas

nas duas extremidades. Colocar telas em janelas, sacadas e vãos desprotegidos. Bicicletas, patinetes e *skates* devem ser usados com equipamentos de segurança, e o uso de telas deve ser proibido quando a criança estiver em movimento. Um adulto sempre deve estar supervisionando durante as suas atividades. Cuidado com camas beliche. O andador nunca deve ser utilizado. A Comissão de Seguridade Social e Família da Câmara dos Deputados aprovou em 2018, com emenda, uma lei que proíbe a fabricação, a venda e a utilização de andador infantil em todo o país.
3. Afogamentos: nunca deixar o bebê sozinho na banheira e cuidado quando for lavar suas costas, para que seu rosto não encoste na água. Nunca deixar baldes ou bacias com água no chão ou a tampa da privada levantada: uma coleção de água de 2,5 cm é suficiente para causar afogamento. Crianças nunca devem estar sozinhas próximas de piscinas, mar, lagos e represas, mesmo que saibam nadar. Usar equipamento de segurança adequados: coletes salva-vidas. Cuidado com festas e reuniões em locais com piscina com vários adultos, pois um pode confiar que o outro esteja cuidando da criança e o afogamento acontece.
4. Intoxicações: manter produtos de limpeza, produtos tóxicos ou cáusticos e medicamentos em locais inacessíveis para a criança.
5. Aspiração e sufocação: nunca usar cordões ou correntes no pescoço do bebê. Prendedores de chupeta devem ser presos à roupa e com cordão curto. Não usar em berços e carrinhos mantas ou cobertores grandes ou pesados; não deixar fraldas de pano dentro do berço. Crianças maiores podem colocar coisas na boca do bebê. Cuidado com brinquedos pequenos e que soltem pedaços (p. ex., apito).
6. Acidentes de carro e atropelamentos: como passageiro, a criança até 4 anos deve ser transportada no banco de trás em cadeirinha adequada para idade. Crianças de 4 até 10 anos ou que tenham menos de 1,45 m deverão ser obrigatoriamente transportadas no banco traseiro em assento de elevação utilizando o cinto de segurança. A partir dos 12 anos, ensinar a andar sozinho na rua respeitando os sinais de trânsito e a faixa de pedestres.
7. Outros acidentes: cuidado com móbiles que possam cair sobre o bebê e com pontas de toalhas de mesa: ele pode puxar e os objetos caírem sobre ele. Se a criança chorar no banco de trás, não se vire antes de parar o veículo; o berço deve estar em local ventilado com grades a uma distância máxima de 7 cm. Cuidado com animais, mesmo que domésticos. Usar brinquedos que não tenham bordas cortantes ou pontiagudas, sejam leves e não soltem peças.

Fimose

Pedrão está muito preocupado com Pedro Henrique, que ainda não completou 2 anos de idade, pois acha que ele tem fimose e que seu pênis é pequeno. Devemos acalmá-lo ou já encaminhá-lo ao especialista? É o que veremos a seguir...

O prepúcio é uma estrutura que, ao nascimento, é quase sempre aderente à glande, firme e não retrátil. Essa aderência resulta por haver uma camada comum de epitélio escamoso entre a glande e a camada interna mucosa do prepúcio. O processo de descamação que promove a separação das estruturas ocorre gradualmente e torna-se quase completo em torno dos 3 anos de idade.[25]

Assim, o prepúcio cobre completamente a glande durante o período em que a criança ainda não apresenta controle esfincteriano, protegendo a glande ao evitar o contato direto com fraldas ou roupas. Estudos demonstram que, nos recém-nascidos do sexo masculino, o prepúcio é retrátil somente em 4%, aos 6 meses em 20%, aos 3 anos em 50% e aos 17 anos em 90% deles.[25,26]

A fimose é uma condição clínica na qual a glande não pode ser exteriorizada com a retração do prepúcio. Ela pode ser fisiológica, sem sinais de fibrose, ou patológica, resultante de fibrose em razão de condições como a balanite xerótica obliterante, balanopostites de repetição, dermatites amoniacais e tentativas forçadas de retração do prepúcio (Quadro 4.5 e Figura 4.7).[27,28]

Quadro 4.5 – Classificação da fimose

Classificação	Meato uretral	Glande
Grau I	Não expõe	Não expõe
Grau II	Expõe totalmente	Parcialmente exposta
Grau III	Expõe totalmente	Expõe totalmente, porém persiste o anel prepucial

Fonte: Adaptado de Mastroti e De Chiara, 1997.[29]

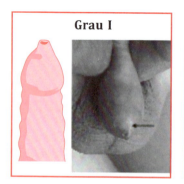
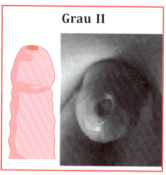
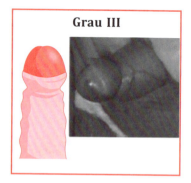

Figura 4.7 – *Classificação da fimose.*
Fonte: Adaptada de Mastroti e De Chiara, 1997.[29]

Na fimose patológica, o prepúcio é cicatricial, não retrátil por conta de um anel externo estreito, fibrótico. Pode não haver aderência entre a glande e o prepúcio. Se o prepúcio for muito estreito, e não houver aderências com a glande, pode ocorrer a dilatação do saco prepucial durante a micção, conferindo um aspecto de um balão à ponta do pênis.[27,28]

A fimose não causa dor ou prurido, e sim a má higiene local. Pode ser causa de balanopostite e pode estar relacionada com infecção urinária. Outras queixas frequentes trazidas pelos pais é o tamanho pequeno do pênis (impressão causada pela não exposição da glande ou pelo prepúcio longo) e cistos de esmegma. Esses cistos, que se apresentam como uma massa branca, são benignos, feitos de tecido descamativo e secreções e têm resolução espontânea.[28]

Na grande maioria dos meninos, a resolução da fimose será espontânea, o que deve ser explicado à família.[26] O pediatra de Pedro Henrique explicou a Pedrão e Bia que se tratava de uma fimose fisiológica que provavelmente se resolveria com o passar do tempo.

O tratamento da fimose pode ser conservador ou cirúrgico:
- Tratamento conservador: o tratamento inicial com aplicação tópica de corticosteroides pode ser indicado a partir dos 2 anos de idade ou antes em casos de balanopostites ou infecções urinárias de repetição. Tem baixa morbidade, por ser indolor, não traumático e principalmente pelo baixo custo. Esse tratamento se baseia no efeito da aceleração do crescimento e da expansão do prepúcio.[1] Usa-se a betametasona com ou sem hialuro-

nidase 2 vezes ao dia por 30 dias.[27] Lembrar-se que o corticosteroide tópico tem uma porcentagem significativa de absorção sistêmica.
- Tratamento cirúrgico: está indicado para fimose verdadeira, ou quando há presença balanopostites recorrentes, infecções do trato urinário recorrentes, masturbação dolorosa e/ou dificuldades de penetração, quando o tratamento conservador não funciona. A postectomia clássica consiste na retirada parcial ou completa do prepúcio. Uma alternativa cirúrgica à postectomia clássica em pacientes mais jovens reside na utilização de aparelhos e dispositivos plásticos. A circuncisão de rotina não é recomendada.[1] As contraindicações para realização do procedimento cirúrgico para correção da fimose são: prematuros, anomalias congênitas penianas, como hipospádias, epispádias, e pênis embutido.[25-27]

Sinéquia labial

A sinéquia vulvar ou aderência de pequenos lábios vulvares em meninas refere-se à fusão parcial ou total dos lábios internos da vulva por meio de uma membrana fibrosa e tem incidência de 0,3% a 3,3% com pico entre os 3 meses e os 6 anos de idade. Antes de 3 meses, é menos frequente pela presença do estrógeno materno. O diagnóstico é realizado por meio do exame direto da genitália.[30,31]

A causa parece ser multifatorial relacionada com baixos níveis hormonais naturais da infância, que fazem com que o revestimento dos tecidos da vulva da criança seja mais suscetível a processos inflamatórios crônicos, como dermatites e vulvovaginites, os quais lesionam o epitélio das mucosas dos lábios internos e favorecem que estes cicatrizem de forma inadequada, com a formação de membranas fibrosas (ou sinéquias).[30]

A maioria dos casos não apresenta sintomas e se resolve espontaneamente. Algumas vezes, entretanto, podem aparecer sintomas como gotejamento pós-micção, infecções do trato urinário, sangue na urina, dermatites e prurido.[30,31]

Pacientes assintomáticas podem ficar sem tratamento, uma vez que em até 80% dos casos as sinéquias vulvares se resolvem espontaneamente com o aumento dos níveis hormonais da adolescência.

Quando as medidas de higiene não são suficientes para resolver os sintomas ou se não há uma resolução espontânea do caso, os estrogênios tópicos costumam ser a primeira linha de medicamentos. São utilizadas pomadas/cremes contendo estrogênios conjugados ou 0,01% de estradiol. A aplicação é feita com uma pequena quantidade da pomada na parte medial da membrana. Seu uso deve ser feito 1 ou 2 vezes ao dia durante, no máximo, 2 a 6 semanas.

Entre os efeitos adversos relatados com seu uso, estão irritação local, hiperpigmentação da vulva, telarca, sangramento vaginal, desenvolvimento de pelos pubianos até a indução da puberdade precoce. Os efeitos adversos geralmente desaparecem com a interrupção do tratamento. A taxa de recorrência pode ser de até 30%, especialmente se a criança usar fralda.[30,31]

Recentemente, o uso de corticosteroides tópicos como tratamento tem sido descrito. O produto usado é o creme de betametasona a 0,05%. A taxa de sucesso relatada é semelhante à dos estrogênios, com uma recorrência de 23%.

Em estudos, nenhum efeito adverso foi relatado ao uso do esteroide. Raros casos necessitarão de tratamento cirúrgico.[30]

Devem ser orientados cuidados de higiene para evitar a recorrência do problema, e tratamento precoce de inflamações, como dermatites de fraldas, são recomendáveis para prevenção das sinéquias.[30,31]

Referências bibliográficas
Alimentação

1. Sociedade Brasileira de Pediatria (SBP). Departamento Científico de Nutrologia da Sociedade Brasileira de Pediatria. Manual de Alimentação do DC de Nutrição da SBP. 4. ed. São Paulo: SBP; 2018.
2. Brasil. Ministério da Saúde. Guia alimentar para a população brasileira. 2. ed. Brasília: Ministério da Saúde; 2014.
3. Almeida CN, Mello ED, Maranhão HS, Vieira MC, Barros R, Barreto JR, Fisberg M. Dificuldades alimentares na infância: revisão da literatura com foco nas repercussões à saúde. Pediatria Moderna. 2012; 48(9).
4. Chaves F. IBOPE: número de vegetarianos no Brasil quase dobra em 6 anos e chega a 29 milhões de pessoas. Vista-se. 2018. Disponível em: https://www.vista-se.com.br/ibope-numero-de-vegetarianos-no-brasil-quase-dobra-em-6-anos-e-chega-a-29-milhoes-de-pessoas/. Acesso em: 14 fev. 2021.
5. Renda M, Veget PF. Vegetarian diets in children and adolescents. Pediatri Rev. 2009; 30:e1-8.
6. Sociedade Vegetariana Brasileira. Guia alimentar para a família: Alimentação vegetariana para crianças e adolescentes. 2020. Disponível em: https://svb.org.br/images/SVB-guia-infantil_2020-web.pdf. Acesso em: 14 fev. 2021.
7. Sociedade Brasileira de Pediatria. Departamento de Nutrologia. Manual de alimentação. 2018. Disponível em: http://www.amape.com.br/wp-content/uploads/2018/12/MANUAL-NUTRO-SBP-2018.pdf. Acesso em: 14 fev. 2021.

Crescimento

1. Filho AAB. Crescimento. In: Sociedade Brasileira de Pediatria. Tratado de pediatria. 4. ed. Barueri: Manole; 2017. p. 63-70.
2. Coelho GJ. Crescimento e puberdade. In: Sociedade Brasileira de Pediatria. Tratado de pediatria. 4. ed. Barueri: Manole; 2017. p. 363-67.
3. Hoineff C. Crescimento normal e alterado. In: Sociedade Brasileira de Pediatria. Tratado de pediatria. 4. ed. Barueri: Manole; 2017. p. 625-32.
4. Fonseca CRB, Hashimoto M, Faleiros FTV. Crescimento normal e seus desvios. In: Rugolo LMSS, Martin JG, Fioretto JR, Bentlin MR. Pediatria do recém-nascido ao adolescente. São Paulo: Atheneu; 2020. p. 87-90.
5. Alves CAD. Endocrinologia pediátrica. Barueri: Manole; 2019. p. 3-27.
6. Vieira GK. Investigando a criança com distúrbios da puberdade. In: Rugolo LMSS, Martin JG, Fioretto JR, Bentlin MR. Pediatria do recém-nascido ao adolescente. São Paulo: Atheneu; 2020. p. 309-16.
7. World Health Organization. WHO child growth standards: length/height-for-age, weight-for-age, weight-for-length, weight-forheight and body mass index-for-age: methods and development. Geneva: WHO; 2006.
8. De Onis M, Onyango A, Borghi E, Siyam A, Pinol A. WHO Multicentre Growth Reference Study Group. WHO Child Growth Standards: Growth velocity based on weight, length and head circumference: Methods and development. Geneva: World Health Organization; 2009.
9. Kuperman H. Crescimento deficiente. Quando o pediatra deve encaminhar? Nos distúrbios de crescimento pós-natal. In: Kochi C, Siviero-Miachon AA. Do pediatria ao endocrinologista pediátrico: quando encaminhar? Sociedade de Pediatria de São Paulo SPSP. São Paulo: Atheneu; 2016. p. 11-24.

10. Alves CAD. Endocrinologia pediátrica. Barueri: Manole; 2019. p. 429-50.
11. Escrivão MAMS, Oliveira FLC, Taddei JAAC. Obesidade exógena. In: Sociedade Brasileira de Pediatria. Tratado de pediatria. 4. ed. Barueri: Manole; 2017. p. 1447-451.
12. Aiello AM, Melo LM, Nunes MN, Silva AS, Nunes A. Prevalence of obesity in children and adolescents in Brazil: a meta-analysis of cross-sectional studies. Curr Pediatr Rev. 2015; 11(1):36-42.
13. Brasil. Ministério da Saúde. Secretaria de Vigilância em Saúde. Departamento de Análise em Saúde e Vigilância de Doenças Não Transmissíveis. Vigitel Brasil 2019: vigilância de fatores de risco e proteção para doenças crônicas por inquérito telefônico: estimativas sobre frequência e distribuição sociodemográfica de fatores de risco e proteção para doenças crônicas nas capitais dos 26 estados brasileiros e no Distrito Federal em 2019 [recurso eletrônico]/Ministério da Saúde, Secretaria de Vigilância em Saúde, Departamento de Análise em Saúde e Vigilância de Doenças não Transmissíveis. Brasília: Ministério da Saúde; 2020.
14. Louzada MLC, Ricardo CZ, Steele EM, Levy RB, Cannon G, Monteiro CA. The share of ultra-processed foods determines the overall nutritional quality of diets in Brazil. Public Health Nutrition. 2017.
15. Wang X, Liang L, Junfen FU, Lizhong DU. Metabolic syndrome in obese children born large for gestational age. Indian J Pediatr. 2007; 74:561-5.
16. Brasil. Ministério da Saúde. Caderneta da criança. 2. ed. Passaporte da Cidadania. Brasília, DF: Ministério da Saúde; 2020. Disponível em: http://bvsms.saude.gov.br/bvs/publicacoes/caderneta_crianca_menina_2ed.pdf. Acesso em: 14 fev. 2021.

Desenvolvimento

1. Neiva FCB, Bernardis KEC. Fonoaudiologia pediátrica: sucção em recém-nascidos e desenvolvimento da fala, linguagem e sistema sensório motor oral. PRONAP. 2002-2003; Ciclo VI:55-86.
2. Pessoa JHL (ed.). Puericultura: Conquista da saúde da criança e do adolescente. São Paulo: Atheneu; 2013. p. 505-13.
3. Fernandes TF. Pediatria ambulatorial – da teoria à prática. Sociedade de Pediatria de São Paulo. São Paulo: Atheneu; 2016. p. 57-67.
4. Pessoa JHL (ed.). Puericultura: conquista da saúde da criança e do adolescente. São Paulo: Atheneu; 2013. p. 275-96.
5. Diament A. Exame neurológico do lactente. In: Diament A, Cypel C. Neurologia infantil. 5. ed. São Paulo: Atheneu; 2010.
6. Pessoa JHL, Pereira Jr JC, Alves RSC. Distúrbios do sono na criança e no adolescente. São Paulo: Atheneu; 2008.
7. Pessoa JHL. Distúrbios do sono em crianças. In: Freire LMS. Diagnóstico diferencial em pediatria. Rio de Janeiro: Guanabara Koogan; 2008. p. 32-8.
8. Pessoa JHL (ed.). Puericultura: conquista da saúde da criança e do adolescente. São Paulo: Atheneu; 2013. p. 135-49.
9. Fernandes TF. Pediatria Ambulatorial – da teoria à prática. Sociedade de Pediatria de São Paulo. São Paulo: Atheneu; 2016. p. 57-97.
10. Carazzato JG. Atividade física na criança e no adolescente. In: Issler H, Leone C, Marcondes E (eds.). Pediatria na atenção primária. São Paulo: Sarvier; 1999. p. 141-52.

Vacinação

1. Brasil. Ministério da Saúde. Secretaria de Vigilância em SaúdeBoletim epidemiológico: Vigilância em Saúde no Brasil 2003|2019. Da criação da Secretaria de Vigilância em Saúde aos dias

atuais. Disponível em: http://www.rets.epsjv.fiocruz.br/biblioteca/vigilancia-em-saude-no-brasil-20032019-da-criacao-da-secretaria-de-vigilancia-em-saude. Acesso em: 14 fev. 2021.
2. Brasil. Ministério da Saúde. Meningite: o que é, causas, sintomas, tratamento e diagnóstico. Disponível em: https://www.saude.gov.br/saude-de-a-z/meningite. Acesso em: 14 fev. 2021.
3. SBIm/SBP. Nota Técnica Conjunta – SBIm/SBP – 22/08/2019 (Atualizada em 07/10/2019). Vacinas meningocócicas conjugadas no Brasil – Intercambialidade e diferentes esquemas de doses. Disponível em: https://www.sbp.com.br/fileadmin/user_upload/nt-meningo-sbim-sbp-220819-at110919-071019.pdf. Acesso em: 14 fev. 2021.
4. Sáfadi MAP, Valenzuela MT, Carvalho AF, De Oliveira LH, Salisbury DM, Andrus JK. Knowing the scope of meningococcal disease in Latin America. Rev Panam Salud Publica. 2017; 41:e118.
5. Brasil. Ministério da Saúde. Casos confirmados, óbitos, incidência (por 100.000 habitantes) e letalidade (%) por tipo de meningite. Brasil, 2010 a 2018. Disponível em: https://portalarquivos2.saude.gov.br/images/pdf/2019/abril/25/tabela-dados-2010-2018-site.pdf. Acesso em: 14 fev. 2021.
6. Brasil. Ministério da Saúde. Meningite – casos confirmados. Disponível em: http://tabnet.datasus.gov.br/cgi/deftohtm.exe?sinannet/meningite/bases/meninbrnet.def. Acesso em: 14 fev. 2021.
7. Brasil. Ministério da Saúde Secretaria de Vigilância em Saúde Departamento de Imunizações e Doenças Transmissíveis – Termo de Referência n. 30284. Disponível em: https://www.saude.gov.br/images/pdf/2020/June/03/TR-FINAL---Vacina-ACWY---SIN-30284.pdf. Acesso em: 14 fev. 2021.
8. Azzari C, Moriondo M, Nieddu F, Guarnieri V, Lodi L, Canessa C, et al. Effectiveness and impact of the 4CMenB vaccine against group B meningococcal disease in two italian regions using different vaccination schedules: a five-year retrospective observational study (2014-2018). Vaccines. 2020; 8(3):469.
9. Brasil. Ministério da Saúde. Instrução Normativa Referente ao Calendário Nacional de Vacinação 2020. Disponível em: https://www.saude.gov.br/images/pdf/2020/marco/04/Instru----o-Normativa-Calend--rio-Vacinal-2020.pdf. Acesso em: 14 fev. 2021.
10. Sáfadi MAP. Prevenção da doença meningocócica. Sociedade Brasileira de Pediatria. Disponível em: https://www.sbp.com.br/fileadmin/user_upload/publicacoes/Folheto_Meningite_Fasciculo2_111115.pdf. Acesso em: 14 fev. 2021.
11. Sociedade Brasileira de Pediatria (SBP). Calendário de Vacinação da Sociedade Brasileira de Pediatria 2020. Disponível em: https://www.sbp.com.br/fileadmin/user_upload/22268g-DocCient-Calendario_Vacinacao_2020.pdf. Acesso em: 14 fev. 2021.
12. Ladhani SN, Nick A, Parikh SR, Campbell H, White J, Edelstein M, Bai X, et al. Vaccination of Infants with Meningococcal Group B Vaccine (4CMenB). England N Engl J Med. 2020; 382:309-17.
13. GSK. Modelo de texto de bula – Profissional de Saúde Bexsero™. Disponível em: https://br.gsk.com/media/561320/bl_bexsero_susp_inj_gds004_l0800.pdf. Acesso em: 14 fev. 2021.
14. Sociedade Brasileira de Imunizações (SBIm). Calendário de Vacinação da SBIm Recomendações da Sociedade Brasileira de Imunizações (SBIm) – 2020/2021. Disponível em: https://sbim.org.br/images/calendarios/calend-sbim-pdf. Acesso em: 14 fev. 2021.

Principais problemas do dia a dia do pediatra

1. Sociedade Brasileira de Ortopedia Pediátrica. Pés chatos. Disponível em: https://sbop.org.br/noticia/969/orientacao. Acesso em: 14 fev. 2021.

2. Vicente E, Longen WC, Machado AM, Junior AM. Pé plano na infância: limites temporais entre o fisiológico e as disfunções locais e ascendentes. Revista de Pediatria SOPERJ. 2016; 16(3):15-20.
3. Michaudet C, Edenfield KM, Nicolette GW, Carek PJ. Foot and ankle conditions: pes planus. FP Essent. 2018 Feb; 465:18-23.
4. Banwell HA, Paris ME, Mackintosh S, Williams CM. Paediatric flexible flat foot: how are we measuring it and are we getting it right? A systematic review. J Foot Ankle Res. 2018 May 30; 11:21.
5. Carr JB, Yang S, Leigh A. Lather pediatric pes planus: a state-of-the-art review pediatrics. Mar 2016; 137(3):e20151230.
6. Mota DM, Barros AJ. Toilet training: methods, parental expectations and associated dysfunctions. J Pediatr (Rio J). 2008 Jan-Feb; 84(1):9-17.
7. Mota DM, Barros AJ. Toilet training: situation at 2 years of age in a birth cohort. J Pediatr (Rio J). 2008 Sep-Oct; 84(5):455-62.
8. Howell DM, Wysocki K, Steiner MJ. Toilet training. Pediatr Rev. 2010 Jun;31(6):262-3.
9. Miranda JEGB, Machado NC. Treinamento esfincteriano anal: estudo transversal em crianças de 3 a 6 anos de idade. Rev Paul Pediatr [Internet]. 2011 Sep; 29(3):400-5. Disponível em: http://www.scielo.br/scielo.php?script=sci_arttext&pid=S0103-05822011000300015&lng=en. Acesso em: 14 fev. 2021.
10. Canadian Paediatric Society. Toilet learning: Anticipatory guidance with a child-oriented approach – Posted: Sep 1, 2000. Reaffirmed: Feb 28, 2018. Disponível em: https://www.cps.ca/en/documents/position/toilet-learning. Acesso em: 14 fev. 2021.
11. American Academy of Pediatrics. Practice Guide Toilet Training. Disponível em: https://www.aap.org/en-us/advocacy-and-policy/aap-health-initiatives/practicing-safety/Documents/ToiletTraining.pdf. Acesso em: 14 fev. 2021.
12. Brazelton TB, Christophersen ER, Frauman AC, Gorski PA, Poole JM, Stadtler AC, et al. Instruction, timeliness, and medical influences affecting toilet training. Pediatrics. Jun 1999; 103 (Suppl. 3):1353-8.
13. Ramos ARL, Pinto RB, Sanfelice FS. Constipação crônica funcional: como o pediatra deve manejar. 2019. Disponível em: www.sprs.com.br. Acesso em: 14 fev. 2021
14. Tabbers MM, DiLorenzo C, Berger MY, Faure C, Langendam MW, Nurko S, et al. Evaluation and treatment of functional constipation in infants and children: evidence-based recommendations from ESPGHAN and NASPGHAN. Journal of Pediatric Gastroenterology and Nutrition. 2014; 58(2):258-74.
15. Vandenplas Y, Devreker T. Functional constipation in children. J Pediatr (Rio J) [Internet]. 2019 Feb; 95(1):1-3. Disponível em: http://www.scielo.br/scielo.php?script=sci_arttext&pid=S0021-75572019000100001&lng=en. Acesso em: 14 fev. 2021.
16. Boilesen SN, Tahan S, Dias FC, Melli LCFL, Morais MB. Water and fluid intake in the prevention and treatment of functional constipation in children and adolescents: is there evidence? Jornal de Pediatria. 2017; 93(4):320-7.
17. Martinez AP, Azevedo GR. The Bristol Stool Form Scale: its translation to Portuguese, cultural adaptation and validation. Rev Latino-Am Enfermagem. 2012; 20:583-9.
18. Gonçalves A C, Araújo MPB, Paiva KV, Menezes CSA, Silva A ÉMC, Santana GO, et al. Acidentes na infância: casuística de um serviço terciário em uma cidade de médio porte do Brasil. Rev Col Bras Cir. [Internet]. 2019; 46(2):e2104. Disponível em: http://www.scielo.br/scielo.php?script=sci_arttext&pid=S0100-69912019000200150&lng=en. Epub Apr 18, 2019. Acesso em: 14 fev. 2021.
19. Criança Segura Brasil [homepage na internet]. Disponível em: https://criancasegura.org.br/.
20. Brasil. Ministério da Saúde. Disponível em: http://tabnet.datasus.gov.br/. Acesso em: 14 fev. 2021.

21. Sociedade Brasileira de Pediatria (SBP). Manual de Orientação Departamento Científico de Segurança (2019-2021). Os acidentes são evitáveis e na maioria das vezes, o perigo está dentro de casa! Disponível em: https://www.sbp.com.br/fileadmin/user_upload/_22337c-ManOrient_-_Os_Acidentes_Sao_Evitaveis__1_.pdf. Acesso em: 14 fev. 2021.
22. Barcelos RS, Del-Ponte B, Santos IS. Interventions to reduce accidents in childhood: a systematic review. J Pediatr (Rio J). 2018 Jul.-Aug.;94(4):351-367. Epub 2017 Dec 30.
23. Departamento Científico de Segurança (SBP). Nota de alerta. Prevenção de queimaduras em tempos de COVID-19 Disponível em: https://www.sbp.com.br/fileadmin/user_upload/22630b-NA_-_Prevencao_Queimaduras_tempos_Covid19.pdf. Acesso em: 14 fev. 2021.
24. Sociedade Brasileira de Pediatria (SBP). Departamento Científico de Segurança. Nota especial. Crianças pequenas não podem ficar sem supervisão de um adulto, principalmente em piscinas e outros ambientes aquáticos. Disponível em: https://www.sbp.com.br/fileadmin/user_upload/22732c-NEsp_-_Crc_. Acesso em: 14 fev. 2021.
25. Truzzi JC, Simões R, Silvinato A, Wanderley Bernardo AMB. Cirurgia peniana – fimose e hipospadiaautoria: SBU. Disponível em: https://diretrizes.amb.org.br/_DIRETRIZES/cirurgia-peniana-fimose-e-hipospadia/files/assets/basic-html/page-5.html. Acesso em: 14 fev. 2021
26. Lourenção PLTA, Queiroz DS, de-Oliveira Junior WE, Comes GT, Marques RG, Jozala DR, et al. Observation time and spontaneous resolution of primary phimosis in children. Rev Col Bras Cir [Internet]. 2017 Oct; 44(5):505-10. Disponível em: http://www.scielo.br/scielo.php?script=sci_arttext&pid=S0100-69912017000500505&lng=en. Acesso em: 14 fev. 2021.
27. Tekgül S, Riedmiller H, Hoebeke DP, Kovcara R, Nijman JM, Radmayr C, Stein R. Diretrizes para a urologia pediátrica. Atualização completa em fevereiro de 2012. Disponível em: https://portaldaurologia.org.br/medicos/wp-content/uploads/2017/06/423.pdf. Acesso em: 14 fev. 2021.
28. Chan IH, Wong KK. Common urological problems in children: prepuce, phimosis, and buried penis. Hong Kong Med J. 2016 Jun; 22(3):263-9. Epub 2016 May 6.
29. Mastroti RA, De Chiara V. Clínica cirúrgica e urológica em pediatria – Diagnóstico e conduta. Piracicaba: Robe; 1997.
30. Barbosa ASD, Tristancho BAI, Suescún VJM. Sinequia vulvar: revisión de literatura [Labial adhesions: review of the literature]. Arch Argent Pediatr. 2017 Dec 1; 115(6):597-601.
31. Yamamoto RM, Campos Jr D. Manual prático de atendimento em consultório e ambulatório em pediatria. São Paulo: Sociedade Brasileira de Pediatria; 2006. Disponível em: https://www.sbp.com.br/fileadmin/user_upload/2015/02/ManPra. Acesso em: 14 fev. 2021.

Capítulo 5

4 a 7 anos de vida

Coordenadores:
Cátia Regina Branco da Fonseca
Natália Tonon Domingues

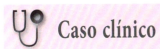
Caso clínico

A situação não está muito boa na casa dos gêmeos. Mamãe Bia trabalhando cada vez mais, cansada da rotina. Papai Pedrão acaba de perder o emprego na concessionária. A crise econômica e a falta de foco do Pedrão, mais preocupado com os encontros de amigos e o futebol, levaram a essa situação. Agora, ele resolveu que daria consultoria de vendas.

O tempo passou e, após alguns meses, ele acabou se separando da Bia, e agora está morando com outra mulher, que já tem um filho de 4 anos.

Para Bia e as crianças, essa nova situação foi traumática. Vovó Naná acolheu a filha com os netinhos em sua casa, e, com o aluguel da casa onde moravam, ainda podiam pagar o plano de saúde e a escola particular das crianças. Pedrão, como não tinha carteira assinada no emprego, não tem renda comprovada, e, portanto, contribui apenas com um salário-mínimo para auxiliar a família.

Pedro Henrique ficou rebelde, irritado, passa o dia com o celular na mão jogando seus games preferidos, muito violentos, segundo a vovó, que um dia viu pelo canto dos olhos. Pedro não tem rotina, vai dormir tarde, não quer estudar nem ir à escola.

Bia foi chamada pela orientadora escolar, que se mostrou preocupada com o menino. Diz que está disperso, olhando para o nada, sem brincar com os amigos. Quando cobrado para escrever na lousa, se recusa, diz que ainda não consegue escrever, e, nas situações interativas, fica somente olhando para professora, sem reação.

A orientadora acha melhor levar o Pedro para uma avaliação com o pediatra, o neuropediatra, a psicóloga, a fonoaudióloga, o otorrinolaringologista e até mesmo um oftalmologista para avaliar se ele está enxergando bem, e qual a causa de tanta alteração no comportamento escolar.

As hipóteses que a orientadora colocou como possíveis foram: transtorno do espectro autista (TEA), dislexia e deficiência auditiva. Enfim, ela acha que ele tem algum problema e quer relatórios, relatórios e mais relatórios.

Bia ficou desesperada e procurou o pediatra que cuida dos gêmeos desde a concepção. "Doutor, o que devo fazer? Vamos a todos esses profissionais para fazer todas essas avaliações?".

Vitória, por sua vez, não para de comer, agora compulsivamente. Só quer salgadinhos, pizza, cachorro-quente, hambúrguer e leite batido com achocolatado. Consequentemente, não para de engordar, para desespero da vovó Naná.

O lanche da escola que Bia manda, com frutas, um suquinho e um sanduíche natural, é trocado com as amigas por salgadinhos.

Vitória não toca no assunto da separação, passa a maior parte do tempo jogando e assistindo filmes no *tablet* que ganhou de aniversário. Pelo seu perfil nutricional atual, sofre *bullying* das outras crianças. Para piorar a situação, ainda pegou piolho de uma amiga inseparável.

Sem tempo, Bia pediu para a vovó levar as crianças, agora com 6 anos, ao centro de saúde para colocar em dia a vacinação que, em virtude de todos esses problemas vividos, estava atrasada.

Desde que mudaram para a casa da vovó Naná, Pedro Henrique começou com um quadro de tosse, algumas vezes com falta de ar e um quadro constante de congestão nasal e espirros. Além disso, começou a roncar durante o sono, coisa que nunca tinha acontecido. Mamãe Bia culpa os gatos que a vovó tem em casa e cria como filhos, argumentando com o pediatra, em uma das consultas de urgência que precisou levar o Pedro: "seriam os gatos a causa do quadro de chiado no peito e da congestão nasal?".

Pedrão, no seu final de semana com as crianças, leva os gêmeos e o enteado para passearem no shopping, onde almoçam "um lanche" e geralmente compra um presente para cada filho. Pedro Henrique e o enteado ganharam um celular novo e Vitória, a roupa que sonhava em ter.

Completaram os 7 anos sem festa, apenas com um bolinho que a vovó Naná fez, foi um dia de comemoração somente pela via virtual com os parabéns dos amigos e amigas.

Antropometria dos 7 anos agora utilizando os gráficos da Organização Mundial da Saúde de 2007 (Figura 5.1):
- Pedro Henrique: peso = 21 kg; estatura = 135 cm; índice de massa corporal (IMC) = 11,5 kg/m^2.
- Vitória: peso = 44 kg; estatura = 115 cm; IMC = 33,2 kg/m^2.

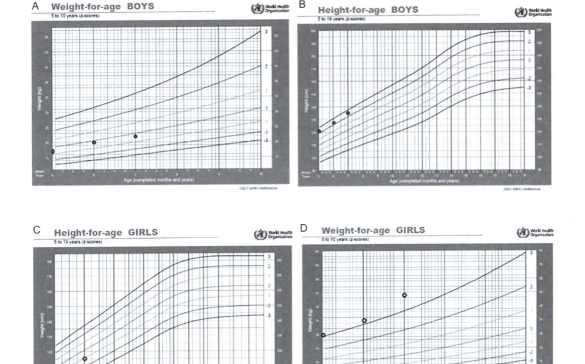

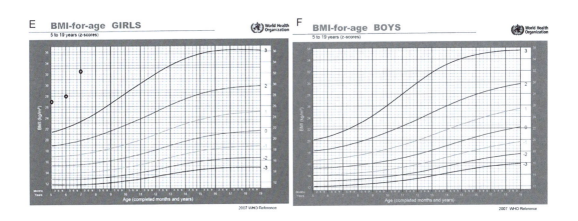

Figura 5.1 – A. Peso para a idade (meninos) – 5 a 10 anos (z-score). B. Altura para a idade (meninos) – 5 a 19 anos (z-score). C. Altura para a idade (meninas) – 5 a 19 anos (z-score). D. Peso para a idade (meninas) – 5 a 10 anos (z-score). E. IMC para a idade (meninas) – 5 a 19 anos (z-score). F. IMC para a idade (meninos) – 5 a 19 anos (z-score).

Fonte: Organização Mundial da Saúde, 2007.

Alimentação

Cristina Helena Lima Delambert Bizzotto

■ *Fast food, junk food e delivery food*

O termo *fast food* tem um significado que vai além da "comida rápida", como estamos habituados: remete a um modelo da modernidade alimentar com nítidas mudanças nas escolhas e nos hábitos de alimentação, como a pressa ao comer e a comida industrializada.[1] Nesse caso, o alimento é, em geral, composto por muitas calorias, altos níveis de gorduras saturadas, gorduras *trans*, açúcar, carboidratos simples e sódio.[2] São os alimentos prontos, industrializados, pré-cozidos, congelados, massas e sopas instantâneas, que podem ser adquiridos em restaurantes, lanchonetes, sorveterias, supermercados, entre outros.

Junk food é a comida rica em calorias e pobre em nutrientes, como proteínas, vitaminas e fibras, que contém, além de altos níveis de gordura saturada, sal ou açúcar, numerosos aditivos alimentares, como glutamato monossódico e tartrazina. Costuma apresentar prazo de validade prolongado e, muitas vezes, não há necessidade de refrigeração. O consumo desses alimentos tem sido associado a obesidade, doenças coronarianas, diabetes tipo 2, hipertensão arterial e cáries.[3]

Como pudemos ver no nosso caso clínico, a ingestão desses tipos de alimentos é cada vez maior entre as crianças. Segundo o Ministério da Saúde, desde 1975 as taxas de obesidade quase triplicaram, porém, entre crianças e adolescentes, esse aumento foi de quase 5 vezes.[4] Esses dados reforçam a seriedade da obesidade infantil como problema global de saúde pública.

O consumo desse tipo de alimentação também é facilitado pelo sistema de *delivery*, estimulado pela demanda por comodidade e praticidade. Um estudo recente demonstrou que as comidas mais consumidas pelos serviços de entrega são *junk food*.[5]

■ Xenobióticos

Além de nos preocuparmos com a qualidade da alimentação escolhida, precisamos estar atentos à sua procedência.

Os xenobióticos são compostos químicos estranhos ao corpo humano, produzidos pela indústria ou naturalmente por vegetais e fungos. Essas substâncias são utilizadas pela sociedade como pesticidas agrícolas, inseticidas, produtos de limpeza e cosméticos, mas também como medicamentos e aditivos alimentares.

Dessa categoria, importante destacar na prática clínica:
- Pesticidas: a contaminação pode ocorrer pelo consumo de água ou de alimentos contaminados. Uma forma de minimizar o risco é optando pela compra de produtos orgânicos certificados. Caso não seja possível, até o momento, a melhor maneira de remover os pesticidas se dá com a utilização de soluções alcalinas, como o bicarbonato de sódio (solução de bicarbonato de sódio a 1%: 1 colher de sopa de bicarbonato de sódio para 1 L de água; imergir frutas e verduras por 20 minutos). A lavagem com apenas água corrente não é eficaz.[6,7]
- Metais pesados:[6]
    - Alumínio: a contaminação pode ocorrer pelo uso de utensílios feitos desse metal. Está presente também em tubos de dentifrício, edulcorantes e no tratamento de água.
    - Cádmio: presente em pesticidas, na fumaça do cigarro e em alguns aditivos alimentares.

- Mercúrio: pode ser encontrado em peixes e frutos do mar em virtude da contaminação ambiental.
- Orientar a não exposição de crianças e adolescentes à fumaça de cigarro.
- Evitar a compra e a conservação de alimentos salgados, ácidos ou com grande quantidade de frutas em embalagens de alumínio. Trocar para recipientes de vidro ou porcelana.[6]
- Evitar o consumo de fígado e vísceras, em especial nos primeiros 12 meses de vida. Retirar toda a gordura e pele das carnes, visto serem locais em que há maior concentração de vestígios químicos.[7]
- Aditivos de plásticos: presentes em embalagens e rolos de PVC utilizados para armazenar alimentos. Quando sofrem processo de aquecimento ou resfriamento, são liberadas substâncias tóxicas, principalmente o bisfenol, associadas a doenças cardíacas, diabetes, infertilidade, obesidade, puberdade precoce e câncer.[6]
- Orientações práticas:
  - Evitar o contato do filme plástico com o alimento.
  - Não aquecer alimentos em embalagens plásticas ou metálicas.
  - Não colocar ou ingerir alimentos quentes em recipientes plásticos.
  - Não manter garrafas PET com água em ambientes com temperaturas elevadas (sob o sol dentro do carro, por exemplo).
- Aditivos alimentares: composto adicionado aos alimentos para alterar suas características físicas, químicas ou sensoriais.
  - Nitritos: adicionados em carnes para intensificar a cor, apresentam ação bacteriostática.[6]
  - Nitratos: substâncias encontradas em espinafre, beterraba, rabanete e erva-doce, que podem provocar a meta-hemoglobinemia, especialmente em pacientes com deficiência da enzima G6PD. Podem também ser parcialmente convertidos em nitritos, e estes em nitrosaminas carcinogênicas. Esses vegetais não devem ser consumidos depois de reaquecimento.[6]
  - Corantes: a tartrazina é relacionada com reações alérgicas; já a benzidina e o laranja B, ao desenvolvimento de câncer de bexiga.[6]
- Optar pelo consumo de alimentos naturais, não industrializados ou processados e, se possível, orgânicos de boa procedência.
- Cosméticos: óleo mineral (*Paraffinum liquidum*, *Paraffin petrolatum*), conservantes à base de parabenos (propilparabeno, metilparabeno, etilparabeno, butilparabeno, isobutilparabeno), conservantes liberadores de formol (*quartenium*, diazolinidil ureia, DMDM hidantoína e imidazolidinil ureia) e o propilenoglicol.[6] Lembrar que os produtos podem utilizar embalagens produzidas com bisfenol. Desse modo, a orientação deve ser para se evitar o uso em crianças e adolescentes de cosméticos elaborado para adultos, inclusive esmaltes.[6]

Lanche escolar

Vitória não gosta mais dos lanches que a mãe prepara para levar à escola e está fazendo trocas nada saudáveis com as amigas. A compulsão alimentar associada ao consumo de alimentos ricos em gordura e pobre em nutrientes, *junk food*, podem acarretar obesidade, "fome oculta", gerando deficiências de micronutrientes, com poucas manifestações clínicas, porém com grandes prejuízos à saúde. Essas deficiências podem repercutir na imunidade, no crescimento e no rendimento escolar. Em contrapartida, quando os lanches são adequados do ponto de vista nutricional, possibilitam condições para atingir o potencial de crescimento e manutenção de um estado nutricional eutrófico.[8]

Para organizar o lanche da escola, devemos escolher quatro itens:
1. Um líquido: preferencialmente água.
2. Uma fruta: prática para consumir com casca, ou que esta possa ser removida com facilidade.
3. Um carboidrato: pão, bolacha sem recheio, bolo caseiro, em pequena quantidade, visto ser apenas uma parte do lanche.
4. Uma proteína: preferencialmente láctea (queijos, iogurtes, leite), também fonte de cálcio.

Além da escolha dos alimentos, é importante cuidar da higiene, do transporte e do armazenamento do lanche da escola: embalar os alimentos separadamente, lavar e secar as frutas, utilizar lancheiras térmicas e acondicionar e guardar em geladeira até o consumo aquilo que necessitar de refrigeração.[8]

Crescimento

Natália Tonon Domingues • Cristina Helena Lima Delambert Bizzotto • Cátia Regina Branco da Fonseca

Meu filho é o menor da classe!

Conforme já abordado nos capítulos anteriores, devemos sempre desestimular os pais a comparar seus filhos (entre si e com as crianças da sua idade). Devemos acolher os pais quando trazem dúvidas como essa, porém explicar para Bia que seus filhos têm antecedentes pessoais completamente diferentes das crianças da sua idade. Cada criança apresenta suas peculiaridades, seus fatores genéticos, gestacionais, perinatais e ambientais, que influenciam no seu crescimento.[1]

Ao avaliarmos a curva de crescimento, devemos levar em consideração sua trajetória, que deve ser ascendente (nunca plana nem descendente), e a baixa estatura, se esta estiver menor que 2 desvios-padrão (DP) abaixo da média, para a mesma idade cronológica e sexo. Além disso, devemos levar em conta o canal familiar daquela criança (conforme abordado no capítulo anterior), que considera o seu potencial genético de crescimento, e a baixa estatura quando a criança está 1 DP abaixo do seu canal familiar.[1-5]

Devemos tranquilizar Bia demonstrando os sinais de alerta/definição de baixa estatura nas curvas e mostrar que Pedro tem seu escore z (*z-score*) de estatura acima de +2, não caracterizando um distúrbio do crescimento. Aproveitar e mostrar a curva da Vitória, que também não tem baixa estatura.

Caso a criança tenha baixa estatura (não presente no nosso caso ilustrativo), o pediatra deve procurar sinais clínicos e antecedentes de doenças genéticas, alterações na proporção corporal, displasias ósseas e doenças crônicas (gastrintestinais, respiratórias, oncológicas, renais, imunológicas, reumatológicas e endocrinológicas). Menos de 10% das crianças com baixa estatura apresentam alguma doença. Lembrar que Pedro e Vitória nasceram prematuros e apresentam o que chamamos de *catch up*, que é a recuperação de peso e estatura até os 2 anos de vida.[3,5]

Para avaliação complementar de baixa estatura, o pediatra deve atentar-se à velocidade de crescimento (VC) da criança (descrevemos o valor normal por idade no capítulo anterior). A idade óssea é importante para avaliar o grau de maturação esquelética e fundamental na investigação dos distúrbios do crescimento.[4] Caso a VC seja anormal e/ou a criança apresente sinais de doenças crônicas, os exames são direcionados para excluir as causas secundárias. Se a VC for normal ou desconhecida, é preciso pedir a idade óssea, pois podemos estar diante das variantes normais de crescimento.[3,5]

As variantes normais do crescimento são a baixa estatura familiar e o retardo constitucional do crescimento e desenvolvimento. Na primeira condição, a idade óssea é compatível com a idade cronológica e a criança está dentro do seu alvo familiar (seu potencial genético de crescimento é mais baixo por sua herança genética), e, na segunda, a idade óssea é atrasada em relação à idade cronológica e não há antecedente de baixa estatura nos pais.[1,3,5]

O crescimento do filho sempre é motivo de ansiedade e preocupação. Deve ser acompanhado de forma cuidadosa, e, por meio dos dados antropométricos e da curva, fortalecendo o vínculo com os pais, demonstrando com dados objetivos o comportamento do crescimento do seu filho. A avaliação criteriosa do crescimento permite identificar as alterações em momento oportuno e, caso se identifiquem anomalias e distúrbios do crescimento, o endocrinologista pediátrico é o especialista indicado para uma avaliação mais abrangente.

Ele está tão magrinho!

Por muitos anos, fomos criados com base na crença de que, se a criança for gorda, ela é saudável, e que o indivíduo magro e eutrófico tem alguma doença. A percepção do peso para a mãe, na maioria das vezes, não tem relação com anormalidades na curva de crescimento e divergem do que preconizamos de peso para uma criança eutrófica.

A obesidade é uma doença crônica, considerada epidêmica e com prevalência cada vez maior. Normalmente as famílias têm o diagnóstico de sobrepeso e obesidade (presente atualmente na metade da população brasileira), o que promove uma distorção ao comparar a criança com as pessoas do seu convívio e núcleo familiar, uma vez que a família é adaptada a ver pessoas obesas.[6-8] No caso dos gêmeos, a mãe e o pai sempre estiveram acima do peso com hábitos alimentares inadequados. As duas condições são fatores de risco para os distúrbios nutricionais (já abordados em capítulos anteriores).[8]

A transição nutricional é a mudança do perfil da população, que migrou do diagnóstico de desnutrição para obesidade, e justifica a crença antiga de que a criança gorda é saudável, e sabemos atualmente que isso não é uma verdade.[8,9]

Ao analisarmos as curvas de Pedro, precisamos tomar muito cuidado na interpretação do IMC (já abordado em capítulo anterior), pois, se olharmos isoladamente o IMC (que está abaixo do escore z −2), o paciente teria o diagnóstico de magreza grave/desnutrido grave, conforme demonstrado na Tabela 5.1.

Tabela 5.1 – Diagnóstico de peso baseada no escore z do IMC segundo as curvas da Organização Mundial da Saúde

	0 a 5 anos	5 a 20 anos
Eutrófico	≥ −2 e ≤ +1	≥ −2 e ≤ −1
Magro/desnutrido	< −2	< −2
Magro grave/desnutrido grave	< −3	< −3

Fonte: Adaptada de Alves, 2019.[8]

Porém, Pedro tem o peso adequado para sua idade e sexo, e não o diagnóstico nutricional de baixo peso, definido como peso menor que 2 DP em relação à média para mesma idade e sexo (z < –2 DP). Ele é considerado alto (o conceito de alta estatura é quando a estatura está acima de 2 DP em relação à média de mesmos sexo e idade cronológica). Vale lembrar que devemos monitorar essa alta estatura, que pode ser apenas uma variante normal do desenvolvimento (ocorre quando a criança tem um dos pais com alta estatura e seu potencial genético de crescimento é maior em relação às outras crianças) ou representar uma causa patológica (obesidade, síndromes genéticas, puberdade precoce, hipertireoidismo, neoplasias, excessiva produção do hormônio de crescimento, acromegalia, entre outras). O acompanhamento da VC nessas situações é fundamental, bem como uma história clínica detalhada e um exame físico minucioso.[7,8]

Portanto, devemos agir com cautela e jamais estimular hábitos alimentares inadequados para o ganho de peso, pois, devido à prematuridade e ao baixo peso que o paciente apresentou ao nascimento, ele já tem um risco metabólico maior de desenvolver condições endocrinológicas inerentes aos fatores de risco que tem, e que deve permanecer com o peso adequado e ser estimulado a uma alimentação saudável e a realização de atividade física regular.

Desenvolvimento

Rosa Miranda Resegue

Entre os 4 e os 7 anos, de acordo com as aprendizagens proporcionadas pelo ambiente e pelas pessoas com as quais convivem, as crianças podem apresentar enormes avanços no seu desenvolvimento. No aspecto motor, a maior sintonia entre o que querem e o que sabem fazer, o desenvolvimento do sistema musculoesquelético e a maior capacidade respiratória possibilitam que as crianças pulem, saltem, corram e escalem maiores distâncias, mais rapidamente e melhor. A possibilidade da melhor coordenação oculomanual permite progressos importantes no autocuidado (tirar e colocar roupas, desabotoar, amarrar, usar talheres), nos desenhos (que passam a ter formas, inicialmente circulares, que serão combinadas para a realização de desenhos mais complexos) e no manuseio de outros objetos. A função simbólica, observada principalmente nos jogos de faz de conta e nas conquistas da linguagem, possibilita que a criança pense e se lembre de coisas sem a necessidade de que estejam fisicamente presentes. Há maior compreensão de identidades, de causa e efeito e de números. Tornam-se capazes de classificar, têm mais empatia e ficam mais conscientes sobre o funcionamento da mente.[1]

Essas poderiam ser algumas das conquistas dos nossos gêmeos, mas, sobretudo a partir dos 2 anos, os caminhos do desenvolvimento das crianças são mais influenciados pelas oportunidades proporcionadas pelo ambiente sociocultural onde elas vivem[2] e a vida da Vitória e do Pedro Henrique não anda nada fácil.

Além das questões econômicas e da mudança da casa onde moravam, os pais se separaram. O momento entre os 4 e os 7 anos de idade é um período crítico do desenvolvimento psicossocial das crianças, que gradativamente constroem sua autoimagem sob forte influência da maneira como os outros a veem. Embora estudos recentes demonstrem que crianças pequenas já tenham certa noção de causalidade, quando diante de situações concretas, em situações mais complexas, ainda não raciocinam logicamente sobre causa e efeito.

Em vez disso, podem ver uma situação como base para outra, só porque apresentam uma ligação temporal. Por exemplo, podem pensar que seus "maus" pensamentos ou comportamentos causaram uma doença em alguém que amam ou provocaram o divórcio de seus pais.[1] As crianças reagem de modo diferente ao estresse.

Vitória, ansiosa, começou a comer muito. Pedro Henrique tornou-se agressivo. Nesses casos, é sempre importante o papel do pediatra, decodificando para a família que os comportamentos das crianças, embora tão diferentes, podem ser expressões de sofrimento e que, embora o sofrimento faça parte da vida, ele será mais ou menos traumático, de acordo com a rede de apoio que as crianças têm.[3]

A criança com problemas de comportamento

"Pedro Henrique ficou rebelde, irritado, passa o dia com o celular na mão jogando seus games preferidos... Não tem rotina: vai dormir tarde, não quer estudar e nem ir à escola." As queixas em relação ao comportamento de Pedrinho podem estar relacionadas com as recentes mudanças na sua vida.

Queixas como as relatadas por Bia e pela professora são muito desafiadoras e cada vez mais frequentes nas consultas do pediatra.[4] Diante delas, é comum a dificuldade do pediatra em estabelecer uma abordagem inicial, o que muitas vezes provoca encaminhamentos precipitados, falta de atenção a queixas que são indicativas de sofrimento psíquico da criança ou que posterguem a detecção de um diagnóstico e o início do tratamento que melhoraria o prognóstico de desenvolvimento da criança e da qualidade de vida dela e de seus familiares.

A estruturação da anamnese, da observação da criança e da relação família-criança auxiliam na formulação da hipótese diagnóstica, da gravidade do quadro, das orientações para as famílias e na decisão de encaminhamento para outros profissionais, seja para tratamento, seja para ampliação diagnóstica. Muitas vezes nesse processo, são importantes o envolvimento de outros familiares (no caso, o pai e a avó) e o esclarecimento de que poderá ser necessária mais de uma consulta.[4,5]

A anamnese de uma criança com queixas como as de Pedro Henrique, além da descrição das dificuldades e dos sintomas, deve abordar as potencialidades e os aspectos em que a criança se destaca positivamente. Essa abordagem melhora a autoestima das famílias e da criança, detecta informações úteis para orientações que podem compensar ou melhorar as áreas de maior vulnerabilidade e, sobretudo, revela a criança na sua integralidade, e não apenas como uma portadora de sintomas.[5]

O modo como a criança se relaciona, aprende e se desenvolve e o seu bem-estar psicológico são altamente dependentes da família, do ambiente escolar e dos outros ambientes em que ela vive e estuda. A criança não pode ser avaliada isoladamente, o que torna essencial a coleta de informações de diversas fontes, incluindo a família, a escola e as pessoas de outros locais que a criança frequenta, bem como da própria criança.[5,6]

Embora em algumas situações seja importante a realização da entrevista sem a presença da criança (para poupá-la e para que os pais sintam liberdade para falar mais francamente), também é essencial vê-los juntos para observar os modos de interação e avaliar como eles formulam e discutem o problema.[5,6]

Sempre que possível, deve-se realizar uma entrevista em separado com a criança, a fim de compreendê-la melhor e entender qual é a sua percepção do problema. Nessa entrevista, é importante que o pediatra consiga se comunicar e compreendê-la de acordo com seu desenvolvimento, o que pode exigir vários tipos de comunicação, além de perguntas e respostas ou do discurso verbal. Outro fator a ser lembrado reside na labilidade do comportamento das crianças, que podem regredir para comportamentos mais infantilizados quando estão cansadas, com sono, doentes ou com fome.[5]

O Quadro 5.1 mostra um esquema de anamnese da criança com problemas de comportamento, elaborado pela própria autora e que pode auxiliar na abordagem de casos como o de Pedro Henrique.

> **Quadro 5.1 – Sugestão de anamnese da criança com problemas de comportamento**
>
> - **Duração da queixa:** Desde quando? Foi sempre dessa maneira?
> - **Descrição da queixa:** Incluir a solicitação de exemplos (muitas vezes há queixas vagas: ele é muito nervoso, é briguento, é desobediente, é desatento ou as queixas estão relacionadas com períodos do desenvolvimento normal de uma criança). Peça para citar uma situação específica que aconteceu: contexto, fator desencadeante imediato, o que a família fez.
> - **Fatores desencadeantes:** Há situações específicas que provocam o sintoma, como hora de dormir, comer, banho, ida à escola?
> - **Reação de cada membro da família diante da queixa:** Qual é o tipo de prática parental? Punições, ganhos secundários, desistência da imposição do limite?
> - **A quem a queixa preocupa:** No caso de Pedrinho, por exemplo, os familiares também estão preocupados ou é uma preocupação apenas da professora?
> - **Repercussões na rotina de vida da criança e da família.**
> - **Contextos em que a queixa ocorre:** Ocorre só em casa? Ocorre com ambos os pais? Ocorre na casa de parentes? Na escola?
> - **Rotina de vida:** Relato de um dia típico, com quem fica, lazer outras atividades além da escola.
> - **Houve alguma mudança recente na rotina de vida da criança?**
> - **História pregressa do desenvolvimento:** Incluindo também os aspectos socioemocionais, como temperamento, socialização com outras crianças, reação à frustração, brincadeiras preferidas.
> - **Opinião e preocupação dos familiares acerca do desenvolvimento da criança até o momento da consulta.**
> - **História alimentar e hábitos:** Diário alimentar, história de seletividade, local onde se alimenta, mudança recente no padrão alimentar.
> - **Hábitos de sono:** Com quem dorme, presença de computador ou televisão no quarto, hora que vai para a cama, hora que adormece, objetos transicionais como travesseirinho, cobertores, bichinhos; história de agitação ou outros distúrbios e hora que acorda.
> - **Escolaridade:** Desde quando está na escola, dificuldades de adaptação, socialização com colegas, adesão às regras escolares, aproveitamento e mudanças recentes nesse processo.
> - **Antecedentes pessoais:** Idade gestacional, intercorrências neonatais, queixas nos primeiros meses de vida, doenças crônicas, internações, uso de medicamentos.
> - **Antecedentes familiares:** Idade dos pais e irmãos, doenças crônicas na família, problemas semelhantes em familiares próximos.
> - **Antecedentes geracionais:** Em que momento da vida da família a criança foi gerada; fantasias e expectativas dos familiares acerca da criança, papel da criança na família.
> - **Mudanças recentes no contexto de vida da criança:** Como adoecimento ou morte de familiares, mudanças no padrão econômico, crises conjugais e separação dos pais.

Fonte: Elaborado pela autoria.

Transtorno do espectro autista ou autismo

"Doutor, o que fazer? Marco consulta com todos esses profissionais? Existe a possibilidade de Pedro Henrique ser autista?" A professora desconfia que ele é autista. Bia ficou desesperada.

O transtorno do espectro autista (TEA) compreende uma gama variável e heterogênea de alterações do neurodesenvolvimento que se caracterizam por prejuízos na socialização, de início precoce e com evolução crônica.[7]

Descrito por Leo Kanner, em 1943, como uma doença rara, há, atualmente, aumento na sua prevalência, fato ainda em discussão se decorrente da maior sensibilização dos profissionais de saúde para a detecção de sinais de alerta e da existência de critérios diagnósticos mais abrangentes ou de mudanças no modo de vida das pessoas.[7]

Segundo dados do Center for Disease Control and Prevention (CDC), nos Estados Unidos, a prevalência de crianças aos 8 anos de idade com diagnóstico de TEA é de 1 para cada 54 crianças. O diagnóstico é mais frequente em meninos, em uma proporção aproximada de 4:1, mas as meninas geralmente apresentam quadros mais graves.[8]

O diagnóstico de TEA é clínico e baseia-se nos critérios do DSM-5 (Diagnostic and Statistical Manual of Mental Disorders, 5ª versão) da Academia Americana de Psiquiatria, que contém os critérios diagnósticos dos transtornos mentais ao longo da vida (Quadro 5.2).

O TEA é uma das condições definidas no capítulo dos transtornos do neurodesenvolvimento, referente aos transtornos mentais das crianças e dos adolescentes, que compreende também os critérios diagnósticos para deficiências intelectuais, transtornos da comunicação, transtorno de déficit de atenção/hiperatividade, transtorno específico da aprendizagem, transtornos motores e outros transtornos.[9]

A constatação de uma grande variabilidade de manifestações ao longo de um *continuum* de neurodiversidade contrapõe-se ao conceito tradicional do autismo como um único fenótipo. Dessa maneira, na versão atual do DSM, algumas condições, como a síndrome de Asperger, foram incorporadas ao domínio mais amplo do TEA. A gravidade do quadro também foi especificada em três níveis, de acordo com o impacto dos sintomas no funcionamento adaptativo do indivíduo.[9]

Quadro 5.2 – Critérios do DSM-5 para diagnóstico de transtorno do espectro autista

Critérios A
Déficits persistentes na comunicação social e na interação social em múltiplos contextos, atualmente ou por história prévia (exemplos ilustrativos)

1. **Déficits na reciprocidade socioemocional:** abordagem social anormal, dificuldade para estabelecer uma conversa normal, compartilhamento reduzido de interesses, emoções ou afeto, dificuldade para iniciar ou responder a interações sociais

2. **Déficits nos comportamentos comunicativos não verbais usados para interação social:** comunicação verbal e não verbal pouco integrada, anormalidade no contato visual e linguagem corporal, déficits na compreensão e uso de gestos, ausência de expressões faciais e comunicação não verbal

3. **Déficits para desenvolver, manter e compreender relacionamentos:** dificuldade em ajustar o comportamento para se adequar a contextos sociais diversos, dificuldade em compartilhar brincadeiras imaginativas ou em fazer amigos, ausência de interesse por pares

Critérios B
Padrões restritos e repetitivos de comportamento, interesses ou atividades, conforme manifestado por pelo menos dois dos seguintes, atualmente ou por história prévia (exemplos ilustrativos)

1. **Movimentos motores, uso de objetos ou fala estereotipados ou repetitivos:** estereotipias motoras simples, alinhar brinquedos ou girar objetos, ecolalia, frases idiossincráticas

2. **Insistência nas mesmas coisas, adesão inflexível a rotinas ou padrões ritualizados de comportamento verbal ou não verbal:** sofrimento extremo em relação a pequenas mudanças, dificuldades com transições, padrões rígidos de pensamento, rituais de saudação, necessidade de fazer o mesmo caminho ou ingerir os mesmos alimentos diariamente

3. **Interesses fixos e altamente restritos que são anormais em intensidade ou foco:** forte apego ou preocupação com objetos incomuns, interesses excessivamente circunscritos ou perseverativos

4. **Hiper- ou hiporreatividade a estímulos sensoriais ou interesse incomum por aspectos sensoriais do ambiente:** indiferença aparente a dor/temperatura, reação contrária a sons ou texturas específicas, cheirar ou tocar objetos de forma excessiva, fascinação visual por luzes ou movimento

Fonte: American Psychiatric Association, 2014.[9]

Embora a heterogeneidade de manifestações no TEA seja bem aceita, a gama de sintomas pode ser classificada em categorias centrais e secundárias. Os sintomas centrais (ver Quadro 5.2) são representados por déficits persistentes na comunicação e na interação social e pela presença de padrões restritos e repetitivos de comportamento de aparecimento nos primeiros 3 anos de vida.[9]

Os sintomas secundários incluem condições como a deficiência intelectual, que ocorre em cerca de 50% dos pacientes, distúrbios do sono, distúrbios alimentares (particularmente a seletividade), convulsões e outros. Além disso, para indivíduos com TEA, a manifestação dos sintomas pode mudar ao longo da vida. Dificuldades de linguagem e hiperatividade, por exemplo, mais frequentes nas crianças mais novas, podem mudar para problemas relacionais, desregulação do humor e hipoatividade na adolescência e no adulto jovem. Em resumo, caracterizar o TEA pode ser desafiador, mas houve um progresso no refinamento dos processos de diagnóstico que podem ser utilizados ao longo da vida.[10]

Um fator essencial que diz respeito diretamente aos pediatras consiste na possibilidade da detectar sinais de alerta e da intervenção ainda nos primeiros anos de vida. Há na literatura evidências que indicam melhor prognóstico nos domínios da linguagem, cognitivo e de comportamento adaptativo quando a intervenção se inicia até os 3 anos de idade.[10] No entanto, as crianças com TEA são diagnosticadas mais tardiamente do que as crianças com outras alterações do desenvolvimento. Embora, em média, as preocupações parentais ocorram no 1º ano de vida, os estudos indicam que a média de idade do diagnóstico de TEA está entre 4 e 5 anos.[11]

Entre os pais, há maior possibilidade de reconhecimento de que algo não vai bem quando a criança evolui com atraso nos marcos de linguagem, problemas médicos associados (p. ex., convulsões), diagnóstico posterior de deficiência intelectual e quando já tinham outros filhos.[10] Em um estudo realizado no Brasil, as primeiras preocupações observadas no desenvolvimento atípico de crianças com TEA foram o atraso na linguagem verbal, falha em responder ao seu nome, falta de contato visual e agitação. Nesse estudo, o pediatra foi o primeiro profissional a ser procurado em mais de 80% dos casos das mães entrevistadas.[12]

Estudos longitudinais realizados em lactentes, irmãos de crianças com TEA, e observações retrospectivas de vídeos das crianças com diagnóstico de TEA, nos primeiros meses de vida, demonstraram que em algumas crianças os atrasos ou desvios no desenvolvimento são identificáveis entre 6 e 12 meses, tornando-se mais estáveis após os 18 meses de idade.[10] Em cerca de um terço das crianças com TEA, há relato dos pais de desenvolvimento normal até essa idade e história de involução ou não progressão da linguagem a partir de então.[10]

Nos primeiros meses, podem ser sinais de alerta o pouco contato visual, o olhar preferencial para objetos, a ausência de sorriso social, o pouco interesse pela voz humana, o incômodo com o toque, a pouca vocalização, a emissão de gritos aleatórios, o incômodo acentuado com sons altos, a fixação em estímulos sensoriais visuais ou motores, o pouco engajamento nas trocas sociais, muita resistência a mudanças no padrão alimentar, atraso na emissão das primeiras palavras, poucas expressões faciais ao se comunicar, poucas ações de imitação ou realização destas fora de contexto, menor exploração dos objetos, muitas vezes fixando-se em algumas de suas partes sem explorar suas funções (p. ex., ficar girando a roda do carrinho, enfileirar brinquedos), pouco engajamento nas brincadeiras de faz de conta. Alguns desses sinais apresentam maior valor preditivo de alterações persistentes, como a falta de iniciativa para a manutenção ou o início de trocas interativas com os principais cuidadores, a ausência da linguagem gestual intencional (principalmente o apontar quando quer um objeto. Muitas crianças, nessas situações, utilizam o corpo dos pais como instrumento para alcançarem seus objetivos), a falta de resposta quando chamados pelo nome e a ausência de marcadores da atenção compartilhada.[10,13]

A atenção compartilhada constitui um dos principais requisitos para o desenvolvimento da linguagem social e pode ser definida como a capacidade de alternar o olhar entre o objeto e um parceiro social durante uma interação.[10]

Vale ressaltar que, embora os sintomas iniciais mais descritos sejam os relacionados à comunicação social, sintomas inespecíficos, como irritabilidade, falta ou excesso de responsividade, mudanças no nível de atividade e atrasos no desenvolvimento motor podem ser relatados mais precocemente.[13]

Outro fator importante é a maior atenção do pediatra quanto ao desenvolvimento das crianças com condições que sabidamente aumentam o risco de TEA, a saber, irmãos de crianças com esse diagnóstico, história de prematuridade, crianças com síndrome de Down, idade parental acima de 40 anos e história parental de transtornos mentais.[10]

Diante da constatação de que o atraso no diagnóstico e na intervenção pioram o prognóstico de desenvolvimento das crianças com TEA, algumas sociedades de pediatria recomendam a realização de testes de triagem específicos em todas as crianças. Essa é a diretriz da Academia Americana de Pediatria (AAP) e da Sociedade Brasileira de Pediatria (SBP), que recomendam a realização do M-CHAT R/F em todas as crianças entre 18 e 24 meses, independentemente da presença de sinais sugestivos.[14,15]

Nas consultas de puericultura, portanto, é importante que o pediatra indague se há alguma preocupação a respeito do desenvolvimento da criança, monitore o processo e esteja atento a possíveis sinais de alerta. Diante da detecção desses sinais, tanto o monitoramento prolongado quanto o diagnóstico precipitado podem ser prejudiciais. Nesse sentido, é essencial que o pediatra sempre leve em conta as preocupações familiares e a detecção de sinais de alerta, ampliando a investigação e indicando a intervenção quando detectar que algo não vai bem no processo de desenvolvimento da criança, mesmo que um diagnóstico definitivo ainda não seja possível.

E Pedro Henrique? O pediatra realizou uma anamnese detalhada de Pedrinho enfocando a presença de sinais de alerta, o contexto atual de vida, a observação da criança e de suas relações familiares, a análise do seu prontuário, do registro de seus marcos de desenvolvimento e do relatório de sua professora e concluiu que os sintomas da criança são decorrentes das mudanças recentes na sua vida, das poucas horas de sono e do longo tempo das atividades em telas.

A criança com dificuldades escolares

Pedro Henrique começou a ir mal na escola. Bia foi chamada pela orientadora escolar, que se mostrou preocupada com o menino. Ela orientou avaliação do pediatra, do neuropediatra, da psicóloga, da fonoaudióloga, do otorrinolaringologista e até mesmo de um oftalmologista para avaliar se ele está enxergando bem.

A situação apresentada no caso de Pedro Henrique compreende uma demanda cada vez mais frequente para os pediatras. O encaminhamento por parte da escola para a avaliação da criança com hipóteses diagnósticas pré-definidas é comum em todas as situações ambulatoriais em que o pediatra atua e independe da classe social das crianças.

Em geral, esses diagnósticos são aventados diante de uma criança que apresenta alguma dificuldade escolar ou quando há uma alteração comportamental que, de alguma maneira, foge do padrão de comportamento esperado pela escola.[16] Nessas situações, o pediatra encontra-se quase sempre diante de um grande dilema: diagnosticar uma doença, um transtorno ou uma deficiência em uma criança cujas causas das queixas encontram-se principalmente na relação criança/escola e/ou derivam de conflitos no seu contexto de vida ou deixar de diagnosticar e oportunizar o apoio e a terapêutica adequados para uma criança que, de fato, tenha algum problema.

Em termos gerais, há na literatura médica uma tendência a supervalorizar os aspectos biológicos e individuais da aprendizagem, o que quase sempre imputa o problema unicamente na criança ou, muitas vezes nas suas famílias, sem levar em conta o papel dos aspectos históricos e socioculturais, incluindo as características das escolas e suas práticas pedagógicas, no modo como as crianças são percebidas, aprendem e se desenvolvem.[16]

É preciso, portanto, que o pediatra conheça o contexto social e escolar da criança no seu microambiente e também as influências do macroambiente. Os fatores que atuam para a desigualdade social e econômica no Brasil determinam também uma enorme e plural desigualdade educacional: desigualdade de acesso, desigualdade dos padrões de qualidade das escolas e das práticas educacionais e exclusão dentro do próprio sistema escolar.[17]

Na legislação brasileira, a faixa etária de escolarização obrigatória vai dos 4 aos 17 anos de idade. Aos 4, a criança deve ingressar na pré-escola, aos 6, no ensino fundamental, e, aos 17, no ensino médio. Segundo os censos escolares, mais de 95% das crianças brasileiras, aos 6 anos, estão matriculadas no ensino fundamental. No entanto, a taxa de distorção idade-série (percentual de alunos que tem 2 ou mais anos de idade acima do recomendado para determinada série), nas escolas públicas, aumenta progressivamente a partir do 3º ano, com pico no 6º e no 7º ano. A maioria dessas crianças é formada por meninos negros, pobres e que vivem em regiões periféricas.[18]

Essa distorção, embora continue ocorrendo com mais frequência nos meninos, é significativamente menor nas escolas privadas. No entanto, de modo geral, a instituição escolar, mesmo quando voltada para crianças de classes sociais menos vulneráveis, persiste em um modelo homogeneizante em que crianças diferentes são percebidas como doentes ou deficientes.[18]

Diante desse cenário, é possível surgir um grande desalento para os pediatras, quando procurados por famílias com queixas semelhantes às de Pedro Henrique. De um lado, há o risco de cair na armadilha do determinismo social, generalizando a concepção preconceituosa de que toda criança pobre tem poucos estímulos em casa, poucas motivações para aprender, vive em famílias disfuncionais e que todas as escolas nas quais essas crianças estudam são ruins. Não haveria o que fazer diante de um cenário tão desolador. De outro, há o risco do determinismo biológico, em que se pode partir do pressuposto que todas as escolas privadas têm projetos pedagógicos que contemplem a diversidade, todas as famílias de classes sociais menos vulneráveis são funcionais e que todas as crianças dessas famílias têm as mesmas aspirações de aprendizagem. Nesses casos, o risco é sempre achar que há algo na criança que a impeça de aprender. Ressalte-se que, no caso de muitos pacientes, os dois cenários se somam e, na maior parte das vezes, em quaisquer das situações citadas, corre-se o risco de culpabilizar a criança, as famílias ou os professores.

O que fazer, então? Conhecer a criança, a família e suas relações com a escola e com os educadores parece ser o melhor caminho para a tomada de conduta. Esse caminho demanda a necessidade de consultas com as famílias e com as crianças separadamente, do diálogo com os professores e, dependendo dos aspectos inicialmente observados, de uma avaliação multidisciplinar. Além da anamnese com os dados referidos no Quadro 5.2, alguns dados precisam ser mais pormenorizados e outros, acrescentados, como: quem fez o encaminhamento (de quem é a queixa?); a opinião dos familiares sobre o processo de desenvolvimento e temperamento da criança e sobre as queixas no caso de a demanda ser da escola; a idade em que a criança entrou na escola, mudanças de escolas, aproveitamento escolar em outras experiências, frequência escolar (só aprende quem vai à escola); rotina de vida com o relato de todas as atividades de um dia típico, incluindo tempo e tipo de tela, horário e local de estudo em casa; hábitos de sono, alimentação e lazer; atividades em que a criança se sobressai positivamente; repercussão das queixas relatadas pela professora em outros ambientes que a criança frequenta; composição familiar; escolaridade dos familiares; valores e crenças familiares; práticas parentais e participação no processo escolar da criança e expectativas em relação a ela.[17-20]

Na entrevista com a criança, é importante conhecer o que ela sabe sobre as queixas relatadas, qual é sua opinião sobre elas, o que acha da escola, dos professores e dos colegas, o que a criança gosta de fazer e aprender e observar seu temperamento e comportamento.

O diálogo com os professores também é parte do processo. A solicitação de relatórios é uma ferramenta importante, desde que seja especificado o que se quer saber. Da mesma maneira, é essencial que os encaminhamentos dos educadores sejam pormenorizados e especifiquem os problemas detectados o mais detalhadamente possível. Nesse percurso, cabem também o diálogo com outros professores que tiveram contato com a criança anteriormente, o conhecimento do currículo escolar da criança e algo sobre a estrutura da escola e o seu projeto pedagógico.[19,20]

A partir, portanto, dessa abordagem inicial é possível conhecer a criança e, como em outras queixas que chegam até o pediatra, particularizar a conduta de acordo com o observado, ressaltando que, em muitas situações, o próprio processo, ao possibilitar a fala dos familiares e das crianças e propor mudanças que beneficiem as aprendizagens, torna-se terapêutico.

Em conclusão, alguns pressupostos devem permear a abordagem do pediatra: todas as crianças, mesmo as que apresentam alguma doença ou que vivam em condições sociais muito desfavoráveis, desde que tenham acesso a práticas pedagógicas adequadas, podem aprender, e todos, em algum momento ou em algum aspecto específico do conhecimento, têm dificuldade de aprender. A abordagem, portanto, deve ser processual.[19-21] Diagnósticos superficiais e encaminhamentos precipitados são prejudiciais, mas também o são os processos diagnósticos intermináveis em que a criança percorre uma infinidade de profissionais que não se falam; a família e os professores não participam do processo e, nesse período, a criança permanece em um limbo em que ninguém investe nela: todos aguardando um veredito final, que muitas vezes não se concretiza.

■ Transtorno de déficit de atenção/hiperatividade

Uma das hipóteses aventadas pela professora para a desatenção e a dificuldade de aprender de Pedrinho foi o transtorno de déficit de atenção/hiperatividade (TDAH), um dos transtornos do neurodesenvolvimento definidos no DSM-5. Seu diagnóstico é realizado por meio de critérios clínicos em crianças e adolescentes com níveis prejudiciais (que interferem no funcionamento e no desenvolvimento da criança) de desatenção, desorganização e/ou hiperatividade/impulsividade, com início antes dos 12 anos de idade.[22,23]

De acordo com uma recente metanálise, a prevalência do transtorno é de cerca de 7% e a média de idade do diagnóstico, 7 anos. Os meninos têm duas vezes mais chance de serem diagnosticados do que as meninas, provavelmente, segundo alguns autores, pelo fato de as meninas apresentarem mais comumente o quadro de desatenção, que é mais silencioso. Nos meninos, é comum o relato da associação com sintomas externalizantes (sintomas dirigidos ao ambiente, como comportamento agressivo e violação de regras), sendo então sobrepostos outros transtornos, como o de oposição desafiante e o transtorno de conduta. Nas meninas, é mais comum a associação com sintomas internalizantes (sintomas interiorizados como retraimento, depressão, ansiedade, fobias e queixas somáticas), sendo a ansiedade e a depressão as comorbidades mais referidas. Em geral, embora se acredite que o TDAH seja uma doença crônica com persistência na idade adulta, os sintomas de hiperatividade e impulsividade tendem a diminuir na entrada da adolescência, o que não ocorre com os sintomas referentes à desatenção.[22-25]

Não existem marcadores biológicos para o TDAH, sendo seu diagnóstico exclusivamente baseado nos critérios do DSM-5, desde que causem prejuízo na qualidade de vida da criança e os comportamentos ocorrem em dois ou mais ambientes que a criança frequenta (escola, núcleo familiar próximo, casa de outros parentes, outros locais).[9]

A confirmação dos sintomas nos vários ambientes deve ser feita por informantes que convivam com a criança nesses lugares (p. ex., no caso da escola, professores que convivam com a criança, e não apenas o relato de familiares do comportamento escolar). Ainda segundo o DSM-5, os sintomas comumente variam conforme o contexto de determinado ambiente. Os sinais do transtorno podem ser mínimos ou ausentes quando o indivíduo está recebendo recompensas frequentes por comportamento apropriado, está sob supervisão, está em uma situação nova, está envolvido em atividades especialmente interessantes, recebe estímulos externos consistentes (p. ex., através de telas eletrônicas) ou está interagindo em situações individualizadas (p. ex., em um consultório).[9]

De acordo com os critérios observados, o diagnóstico é classificado em três subtipos:
1. Apresentação combinada: a criança apresenta critérios para desatenção e para hiperatividade-impulsividade.
2. Apresentação predominantemente desatenta: somente os critérios de desatenção são preenchidos.
3. Apresentação predominantemente hiperativa/impulsiva: somente os critérios para hiperatividade-impulsividade são preenchidos.

Além disso, classifica-se também a gravidade do quadro em leve, moderado e grave, levando-se em conta os prejuízos observados no funcionamento social dos indivíduos afetados.[9]

Tratamento

Em decorrência das características do desenvolvimento das crianças com menos de 5 anos de idade, não há evidências que recomendem o diagnóstico e a terapêutica medicamentosa nessa idade, sendo a educação parental a conduta mais indicada.[23-25]

Nas crianças acima de 5 anos e em adolescentes, o tratamento é multimodal, com base no uso de psicoestimulantes (metilfenidato) e em terapias psicossociais, nos mesmos moldes das doenças crônicas, em que o tratamento é sintomático e a melhora ocorre enquanto o medicamento está sendo utilizado.[23,25,26]

O metilfenidato está disponível em formulações de liberação imediata e prolongada. As formulações de liberação imediata são utilizadas quando se requer doses mais flexíveis para adequação às necessidades do paciente e no tratamento inicial, quando o ajuste de dose é necessário. As formulações de liberação prolongada têm maior duração do efeito e a administração é feita menos frequentemente.

Os efeitos colaterais de curto prazo mais frequentes são perda de apetite, dor abdominal, cefaleia e distúrbios do sono. Há também aumento da frequência cardíaca e da pressão arterial, na maioria dos pacientes, sem repercussões significativas, mas, em 5% a 15%, esse valor pode ser mais substancial, sendo indicado o monitoramento desses parâmetros. Apesar da constatação de que a ocorrência de morte súbita nas crianças em uso de psicoestimulantes não é maior do que na população geral, preconiza-se, antes de iniciar a terapia, avaliar a presença de sintomas cardiovasculares, história familiar de morte súbita, síndrome de Wolff-Parkinson-White, cardiomiopatia hipertrófica e síndrome do QT longo. Em longo prazo, pode haver diminuição da velocidade de crescimento, com diminuição da estatura final em torno de 1 a 2 cm.[23]

Quanto à terapia, a modalidade mais estudada é a comportamental. Os estudos apontam melhores resultados quando a medicação é dada em conjunto com a terapia. Há indícios da persistência dos efeitos benéficos da terapia em longo prazo em contraste aos efeitos da medicação que cessam na suspensão do uso.[23,26]

Outro lado a ser considerado

Apesar do predomínio crescente na literatura da concepção do TDAH como uma doença crônica de origem multifatorial com forte fator hereditário e com alterações funcionais e anatômicas do sistema nervoso central, o tema ainda é motivo de muita controvérsia.[27,28]

Há uma grande preocupação na crescente medicalização da infância, que poderia ser definida como a transformação de problemas sociais em doenças. Muitos são os argumentos nessa linha: a subjetividade dos critérios diagnósticos que podem mudar de acordo com os padrões culturais mais ou menos rígidos dos adultos em relação ao comportamento das crianças, a ausência de marcadores biológicos ou pontos de corte que definiriam a repercussão dos sintomas na vida das crianças e, sobretudo, pela concepção de que os comportamentos observados seriam produto das mudanças recentes da sociedade e, em última análise, das relações entre os adultos e as crianças. Nesse sentido, a definição da hiperatividade ou da desatenção dependerá das normas e dos níveis de tolerância dos contextos de vida da criança e a ocorrência dos sintomas, muitas vezes, reflete e expressa os conflitos desses microssistemas.[28-30]

As alterações que constituiriam o TDAH, portanto, não definiriam uma doença, mas seriam sintomas de conflitos nas relações das crianças com sua família e com a escola. Nessa perspectiva, o tratamento medicamentoso diminuiria os sintomas, mas não trataria as causas. As críticas também estão presentes em relação à indicação apenas da terapia comportamental, por ter sido a mais estudada. Nesse modelo, há uma valorização das manifestações comportamentais sem considerar a subjetividade da criança, suas emoções e as possíveis motivações para a ocorrência dos sintomas. O condicionamento diminuiria os comportamentos, mas não atuaria nas causas.[29,30]

Um fator importante apontado pelos autores dessa linha remete ao aumento indiscriminado do uso de metilfenidato, inclusive no Brasil. Segundo dados da década de 2010,[31] o país é o segundo mercado mundial no consumo do metilfenidato com aumento de consumo de 775% entre 2003 e 2012.

E os nossos gêmeos? Pedro Henrique, desatento na escola e rebelde em casa. Vitória, ansiosa, come o dia inteiro e sofre *bullying*. O pediatra acolheu as preocupações de Bia, que se sentia culpada por tudo que estava acontecendo. Fez um pequeno contrato: necessitaria de umas três consultas para abordar os problemas das crianças. Marcou as consultas em dias separados para os gêmeos e conversou com Bia e com eles separadamente. Vovó Naná também participou e, é lógico, Pedrão foi chamado para as consultas. É a missão dos pediatras: médico da criança, mas cuidadores da família.

Vacinação

Adriana Monteiro de Barros Pires

A importância de manter o calendário vacinal em dia

Bia está preocupada com o atraso vacinal de Vitória e Pedro Henrique e com razão, pois o indivíduo só é considerado adequadamente imunizado após o término do esquema de cada vacina.[1,2]

Nunca é tarde para imunizar um indivíduo. O início da vacinação pode ocorrer a qualquer momento, mesmo que fora da idade idealmente recomendada. Nesse caso, os esquemas devem ser adaptados de acordo com a idade de início, respeitando os intervalos mínimos entre as doses e entre as vacinas. Isso para qualquer vacina, excetuando-se aquelas com limitações para determinada faixa etária, como a vacina rotavírus, BCG e DPT células inteiras.[3,4]

O ideal é aproveitar a presença da criança na unidade de saúde para aplicar o maior número possível de vacinas, principalmente naquelas com menos de 5 anos, para que o calendário seja finalizado o mais brevemente possível.[1,2]

Os esquemas já iniciados, a princípio, não devem ser recomeçados. Doses previamente aplicadas são consideradas válidas. Não há intervalo máximo entre as doses, mas os intervalos mínimos devem ser sempre respeitados.[1,3,4]

Também deve-se levar em conta as contraindicações para determinada vacina. Para todo imunobiológico, consideram-se contraindicações:[4,5]

- A ocorrência de hipersensibilidade (reação anafilática) confirmada após o recebimento de dose anterior.
- História de hipersensibilidade a qualquer componente dos imunobiológicos.
- Usuários com imunodeficiência clínica ou laboratorial grave não devem receber vacinas de agentes vivos atenuados.
- Usuários que fazem uso de terapia com corticosteroides devem ser vacinados com intervalo de, pelo menos, 3 meses após a suspensão da medicação. (É considerada imunossupressora a dose superior a 2 mg/kg/dia de prednisona ou equivalente para crianças e acima de 20 mg/kg/dia para adultos por tempo superior a 14 dias).[5] O uso de corticosteroides por via inalatória ou tópicos ou em esquemas de altas doses em curta duração (menor do que 14 dias) não constitui contraindicação de vacinação.
- Usuários infectados pelo HIV precisam de proteção especial contra as doenças imunopreveníveis, mas é necessário avaliar cada caso, considerando-se que há grande heterogeneidade de situações, desde o soropositivo (portador assintomático) até o imunodeprimido, com a doença instalada.[5]
- Usuário que fez transplante de medula óssea (pós-transplantado) deve ser encaminhado ao Centro de Referência para Imunobiológicos Especiais (CRIE) de 6 a 12 meses após o transplante para revacinação, conforme indicação.[5]

Quando ocorrer febre, administre antitérmico de acordo com a prescrição médica. Não indique o uso de paracetamol antes ou imediatamente após a vacinação para não interferir na imunogenicidade de algumas vacinas.[5]

São falsas contraindicações de vacinas:[4,5]

- Doença aguda benigna sem febre: quando a criança não apresenta histórico de doença grave ou infecção simples das vias respiratórias superiores.
- Prematuridade ou baixo peso ao nascer: as vacinas devem ser administradas na idade cronológica recomendada, com exceção para a vacina BCG, que deve ser administrada nas crianças com peso ≥ 2 kg.
- Ocorrência de evento adverso em dose anterior de uma vacina, a exemplo da reação local (dor, vermelhidão ou inflamação no lugar da injeção. A ocorrência de febre acima de 38,5°C após a administração de uma vacina não constitui contraindicação à dose subsequente).
- Doença neurológica estável ou pregressa com sequela presente.
- Antecedente familiar de convulsão ou morte súbita.
- Alergias, exceto as graves, a algum componente de determinada vacina (anafilaxia comprovada).
- Uso de antibiótico, profilático ou terapêutico e antiviral.
- Quando o usuário é contato domiciliar de gestante, uma vez que os vacinados não transmitem os vírus vacinais do sarampo, da caxumba ou da rubéola.

Agora, basta Bia levar os gêmeos ao posto de saúde ou à clínica de vacinação para atualizar as carteirinhas de acordo com a Tabela 5.2.

Tabela 5.2 – Esquema vacinal de crianças entre 4 meses e 6 anos de idade

Vacina	Idade mínima para 1ª dose	Intervalo mínimo entre as doses Dose 1 → Dose 2	Dose 2 → Dose 3	Dose 3 → Dose 4	Dose 4 → Dose 5
BCG	Nascimento				
Hepatite B	Nascimento	4 semanas	8 semanas e pelo menos 16 semanas da dose 1 – idade mínima para dose 3 é de 24 semanas		
Rotavírus	6 semanas (idade máxima de 15 semanas)	4 semanas (dose final de Rotarix) – idade máxima para dose final de 8 meses	4 semanas (dose final de Rotateq) – idade máxima para dose final de 8 meses		
DTP/DTPa	6 semanas	4 semanas	4 semanas	6 meses	6 meses
HIB	6 semanas até 59 semanas	4 semanas (se dose 1 administrada < 12 meses) 8 semanas como dose final (se dose 1 administrada entre 12 e 14 meses) Sem mais doses (se dose 1 administrada > 15 meses)	4 semanas (se idade atual < 12 meses) 8 semanas dose final (se dose 1 e dose 2 administradas < 12 meses de idade) Sem mais doses (se dose 2 administrada > 15 meses)	8 semanas dose final (se 3 doses antes de 12 meses de idade)	
Pneumocócica conjugada	6 semanas	4 semanas (se dose 1 administrada < 12 meses de idade) 8 semanas dose final (se criança entre 24 e 59 meses de idade e dose 1 administrada > 12 meses) Sem outras doses se dose 1 administrada > 24 meses)	4 semanas (se idade atual < 12 meses) 8 semanas dose final (se idade atual > 12 meses) Sem outras doses se dose 2 administrada > 24 meses)	8 semanas (se doses 1, 2 e 3 administradas < 12 meses de idade até 59 meses	
VIP	6 semanas	4 semanas	4 semanas	6 meses (se dose 1 administrada < 12 meses de idade)	
Meningocócica conjugada C/ ACWY	2 meses (depende da vacina)	8 semanas			
SCR*	12 meses	4 semanas			
Varicela**	12 meses	3 meses			
Hepatite A	12 meses	6 meses			

* Em situações de risco como surtos de sarampo, é possível vacinar crianças imunocompetentes a partir dos 6 meses de idade. Esta dose não é considerada no calendário.

** Em caso de surto ou exposição domiciliar a varicela, uma dose extra pode ser aplicada a partir dos 9 meses de idade.

Fonte: SBP, 2020.[3]

Principais problemas no dia a dia do pediatra

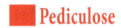
Pediculose

Ana Paula Lerner Marques

Pediculose é uma infestação de piolhos no corpo, na cabeça ou na região púbica. Piolhos são ectoparasitas que se alimentam do sangue dos hospedeiros infectados.[1]

A infestação da cabeça por piolho é causada pelo *Pediculus humanus*, variedade *capitis*, mais frequente em crianças de 3 a 11 anos, principalmente no período escolar. A disseminação se dá principalmente pelo contato próximo pessoa a pessoa (cabeça a cabeça), mas também pode acontecer por meio de escovas de cabelo, pentes, chapéus e bonés. Cachorros, gatos e outros *pets* não têm papel na transmissão do piolho humano. A doença afeta todas as classes econômicas ao redor do mundo, e hospedeiros saudáveis com cabelos limpos são os preferidos. Os piolhos adultos medem 2 a 3 mm, infestam a cabeça e o pescoço e depositam seus ovos na base do fio de cabelo. A fêmea vive por 3 a 4 semanas e, quando adulta, pode depositar até 10 ovos por dia. Os invólucros de ovos vazios (lêndeas) são brancos e mais fáceis de visualizar. Os piolhos se movem por rastejamento, e não podem pular ou voar. No momento da alimentação, o piolho injeta pequenas quantidades de saliva na pele do couro cabeludo do hospedeiro, material que apresenta propriedades vasodilatadoras e anticoagulantes, permitindo que o piolho sugue pequenas quantidades de sangue em poucas horas. O prurido resulta da sensibilização aos componentes da saliva do ectoparasita.[1]

Mas como a Vitória pegou piolho? "Para piorar a situação, ainda pegou piolho de uma amiga inseparável. Não é possível! Tomamos muito cuidado com a higiene dela e do Pedro Henrique!", diz a mamãe Bia.

Na verdade, o contato direto cabeça a cabeça com o hospedeiro infectado pode acontecer em uma brincadeira na escola, em casa ou em qualquer outro lugar (atividades esportivas, *playgrounds*, festas do pijama).

No couro cabeludo, o parasita prefere as regiões occipital e retroauricular, onde o prurido é mais intenso, o que predispõe às infecções bacterianas secundárias, como o impetigo e a furunculose, e ao enfartamento dos linfonodos correspondentes.[1] A infestação mais frequentemente é assintomática, mas as crianças podem apresentar prurido, determinado por reação de hipersensibilidade à picada do inseto que injeta saliva durante esse processo.

O diagnóstico é feito por meio de uma inspeção cuidadosa dos cabelos com visualização do piolho ou lêndea no couro cabeludo ou nos cabelos. A infecção secundária também deve ser pesquisada. Entre os diagnósticos diferenciais, estão pitiríase *capitis*, piodermite do couro cabeludo, dermatite seborreica e psoríase.[2]

Queixa comum no dia a dia do pediatra, a pediculose deve ser prontamente diagnosticada e tratada. O tratamento somente está indicado para os casos de infestação ativa.

Não existe tratamento preventivo ou repelentes, e os tratamentos caseiros podem ser eficazes, embora apresentem risco de intoxicação. Além da medicação, é importante a remoção das lêndeas e dos piolhos com pente fino. Os medicamentos não eliminam os ovos. Se as lêndeas não forem retiradas, darão origem a novos piolhos.[1,2]

"Vou mandar uma receita pra Bia", diz o pediatra. Atualmente, o médico pode fazer por telemedicina, o que facilita o envio de receitas. O profissional deve escolher uma medicação para a Vitória entre as mostradas na Tabela 5.3.

Tabela 5.3 – Alguns exemplos de medicamentos indicados para tratamento de pediculose e recomendação de uso

Princípio ativo	Nome comercial	Idade recomendada	Intervalo de retratamento
Permetrina (loção a 1%)	Kwell®, Nedax®, Lendrex®, Pediletan®, Permetrel®, Piodrex®, Pioletal®, Piolent®	≥ 2 meses	9 a 10 dias
Deltrametrina (loção)	Deltacid®, Pediderm®, Deltalab®, Deltametril®, Escabin®		7 dias
Ivermectina (comprimido)	Ivermectina®, Revectina®, Leverctin®, Iverneo®	≥ 5 anos	7 dias

Fonte: SBP, 2020.[2]

Medicações utilizadas

- Permetrina a 1%: aprovada para uso em crianças maiores de 2 meses. Deve-se aplicar o produto nos cabelos limpos e úmidos e deixar o produto agir por 10 minutos, usar o pente fino e enxaguar o cabelo com água morna em uma única aplicação. Na sequência, secar os cabelos com toalha. O fabricante recomenda lavar o cabelo sem condicionador, pois este pode diminuir o efeito. Se necessário, fazer nova aplicação após 14 dias.[2]
- Monossulfiram: a solução deve ser previamente diluída. Para uma parte da solução, juntar 2 (em adultos) ou 3 (em crianças) vezes a mesma quantidade de água. Aplicar nos cabelos secos e deixar agir por 8 horas e, depois, lavar para remover o líquido aplicado. Após 7 dias, repetir o tratamento.[2]
- Deltametrina: aplicar nos cabelos molhados com fricções sobre o couro cabeludo, devendo agir por 5 minutos antes do enxágue. A recomendação é de uso do produto em xampu, 4 dias seguidos, e, após um intervalo de 7 dias, repetir o processo para uma melhor eficácia. O produto não deve ser utilizado perto de olhos, mucosas e feridas, o que pode aumentar a sua absorção e até mesmo causar alterações gastrintestinais e neurológicas agudas.[2]
- Ivermectina: não está aprovada pela Food and Drug Administration (FDA) como pediculicida, mas demonstrou efetividade em estudos clínicos e representa uma opção de medicação oral. A dose habitual é de 0,2 mg/kg, podendo ser usada 0,4 mg/kg em infestações graves. A indicação é para crianças com mais de 15 kg; contudo, há literatura limitada que demonstra a sua eficácia e aparente segurança no uso para crianças menores de 5 anos de idade, sem descrição de eventos adversos sérios. Os possíveis efeitos adversos relatados são reações cutâneas, prurido, dor abdominal, mialgia, hipotensão e tonturas. Foi descrito que a repetição da medicação em 7 a 14 dias pode proporcionar um período maior sem reinfestação.[2]

Quando da utilização de pediculicida (xampus), não usar condicionador de cabelo e não o lavar por 1 ou 2 dias depois de remover a medicação. Os cabelos muito compridos podem precisar de dois vidros. Ainda, é necessário, e fundamental para o sucesso do tratamento, passar o pente fino no couro cabeludo por 15 dias.

Verminoses

Ana Paula Lerner Marques

Um parasita (verme) é um organismo que vive sobre ou dentro de um hospedeiro e consegue seu alimento à custa desse hospedeiro. A parasitose (verminose) é o estado de infecção cuja agressão repercute prejudicialmente sobre o hospedeiro. Existem três classes principais de parasitas que causam doença em humanos: protozoários (organismos unicelulares, sendo os parasitas intestinais mais comuns *Giardia intestinalis, Entamoeba histolytica*), helmintos (são vermes de muitas células, visíveis a olho nu, como *Schistosoma mansoni, Taenias, Ascaris lumbricoides, Enterobius vermicularis, Trichuris trichiura*) e ectoparasitas (carrapatos, pulgas, piolhos). As parasitoses intestinais – helmintíases e protozooses – representam as doenças mais comuns do globo terrestre. São endêmicas nos países em desenvolvimento, onde se constituem problemas de saúde pública. Os parasitas estão diretamente relacionados com as condições de higiene, saneamento básico, educação e tipo de moradia da população.[3]

As infecções parasitárias podem ser transmitidas por animais, sangue, alimentos, insetos e água. No caso das parasitoses intestinais, a transmissão é alimentar (água, frutas e hortaliças cruas contaminadas por cistos de protozoários e contaminação alimentar por manipuladores parasitados) e, também, ambiental (contato com solo contaminado, banhos em água parada, hábitos sanitários inadequados e vetores, como poeira, baratas, besouros e moscas que veiculam ovos infectantes).[4]

A intensidade das manifestações clínicas depende de vários fatores: individuais, parasitários e ambientais. São fatores associados a quadros clínicos mais graves: desnutrição ou comprometimento imunológico da criança, carga parasitária e virulência do parasita infectante; habitação sem saneamento básico e hábitos higiênicos inadequados.[4]

As parasitoses intestinais podem ser oligo ou assintomáticas, especialmente em crianças eutróficas. Os sinais e sintomas (quando presentes) mais comuns são diarreia, má absorção, náuseas, vômitos, dor abdominal, prurido anal, dermatite perianal, eosinofilia periférica e anemia ferropriva. Mais raramente, podem surgir sintomas respiratórios (síndrome de Löeffler), perda de peso, hepatoesplenomegalia e febre.[5]

O diagnóstico de verminose é feito com base no quadro clínico e confirmado pelo parasitológico de fezes (método econômico e de fácil execução, mas de baixa positividade). A positividade aumenta quando são coletadas três amostras, preferencialmente em dias alternados.[4]

É comum a escolha de um antiparasitário de amplo espectro. Deve-se dar preferência aos medicamentos com menor reatogenicidade, posologia mais cômoda e menor duração de tratamento. Considerar tratar toda a família nas helmintíases, principalmente na enterobíase. Recomendado também repetir o tratamento.[4]

Quando Pedro Henrique era menor, estava difícil para comer. E Bia perguntou: "Doutor, é normal ele ficar quase 1 semana sem fazer cocô? Reclama de dor na barriga todo dia. Não pode ser verme?".

Respondendo à pergunta da Bia, esse quadro de obstipação e dor abdominal do Pedro Henrique provavelmente está relacionado com sua dieta. São elementos fundamentais para um bom hábito intestinal frutas, verduras, legumes e água, assim como realizar atividade física, outra grande preocupação atual e que deveria fazer parte da rotina da criança e do adolescente desde o 1º ano de vida.

"Vou receitar para o Pedro Henrique um antiparasitário: diante da idade dele, já fica mais fácil escolher, pois, acima dos 2 anos, já há o uso com segurança", diz o doutor. As respectivas opções e indicações de uso são mostradas na Tabela 5.4.

Tabela 5.4 – Antiparasitários e seus espectros, mecanismos de ação e posologia

Fármaco antiparasitário	Espectro de ação	Mecanismo de ação	Posologia	Observações
Metronidazol (comprimidos 500 mg e suspensão 20 mg/mL)	G. lamblia E. histolytica	Interage com o DNA e impede a sua replicação. Ação mista contra amebíase intestinal e extraintestinal	15 a 25 mg/kg/dia por 5 a 7 dias para G. lamblia e por 7 a 10 dias para E. histolytica	Ingerir depois das refeições; 10% a 20% de resistência na giardíase
Secnidazol (suspensão 450 mg/15 mL e 900 mg/30 mL)	G. lamblia E. histolytica	Penetra na célula do protozoário, destrói a cadeia de DNA ou inibe a sua síntese	30 mg/kg, à noite, 2 dias (Giardia); 30 mg/kg, dose única (amebíase – formas leves e moderadas) ou 30 mg/kg dose única diária por 5 dias (formas graves)	Usar após a refeição; palatabilidade ruim, dificulta a aceitação pelas crianças
Tinidazol (comprimidos 500 mg)	G. lamblia E. histolytica	Penetra na célula do protozoário, destrói a cadeia de DNA ou inibe a sua síntese	Para giardíase: 50 mg/kg em dose única à noite Para amebíase: 50 mg/kg/dia, 1 a 2 vezes ao dia, 3 dias (forma leve) ou 60 mg/kg/dia, 1 a 2 vezes ao dia, 5 dias (forma grave)	Disponível apenas em comprimidos
Mebendazol (comprimidos 500 mg e suspensão 20 mg/mL)	E. vermiculares A. lumbricoides S. stercoralis A. duodenale T. trichiura T. solium T. saginata H. nana	Impede a captação de glicose pelo parasita e depleta o estoque de glicogênio e ATP, essenciais para sua reprodução e sobrevivência	100 mg (5 mL) de 12/12 horas, durante 3 dias (por não ser larvicida, deverá ser repetido 10 a 14 dias depois)	Ovicida, vermicida Ingerir fora da refeição Eliminação dos parasitas em alguns dias
Albendazol (comprimidos 500 mg e suspensão 40 mg/mL)	E. vermiculares A. lumbricoides S. stercoralis A. duodenale T. trichiura, T. solium T. saginata G. lamblia	Impede a captação de glicose pelo parasita e depleta o estoque de glicogênio e ATP	400 mg, em dose única para giardíase, repetir por 5 dias seguidos	Para neurocisticercose: usar 15 mg/dia, divididos em 3 tomadas diárias, durante 30 dias
Tiabendazol (comprimidos 500 mg e suspensão de 20 mg/mL)	S. stercoralis E. vermicularis Larva migrans cutânea e visceral	Impede a captação de glicose pelo parasita e depleta o estoque de glicogênio e ATP	25 mg/kg de 12/12 horas	Ingerir após refeição ou à noite
Cambendazol	S. stercoralis	Impede a captação de glicose pelo parasita e depleta o estoque de glicogênio e ATP	5 mg/kg/dia	Mais potente que o tiabendazol e com menos efeitos colaterais

(Continua)

Fármaco antiparasitário	Espectro de ação	Mecanismo de ação	Posologia	Observações
Pamoato de pirvínio (drágeas 100 mg e suspensão 50 mg/5 mL)	E. vermicularis	Interfere na captação de glicose pelos helmintos e depleta sua fonte energética	10 mg/kg dose única	Colore as fezes e os vômitos em vermelho
Praziquantel (comprimidos 500 mg e suspensão de 20 mg/mL)	S. mansoni T. solium T. saginata H. nana	Aumenta a permeabilidade da membrana, causando contrações e paralisia da sua musculatura	60 mg/kg, dose única; para as tênias: 100 mg/kg, dose única; repousar por 3 horas para evitar náuseas e tonturas	Se usado por nutriz: suspender leite materno por 72 horas (oferecer leite materno de ordenha prévia)
Ivermectina (comprimidos 6 mg)	S. stercoralis Larva migrans cutânea e visceral Ectoparasitoses	Age em receptores de membrana celular, causando paralisia tônica da musculatura dos vermes	200 mcg/kg em dose única	Os metabólitos têm meia-vida de 3 dias
Nitazoxanida (comprimidos 500 mg e suspensão 20 mg/mL)	E. vermicularis A. lumbricoides S. stercoralis A. duodenale T. trichiura, T. solium T. saginata H. nana G. lamblia E. histolytica	Para helmintos: inibe a polimerização da tubulina do parasita Para protozoários: interfere na enzima piruvato-ferredoxina-oxidorredutase (PFOR); bloqueia a transferência de elétrons	7,5 mg/kg/dose, 12/12 horas, por 3 dias	Usar durante ou após refeição A urina assume uma coloração esverdeada

Fonte: SBP, 2020.[4]

É importante também relembrar algumas medidas simples capazes de prevenir as parasitoses: lavagem das mãos frequente, correta higienização dos alimentos antes do consumo, manter os animais domésticos vacinados e vermifugados, além de recolher as fezes dos animais para locais seguros, já que podem ser fontes de contaminação.[6]

Para o controle das parasitoses intestinais em áreas endêmicas, o uso empírico de um antiparasitário de amplo espectro 2 a 3 vezes por ano representa uma alternativa para reduzir os efeitos maléficos das parasitoses sobre a saúde da população.[6]

Doenças atópicas

Ana Paula Lerner Marques

"Atopia" vem do grego e significa fora de lugar, estranho ou deslocado. O termo se refere a uma predisposição genética pessoal ou familiar que promove a produção de anticorpos chamados de imunoglobulina E (IgE) em resposta ao contato com alérgenos ambientais, tendo como resultado a apresentação de uma síndrome clínica – a tríade atópica, que inclui a asma, a rinite e a dermatite atópica. A progressão natural dos sinais e sintomas clínicos das doenças atópicas (ou doenças alérgicas) é conhecida como marcha atópica (Figura 5.2). Classicamente, a marcha atópica começa com a dermatite atópica e progride para a alergia alimentar IgE mediada, asma e rinite alérgica. Cada uma dessas doenças carrega uma composição patofisiológica complexa que envolve múltiplas facetas do sistema imune.[7-9]

Nas últimas décadas, a prevalência das doenças alérgicas tem aumentado consideravelmente. A asma, a rinite e a dermatite atópica são as doenças alérgicas mais prevalentes na faixa etária pediátrica no Brasil. Segundo dados do International Study of Asthma and Allergies in Childhood (ISAAC)/fase 3, entre crianças de 6 a 7 anos, a ocorrência de sintomas de rinite alérgica é de 39,8%, de dermatite atópica é de 7,3% e de sintomas de asma em atividade, de 17,2%. Já entre os adolescentes, o estudo mostra que, entre 13 e 14 anos, a prevalência de sintomas de rinite alérgica é de 44,2%, de dermatite atópica de 6,5% e de asma em atividade de 24,6%.[10]

A dermatite atópica (DA) pode aparecer bem cedo na vida de um lactente. A DA ou eczema atópico é uma doença de caráter inflamatório, crônico e recidivante, clinicamente caracterizada por provocar prurido intenso e por ter distribuição clínica peculiar, variável de acordo com a idade do paciente. As manifestações clínicas da DA constituem o principal elemento diagnóstico. Do nascimento até o 6º mês de vida, caracteriza-se por prurido intenso e lesões cutâneas com eritema, pápulas, vesículas e formação de crostas, que se localizam na face e poupam o maciço central. É comum a associação com dermatite seborreica. Outros locais, como face extensora dos membros e do tronco, podem ser acometidos. Na criança maior, a partir dos 2 anos, as lesões localizam-se principalmente nas regiões flexurais dos joelhos e dos cotovelos, além de pescoço, pulsos e tornozelos. As pápulas eritematosas e vesículas são substituídas gradualmente por liquenificação (espessamento, escurecimento e acentuação dos sulcos da pele). O prurido está sempre presente e pode ser de difícil controle. A hidratação da pele com emolientes sem fragrância é a base do tratamento da DA. Pomadas e cremes com corticosteroide e antibióticos e imunomoduladores tópicos (inibidores da calcineurina) também são úteis no controle dessa doença crônica.[11-13]

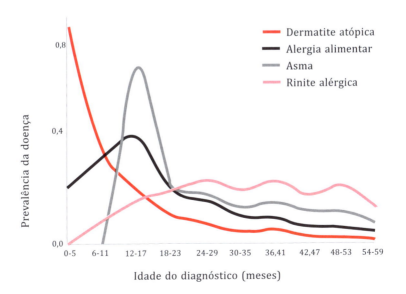

Figura 5.2 – *Marcha atópica.*

Fonte: Adaptada de Hill e Spergel, 2018.[7]

A asma é uma doença heterogênea, geralmente caracterizada por inflamação crônica das vias respiratórias. Define-se por história de sintomas respiratórios, como chiado, falta de ar, aperto no peito e tosse, que variam de intensidade e ao longo do tempo, com limitação variável do fluxo expiratório. Os sintomas podem ser desencadeados ou agravados por fatores, como infecções virais, exposição a alérgenos, fumaça de cigarro, exercício e estresse. Os aspectos característicos da asma são a dificuldade respiratória aguda reversível das vias respiratórias (situação reversível causada pela contração da musculatura lisa dos pequenos brônquios), a inflamação e a secreção mucosa. Entre os numerosos fatores predisponentes à asma, é possível citar a exposição repetida a alérgenos. O *Global Initiave for Asthma* (GINA) é uma ferramenta importante para o diagnóstico, o tratamento e o acompanhamento do paciente com asma.[14,15] Esse pode ser o caso do Pedro Henrique, no qual o pediatra deve levar em consideração os antecedentes familiares diretos (pai, mãe e irmãos com asma, rinite, dermatite atópica ou alergia alimentar). A Bia tem rinite alérgica, e Pedro Henrique e Vitória apresentam chance aumentada de ter a dermatite atópica.

Rinite é a inflamação e/ou a disfunção da mucosa de revestimento nasal, caracterizada por alguns dos sintomas nasais: obstrução nasal, rinorreia anterior e posterior, espirros, prurido nasal e hiposmia. Geralmente, esses sintomas ocorrem durante 2 ou mais dias consecutivos, por mais de 1 hora, na maioria dos dias. A rinite alérgica é a doença crônica da mucosa do nariz que mais afeta as crianças e adultos, diminuindo a qualidade de vida e comprometendo o desempenho escolar e social. A associação com outras doenças, como asma, conjuntivite, sinusites, otites e a respiração oral, provoca um impacto ainda maior na saúde das crianças.[16] Fumaça de cigarro sempre piora a rinite alérgica (RA). Outra questão que também pode piorar a RA é o cloro de piscina. Lembrar que a natação realmente é um esporte completo e ótimo para os asmáticos, desde que essa condição esteja bem controlada e o asmático goste de nadar. Já para a RA, o cloro pode funcionar como gatilho para crise. O diagnóstico é eminentemente clínico e a rinoscopia anterior feita pelo pediatra pode revelar conchas nasais ingurgitadas e pálidas. Os gatos da casa da vovó Naná podem desencadear ou agravar alergias respiratórias, mas, com certeza, não são os únicos culpados. Os ácaros da poeira domiciliar são os fatores desencadeantes mais comuns, o que também vale para a DA.

Por último, mas não menos importante, estão as alergias alimentares. "Alergia alimentar" é um termo utilizado para descrever as reações adversas a alimentos, dependentes de mecanismos imunológicos, mediados ou não por anticorpos IgE. Na infância, os alimentos mais responsabilizados pelas alergias alimentares são leite de vaca, ovo, trigo e soja, em geral transitórias. Menos de 10% dos casos persistem até a vida adulta.[17] É de fundamental importância um diagnóstico correto. Os casos de dermatite atópica grave podem estar associados à alergia alimentar em 30% dos casos. O aleitamento materno exclusivo, sem a introdução de leite de vaca, de fórmulas infantis à base de leite de vaca e de alimentos complementares até os 6 meses tem sido ressaltado como eficaz na prevenção do aparecimento de sintomas alérgicos.[17]

Vícios de refração (miopia, astigmatismo, hipermetropia)
Marcia Keiko Uyeno Tabuse

Pedro Henrique está iniciando a alfabetização e começa a mostrar dificuldades no aprendizado, além de falta de atenção. A orientação da professora quanto a procurar o oftalmologista para ter certeza se ele enxerga é uma queixa frequente no consultório.

Nessa idade, temos vários métodos para medida da acuidade visual, mesmo para a faixa de crianças não alfabetizadas. Primeiro, medimos a acuidade visual com os dois olhos, observando se a criança faz alguma posição de cabeça que sugira um esforço ocular ou uma posição de melhor visão. Em seguida, mensuramos a acuidade visual monocular observando se existe uma diferença de visão interocular que deverá ser investigada. A partir de então, realizamos a avaliação da motilidade ocular para detectar desvio ocular manifesto ou latente, e, após esses exames, dilatamos a pupila para fazer a refração objetiva.

Todas as crianças nascem com hipermetropia (fisiológica), que chega a 3 graus até os 2 anos de idade, e, com o crescimento axial do olho, tende a reduzir lentamente.[18] Na idade de Pedro Henrique, é normal encontrar uma hipermetropia de 1,5 a 2 graus, sem qualquer sintoma ou redução da visão.

Quando a hipermetropia é maior que o esperado para a idade, sintomas como astenopia, dor de cabeça, perda de atenção na leitura e sonolência excessiva nas atividades visuais para perto podem estar associados. Algumas crianças, ao realizarem um esforço acomodativo intenso e prolongado, podem desenvolver estrabismo, percebido pelos pais como um desvio convergente intermitente.[18]

Existem casos raros de crianças com hipermetropia fisiológica que não conseguem fazer uma acomodação visual suficiente e veem tudo desfocado, o que pode ser diagnosticado comparando a refração antes e depois de dilatar a pupila.[18]

Nos casos de hipermetropia que justifiquem as queixas do paciente, prescrevemos parte do grau total obtido para dar conforto na leitura e manter uma acuidade visual boa e constante, principalmente para perto. E, nos casos nos quais a hipermetropia está associada ao estrabismo convergente, a prescrição do grau é indicada.[18]

Pedro Henrique passa o dia com o celular na mão e vai dormir tarde. O uso do celular e da visão próxima por tempo prolongado em uma idade de crescimento ocular induz ao aparecimento de miopia precocemente. A chance de uma criança desenvolver miopia quando um dos pais tem miopia é de 25% e, quando ambos têm miopia, esse número sobe para 50%.[19]

Atualmente, fatores como o hábito de usar telas por tempo prolongado e não fazer atividades em locais abertos e bem iluminados com sol são responsáveis pela epidemia de miopia que se tem observado na população mundial de crianças. No leste asiático, a prevalência de crianças míopes antes dos 12 anos chega a 80% em alguns países. A consequência de a miopia incidir muito cedo é que essas crianças chegarão à fase adulta com graus altos, e é sabido que graus acima de 6 DE estão associados a patologias graves, que podem provocar cegueira, como descolamento de retina, glaucoma e catarata. Por essa razão, é importante orientar os pais quanto a limitar o uso de celular por 30 minutos seguidos no máximo, somando em um dia 1 hora e meia. E estimular atividades ao ar livre em locais abertos com luminância natural do sol, por pelo menos 2 horas ao dia.[20]

Quando uma criança apresenta miopia, ela tem dificuldade para ver a lousa e se aproxima para ver a televisão – nesse caso, a prescrição dos óculos melhora os sintomas e a refração deve ser realizada a cada 6 meses. Caso ocorra aumento maior que 0,50 DE, podemos iniciar o tratamento com colírio de atropina 0,01% ou uso de lentes de contato especiais na tentativa de brecar esse aumento.[21] O uso de telas à noite também pode inibir o sono, pois a luz azul emitida altera o ritmo circadiano e o cérebro reconhece como se fosse dia.

Outro erro refrativo comum em crianças é o astigmatismo. Nesses casos, a criança vê com sombra e pode confundir as letras e os números. O astigmatismo é causado por uma córnea tórica, na qual a curvatura vertical é diferente da curvatura horizontal. Pedro Henrique apresenta rinite alérgica, que geralmente vem associada a uma alergia ocular com prurido e coçar intenso dos olhos. Essa fricção constante sobre os olhos resulta em uma alteração na curva da córnea e no consequente astigmatismo, que pode evoluir para um ceratocone.[22] É fundamental o tratamento dos sintomas, além de afastar os alérgenos da criança. Na Figura 5.3, são exibidos esquemas de olhos com miopia, hipermetropia e astigmatismo.[23]

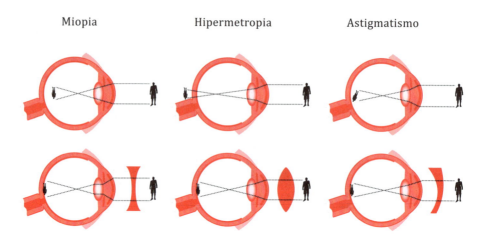

Figura 5.3 – *Esquemas de olhos com miopia, hipermetropia e astigmatismo.*
Fonte: Adaptada de Bozan, 2020.[23]

Referências bibliográficas
Alimentação

1. Freitas MCS, Fontes GAV, Oliveira N (orgs.). Escritas e narrativas sobre alimentação e cultura. Salvador: EDUFBA; 2008.
2. Peng J, Miyang L, Yamei L, Ju-Sheng Z, Qian X, Jiayou L. Fast-food restaurant, unhealthy eating, and childhood obesity: A systematic review and meta-analysis. Obesity Reviews. 2019; 1-27.
3. Payab M, Kelishadi R, Qorbani M, Motlagh ME, Ranjbar SH, Ardalan G, et al. Association of junk food consumption with high blood pressure and obesity in Iranian children and adolescents: the Caspian-IV Study. J Pediatr (Rio J). 2015; 91:196-205.
4. Brasil. Ministério da Saúde. Dia Mundial da Obesidade. Publicado em 03 março 2020. Disponível em: http://bvsms.saude.gov.br/ultimas-noticias/3134-04-3-dia-mundial-da-obesidade. Acesso em: 10 nov. 2020.
5. Partridge SR, Gibson AA, Roy R, Malloy JA, Raeside R, Jia SS, et al. Junk food on demand: a cross-sectional analysis of the nutritional quality of popular online food delivery outlets in Australia and New Zealand. Nutrients. 2020; 12:3107.
6. Sociedade Brasileira de Pediatria. Documento Científico – Xenobióticos: O que são? Departamento Científico de Pediatria Ambulatorial (2019-2021). n. 3. Rio de Janeiro: SPB; junho 2020.
7. Sociedade Brasileira de Pediatria. Manual de orientação para a alimentação do lactente, do pré-escolar, do escolar, do adolescente e na escola/Sociedade Brasileira de Pediatria. Departamento de Nutrologia. 3. ed. Rio de Janeiro: SBP; 2012.
8. Sociedade Brasileira de Pediatria. Manual Lanches Saudáveis. Sociedade Brasileira de Pediatria. Departamento de Nutrologia. 2. ed. São Paulo: SBP; 2018.

Crescimento

1. Filho AAB. Crescimento. In: Sociedade Brasileira de Pediatria. Tratado de pediatria. 4. ed. Barueri: Manole; 2017. p. 63-70.
2. Coelho GJ. Crescimento e puberdade. In: Sociedade Brasileira de Pediatria. Tratado de Pediatria. 4. ed. Barueri: Manole; 2017. p. 363-7.
3. Hoineff C. Crescimento normal e alterado. In: Sociedade Brasileira de Pediatria. Tratado de Pediatria. 4. ed. Barueri: Manole; 2017. p. 625-32.
4. Fonseca CRB, Hashimoto M, Faleiros FTV. Crescimento normal e seus desvios. In: Rugolo LMSS, Martin JG, Fioretto JR, Bentlin MR. Pediatria do recém-nascido ao adolescente. São Paulo: Atheneu; 2020. p. 87-90.
5. Vieira GK. Investigando a criança com retardo de crescimento. In: Rugolo LMSS, Martin JG, Fioretto JR, Bentlin MR. Pediatria do recém-nascido ao adolescente. São Paulo: Atheneu; 2020. p. 294-307.
6. Aiello AM, Melo LM, Nunes MN, Silva AS, Nunes A. Prevalence of obesity in children and adolescents in Brazil: a meta-analysis of cross-sectional studies. Curr Pediatr Rev. 2015; 11(1):36-42.
7. Escrivão MAMS, Oliveira FLC, Taddei JAAC. Obesidade exógena. In: Sociedade Brasileira de Pediatria. Tratado de Pediatria. 4. ed. Barueri: Manole; 2017. p. 1447-51.
8. Alves CAD. Endocrinologia pediátrica. Barueri: Manole; 2019. p. 429-50.
9. Benzecry SG, Nóbrega FJ. Desnutrição energético-proteica. In: Sociedade Brasileira de Pediatria. Tratado de Pediatria. 4. ed. Barueri: Manole; 2017. p. 1436-40.

Desenvolvimento

1. Papalia DE, Olds SW, Feldman RD. Desenvolvimento humano. Porto Alegre: Artmed; 2009.
2. Sucupira ACSL, Werner J Jr, Resegue R. Desenvolvimento. In: Sucupira ACSL, Bricks LF, Kobinger MEBA, Saito MI, Zuccoltto SMC (coord.). Pediatria em consultório. 4. ed. São Paulo: Sarvier; 2000. p. 22-39.
3. National Academies of Sciences, Engineering, and Medicine. Parenting matters: supporting parents of children ages 0-8. Washington, DC: The National Academies Press; 2016.
4. Eickmann SH, Emond AM, Lima M. Evaluation of child development: beyond the neuromotor aspect. J Pediatr (Rio J). 2016; 92(3 Suppl. 1):S71-83.
5. American Association of Psychiatry. Practice parameters for the psychiatric assessment of children and adolescents. J Am Acad Child Adolesc Psychiatry. 1997; 36:10(Suppl.).
6. Committee on Psychosocial Aspects of Child and Family Health and Task Force on Mental Health. Policy statement – The future of pediatrics: mental health competencies for pediatric primary care. Pediatrics. 2009 Jul; 124(1):410-21.
7. Baxter AJ, Brugha TS, Erskine HE, Scheurer RW, Vos T, Scott JG. The epidemiology and global burden of autism spectrum disorders. Psychol Med. 2015 Feb; 45(3):601-13.
8. Maenner MJ, Shaw KA, Baio J, Washington A, Patrick M, DiRienzo M, et al. Prevalence of autism spectrum disorder among children aged 8 years — autism and developmental disabilities monitoring network, 11 Sites, United States, 2016. MMWR Surveill Summ. 2020; 69(N. SS-4):1-12.
9. American Psychiatric Association. DSM-5 – Manual diagnóstico e estatístico de transtornos mentais. 5. ed. Porto Alegre: Artmed; 2014.

10. Lord C, Brugha TS, Charman T, Cusack J, Dumas G, Frazier T, et al. Autism spectrum disorder. Nat Rev Dis Primers. 2020 Jan 16; 6(1):5.
11. Chawarska K, Paul R, Klin A, Hannigen S, Dichtel LE, Volkmar F. Parental recognition of developmental problems in toddlers with autism spectrum disorders. J Autism Dev Disord. 2007 Jan; 37(1):62-72. Epub 2006 Dec 30.
12. Zaqueu LCC, Teixeira, Veloz MCT, Alckmin-Carvalho F, Paula CS. Associações entre sinais precoces de autismo, atenção compartilhada e atrasos no desenvolvimento infantil. Psicologia: Teoria e Pesquisa. 2015; 31(3):293-302.
13. Brasil. Ministério da Saúde. Secretaria de Atenção à Saúde. Departamento de Ações Programáticas Estratégicas. Diretrizes de Atenção à Reabilitação da Pessoa com Transtornos do Espectro do Autismo (TEA)/Ministério da Saúde, Secretaria de Atenção à Saúde, Departamento de Ações Programáticas Estratégicas. Brasília: Ministério da Saúde; 2014.
14. Lipkin PH, Macias MM; Council on Children with Disabilities, Section on Developmental and Behavioral Pediatrics. Promoting Optimal Development: Identifying Infants and Young Children with Developmental Disorders Through Developmental Surveillance and Screening. Pediatrics. 2020;1 45(1):e20193449.
15. Sociedade Brasileira de Pediatria. Departamento Científico de Pediatria do Desenvolvimento e Comportamento Transtorno do Espectro do Autismo 2019. Disponível em: https://www.sbp.com.br/fileadmin/user_upload/21775c-MO_-_Transtorno_do_Espectro_do_Autismo.pdf. Acesso em: 10 nov. 2020.
16. Moyses MA, Sucupira ACSL. Dificuldades escolares. In: Sucupira ACSL, Bricks LF, Kobinger MEBA, Saito MI, Zucolotto SMC (eds.). Pediatria em consultório. 3. ed. São Paulo: Sarvier; 1996.
17. Thomasinho G. Desigualdade na educação: um ponto a ser considerado nas políticas públicas. Econo Educ. 2017 jan. Disponível em: http://econoeduc.com.br/2017/01/desigualdade-na-educacao-um-ponto-a-ser-considerado-nas-politicas-publicas/. Acesso em: 10 nov. 2020.
18. Fundo das Nações Unidas para a Infância (UNICEF) – Panorama da Distorção Idade-Série no Brasil, 2019. Disponível em: https://www.unicef.org/brazil/media/461/file/Panorama_da_distorcao_idade-serie_no_Brasil.pdf. Acesso em: 10 nov. 2020.
19. Pedroso GC, Harada J. Abordagem inicial das dificuldades escolares. Sociedade de Pediatria de São Paulo. Recomendações Departamento de Saúde Escolar Atualização de Condutas em Pediatria Departamentos Científicos da SPSP. 2007-2009; 48:11-14.
20. Pedroso GC, Harada J. O pediatra e as dificuldades escolares. In: Lopez FA, Campos Jr. D (orgs.). Tratado de pediatria SBP. 2. ed. Barueri: Manole; 2009.
21. Sociedade Brasileira de Pediatria. Departamento Científico de Pediatria do Desenvolvimento e Comportamento. Diretrizes. O papel do pediatra diante da criança com dificuldade escolar. 2018. Disponível em: https://www.sbp.com.br/fileadmin/user_upload/21156d-DIRETRIZES_-Papel_pediatra_diante_crianca_DificEscolar.pdf. Acesso em 25 maio 2021.
22. Floet AM, Scheiner C, Grossman L. Attention-deficit/hyperactivity disorder. [Review]. Pediatr Rev. 2010; 31(2):56-69.
23. Wolraich ML, Hagan JH, Allan C, Chan E, Davison D, Earls M, et al. Subcommittee on Children and adolescents with attention-deficit/hyperactive disorder. Clinical Practice Guideline for the Diagnosis, Evaluation, and Treatment of Attention-Deficit/Hyperactivity Disorder in Children and Adolescents Pediatrics. 2019; 144(4):e20192528.
24. Davidovitch M, Koren G, Fund N, Shrem M, Porath A. Challenges in defining the rates of ADHD diagnosis and treatment: trends over the last decade. BMC Pediatr. 2017; 17(1):218.
25. Wolraich ML, Chan E, Froehlich T, Lynch RL, Bax A, Redwine ST, et al. ADHD diagnosis and treatment guidelines: A historical perspective. Pediatrics. 2019; 144(4):e20191682.

26. Serrano-Troncoso E, Guidi M, Alda-Díez JÁ. Is psychological treatment efficacious for attention deficit hyperactivity disorder (ADHD)? Review of non-pharmacological treatments in children and adolescents with ADHD. Actas Esp Psiquiatr. 2013 Jan-Feb; 41(1):44-51.
27. Conrad P, Bergey MR. The impending globalization of ADHD: Notes on the expansion and growth of a medicalized disorder. Social Science & Medicine. 2014; 122:31-43.
28. Thomas R, Mitchell GK, Batstra L. Attention-deficit/hyperactivity disorder: are we helping or harming? BMJ. 2013; 347:6172.
29. Sucupira ACSL, Werner Jr J. Hiperatividade. In: Sucupira ACSL, Bricks LF, Kobinger MEBA, Saito MI, Zucolotto SMC (eds.). Pediatria em consultório. 5. ed. São Paulo: Sarvier; 2010. p. 334-47.
30. Sucupira ACSL, Frank T. Hiperatividade e déficit de atenção. In: Gusso G, Lopes JMC (eds.). Tratado de medicina de família e comunidade. Porto Alegre: Artmed; 2012. p. 1924-34.
31. Ortega F. A ritalina no Brasil: produções, discursos e práticas. Interface – Comunic Saude Educ. 2010; 14(34):499-512.

Vacinação

1. Academia Americana de Pediatria (AAP). Catch-up immunization schedule for persons aged 4 months through 18 years who start late or who are more than 1 month behind – United States, 2013. AAP News. 2013 Feb; 34(2):18.
2. Center for Diseases Control (CDC). Immunization shedule Catch-up immunization schedule for persons aged 4 months-18 years who start late or who are more than 1 month behind, United States, 2020. Disponível em: https://www.cdc.gov/vaccines/schedules/hcp/imz/catchup.html. Acesso em: 10 nov. 2020.
3. Sociedade Brasileira de Pediatria. Calendário de vacinação da Sociedade Brasileira de Pediatria 2020. Disponível em: https://www.sbp.com.br/fileadmin/user_upload/22268g-DocCient-Calendario_Vacinacao_2020.pdf. Acesso em: 10 nov. 2020.
4. Brasil. Ministério da Saúde. Instrução normativa referente ao calendário nacional de vacinação 2020. Brasília: MS; 2020. Disponível em: https://www.saude.gov.br/images/pdf/2020/marco/04/Instrucao-Normativa-Calendario-Vacinal-2020.pdf. Acesso em: 10 nov. 2020.
5. Brasil. Ministério da Saúde. Secretaria de Vigilância em Saúde Departamento de Vigilância das Doenças Transmissíveis. Manual de Normas e Procedimentos para Vacinação. Brasília: MS; 2014. Disponível em: http://bvsms.saude.gov.br/bvs/publicacoes/manual_procedimentos_vacinacao.pdf. Acesso em: 10 nov. 2020.

Principais problemas no dia a dia do pediatra

1. Center for Diseases Control (CDC). Prevention & Control. Disponível em https://www.cdc.gov/parasites/lice/head/prevent.html2013. Acesso em: 12 out. 2020.
2. Sociedade Brasileira de Pediatria. Documento Científico "Infecções cutâneas parasitárias: aspectos clínicos e atualização terapêutica" do Departamento Científico de Dermatologia (2016-2018). Disponível em: https://www.sbp.com.br/imprensa/detalhe/nid/infeccoes-cutaneas-parasitarias-aspectos-clinicos-e-atualizacao-terapeutica/. Acesso em: out. 2020.
3. Centers for Disease Control and Prevention (CDC). Parasites. Disponível em: https://www.cdc.gov/parasites/. Acesso em: 12 out. 2020.
4. Sociedade Brasileira de Pediatria. Documento Científico "Parasitoses Intestinais". Departamento Científico de Pediatria Ambulatorial (2019-2021). Disponível em: https://www.sbp.com.br/imprensa/detalhe/nid/parasitoses-intestinais/. Acesso em: 12 out. 2020.

5. Haque R. Human intestinal parasites. Journal Health Popul Nutr. 2007; 25(4):387-91.
6. Jong E. Intestinal parasites. Prim Care Clin Office Pract. 2002; 29:857-77.
7. Hill DA, Spergel JM. The atopic march Critical evidence and clinical relevance. Ann Allergy Asthma Immunol. 2018; 120:131-7.
8. Aw M, Penn J, Gauvreau GM, Lima H, Sehmi R. Atopic March: CIA Update 2020. Int Arch Allergy Immunol. 2020; 181:1-10.
9. Paller AS, Spergel JM, Mina-Osorio P, Irvine AD. The atopic march and atopic multimorbidity: Many trajectories, many pathways. J Allergy Clin Immunol. 2019; 143:46-55.
10. Solé D, Wandalsen GF, Camelo-Nunes IC, Naspitz CK; ISAAC – Brazilian Group. Prevalence of symptoms of asthma, rhinitis, and atopic eczema among Brazilian children and adolescents identified by the International Study of Asthma and Allergies in Childhood (ISAAC) – Phase 3. J Pediatr. 2006; 82(5):341-6.
11. Antunes AA, Solé D, Carvalho VO, Bau AEK, Kuschnir FC, Mallozi MC, et al. Guia prático de atualização em dermatite atópica – Parte I. Arq Asma Alerg Imunol. 2017; 1(2):131-56.
12. Carvalho VO, Solé D, Antunes AA, Bau AEK, Kuschnir FC, Mallozi MC, et al. Guia prático de atualização em dermatite atópica – Parte II. Arq Asma Alerg Imunol. 2017; 1(2):157-82.
13. Yang EJ, Sekhon S, Sanchez IM, Beck KM, Bhutani T. Recent developments in atopic dermatitis. Pediatrics. 2018; 142(4):e20181102.
14. Dinakar C, Chipps BE, AAP Section on Allergy And Immunology, Aap Section on Pediatric Pulmonology and Sleep Medicine. Clinical Tools to Assess Asthma Control in Children. Pediatrics. 2017; 139(1):e20163438.
15. Global Initiative for Asthma. Global Strategy for Asthma Management and Prevention, 2020. Disponível em: https://ginasthma.org/wp-content/uploads/2020/06/GINA-2020-report_. Acesso em: 10 nov. 2020.
16. Sakano E, Sarinho ESC, Cruz AA, Pastorino AC, Tamashiro E, Kuschnir FC, et al. Documento conjunto da Associação Brasileira de Alergia e Imunologia, Associação Brasileira de Otorrinolaringologia e Cirurgia Cervicofacial e Sociedade Brasileira de Pediatria. IV Consenso Brasileiro sobre Rinites – 2017. Disponível em: http://www.sbai.org.br/imageBank/consenso-rinite-9-27-11-2017_final.pdf. Acesso em: 25 maio 2021.
17. Solé D, Silva LR, Cocco RR, Ferreira CT, Sarni RO, Oliveira LC, et al. Consenso Brasileiro sobre Alergia Alimentar: 2018 – Parte 1. Arq Asma Alerg Imunol. 2018; 2(1):7-38.
18. Silva MHA, Araújo JS, Souza-Dias CR. Evolução da hipermetropia na infância e adolescência. Arq Bras Oftalmol. 1984; 47:146-53.
19. Morgan IG, Ohno-Matsui K, Saw SM. Myopia. Lancet. 2012 May 5; 379(9827):1739-48.
20. Smith 3rd EL, Hung LF, Huang J. Protective effects of high ambient lighting on the development of form-deprivation myopia in rhesus monkeys. Invest Ophthalmol Vis Sci. 2012; 53:421-8.
21. Walline JJ, Lindsley KB, Vedula SS, Cotter SA, Mutti DO, Ng SM, Twelker JD. Interventions to slow progression of myopia in children. Cochrane Database Syst Rev. 2020 Jan. 13; 1(1).
22. Ben-Eli H, Erdinest N, Solomon A. Pathogenesis and complications of chronic eye rubbing in ocular allergy. Curr Opin Allergy Clin Immunol. 2019 Oct; 19(5):526-34.
23. Clínica Bozan [homepage na internet]. A diferença entre miopia, hipermetropia e astigmatismo. Disponível em: http://www.clinicabolzan.com.br/a-diferenca-entre-miopia-hipermetropia-e-astigmatismo/. Acesso em: 10 out. 2020.

Capítulo 6

8 a 12 anos de vida

Coordenadoras:
Rosa Miranda Resegue
Adriana Monteiro de Barros Pires

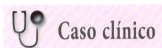 Caso clínico

A situação apertou, o gasto com psicóloga para os gêmeos, nutricionista para a Vitória e psicopedagoga para o Pedrinho desequilibrou as finanças da mamãe Bia. Vovó Naná fez até mesmo um empréstimo consignado para ajudar.

Não dá mais para pagar o plano de saúde, nem as escolas particulares das crianças; tudo subiu muito e o salário de bancária da mamãe Bia está achatado. Bom, Pedrão: esquece dele! Agora está com uma nova namorada, que já tem dois filhos problemáticos que moram com o pai. O novo casal foi morar no litoral norte, onde vivem e arrendaram uma barraca de praia.

A nova nutricionista da Vitória é muito boa e está conseguindo fazer uma reeducação alimentar; a menina está indo para a cozinha ajudar a vovó, aprendendo a fazer e a comer comida saudável. A amiga de escola no final da tarde a acompanha nas caminhadas, depois fazem algumas atividades na academia gratuita, porque o pai da amiga é um dos sócios do local.

Pedro Henrique cada vez mais alto, reclama das frequentes dores nas costas, e a professora já falou: é a postura!

Ele começou a pegar gosto pelos estudos. Para surpresa da mamãe e da vovó, a escola estadual que elas conseguiram vaga é muito boa, e os professores são muito atenciosos. Segundo o menino, "deu liga" entre ele e os professores.

Devido às constantes dores de cabeça de Pedrinho, na coluna e agora todas as noites também nas pernas, sua mãe agendou uma consulta na Unidade Básica de Saúde (UBS) próxima de sua casa. Contou toda a história do menino, trouxe o relatório do pediatra de origem e a doutora explicou tudo o que estava acontecendo. Explicou sobre a postura, o tempo de tela e comentou sobre as dores do crescimento. Mamãe Bia adorou a médica do Sistema Único de Saúde (SUS), falou que ela é uma "flor de doutora", sensível e delicada.

Ela recomendou as vacinas dos 9 aos 11 anos, HPV e a novidade da meningite ACWY na rede para o Pedrinho e a Vitória. Veja que "flor de doutora", pediu para trazer a Vitória para ela conhecer!

E não demorou muito precisou mesmo: Vitória, com 10 anos, menstruou!

Foi um choque para a menina – ela diz que não quer menstruar, odeia ser menina e quer que a doutora receite algo para ela não menstruar mais. Recusou-se a tomar a vacina HPV porque as amigas tomaram e tiveram desmaios, uma quase morreu. Postou no Face a foto da melhor amiga Rayssa, aquela da caminhada e da academia, desacordada após a vacina.

Pedro Henrique ficou amigo do pediatra de origem, e um dia enviou um e-mail para ele perguntando sobre o tamanho do pênis e que tinha poucos pelos na região pubiana, em comparação aos amigos do time de futebol da escola. Ficou com vergonha de mostrá-lo para a médica do posto.

O pediatra, conhecendo a história da família, convocou mamãe Bia para levá-lo para uma consulta gratuita. Ela ficou com vergonha de ir, mas vovó Naná levou o menino e, de "mimo" ao pediatra, levou aquele delicioso bolo de fubá com aroma de erva-doce que somente ela sabe fazer e sabe que o pediatra adora!

Foi uma consulta muito amistosa, alegre, entre amigos. Com odor de erva-doce, o pediatra examinou Pedrinho e apresentou uma tabela que mostra todos os estágios no desenvolvimento dos meninos. Explicou que ele era um maturador lento e disse que em breve ficaria igual aos colegas de futebol da mesma idade.

Quem diria: Pedro Henrique e Vitória completaram 12 anos de idade, e agora são adolescentes!

Antropometria (Figura 6.1):
- Pedro Henrique: peso = 40 kg, estatura = 1,70 cm, índice de massa corporal (IMC) = 13,8.
- Vitória: peso = 66 kg, estatura= 1,46 cm, IMC = 30,2.

8 a 12 anos de vida 169

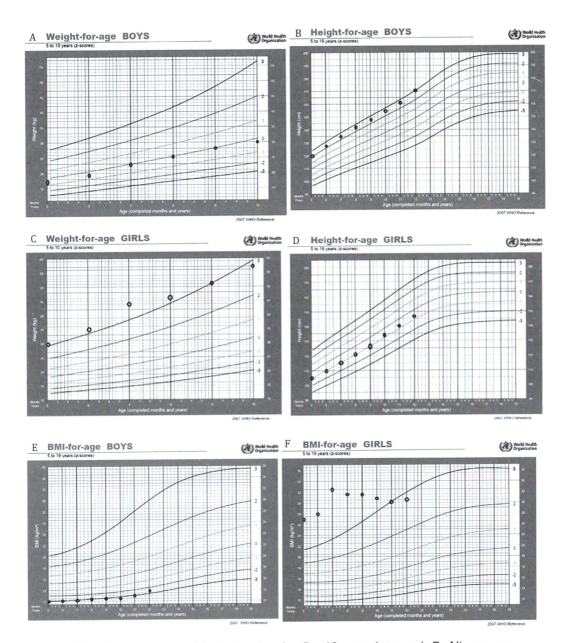

Figura 6.1 – A. Peso para a idade (meninos) – 5 a 10 anos (z-score). B. Altura para a idade (meninos) – 5 a 19 anos (z-score). C. Peso para a idade (meninas) – 5 a 10 anos (z-score). D. Altura para a idade (meninas) – 5 a 19 anos (z-score). E. IMC para a idade (meninos) – 5 a 19 anos (z-score). F. IMC para a idade (meninas) – 5 a 19 anos (z-score).

Fonte: Organização Mundial da Saúde, 2007.

Alimentação

Renata Rodrigues Aniceto

Pedro Henrique e Vitória entraram agora em outra fase de vida. A mãe está seguindo orientações de uma nova nutricionista, que tem orientado a como introduzir bons hábitos alimentares e como fazer a criança se interessar pelos alimentos.

■ A importância da noção de bons hábitos alimentares

Segundo a Organização Mundial da Saúde (OMS), a puberdade e a adolescência são os períodos da vida em que ocorrem intensas transformações físicas, psicológicas e comportamentais.[1,2]

A idade escolar caracteriza uma fase de transição entre infância e adolescência e compreende crianças da faixa etária de 7 a 10 anos – esse é um período de intensa atividade física, ritmo de crescimento constante, com ganho mais acentuado de peso próximo ao estirão da adolescência (10 a 20 anos de idade).[1,2]

Nessa fase, cinco eventos têm influência direta sobre o equilíbrio nutritivo:
1. Início da transformação pubertária.
2. Aceleração do crescimento longitudinal.
3. Aumento da massa corporal.
4. Modificação da composição corporal.
5. Variações individuais quanto à atividade física.

A alimentação inadequada na puberdade e adolescência pode resultar em risco imediato ou de longo prazo de desenvolvimento de doenças crônicas não transmissíveis (DCNT), como hipertensão, doença arterial coronariana, dislipidemias, obesidade, diabetes e osteoporose.[2]

Portanto, devemos apostar em uma boa formação de hábitos alimentares pela educação nutricional, contando com o apoio das escolas. Estudos têm mostrado que distúrbios de balanço energético são comuns nessa fase da vida, podendo haver excesso no consumo de alimentos calóricos e pouco nutritivos, além de incentivo negativo ou insuficiente para a realização de atividade física.[1]

Fazer de alimentos *in natura* ou minimamente processados a base da alimentação em grande variedade e predominantemente de origem vegetal é o ideal para uma alimentação nutricionalmente balanceada, saborosa, culturalmente apropriada e promotora de um sistema alimentar social e ambientalmente sustentável. Variedade significa alimentos de todos os tipos – grãos, raízes, tubérculos, farinhas, legumes, verduras, frutas, castanhas, leite, ovos e carnes – e variedades dentro de cada tipo – feijão, arroz, milho, batata, mandioca, tomate, abóbora, laranja, banana, frango, peixes etc.[3]

O esquema alimentar deve ser composto por cinco refeições diárias, incluindo café da manhã, almoço, lanche vespertino, jantar e lanche da noite.

Diretrizes gerais importantes[1,2]

- Ingestão de nutrientes para prover energia e nutrientes em quantidade e qualidade adequadas ao crescimento, ao desenvolvimento e à prática de atividades físicas.
- Alimentação variada, que inclua todos os grupos alimentares, conforme preconizado na pirâmide de alimentos, evitando-se o consumo de refrigerantes, balas e outras guloseimas.

- Priorizar o consumo de carboidratos complexos em detrimento dos simples (a ingestão de carboidrato simples deveria ser inferior a 25% do valor energético total, enquanto o total de carboidrato ingerido deveria ser de 50% a 55% do valor energético total).
- Consumo diário e variado de frutas, verduras e legumes (mais de 5 porções/dia). A fruta deve ser priorizada. Se for oferecer suco, a ingestão deve ser limitada a, no máximo, 250 mL dos 7 aos 18 anos, dentro da ingestão diária recomendada de 2 a 2 ½ porções de frutas por dia. A fruta também contém açúcar (frutose), e o consumo, na forma de suco, se dá em maior quantidade do que se consumisse a fruta, aumentando o índice glicêmico. Diante disso, é mais importante consumir a fruta, que contém vitaminas e fibras, pois previne a obesidade.[1]
- Consumo restrito de gorduras saturadas (30% do valor energético total): < 5 g/dia) para prevenção de hipertensão arterial.
- Estimular o consumo de peixes marinhos 2 vezes por semana.
- Controle da ingestão de sal (< 5 g/dia) para prevenção de hipertensão arterial.
- Consumo apropriado de cálcio (cerca de 600 mL de leite/dia e/ou derivados) para formação adequada da massa óssea e prevenção da osteoporose na vida adulta.
- Orientar o escolar e a sua família sobre a importância de ler e interpretar corretamente os rótulos de alimentos industrializados.
- Controlar o ganho excessivo de peso pela adequação da ingestão de alimentos ao gasto energético e pelo desenvolvimento de atividade física regular.
- Evitar a substituição de refeições por lanches.
- Estimular a prática de atividade física.
- Reduzir o tempo gasto com atividades sedentárias (TV, *videogame* e computador). Limitar o tempo de assistir TV em 2 horas/dia ou menos.
- Incentivar hábitos alimentares e estilo de vida adequados para toda a família.
- Estimular a "autonomia orientada": que a própria criança sirva seu prato com orientações adequadas das porções.

Bons hábitos alimentares e a criança na cozinha

A alimentação é uma experiência transmitida desde o nascimento que, em associação a outras variáveis, contribui para definir os valores de uma sociedade.[4] Alimentos específicos, preparações culinárias que resultam da combinação e do preparo desses alimentos e modos de comer particulares constituem parte importante da cultura de uma sociedade e, como tal, estão fortemente relacionados com a identidade e o sentimento de pertencimento social das pessoas, com a sensação de autonomia, com o prazer propiciado pela alimentação e, consequentemente, com o seu estado de bem-estar.[3]

Os hábitos alimentares são influenciados por inúmeros fatores de ordem genética, socioeconômica, cultural, étnica, religiosa, entre outros. Esses hábitos têm início já no período gestacional, por meio do contato do feto com o líquido amniótico, o que continua durante a infância, sobretudo nos primeiros 2 a 3 anos de vida, e sofrerá influência de diferentes fatores ao longo da vida: família, amigos, escola e mídia.[5]

A formação do gosto na infância resulta do processo de aprendizagem, ou seja, a criança observa o que outro indivíduo faz e tenta imitá-lo. Esse processo, ao se repetir no cotidiano dos grupos sociais, permite contribuir para a formação das preferências alimentares desde a infância. Desse modo, qualquer indivíduo está suscetível à influência social para adaptar a seus gostos e, consequentemente, às suas escolhas alimentares.[4]

A família, por sua vez, tem papel importante na formação dos hábitos alimentares das crianças e pode influenciar positiva ou negativamente no consumo alimentar dos filhos. Estudos mostram que crianças e adolescentes que realizam refeições com os familiares, e de modo mais frequente, têm maior facilidade para comer frutas e vegetais e menor propensão a ingerir alimentos ricos em gorduras e doces.[6] Martins *et al.* (2020), ao observarem pais com mais habilidades culinárias com filhos consumindo menos alimentos ultraprocessados durante o jantar, avaliaram, portanto, a necessidade do ato de cozinhar para promover uma alimentação saudável em família.[7]

Desse modo, as refeições realizadas em família podem agir como um fator de proteção para problemas relacionados com condições de saúde na infância e na adolescência, além de terem um enorme potencial como ambiente de aprendizagem, em que os pais podem demonstrar hábitos alimentares saudáveis e os filhos aprender sobre alimentos e suas preparações, comportamentos e atitudes alimentares.[8]

Alguns aspectos importantes da evolução do comportamento e da formação do hábito alimentar na infância são:[9]

- Alimentação lúdica: uma alimentação equilibrada, composta por uma grande variedade de cores, texturas, formas interessantes e colocação no prato de forma atrativa, explorando-se a curiosidade e a fantasia.
- Refeições em família: a aceitação dos alimentos se dá não só pela repetição à exposição, mas também pelo condicionamento social, e a família é o modelo para o desenvolvimento de preferências e hábitos alimentares.
- Hora da refeição: deve acontecer em um ambiente calmo e tranquilo, sem a televisão ligada ou quaisquer outras distrações, como brincadeiras e jogos.
- Criança na cozinha: envolver a criança nas tarefas de realização da alimentação, como participar da escolha do alimento, da sua compra no mercado ou feira e da preparação dos alimentos.
- Paciência, criatividade e persistência são as principais ferramentas: nunca forçar, ameaçar ou associar eventos negativos ao ato de comer.

Conclusão

O incentivo à prática de hábitos alimentares saudáveis na infância é fundamental para a prevenção de doenças de origem nutricional e a garantia de uma melhor qualidade de vida na idade adulta, podendo se estender não somente para as crianças, mas também ao meio em que está inserida. Desse modo, a alimentação é mais do que a ingestão de nutrientes, representa a escolha certa de alimentos para compor uma alimentação nutricionalmente balanceada, saborosa e culturalmente apropriada, garantindo, assim, o bom crescimento e desenvolvimento da criança.

Crescimento

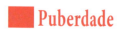

Puberdade

Natália Tonon Domingues • Renata Cavalcante Kuhn dos Santos

A puberdade é definida como o período de transição entre a infância e a vida adulta, resultando na maturidade sexual e reprodutiva do indivíduo. Durante o desenvolvimento puberal, ocorrem mudanças físicas, psicológicas e biológicas resultantes de múltiplos fatores genéticos e ambientais. A faixa etária considerada normal para a puberdade é entre os 8 e 13 anos no sexo feminino e dos 9 anos aos 14 anos no sexo masculino.[1-3]

Alguns fatores atuam antecipando a puberdade, como os gestacionais e perinatais, as doenças crônicas, a obesidade ou comprometimento do estado nutricional, fatores emocionais e psicossociais, ambientais, exposição a substâncias químicas e hormonais, lesões no sistema nervoso central, entre outros.[1,3]

A puberdade ocorre após o desbloqueio do eixo hipotálamo-hipófise-gonadal, que é ativo no período gestacional (vida fetal), porém se torna quiescente geralmente no 1º ano de vida da criança, mantendo secreções hormonais em concentrações baixas durante toda a infância até a reativação do eixo. Os núcleos hipotalâmicos, após estímulos descritos anteriormente, secretam o hormônio liberador das gonadotrofinas (GnRH) que estimulam na hipófise anterior a secreção das gonadotrofinas: hormônio folículo-estimulante (FSH) e hormônio luteinizante (LH). As gonadotrofinas atuam nas gônadas masculinas e femininas. No menino, o LH estimula a síntese de testosterona e o FSH a espermatogênese e o aumento do volume testicular. Na menina, as gonadotrofinas secretam os esteroides sexuais que culminam na ovulação.[1-3]

Durante o processo de puberdade, ocorrem alguns eventos principais: adrenarca (secreção de androgênios pelas suprarrenais), gonadarca (produção das gonadotrofinas), pubarca (aparecimento dos pelos pubianos), telarca (aparecimento do broto mamário) e, por fim, menarca (primeira menstruação) e espermarca (início da produção de espermatozoides).[3]

A adrenarca ocorre após ativação do eixo hipotálamo-hipófise-suprarrenal, que, pelo crescimento da zona reticular (camada mais interna do córtex adrenal), inicia a secreção de androgênios. Clinicamente, esse processo leva a pubarca, axilarca (aparecimento dos pelos axilares), odor axilar, acne e oleosidade facial. Apesar de ser considerado um processo fisiológico, a adrenarca pode ser precoce: quando ocorre antes dos 8 anos nas meninas e antes dos 9 anos nos meninos. Os fatores de risco mais comuns para seu aparecimento prematuro são sexo feminino, crianças nascidas pequenas para idade gestacional (PIG), baixo peso ao nascer, obesidade e prematuridade.[4]

No caso em questão, os gêmeos apresentam fatores de risco: foram prematuros e nasceram com baixo peso. E Vitória, além desses fatores, tem o diagnóstico nutricional de obesidade. Tais fatores predispõem à ocorrência de adrenarca precoce, inclusive de um processo até mais exuberante. Além dos fatores citados, cabe destacar que os fatores psicossociais vivenciados pelas crianças (no caso em questão, os pais separados, os problemas financeiros, o distanciamento físico e a não convivência com o pai) influenciam as secreções hormonais.

Quando precoce, a adrenarca pode aumentar o risco cardiovascular na vida adulta, uma vez que aumenta o risco de dislipidemia, hiperinsulinemia, diabetes melito, hipertensão arterial e, no caso das meninas, síndrome dos ovários policísticos (SOP); portanto, devemos nos atentar aos fatores de risco dos gêmeos e, durante a fase de pré-puberdade, orientar sobre a importância do ponto de vista hormonal de alimentação adequada e de atividade física regular, com atenção especial ao ganho de peso excessivo.[4]

Puberdade precoce
Natália Tonon Domingues • Lygia Border

A puberdade precoce ocorre quando surgem os caracteres sexuais secundários: broto mamário na menina e aumento do volume testicular nos meninos antes dos 8 e 9 anos, respectivamente.[1]

Os fatores de risco são semelhantes aos abordados anteriormente que levam à adrenarca precoce, e as etiologias dividem-se entre dependentes e independente de gonadotrofinas, também chamadas de central e periférica, respectivamente. Há, ainda, a forma mista (combinada).[1,3]

A prevalência da puberdade precoce é bem maior na menina, na qual prevalecem as causas idiopáticas. No menino, apesar de incomum, quando houver, devemos excluir distúrbios do sistema nervoso central (tumores), presentes em até 50% dos casos.[2,3]

As dependentes de gonadotrofinas são assim denominadas, pois são causadas pela ativação precoce do eixo hipotálamo-hipófise-gonadal com desenvolvimento sexual que mimetiza o normal, porém em idade mais precoce, e as características sexuais são correspondentes ao gênero da criança (isossexual). Por sua vez, as independentes de gonadotrofinas são consideradas periféricas, pois a secreção dos esteroides sexuais é proveniente das gônadas, das suprarrenais ou da exposição a esteroides sexuais, não havendo ativação do eixo hipotálamo-hipófise. Nesse caso, as características sexuais secundárias podem ser correspondentes ao gênero da criança (isossexual) ou não (heterossexual). Também existe uma forma considerada mista ou combinada, com crianças que apresentam puberdade precoce periférica que evolui para a central. As etiologias dessa condição são demonstradas no Quadro 6.1.[1,3]

Quadro 6.1 – Causas de puberdade precoce dependente de gonadotrofinas (central), independente de gonadotrofinas (periférica) e mistas	
Dependente de gonadotrofinas (central)	Idiopáticas, constitucionais, genéticas, lesões no sistema nervoso central, exposições a andrógenos
Independente de gonadotrofinas (periférica)	Tumores testiculares, ovarianos, suprarrenais, hepáticos; hipotireoidismo; hiperplasia adrenal congênita; exposição a andrógenos de forma iatrogênica; cistos ovarianos
Mistas/combinadas	Situações descobertas mais tardiamente sem tratamento: tumores, hiperplasia da suprarrenal, testotoxicose, síndrome de McCune-Albright

Fonte: Elaborado pela autoria.

O diagnóstico ocorre depois de anamnese e exame físico detalhados (com estadiamento puberal completo), bem como avaliação rigorosa da curva de crescimento da criança, pois a puberdade é um processo com presença de aceleração na velocidade de crescimento, associada a mudanças físicas e hormonais. Há necessidade de solicitar alguns exames iniciais: FSH, LH, esteroides sexuais – estradiol e testosterona –, idade óssea e função tireoidiana (disfunções tireoidianas podem atrasar ou antecipar a puberdade). Existem exames mais específicos geralmente solicitados após a consulta pediátrica inicial, sendo realizados pelo especialista em endocrinologia pediátrica.[1-3]

O tratamento depende de diversos fatores, inclusive levando em consideração os aspectos psicológicos (estresse e ansiedade da criança e da família), idade de início de evolução da puberdade e sua evolução e, principalmente nos casos em que há previsão de prejuízo na estatura final, devendo ser decidido após uma avaliação conjunta com especialista. Em alguns casos, é necessário o bloqueio da puberdade com o uso de agonistas do GnRH, que inicialmente causam um estímulo inicial com posterior supressão das secreções das gonadotrofinas. Tal decisão deve ser realizada de maneira muito cuidadosa pelo endocrinologista pediátrico.[2,3]

A principal consequência deletéria de um desenvolvimento puberal mais precoce consiste no prejuízo na estatura final por fechamento precoce das epífises ósseas, além das repercussões psicológicas na criança e em sua família, início precoce da atividade sexual, risco de abuso sexual, além de maior risco de câncer de mama, ovários, testículos e próstata.[1,2]

No nosso caso clínico, Vitória apresentou a menarca aos 10 anos, idade considerada normal. Porém, mesmo ocorrendo em idade normal, percebemos que o fato trouxe grande ansiedade e desejo de não querer menstruar mais. Devemos acolher a mãe, a avó e a paciente explicando que as mudanças físicas e os acontecimentos são normais nessa idade, na qual as mudanças psicológicas são comuns; caso sejam mais exuberantes, devem ser seguidas em conjunto com psicólogo.

Existem, ainda, as variantes de normalidade da puberdade, sendo as mais frequentes: na menina, a telarca precoce e o aparecimento do broto mamário antes dos 8 anos, porém sem aumento na velocidade de crescimento e na idade óssea, considerado apenas um evento, e não em conjunto com o processo de maturidade sexual (não ocorre o processo de puberdade associado). No menino, dá-se o retardo constitucional do crescimento e desenvolvimento (RCCD), e o desenvolvimento sexual ocorre mais tardiamente, cursando geralmente com baixa estatura, idade óssea atrasada e diminuição na velocidade de crescimento. Essas crianças atingem sua estatura-alvo e seu desenvolvimento um pouco mais tardiamente, situação que não traz prejuízos para a criança.[1,3]

Ao questionar em consulta de rotina sobre os escassos pelos na região pubiana e o tamanho peniano menor em comparação às outras crianças, Pedro deve ser tranquilizado, pois ainda está na faixa etária considerada normal para o início da puberdade. Não há descrição do exame físico com estadiamento puberal, mas, após avaliação, constatou-se ser um maturador lento, cabendo a nós pediatras explicarmos que, nessa condição, há um discreto atraso para a ocorrência dos eventos puberais, ainda que sem prejuízos para seu organismo.

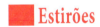

Estirões

Natália Tonon Domingues • Renata Cavalcante Kuhn dos Santos

O crescimento é um processo dinâmico e contínuo, sofrendo variações durante a vida da criança, que refletem nas diferentes velocidades de crescimento em cada faixa etária. Na fase intrauterina, ocorre a maior velocidade de crescimento da vida da criança, com desaceleração após o nascimento. No 1º ano de vida, a criança cresce de forma significativa (25 cm em média), com desaceleração importante após os anos subsequentes, permanecendo assim por toda a infância, até que, na puberdade, ocorre uma nova variação.[5-7]

Na puberdade, surgem mudanças hormonais acompanhadas de aceleração na velocidade de crescimento. Além da secreção dos esteroides sexuais, o hormônio do crescimento (GH) tem aumento na frequência e amplitude de seus pulsos, estimulando o crescimento de forma direta e indireta pelo fator de crescimento insulina-símile (IGF-1). Esses hormônios promovem o crescimento principalmente por suas ações na placa epifisária. Os fatores hormonais, em conjunto com os genéticos, nutricionais, sociais, econômicos, emocionais e ambientais, culminam no crescimento mais acelerado do adolescente.[7,4]

As meninas entram no estirão de crescimento mais cedo que os meninos, uma vez que a puberdade na menina é iniciada mais precocemente, porém há um ganho total de estatura final maior nos meninos. A cada ano na puberdade, o menino ganha, em média, de 10 a 14 cm e a menina 8 a 12 cm, de tal modo que o ganho de estatura durante toda a puberdade é em média de 20 a 25 cm nas meninas e de 25 a 30 cm nos meninos.[4]

Há uma classificação do estadiamento puberal (ver adiante) denominada estádio puberal de Tanner. Na menina, o primeiro sinal de puberdade é o aumento do broto mamário (M2), com aceleração na velocidade de crescimento, pico do estirão em M3, posterior desaceleração e a menarca ocorrendo geralmente entre o estádio M3 para o M4, com desaceleração importante no crescimento em M5. Há um ganho médio em estatura de 5 cm após a menarca.[2,4-6]

O menino inicia o estirão um pouco mais tardiamente, principalmente no G3, em que há o crescimento peniano, com pico no G4 (aumento no diâmetro do pênis), além de crescer consideravelmente no G5.[5,6]

Apresentação das tabelas de Tanner

Natália Tonon Domingues • Lygia Border

A avaliação do desenvolvimento puberal deve fazer parte de todas as consultas de puericultura, com fundamental importância para a avaliação clínica a respeito do início e da progressão da puberdade.[4,6]

O desenvolvimento da maturação sexual é acompanhado mais frequentemente segundo os critérios de Marshall e Tanner (Quadros 6.2 a 6.4; Figuras 6.2 e 6.3). Eles servem como parâmetro para avaliarmos a progressão do desenvolvimento mamário, peniano e testicular, e dos pelos pubianos, que seguem uma sequência previsível e cronológica de modificações.[3-6]

A progressão de um estadiamento puberal leva em média 6 meses a 1 ano, e é de extrema importância para identificação precoce de distúrbios puberais.[3]

A avaliação do tamanho do testículo geralmente é feita pelo orquidômetro de Prader, que permite estimar desde 1 cm^3 até 25 cm^3. O primeiro sinal de puberdade no menino é o aumento do volume testicular maior ou igual a 4 cm^3 (G2).[3,5]

\	Quadro 6.2 – Desenvolvimento mamário no sexo feminino
M1	Elevação da papila, mama de aspecto infantil
M2	Broto mamário, eleva a papila com aumento da aréola e modificação da textura, discreto desenvolvimento glândula subareolar
M3	Maior aumento da mama e da aréola, porém sem separação dos contornos
M4	Crescimento e projeção da aréola e da papila, com a formação de uma elevação acima do corpo da mama
M5	Mama de aspecto adulto, com projeção apenas da papila, pois a aréola retorna para o contorno geral da mama

Fonte: Adaptado de Silva, 2020.[5]

\	Quadro 6.3 – Desenvolvimento genital no sexo masculino
G1	Pênis, testículo e escroto de tamanhos infantis
G2	Aumento do volume testicular (4 cm^3), sem aumento do pênis. A pele do testículo torna-se mais fina e avermelhada
G3	Crescimento do pênis em comprimento. Continua o crescimento dos testículos e do escroto
G4	Crescimento do pênis em diâmetro com desenvolvimento da glande. Maior crescimento dos testículos e do escroto, e a pele se torna mais escurecida e enrugada
G5	Genital de aspecto adulto

Fonte: Adaptado de Silva, 2020.[5]

	Quadro 6.4 – Desenvolvimento dos pelos pubianos no sexo feminino e masculino
P1	Ausência de pelos pubianos
P2	Crescimento de pelos esparsos, finos, curtos, discretamente pigmentados ao longo dos grandes lábios/base do pênis
P3	Maior quantidade de pelos mais escuros, espessos e encaracolados, estendem-se à região pubiana
P4	Pelos do tipo adulto, escuros e espessos e mais encaracolados, sem atingir a raiz da coxa
P5	Pelos atingem a superfície interna das coxas, com quantidade e distribuição igual à do adulto

Fonte: Adaptado de Silva, 2020.[5]

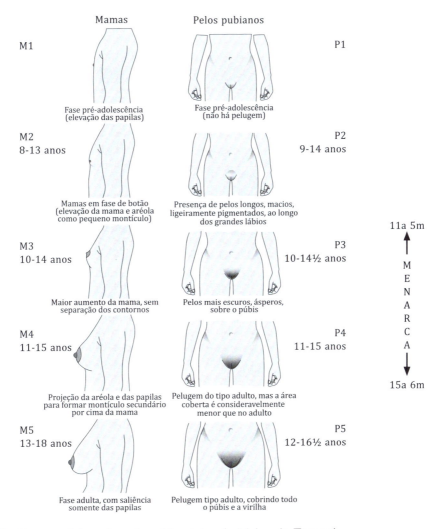

Figura 6.2 – *Desenvolvimento puberal feminino (critérios de Tanner).*

Fonte: SBP, 2020.[8]

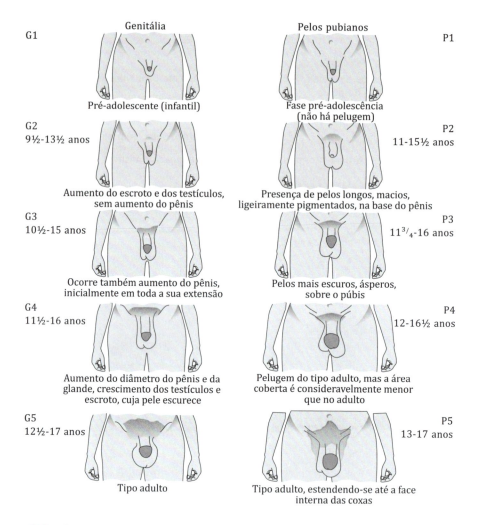

Figura 6.3 – *Desenvolvimento puberal masculino (critérios de Tanner).*
Fonte: SBP, 2020.[8]

Desenvolvimento

Rosa Miranda Resegue

Importância da escolaridade

Os gêmeos estão na idade escolar, entrando na adolescência. A vida financeira da família piorou, mas as crianças estão indo bem. O núcleo familiar se reorganizou e a vida seguiu. Importante dizer que o pediatra, consciente de que, na atualidade, competências relacionadas à promoção da saúde mental são essenciais, ajudou muito nesse processo.[1]

Apesar dos resfriados e de uma ou outra faringotonsilite, esse é um período sem muitos agravos à saúde para a maioria das crianças. Elas ficam mais altas, mais pesadas e fortes. Capacidades motoras, como força, resistência, rapidez e coordenação dos movimentos, aperfeiçoam-se, o que pode aumentar o interesse em participar de jogos e de esportes mais organizados. Esse também é um período em que as crianças, em geral, têm muito prazer em testar seus corpos e adquirir novas habilidades. O brincar, principalmente para os meninos, torna-se mais impetuoso. Basta observá-los no recreio escolar: lutar, chutar, agarrar, perseguir acompanhado de muita risada e gritaria ainda são as atividades preferidas da maioria dos garotos dessa idade. Embora no início da vida existam poucas diferenças entre as habilidades motoras dos meninos e das meninas, elas se acentuam muito no início da puberdade. Em parte, por diferenças hormonais, mas principalmente pelas diferenças nas expectativas culturais e nas oportunidades de experiências.[2]

Nessa fase, há grandes aprendizagens no pensamento, no julgamento moral, na memória e nas habilidades sociais.[2,3] O cuidado amoroso e responsivo dos pais nos primeiros anos de vida influencia de forma muito acentuada as habilidades sociais das crianças, as quais são decisivas para a adaptação ao ambiente escolar. Os primeiros relacionamentos afetivos influenciam as expectativas das crianças em relação a elas próprias e à capacidade de se envolverem ativamente no mundo e com outras crianças em interações gratificantes.[2,4]

Entre os 6 e os 10 anos, a escola é a experiência central na vida da criança e exerce um papel determinante para o seu desenvolvimento físico, cognitivo e psicossocial.[3,5] Embora muitas crianças já tenham frequentado a escola desde os primeiros anos de vida, a entrada no ensino fundamental é um momento de transição em que elas precisam aprender a administrar suas emoções e seu comportamento em um ambiente social novo e complexo: escolas maiores, maior número de crianças nas salas, maior número de professores, menor suporte dos professores, formatos educacionais diferentes, mudanças na rede de amigos e maiores expectativas em relação às responsabilidades individuais.[3]

Há mudanças no papel do professor, que adquire uma função maior de supervisor, instrutor e avaliador do desenvolvimento de habilidades acadêmicas. Na escola, aumentam a pressão para o sucesso entre os colegas da mesma idade e os padrões de desempenho acadêmico e autocontrole comportamental a cada série escolar.[3] A entrada no ciclo escolar mais formal pode ser um período de crise na vida das crianças e das famílias. O pediatra pode ajudar nesse processo, antecipando algumas dessas questões nas consultas e detectando e acolhendo os sinais de sofrimento.

Como no caso de Pedro Henrique e Vitória, nessa idade, ainda que os pais continuem sendo muito importantes, o grupo de amigos adquire uma influência cada vez maior. A frequência e a duração das interações com os pares aumentam drasticamente no período escolar. O contato com um número maior de crianças amplia as possibilidades de desenvolvimento físico, cognitivo, emocional e social. O novo ambiente social da sala de aula propicia experiências valiosas para aprender e praticar habilidades sociais e emocionais, seja para fazer amizade com os colegas, seja para entender as regras sociais da relação com os professores como figuras de autoridade.[3,6]

No entanto, o novo ambiente social também pode trazer riscos. Alguns estudos indicam que, em qualquer série escolar, 10% a 15% das crianças serão mal aceitas ou rejeitadas por seus colegas.[7] Segundo um estudo publicado pela OMS, entre 13% e 20% das crianças aos 11 anos de idade relataram ter sido vítimas de *bullying* pelo menos duas vezes no último mês.[8] Além das más experiências com colegas, relacionamentos conturbados com professores também são fontes de risco para o desenvolvimento das crianças.[3,9] Experiências sociais adversas intensas e prolongadas com pares e professores estão associadas a maior prevalência de comportamentos disruptivos, ansiedade, depressão, menor desempenho acadêmico, sintomas físicos e baixa autoestima.[5-9]

As experiências escolares fazem parte da maior parte do tempo da vida das crianças e influenciam o desenvolvimento de sua autoestima, desempenho social e comportamentos.[6-8] Experiências escolares negativas constituem um fator de risco para a saúde mental e física das crianças. A anamnese de crianças nas idades dos gêmeos deve incluir dados dessas experiências, além dos relacionados ao desempenho escolar. Gostar da escola e perceber-se bem avaliado por professores e colegas são fatores protetores e preditores consistentes de menor envolvimento em comportamentos de risco e maior percepção de saúde e bem-estar por parte das crianças.[8]

Tempo de tela

Apesar de os gêmeos estarem com a vida mais organizada e com menos queixas comportamentais, Pedrinho ainda passa muito tempo em frente às telas e até mesmo anda se queixando de dores de cabeça. As mudanças recentes nos modos de vida das famílias e o grande avanço tecnológico dos últimos tempos trouxeram à tona um assunto recorrente para o pediatra: o tempo de tela; que se refere ao tempo despendido com a tecnologia digital, em dispositivos como televisão, computador, *tablet*, celular e *videogame*.[10]

Dados dos Estados Unidos apontam que a idade em que as crianças começam a interagir com a mídia passou de 4 anos na década de 1970 para 4 meses nos anos 2000.[11] Entre as crianças norte-americanas com idades entre 0 e 8 anos, 75% têm acesso a algum tipo de dispositivo móvel, com média diária de atividades *on-line* de cerca de 2 horas e meia, inclusive entre aquelas com idades entre 0 e 2 anos.[12] No Brasil, dados da pesquisa TIC Kids Online Brasil com crianças e adolescentes entre 9 e 17 anos apontam que, em 2018, 86% dos entrevistados eram usuários da internet e o dispositivo mais utilizado era o celular, sobretudo para assistir a vídeos, filmes, programas e séries e ouvir músicas. Cerca de 82% tinham perfil nas redes sociais, principalmente no aplicativo WhatsApp.[13]

Esses dados refletem a proliferação do uso das telas pelas famílias e pela sociedade, além do apelo mercadológico dos canais de TV a cabo, jogos, aplicativos e aparelhos direcionados para as crianças. Na TIC Kids Online, 2018,[13] 74% das crianças e adolescentes referiram ter contato com publicidade na internet, sobretudo por meio de novas modalidades, como a exposição e o uso de produtos por influenciadores digitais. Segundo um estudo brasileiro, dos cem canais de maior audiência no YouTube, 48 têm conteúdo para crianças e adolescentes de até 12 anos. Na atualidade, tornar-se um *youtuber* é uma das principais aspirações de muitas crianças e adolescentes.[14]

As tecnologias de informação e comunicação (TIC), portanto, fazem parte da vida da maior parte das crianças desde os primeiros anos de vida, o que acarreta a necessidade de uma abordagem que contemple, além do número de horas dispendido, outros parâmetros, como os efeitos positivos e negativos, o conteúdo, as dificuldades enfrentadas pelos pais na construção das regras de uso, as possibilidades existentes nos locais onde as crianças vivem para realização de atividades não virtuais, os contextos de vida das famílias (com suas crenças e necessidades) e os aspectos socioeconômicos mais amplos que influenciam o acesso e a qualidade da relação estabelecida com o mundo virtual.

Com relação aos efeitos positivos, o acesso às TIC amplia as possibilidades de socialização, dos contatos afetivos, de lazer e da aprendizagem, sendo, portanto, um indicador importante de desenvolvimento socioeconômico.[13] Esses efeitos foram comprovados durante a pandemia iniciada em 2020 quando os contatos afetivos com parentes e amigos e o aprendizado formal só foram possíveis graças ao acesso à internet. No Brasil, o acesso às TIC ainda é muito desigual: ocorre em 98% das crianças e adolescentes das classes sociais mais elevadas e em 73% das procedentes das classes D e E. Ressalte-se que o acesso não é garantia de bom uso. Ainda de acordo com o relatório da TIC Kids Online 2018, cerca de um quinto dos adolescentes entrevistados relataram contato com conteúdos que apresentam formas de se machucar e de cometer suicídio, um quarto descreveu episódios em que foram discriminados ou sofreram *cyberbullying* e 16% tiveram acesso a conteúdos sexuais.[13]

Os possíveis efeitos da exposição às telas variam de acordo com a idade da criança. Os primeiros anos de vida são anos de intensa neuroplasticidade, em que as experiências exercem influências duradouras no desenvolvimento das crianças. Nessa época, hábitos saudáveis de vida relacionados com alimentação, atividade física e sono são estabelecidos. Compreende também a fase em que a maior influência dos pais e o fato de as crianças ainda não estarem usando as mídias sociais possibilitam o estabelecimento da construção de hábitos saudáveis e duradouros para o uso das mídias.[10,11,15]

Até os 2 anos, o desenvolvimento cognitivo, de linguagem, motor e socioemocional é altamente dependente da exploração do ambiente e da interação significativa com os cuidadores de referência. A incipiente memória simbólica e as poucas habilidades de atenção dificultam o aprendizado por meio da mídia digital e a criança tem dificuldade de transferir o que aprende no mundo bidimensional das telas para a realidade tridimensional.[10,15] O fator principal para que crianças nessa idade aprendam conteúdos digitais é a presença e a interação dos pais ou outros cuidadores significativos para elas. Alguns estudos apontam que, aos 2 anos, as crianças podem aprender por meio de *videochattings* ou aplicativos interativos, mas não conseguem transportar esse aprendizado para a realidade.[10,11,15] Crianças nessa idade já conseguem se engajar em conversas virtuais com parentes e amigos, mas, da mesma maneira, necessitam do suporte parental para que entendam a experiência.[10,11]

Para as crianças entre 3 e 5 anos, há evidências de que programas e aplicativos bem elaborados, como Vila Sésamo, possam atuar positivamente no desenvolvimento cognitivo, favorecer a alfabetização, melhorar algumas habilidades sociais e a instituição de hábitos de vida saudáveis. No entanto, grande parte dos aplicativos rotulados como educacionais não tem evidência de resultados, não foi elaborada por educadores ou outros especialistas, foca apenas algumas habilidades e não possibilita a interação dos adultos. Quanto aos livros digitais, já existem estudos que apontam que os efeitos visuais podem diminuir a compreensão do conteúdo e que há melhores resultados quando os pais interagem com as crianças durante a leitura.[10]

As funções mentais superiores, importantes para o sucesso escolar, como persistência, controle de impulsos, regulação da emoção e flexibilidade são aprendidas, sobretudo, por meio do jogo social, não estruturado, rico em interações responsivas. Há estudos que sugerem a ocorrência de atrasos no desenvolvimento cognitivo, de linguagem e socioemocional em crianças pré-escolares que despendem muito tempo assistindo à televisão.[10,15]

Nas crianças mais velhas e em adolescentes, os efeitos negativos da exposição precoce, de longa duração e descontrolada mais relatados na literatura são: ansiedade e depressão, recusa em participar de atividades fora de casa, insatisfação com a imagem corporal (decorrente da comparação com imagens idealizadas e editadas),[16,17] transtornos alimentares, particularmente bulimia e anorexia, e exposição a *cyberbullying*.[17]

Nessa faixa etária, chama a atenção o risco de dependência. Na pesquisa TIC Kids Online 2018, um quinto dos adolescentes tentaram, mas não conseguiram, despender menos tempo na rede e, nos momentos em que ficavam desconectados, referiram sentir medo de terem perdido alguma atualização ou postagem nas redes.[13] Estudos ingleses apontam que as atividades nas redes sociais podem ser mais viciantes que o uso de cigarros ou álcool.[18]

Em todas as faixas de idade, a exposição prolongada relaciona-se com maior risco de alterações musculoesqueléticas, de distúrbios visuais, principalmente a miopia, de obesidade e de distúrbios do sono.[19,20]

A diminuição das horas de sono é observada tanto nos casos de exposição prolongada quanto nas situações em que, mesmo por curto tempo, a criança é exposta às telas durante a noite, em decorrência da exposição à luz azul das telas que dificulta o início do sono e altera, também, a sua qualidade. O cansaço crônico decorrente da diminuição das horas de sono relaciona-se com maior probabilidade de distúrbios de comportamento, como agressividade, dificuldade em aceitar regras, isolamento social, sintomas de depressão, ansiedade e menor atenção nas atividades do cotidiano.[21]

Qual é o tempo de tela indicado, afinal? A seguir, a recomendação da Sociedade Brasileira de Pediatria:[22,23]

- Até os 2 anos: nenhum tempo de tela, exceto para os contatos afetivos. A Academia Americana de Pediatria faz essa recomendação até os 18 meses. Entre 18 e 24 meses, indica, no caso dos pais que desejem introduzir a mídia digital, aplicativos ou programas de boa qualidade, sempre com a interação dos pais.[24]
- Entre 2 e 5 anos: 1 hora por dia com a presença dos cuidadores. O pediatra pode ajudar na escolha, indicando que as famílias evitem aplicativos com ritmos muito acelerados, com muitos estímulos e com conteúdos violentos e façam uso deles antes de oferecê-los à criança. É importante orientar os cuidadores de que esses dispositivos não devem ser a única forma de impor limite ou apaziguar a criança. Ajudar as crianças a lidarem com as frustrações e compreenderem suas emoções é uma importante tarefa dos adultos que cuidam delas. A televisão e os outros dispositivos devem estar desligados quando não estiverem sendo usados.
- Entre 6 e 10 anos: no máximo 2 horas.
- Para os adolescentes: até 3 horas.

No entanto, mais do que o número de horas despendido, o pediatra precisa auxiliar a família na construção de um plano de educação para mídia acoplado às outras orientações de hábitos de vida saudáveis.

Para tanto, algumas sugestões consistem em:[25,26]

- Conhecer as famílias: valores, crenças, rotinas, conflitos e práticas parentais. A queixa dos pais da dificuldade em estabelecer limite de tempo de tela pode estar relacionada com questões mais amplas da dinâmica familiar.[27]
- Nada substitui as relações familiares: cuidados parentais responsivos e amorosos são tão essenciais para o desenvolvimento das crianças quanto aquilo que comem ou o ar que respiram. O pediatra pode ajudar as famílias a priorizar e a realizar esses cuidados.[28]
- Entender a função das telas na vida das crianças: algumas crianças ficam mais tempo nas telas para desvendar a estratégia de um jogo. Para outras, a tela representa a fuga de emoções com as quais não estão conseguindo lidar. Para muitas, o tempo prolongado de tela é a causa da mudança de comportamento e, para outras, esse fato é um dos sintomas de um problema mais amplo. O pediatra e as famílias precisam conhecer a criança, ouvi-la e acolhê-la para poder auxiliá-la.
- Entender a função das telas na vida das famílias: em algumas situações, a tela tem a função de acalmar a criança ou evitar que ela demande atenção, podendo não ser uma queixa da família. Em outras, é uma forma que a família encontrou para lidar com uma criança de temperamento difícil. As crianças aprendem com os modelos familiares. Os hábitos de mídia dos pais são grandes preditores dos hábitos de mídia das crianças.[11] O pediatra precisa perguntar ativamente e conversar sobre o tema desde os primeiros anos, antecipando e orientando as famílias, além de ajudar as famílias a encontrarem atividades apropriadas e maneiras de limitar o tempo e o acesso a conteúdos inadequados.

- Conteúdo é fundamental: não é possível comparar 1 hora assistindo a desenhos animados a 1 hora despendida em jogos violentos na internet. Da mesma maneira que não se pode deixar as crianças andarem sozinhas nas ruas até determinada idade, os pais precisam saber o que elas estão fazendo na rede, interessando-se e conversando sobre o tema, observando o seu comportamento, orientando suas escolhas e os cuidados com segurança e privacidade.[13] Sabe-se, por exemplo, que a simples substituição de conteúdos violentos diminui a ocorrência de distúrbios de comportamento.[16]
- Crianças (e famílias) precisam de rotina: crianças necessitam de rotina para dormir, alimentar-se, estudar, praticar atividades físicas, ter contato com a natureza e, principalmente, desfrutarem do tempo sem a pressão para a realização de atividades. É preciso falar com as famílias sobre a importância da rotina e ajudá-las nesse processo.
- Crianças (e famílias) precisam de regras: viver em um ambiente em que as regras estão definidas de maneira clara é um direito da criança e ajuda no seu desenvolvimento socioemocional. A exposição a telas não deve ser permitida durante as refeições e precisa ser suspensa 1 a 2 horas antes de dormir.[11] Sempre que possível, a criança deve ser ouvida e incluída no processo. Estabelecer regras significa saber que, em muitos momentos, elas serão confrontadas. Os pediatras precisam conversar sobre o tema e ajudar os pais a estabelecerem regras que sejam condizentes com seus valores e, também, sobre o que fazer nas situações em que elas não forem cumpridas.
- É preciso ter um repertório *off-line*: o que as famílias fazem quando as crianças não estão em frente às telas? Crianças necessitam do tempo de seus pais, tempo dedicado a brincadeiras, a estarem juntos. Algumas famílias, no início, podem até mesmo estranhar, mas estar e brincar com as crianças são atividades prazerosas. As atividades do cotidiano também podem incluir as crianças. Ajudar em pequenas tarefas da casa e ter algumas responsabilidades auxiliam no desenvolvimento da autonomia, da autoestima e da sociabilidade. Não é preciso, entretanto, ficar junto o tempo todo. Crianças que estão muito acostumadas às atividades *on-line*, no início, podem não saber o que fazer. Ajudá-las a escolher uma atividade e inicialmente fazer junto pode ser um bom começo.
- Os pediatras têm um papel importante no empenho para a construção e consolidação de políticas públicas que regulamentem a publicidade e o direito à privacidade e à proteção de dados nos dispositivos digitais. Nessa linha, seu papel também é essencial para a diminuição da desigualdade em relação ao acesso e ao letramento digital e na formação da cidadania digital.

Vacinação

Adriana Monteiro de Barros Pires

A importância da vacinação contra HPV para meninos e meninas

O papilomavírus (HPV) é uma infecção sexualmente transmissível extremamente comum, sendo o contato genital com penetração ou somente pele a pele o modo de transmissão reconhecido.[1] Estima-se que a probabilidade de infecção em algum momento da vida é de 91,3% para homens e 84,6% para mulheres. Destas, mais de 80% adquirirão a doença antes dos 45 anos de idade. O estudo POP Brasil, ainda em andamento, demonstrou até agora a presença do vírus em 54,6% dos participantes com média de idade de 20 anos.[2,3]

Embora a maioria das infecções não cause sintomas e seja autolimitada, a infecção persistente por HPV pode causar câncer, estando notadamente relacionada com o câncer de colo de útero, mas também de pênis, ânus, vagina, orofaringe e vulva. Existem mais de 100 tipos de HPV, dos quais pelo menos 14 são cancerígenos (também conhecidos como tipos de alto risco). Segundo o Manual de Controle das Doenças Sexualmente Transmissíveis (DST), podem ser classificados como de baixo risco (tipos 6, 11, 42, 43 e 44) e de alto risco (tipos 16, 18, 31, 33, 35, 39, 45, 46, 51, 52, 56, 58, 59 e 68). Esses tipos são detectados em 99% dos cânceres cervicais, sendo 70% causados pelos tipos 16 e 18.[4,5]

Os tipos de HPV de baixo risco (especialmente 6 e 11) podem causar verrugas genitais e papilomatose respiratória (doença caracterizada pelo aparecimento de tumores nas vias respiratórias, que vão do nariz e da boca até os pulmões).[1]

Por conta dessa associação entre HPV e câncer, a OMS recomenda o uso da vacina HPV prioritariamente para a população de meninas de 9 a 14 anos de idade, de preferência antes do início da vida sexual.[6]

A vacina foi implantada no calendário nacional brasileiro em 2014, estando disponível gratuitamente para meninas de 9 a 14 anos e para meninos de 11 a 14 anos. Pessoas de ambos os sexos entre 9 e 26 anos que vivem na condição de HIV/Aids, transplantados de órgãos sólidos e medula óssea e pacientes oncológicos devem também receber a vacina pelo Programa Nacional de Imunizações (PNI).[6,7]

No Brasil, duas vacinas são licenciadas: a bivalente previne contra os sorotipos 16 e 18 e a quadrivalente, oferecida pelo PNI, protege contra os sorotipos 6, 11, 16 e 18. A eficácia de ambas é próxima de 100%.[1,4] O esquema de vacinação do PNI consiste em administrar 2 (duas) doses, com intervalo de 6 (seis) meses entre elas, nas meninas de 9 a 14 anos de idade (14 anos, 11 meses e 29 dias) e nos meninos de 11 a 14 anos de idade (14 anos, 11 meses e 29 dias). No caso de meninos, meninas, homens e mulheres de 9 a 26 anos, vivendo com HIV/Aids, transplantados de órgãos sólidos e de medula óssea e pacientes oncológicos, administrar 3 (três) doses da vacina com intervalo de 2 (dois) meses entre a primeira e segunda dose e 6 (seis) meses entre a primeira e a terceira dose (0, 2 e 6 meses). Para a vacinação desse grupo, mantém-se a necessidade de prescrição médica.[7]

A Sociedade Brasileira de Pediatria (SBP) recomenda preferencialmente o uso da vacina quadrivalente contra HPV, sendo 2 doses com intervalo de 6 meses entre elas para meninos e meninas de 9 a 14 anos e no esquema de 3 doses (0, 1 a 2 e 6 meses) para maiores de 15 anos.[6,8] Aguardamos a vacina contra papilomavírus 9 valente ser licenciada no Brasil.[9]

Embora a vacina contra HPV deva, idealmente, ser aplicada antes do início da atividade sexual, estudos mostram que pessoas infectadas por um ou mais tipos presentes na vacina foram protegidas contra doenças provocadas pelos outros tipos de HPV presentes na vacina.[2]

A maioria dos eventos adversos são reações no local da aplicação, como dor, vermelhidão e inchaço. Manifestações sistêmicas como fadiga, febre, urticária, síncope, dores musculares e articulares e dor de cabeça podem ocorrer, mas com baixa frequência.[3]

Apesar da eficiência e da segurança da vacina HPV e da disponibilidade pelo PNI, ainda temos uma baixa cobertura vacinal. Vários fatores parecem estar associados à baixa aceitação da vacina, à falsa associação da vacina à mudança de comportamento sexual, a estreia sexual precoce, o aumento no número de parceiros e o medo dos efeitos colaterais, apesar de estudos mostrarem o contrário.[3,6]

A postura do profissional de saúde é fundamental na decisão dos pais em vacinar ou não seus filhos contra HPV. É preciso explicar aos pais sobre a frequência do HPV na população e o risco de aparecimento de verrugas e câncer associados a ele, a segurança e a eficácia da vacina e o fato de o preservativo não conferir 100% de proteção.[1,6] E foi assim que o pediatra dos gêmeos orientou Bia, que decidiu administrar a vacina em Vitória aos 9 anos e em Pedro Henrique aos 11 anos.

Problemas no dia a dia do pediatra

Escoliose

Cátia Regina Branco da Fonseca

O pediatra é o profissional que primeiro recebe crianças e adolescentes com queixas ortopédicas, de grande frequência na clínica pediátrica. Assim, cabe a esse profissional iniciar o rastreio diagnóstico com o exame clínico apurado e exames complementares em alguns casos.

A escoliose idiopática representa a forma mais comum de desvio lateral da coluna e é relativamente comum entre crianças e adolescentes de 10 a 16 anos de idade, com incidência de 2% a 4%.[1] Afeta igualmente ambos os sexos, sendo que, nas meninas, a escoliose tem dez vezes mais chances de progredir e exigir órteses ou cirurgia. Essa deformidade (Figura 6.4) pode ter repercussões estéticas e psicossociais importantes, sendo, nos casos graves, responsável por alterações da função pulmonar e degenerativas precoces da coluna.[1,2]

Na escoliose idiopática, os desvios da coluna ocorrem durante os anos de crescimento, dividindo-se em três categorias (infantil, juvenil e adolescente), sendo o diagnóstico dependente da idade em que o desvio é notado pela primeira vez.[3] A escoliose idiopática aparece entre os 4 anos e o início da adolescência (10 anos de idade) e é mais frequente no sexo feminino. Nesse tipo de escoliose, podem ocorrer vários padrões de curvas, embora predomine a curva torácica com convexidade para a direita. A escoliose idiopática do adolescente é notada após os 10 anos, durante a fase de crescimento da puberdade, e compreende o tipo de escoliose mais prevalente.[4]

No caso relatado, Pedro Henrique frequentemente vem reclamando de dores nas costas. Portanto, a partir dessa queixa, é necessária uma adequada investigação clínica, que inclui um bom exame clínico a fim de descartar a escoliose idiopática juvenil.

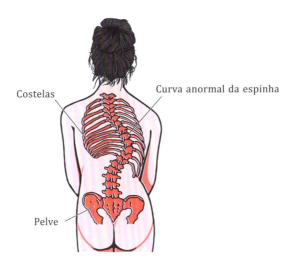

Figura 6.4 – *Curvatura anormal da coluna com escoliose.*
Fonte: Adaptada de Manual MSD, 2020.[5]

A primeira suspeita de escoliose pode ser a visão de um ombro mais elevado do que o outro ou quando as roupas não se alinham corretamente, porém é mais frequentemente detectada durante exame físico de rotina. Outros achados incluem discrepância aparente do comprimento das pernas e assimetria da parede torácica. Os pacientes podem, inicialmente, relatar cansaço na região lombar após ficarem sentados ou de pé por tempo prolongado. Dores musculares nas costas em áreas de tensão (p. ex., no ângulo lombossacral). Porém, esta não parece ser a queixa de Pedro Henrique.

Etiologia

A etiologia da escoliose idiopática é desconhecida, mas parece ser multifatorial: genética, crescimento, bioquímica, mecânica e fatores neuromusculares parecem estar envolvidos no desenvolvimento e na progressão da escoliose. Uma alteração da viscoelasticidade dos discos, com o crescimento na fase da adolescência, implica no fato de a coluna se tornar menos estável e vulnerável às mudanças de equilíbrio postural. A inter-relação desses fatores será determinante na evolução e progressão ou não da curvatura da coluna.[1] A história familiar de escoliose é um fator de maior prevalência dessa condição nos adolescentes. Estudos atuais sugerem que fatores genéticos contribuem com cerca de um terço para o risco de desenvolvimento da doença, sendo as mutações nos genes *CHD7* e *MATN1* implicadas em alguns casos.[6]

A escoliose não idiopática, chamada de escoliose secundária, pode ser congênita, pós-traumática, tumoral, infecciosa, associada a uma doença neuromuscular ou síndrome polimalformativa, metabólica, do tecido conjuntivo ou outras.[2]

Avaliação diagnóstica

- História clínica da dor: caráter e progressão, registro da frequência das crises e dos fatores causais, presença ou não de trauma, tempo de dor, febre, perda de peso, fraqueza e alterações sensitivas e esfincterianas.
- Exame físico completo: com a criança/adolescente usando somente roupas íntimas, e verificar se há assimetria dos ombros, aparente desvio do tronco, báscula da bacia ou dismetria dos membros inferiores. Realizar o teste de Adams: pedir à criança que se curve para a frente, com os membros superiores alinhados e os dedos em direção aos pés, o que permitirá realçar a curvatura e flexibilidade da coluna. Em uma criança com escoliose, o médico notará uma convexidade lateralmente à coluna (giba paravertebral) (Figura 6.5).
- Estadiamento pubertário, avaliação das curvas e da velocidade de crescimento.
- O exame neurológico deve ser completo, incluindo os reflexos abdominais, sendo a sua ausência ou diminuição um sinal de patologia medular. Nas crianças menores, será importante avaliar o seu desenvolvimento psicomotor e a presença de hipotonia, devendo-se pensar na possibilidade de haver uma anomalia congênita da medula espinal associada.[4]
- Sempre investigar se há outra patologia associada, com exame clínico apurado: sopros cardíacos (cardiopatia congênita), malformações renais, displasia de desenvolvimento da anca ou presença de hérnias inguinais, mais frequentes em crianças com escoliose idiopática.

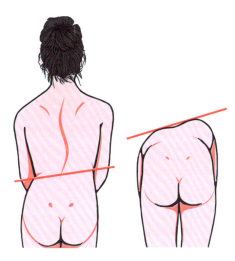

Figura 6.5 – *Exame físico em pé e inclinado para a frente (teste de Adams, com presença de giba paravertebral) em paciente com suspeita de escoliose.*

Fonte: Manual MSD, 2020.[5]

- A presença de múltiplas manchas café com leite, tufo piloso ou fosseta sacral, malformação ou assimetria dos pés, ou história de incontinência urinária sugerem uma causa não idiopática de escoliose.
- Radiografia de coluna com incidências anteroposterior e lateral da coluna. Quanto maior a curva, maior a probabilidade de progressão após a maturação esquelética. Curvas maiores que 10° são consideradas significativas.[7] O prognóstico depende do local e da gravidade da curva, além da idade de início dos sintomas.

Tratamento

- Consiste basicamente na realização de fisioterapia e suporte, quando se trata de curvas moderadas (20° a 40°), para prevenir deformidades futuras.
- Encaminhamento ao ortopedista é indicado quando há a progressão do processo, com aumento da curvatura ou quando a curva é significativa. A probabilidade de progressão é maior perto da puberdade.
- Colete (órtese): vários modelos estão disponíveis, sendo os do tipo Milwalkee e TLSO-Boston os mais utilizados. Tem por princípio a aplicação de forças externas corretivas no ápice e nos extremos da curva, estimulando o posicionamento e a contração da musculatura em sentido contrário ao da deformidade. É de fundamental importância a adesão do paciente ao tratamento proposto, pois é necessário utilizar a órtese por 23 horas por dia, até a estabilização da curva e a maturidade esquelética. Objetiva deter a progressão da deformidade, sendo a correção da curva até valores normais uma exceção à regra.[3]
- A indicação de coletes para o tratamento da escoliose obedece a critérios estabelecidos classicamente por Blount,[8] que determinou os quatro parâmetros para sua aplicação, visando a melhores resultados com o seu uso:

1. Curvas entre 20° e 40°, atualmente tendendo entre 30° e 40°.
2. Imaturidade esquelética com sinal de Risser menor ou igual a 3.
3. Curvas com flexibilidade de 40% do seu valor.
4. A escoliose deverá ser efetivamente idiopática.

- Em alguns casos, a cirurgia pode ser considerada, com necessidade de intervenções significativas em menos de 10% dos pacientes. Curvaturas graves (> 40°) podem melhorar com cirurgia (artrodese, com fusão interóssea).[3]
- A escoliose e o tratamento dessa condição frequentemente interferem na autoimagem e na autoestima dos adolescentes. Assim, a avaliação e o seguimento psicoterápico podem ser oportunos.

Ansiedade

Cátia Regina Branco da Fonseca

Pedro e Vitória estão entrando na adolescência, um período de muitas transformações corporais e, segundo Margaret Mead (1928), de uma produção cultural, em que o jovem é capaz, instruído e treinado (pela escola, pais e mídia), de assumir valores e comportamentos da sociedade, como explicitado em 1968 por Erik Erikson.[9]

A metamorfose própria desse momento da vida implica mudanças corporais, que surgem com a puberdade, com mudanças psíquicas decorrentes dessas transformações e, também, do comportamento esperado pela sociedade na qual vivemos.[10]

Essas transformações que ocorrem explicitam contradições e colocam ao jovem uma necessidade de afirmação, diferenciando-se da criança anterior e, também, do adulto que virá a seguir dessa fase. Isso gera uma crise, que se expressa por conflitos pessoais e promovem angústia, ambiguidade e ansiedade, que muitas vezes se expressa em dores (como as de cabeça de Pedro), aumento e voracidade no apetite (como no caso de Vitória), além de interesses sobre o seu crescimento, sua maturação sexual (tamanho do pênis, menstruação), sem, no entanto, se caracterizarem como transtornos de ansiedade na infância e na adolescência (TAIA).

Considerando a criança e a fase da adolescência, algum grau de ansiedade constitui um aspecto normal do desenvolvimento:

- Ansiedade de separação: da mãe, em crianças pequenas.
- Medo do desconhecido: entre os 3 e os 4 anos, é comum o medo do escuro, de monstros, de insetos e de aranhas.
- Timidez: na criança e no adolescente pode provocar ansiedade diante de novas situações, como mudanças de escola, entre outros.
- Estresse: situações verdadeiras de estresse podem promover ansiedade, como vivenciar agressão ou a morte de familiares, amigos ou mesmo animais de estimação.

Os transtornos de ansiedade muitas vezes surgem durante a infância e a adolescência, e cerca de 10% a 15% das crianças experimentam um transtorno de ansiedade. Crianças/adolescentes com transtorno de ansiedade têm maior risco de depressão e ansiedade na vida adulta. Se não tratados, os TAIA podem vir a apresentar um curso crônico, embora flutuante ou episódico.[11]

Os distúrbios da ansiedade se caracterizam por medo, preocupação ou pavor, desproporcionais à situação. No TAIA, esse distúrbio reduz ou atrapalha as habilidades funcionais habituais ou causam aflição grave e/ou evitação, podendo, em alguns casos, resultar em problemas físicos.[12]

Etiologia

Os TAIA envolvem disfunção do sistema límbico e do hipocampo que regulam as emoções e a resposta ao medo. Fatores genéticos e ambientais podem estar envolvidos nessas disfunções, quando muitas variantes genéticas provavelmente estão envolvidas, podendo o aumento da neurotransmissão serotonérgica causar ou estar relacionado com a etiologia desse transtorno. Sugere-se que os genes receptores de serotonina, em particular o gene *HTR2A*, desempenham importante papel na patogênese da ansiedade.[13]

O comportamento dos pais se reflete, por vezes, em seus filhos; assim, pais ansiosos tendem a ter filhos ansiosos e, por consequência, potencializam os problemas de seus filhos para além do que realmente são, acrescidos da hereditariedade, que parece estar envolvida nos transtornos da ansiedade. Assim, sugere-se que é útil tratar a ansiedade dos pais em conjunto com a da criança ou do adolescente.

Estima-se que cerca de metade das crianças com transtornos ansiosos tenha também outro transtorno ansioso associado.

Há diversos quadros clínicos dos TAIA, portanto cada um apresentará também uma proposta terapêutica mais específica. A seguir, eles estão listados para que sejam lembrados pelos profissionais de saúde que atendem crianças e adolescentes.[11,14]

- Transtorno de ansiedade de separação: ansiedade excessiva em relação ao afastamento dos pais ou de seus substitutos, não adequada ao nível de desenvolvimento e que persiste por, no mínimo, 4 semanas. Os sintomas causam sofrimento intenso e prejuízos significativos em diferentes áreas da vida da criança ou do adolescente.
- Transtorno do pânico: ataques de pânico (presença de medo intenso de morrer, associado a inúmeros sintomas autonômicos, como taquicardia, sudorese, tontura, falta de ar, dor no peito, dor abdominal, tremores), seguidos de preocupação persistente de vir a ter novos ataques.
- Transtorno de ansiedade generalizada: medos e preocupações exageradas e irracionais em relação a várias situações. Essas crianças ou esses adolescentes tão constantemente tensos e dão a impressão de que qualquer situação é ou pode ser provocadora de ansiedade.
- Fobias específicas: medo excessivo e persistente relacionado com determinado objeto ou situação, que não seja uma situação de exposição pública ou medo de ter um ataque de pânico.
- Fobia social: medo persistente e intenso de situações nas quais a pessoa julga estar exposta à avaliação de outros ou se comportar de maneira humilhante ou vergonhosa.
- Transtorno de estresse pós-traumático (TEPT): experiências traumáticas podem ter um impacto grave e duradouro sobre o estado mental e o comportamento da criança/adolescente.

Diagnóstico

O diagnóstico é iminentemente clínico, a partir da escuta atenta das queixas das crianças e dos adolescentes, podendo incluir seus pais e, também, a escola, se necessário. Os métodos diagnósticos dos TAIA são semelhantes àqueles utilizados em adultos; porém, sua avaliação e tratamento apresentam características particulares. A maioria das crianças com transtornos ansiosos é encaminhada para serviços de saúde mental em virtude de problemas de comportamento tanto em seus relacionamentos quanto no ambiente escolar.[11]

Sempre considerar as queixas apresentadas, sendo que as manifestações mais comuns do TAIA se relacionam com se esquivar da escola ou com "rejeição escolar". A maioria dessas recusas tem provavelmente como causa a ansiedade por separação, ou o transtorno de ansiedade social, ou o transtorno de pânico ou uma combinação destes, e algumas têm fobias específicas.[11] Deve-se considerar a possibilidade de a criança/adolescente estar sendo vítima de intimidação (*bullying*, incluindo o *cyberbullying*).

Os sintomas físicos causados pela ansiedade podem dificultar a avaliação, devendo-se sempre realizar um excelente exame físico e descartar problemas orgânicos; porém, sempre se deve considerar a ansiedade uma das causas possíveis. Essas queixas frequentemente são verdadeiras, sendo frequentes mal-estar gástrico, náuseas e cefaleia em crianças e adolescentes ansiosos, além de taquicardia, sudorese e falta de ar, que também podem estar presentes em algumas situações de ansiedade ou pânico.[11]

Tratamento[3]

De modo geral, deve incluir orientação aos pais e à criança, tratamento psicoterápico, uso de psicofármacos e intervenções familiares, conforme descrito a seguir:
- Terapia comportamental (terapia de exposição, terapia cognitivo-comportamental): a abordagem cognitivo-comportamental consiste em provocar uma mudança na maneira alterada de perceber e raciocinar sobre o ambiente e, especificamente, sobre o que causa a ansiedade (terapia cognitiva), bem como mudanças no comportamento ansioso (terapia comportamental).
- Intervenções pais-filho e familiares: os pais devem participar ativamente das terapias com seus filhos.
- Fármacos: geralmente inibidores seletivos da recaptação de serotonina (ISRS) – sertralina, fluvoxamina e fluoxetina –, mostraram eficácia em curto prazo. Para o tratamento em longo prazo e em alguns casos, o uso de benzodiazepínicos é necessário para aliviar os sintomas agudos.[15,16]

Com grande frequência, a terapia comportamental precisa da associação do uso de fármacos por algum período. Crianças e adolescentes que fazem uso de fármacos devem ser atentamente monitorados.

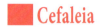
Cefaleia
Rosa Miranda Resegue

Na história de Pedro, agora com 12 anos, aparece o relato de "dores de cabeça". A queixa de cefaleia é comum em crianças e adolescentes. Na maioria das vezes, esse quadro é concomitante a processos infecciosos, nos quais a cefaleia não é o principal motivo do atendimento. No entanto, em muitas situações, manifesta-se de forma crônica, atrapalhando a rotina de vida do paciente.[17]

De acordo com a Classificação Internacional das Cefaleias, da Sociedade Internacional de Cefaleia (SIC), as cefaleias podem ser catalogadas em 14 grandes grupos. Os quatro primeiros referem-se às cefaleias primárias, e os demais às cefaleias secundárias a determinada moléstia.[18]

Cefaleias primárias

A maioria das crianças com queixa recorrente de cefaleia tem diagnóstico de cefaleia primária, particularmente de enxaqueca ou de cefaleia tipo tensão.[19-21] O diagnóstico de enxaqueca baseia-se exclusivamente na anamnese e no exame físico e não existe um exame laboratorial que comprove esse diagnóstico.[18] A enxaqueca mais frequente nas crianças é aquela sem aura. Em geral, há sintomas neurovegetativos associados aos períodos dolorosos, principalmente náuseas, vômitos e dor abdominal.[22-24] Na maioria das vezes, a presença de foto e fonofobia é mais bem verificada indagando-se a família sobre o comportamento da criança no momento da dor, quando é comum que ela procure repousar em um lugar calmo e escuro, sugerindo a presença de foto e fonofobia.[18] Outras particularidades importantes referem-se à curta duração dos episódios dolorosos, sobretudo nas crianças de menor idade, e à grande prevalência de familiares próximos (pais e irmãos) com esse diagnóstico.[23]

Os critérios diagnósticos propostos pela SIC (2013)[18] para a enxaqueca sem aura em crianças estão descritos no Quadro 6.5.

Quadro 6.5 – Critérios diagnósticos para enxaqueca sem aura

Pelo menos cinco ataques preenchendo os critérios de B a D

A. Cefaleia com duração entre 2 e 72 horas, quando não tratadas ou tratadas sem sucesso (nos casos em que a criança adormeceu com a dor e acordou sem ela, o tempo de sono deve ser incluído na duração da dor)

B. Cefaleia com pelo menos duas das seguintes características:
  - Localização unilateral (em crianças, a localização é geralmente bilateral e frontotemporal; a localização em região occipital em crianças não é comum, devendo se considerado um sinal de alerta para cefaleias secundárias; o padrão hemicraniano da cefaleia ocorre na adolescência ou no início da vida adulta)
  - Caráter pulsátil
  - Intensidade moderada ou muito intensa
  - Agravada por atividade física rotineira ou provocando o afastamento dessas atividades

C. Pelo menos um dos seguintes sintomas durante a cefaleia:
  - Náuseas e/ou vômitos
  - Fotofobia e fonofobia

D. As crises não são atribuídas a outras doenças

Fonte: Adaptado de Sociedade Internacional de Cefaleia (SIC), 2013.[18]

A enxaqueca com aura é mais frequente entre os adolescentes, provavelmente pela dificuldade de caracterização dos sintomas, sendo a aura visual a mais comum.[22]

A cefaleia tipo tensão representa o tipo mais comum de cefaleia primária em adultos. Pouco se sabe sobre a cefaleia tipo tensão em crianças. Na prática clínica, esse diagnóstico é feito por exclusão, quando o quadro clínico não é sugestivo de enxaqueca ou de outras enfermidades. De acordo com a SIC, as cefaleias do tipo tensão podem ser classificadas em episódicas pouco frequentes (menos de uma vez/mês), episódicas frequentes (entre 1 e 14 dias/mês) e crônicas (15 ou mais dias/mês), em um período de observação maior ou igual a 3 meses. Cada um desses quadros é subclassificado, de acordo com a presença de dor à palpação dos músculos pericranianos.[18,19,24]

Cefaleias secundárias
Processo expansivo intracraniano

Embora a cefaleia seja comumente o primeiro sintoma de um tumor cerebral, tumores cerebrais representam causas pouco frequentes de cefaleia. Classicamente, a cefaleia secundária a tumores intracranianos apresenta evolução progressiva, acometimento principalmente no período matutino e exacerbações relacionadas com mudanças na posição da cabeça, tosse ou manobra de Valsalva.[18,20,21] Os tumores cerebrais primários constituem o segundo tipo mais comum de neoplasias malignas na infância, situando-se em 60% a 70% das vezes na fossa posterior.[24-26]

Além dos sinais de alerta descritos no Quadro 6.5, é importante ampliar a investigação nas crianças com desaceleração da velocidade de crescimento, diabetes insípido ou neurofibromatose e crianças com idades inferiores a 5 anos. O início recente do quadro também compreende um sinal de alerta.[25,26]

Outras causas

Rinossinusite

Poucas são as crianças que se queixam de cefaleia recorrente e apresentam sinusopatia como causa. A sinusopatia crônica não é causa de cefaleia, a menos que haja crises de agudização, em que são comuns infecções precedentes de vias respiratórias superiores ou exacerbações de rinite alérgica. Em escolares, a queixa de cefaleia é mais comum, mas raramente aparece de forma isolada, sendo importante a associação com sintomas ou sinais respiratórios. Ressalte-se que a rinossinusite pode não ser a causa da cefaleia recorrente, mas uma comorbidade que deve ser tratada, sem encerrar a investigação diagnóstica do quadro.[24,27]

Erros de refração

Embora alguns erros de refração possam desencadear cefaleia, a maioria das cefaleias nas crianças não se origina de erros de refração.[24] A cefaleia decorrente de erros de refração ocorre após o esforço visual, localiza-se, geralmente, na região frontal bilateral e melhora muito rapidamente após breve período de repouso visual.

O que fazer

O diagnóstico das crianças e dos adolescentes com história de cefaleia, na maioria das situações, é realizado por meio da anamnese e do exame físico, sem a necessidade de encaminhamentos para especialistas ou da realização de exames complementares. Em todas as situações, é essencial a averiguação de sinais de alerta para a presença de dores secundárias a moléstias de base.[24,28] No Quadro 6.6, estão listados os dados relevantes da anamnese.

Exame físico

Além das medidas de peso, estatura e da pressão arterial nas crianças com cefaleia, deve-se obter a medida do perímetro cefálico, particularmente nas crianças menores de 5 anos de idade. Na inspeção geral, é importante observar se existem manchas café com leite, marcador da neurofibromatose, que pode se manifestar com tumores no sistema nervoso central. No exame físico específico, deve-se realizar a rinoscopia anterior, a palpação dos seios da face e a avaliação da oclusão dentária. A maloclusão pode indicar alterações da articulação temporomandibular, que também causam cefaleia, geralmente biparietal com piora com os movimentos mastigatórios. O exame da coluna, sobretudo cervical, deve ser feito pela inspeção e pela mobilização do pescoço. Diante de uma criança com queixa de cefaleia, é também essencial a sistematização do exame neurológico.[24]

Quadro 6.6 – Anamnese das crianças e adolescentes com cefaleia	
Idade de início	É mais frequente após os 6 anos. Atentar para dores de início recente
Evolução	Evolução desde o início do quadro. Atentar-se para dores de caráter progressivo
Localização	Geralmente bilateral, frontal ou holocraniana. A dor hemicraniana é mais frequente nos adolescentes. A localização occipital não é frequente em crianças
Intensidade da dor	Impede as atividades da criança ou é agravada por elas? Piora recente é sinal de alerta
Duração	Geralmente de curta duração. A duração não se relaciona com a gravidade da doença
Tipo de dor	Descrição mais observada nas crianças maiores e adolescentes
Frequência	Sinal indireto da repercussão. Aumento da intensidade e da frequência são sinais de alerta
Horário preferencial	Relacionar com períodos escolares ou de maior esforço visual. Sinal de alerta: despertar noturno ou dor recorrente no período matinal
Sintomas concomitantes	Palidez, náuseas, vômitos. Vômitos persistentes com aumento de frequência ou de início recente são sinais de alerta
Fatores de melhora	Repouso, sono, medicamentos e doses ingeridas
Fatores desencadeantes	A ansiedade é o fator desencadeante principal, mesmo quando há enxaqueca. Poucas horas de sono, jejum e horários irregulares das refeições são comumente descritos como desencadeantes na enxaqueca
Atitude da família no momento da dor	Em algumas famílias, a criança só consegue fazer-se percebida por meio da dor. Em outras, a postura ansiosa pode atuar como mantenedor
Interpretação da dor pela família e pela criança ou pelo adolescente	Há receio de doença grave? A avaliação da criança e a tranquilização da família têm efeito terapêutico
Sintomas	Presença de sintomas precedendo o quadro doloroso
	Presença de outros sintomas: a presença de alterações neurológicas ou sintomas oculares
História pregressa	História de outras dores associadas ao quadro de cefaleia ou precedentes ao seu início: a simultaneidade ou a migração de sintomas dolorosos é frequente, sendo comum a associação a dores recorrentes abdominais e nos membros
	História de outros problemas de saúde, uso crônico de medicações
Rotina de vida	Incluir tempo de tela e uso de álcool no caso de adolescentes. A descrição de um dia típico auxilia na investigação de fatores desencadeantes
Antecedentes familiares	Questionar sobre antecedentes familiares de cefaleia
Contexto psicossocial	Descrição do contexto psicossocial, incluindo mudanças recentes

Fonte: Elaborado pela autoria.

Exames complementares

Não existem exames de rotina para investigação. As crianças com sinais de alerta para hipertensão intracraniana devem ser encaminhadas para avaliação neurológica especializada e/ou realização de exames complementares. Não há indicação de eletroencefalograma (EEG), cuja solicitação deve se ater aos quadros em que os sintomas associados sugiram a presença de síndromes convulsivas. No entanto, é preciso lembrar que quadros do tipo enxaqueca, seguidos de crises convulsivas, sugerem fortemente a presença de alterações estruturais, que devem ser investigadas e seguidas exaustivamente.[24]

Tratamento

O tratamento da criança com cefaleia recorrente deve ser realizado por medidas gerais, relacionadas com seu modo de vida, medicamentosas (abortivas e, em algumas situações, como no caso do diagnóstico de enxaqueca, profiláticas) e, também, por intervenções não farmacológicas.[28-31] É importante que a proposta terapêutica se fundamente no conhecimento da vida da criança, priorizando-se a abordagem dos fatores que estejam impactando nas crises dolorosas.[28] O diário das crises dolorosas (registro da data, hora, intensidade das dores, fatores desencadeantes, sintomas associados e tratamentos realizados) representa uma importante ferramenta para a percepção desses fatores e a implementação de orientações específicas para cada criança avaliada. Muitos fatores dietéticos, como queijo, chocolate, embutidos, aspartame, cafeína, frutas cítricas, álcool e glutamato monossódico, têm sido relatados como desencadeantes de crises de enxaqueca. No entanto, são inconclusivas as pesquisas sobre a relação desses alimentos com o desencadeamento das crises. Não há, portanto, indicação de dietas restritivas, quando não há relação evidente da dor com o alimento ingerido.[24]

O tratamento abortivo tem como objetivo o alívio completo da dor. Deve-se, entretanto, evitar o uso frequente de analgésicos por ser um dos principais fatores desencadeantes da cefaleia crônica diária. Para muitas crianças com enxaqueca, o sono é suficiente para abortar o quadro doloroso, sendo o repouso em ambiente escuro e silencioso indicado.[29]

As intervenções não farmacológicas referem-se às terapias psicológicas e à acupuntura.[29]

Até o momento, as terapias psicológicas mais estudadas são as de base comportamentais, como a terapia cognitivo-comportamental, as técnicas de relaxamento e o *biofeedback*.[30,31]

E Pedro Henrique? No caso de Pedrinho, são essenciais a realização de anamnese e exame físico detalhados, a solicitação do diário da dor e, principalmente, a orientação quanto aos hábitos de vida (horas de sono, horário e qualidade das refeições, controle do tempo dedicado aos jogos eletrônicos e à televisão e às atividades físicas). As recentes mudanças no núcleo familiar podem ser o pano de fundo para o relato das dores, sendo importante a abordagem da dinâmica familiar e uma consulta em separado com Pedro Henrique.

Referências bibliográficas
Alimentação

1. Sociedade Brasileira de Pediatria. Departamento de Nutrologia. Manual de Alimentação. Alimentação do escolar; 2018.
2. Sociedade Brasileira de Pediatria. Departamento de Nutrologia. Manual de Alimentação. Alimentação do adolescente; 2018.
3. Brasil. Ministério da Saúde. Secretaria de Atenção à Saúde. Departamento de Atenção Básica. Guia alimentar para a população brasileira. 2. ed. Brasília: Ministério da Saúde; 2014.

4. Philippi ST, Colucci ACA. Nutrição e gastronomia. Barueri: Manole; 2018.
5. Silva GAP, Costa KAO, Giugliani ERJ. Infant feeding: beyond the nutritional aspects. J Pediatr. 2016; 92(3):S2-S7.
6. Mamun AA, Lawlor DA, O'Callaghan MJ, Williams GM, Najman JM. Positive maternal attitude to the family eating together decreases the risk of adolescent overweight. Obes Res. 2005; 13(8):1422-30.
7. Martins CA, Machado PP, Louzada MLC, Levy RB, Monteiro CA. Parent's cooking skills confidence reduce children's consumption of ultra-processed foods. Rio de Janeiro: Elsevier; 2020.
8. Martins BG, Ricardo CZ, Machado PP, Rauber F, Azeredo CM, Levy RB. Fazer refeições com os pais está associado à maior qualidade da alimentação de adolescentes brasileiros. Cad. Saúde Pública. 2019; 35(7).
9. Sociedade Brasileira de Pediatria. Departamento de Nutrologia. Manual de Alimentação: orientações para alimentação do lactente ao adolescente, na escola, na gestante, na prevenção de doenças e segurança alimentar. 4. ed. São Paulo: SBP; 2018.

Crescimento

1. Alves CAD. Endocrinologia pediátrica. Barueri: Manole; 2019. p. 47-68.
2. Coelho GJ. Crescimento e puberdade. In: Sociedade Brasileira de Pediatria. Tratado de pediatria. 4. ed. Rio de Janeiro: Manole; 2017. p. 363-7.
3. Vieira GK. Investigando a criança com distúrbios da puberdade. In: Rugolo LMSS, Martin JG, Fioretto JR, Bentlin MR. Pediatria do recém-nascido ao adolescente. São Paulo: Atheneu; 2020. p. 309-16.
4. Hoineff C. Crescimento normal e alterado. In: Sociedade Brasileira de Pediatria. Tratado de Pediatria. 4. ed. Barueri: Manole; 2017. p. 625-32.
5. Silva CC, Goldenberg TBL. Crescimento e desenvolvimento físico dos adolescentes. In: Rugolo LMSS, Martin JG, Fioretto JR, Bentlin MR. Pediatria do Recém-nascido ao Adolescente. São Paulo: Atheneu; 2020. p. 107-12.
6. Fonseca CRB, Hashimoto M, Faleiros FTV. Crescimento normal e seus desvios. In: Rugolo LMSS, Martin JG, Fioretto JR, Bentlin MR. Pediatria do recém-nascido ao adolescente. São Paulo: Atheneu; 2020. p. 87-90.
7. Filho AAB. Crescimento. In: Sociedade Brasileira de Pediatria. Tratado de pediatria. 4. ed. Barueri: Manole; 2017. p. 63-70.
8. Sociedade Brasileira de Pediatria [homepage na internet]. Desenvolvimento puberal de Tanner. Disponível em https://www.sbp.com.br/departamentos-cientificos/endocrinologia/desenvolvimento-puberal-de-tanner/. Acesso em: 20 out. 2020.

Desenvolvimento

1. Committee on Psychosocial Aspects of Child and Family Health and Task Force on Mental Health. Policy statement – The future of pediatrics: mental health competencies for pediatric primary care. Pediatrics. 2009 Jul; 124(1):410-21.
2. Papalia DE, Olds SW, Feldman RD. Desenvolvimento humano. Porto Alegre: Artmed; 2009.
3. van Lier PA, Deater-Deckard K. Children's elementary school social experience and executive functions development: introduction to a special section. J Abnorm Child Psychol. 2016 Jan; 44(1):1-6.
4. Gerber RJ, Wilks T, Erdie-Lalena C. Developmental milestones 3: social-emotional development. Pediatr Rev. 2011 Dec; 32(12):533-6.

5. Jacobson LA, Williford AP, Pianta RC. The role of executive function in children's competent adjustment to middle school. Child Neuropsychol. 2011; 17(3):255-80.
6. Wang C, Hatzigianni M, Shahaeian A, Murray E, Harrison LJ. The combined effects of teacher-child and peer relationships on children's social-emotional adjustment. J Sch Psychol. 2016 Dec; 59:1-11.
7. Parkey J, Rubin K, Erath S, Bowker J, Buskirk-Cohen A. Peer relationships, child development, and adjustment: a developmental psychopathology perspective in developmental psychopathology: Vol. 1: Theory and Methods; 2006. Disponível em: https://onlinelibrary.wiley.com/doi/abs/10.1002/9780470939383.ch12. Acesso em: 20 nov. 2020.
8. Currie C, Zanotti C, Morgan A, Currie D, de Looze M, Roberts C, et al. Social determinants of health and well-being among young people, Health behaviour in school-aged children (HBSC) study: International report from the 2009/2010 survey: WHO Regional Office for Europe; 2012.
9. Thapa A, Cohen J, Guffey S, Higgins-D'Alessandro A. A review of school climate research. Review of Educational Research. 2013; 83(3):357-85.
10. Council on Communications and Media, Brown A. Media use by children younger than 2 years. Pediatrics. 2011 Nov; 128(5):1040-5.
11. Radesky JS, Christakis DA. Increased Screen Time: Implications for Early Childhood Development and Behavior. Pediatr Clin North Am. 2016; 63(5):827-39.
12. Rideout V, Robb MB. The Common Sense census: Media use by kids age zero to eight, 2020. San Francisco, CA: Common Sense Media. Disponível em: www.commonsensemedia.org. Acesso em: 19 nov. 2020.
13. TIC Kids Online Brasil [livro eletrônico]. Pesquisa sobre o uso da internet por crianças e adolescentes no Brasil 2016 = ICT Kids Online Brazil : survey on Internet use by children in Brazil 2016/Núcleo de Informação e Coordenação do Ponto BR. São Paulo: Comitê Gestor da Internet no Brasil; 2017. Disponível em: https://cetic.br/media/docs/publicacoes/216370220191105/tic_kids_online_2018_livro_eletronico.pdf. Acesso em: 19 nov. 2020.
14. Correa L. Media Lab. Escola Superior de Propaganda e Marketing (ESPM) Disponível em: https://criancaeconsumo.org.br/wp-content/uploads/2018/09/Media-Lab_Luciana_Correa_2016.pdf. Acesso em: 19 nov. 2020.
15. Council on Communications and Media. Media and young minds. Pediatrics. 2016; 138(5):e20162591.
16. American Academy of Pediatrics. Council on communications and media. media use in school-aged children and adolescents. Pediatrics. 2016; 138(5):e20162592. Disponível em: https://pediatrics.aappublications.org/content/pediatrics/138/5/e20162592.full.pdf. Acesso em: 20 nov. 2020.
17. Mingoia J, Hutchinson AD, Wilson C, Gleaves DH. The relationship between social networking site use and the internalization of a thin ideal in females: a meta-analytic review. Front Psychol. 2017;8:1351.
18. Royal Society for Public Health (RSPH), Status of Mind: Social media and young people's mental health, 2017. Disponível em: https://www.rsph.org.uk/static/uploaded/d125b27c-0b62-41c5-a2c0155a8887cd01.pdf. Acesso em: 20 nov. 2020.
19. Stiglic N, Viner RM. Effects of screentime on the health and well-being of children and adolescents: a systematic review of reviews. BMJ Open. 2019; 9:e02319
20. Ponti M, Bélanger S, Grimes R; Canadian Paediatric Society, Digital Health Task Force, Ottawa, Ontario. Screen time and young children: promoting health and development in a digital world. Paediatr Child Health. 2017; 22(8):461-77.

21. Jiayong L, Iliana M, Chiong S, Hui R, Singhal S, Riard N, et al. The relationship among screen use, sleep, and emotional/behavioral difficulties in preschool children with neurodevelopmental disorders. J Devel Behav Pediatrics. 2019; 40(7):519-29.
22. Sociedade Brasileira de Pediatria. Grupo de Trabalho Saúde na Era Digital Saúde de Crianças e Adolescentes na Era Digital. Disponível em: https://www.sbp.com.br/fileadmin/user_upload/2016/11/19166d-MOrient-Saude-Crian-e-Adolesc.pdf. Acesso em: 20 nov. 2020.
23. Sociedade Brasileira de Pediatria. Grupo de Trabalho Saúde na Era Digital. #MENOS TELAS #MAIS SAÚDE. Disponível em: https://www.sbp.com.br/fileadmin/user_upload/_22246c-ManOrient_-__MenosTelas__MaisSaude.pdf. Acesso em: 20 nov. 2020.
24. American Academy of Pediatrics. American Academy of Pediatrics announces new recommendations for children's media use. Disponível em: https://services.aap.org/en/news-room/news-releases/aap/2016/aap-announces-new-recommendations-for-media-use/. Published October 21, 2016. Acesso em: 20 nov. 2020.
25. Sociedade Brasileira de Pediatria. Grupo de Trabalho Saúde na Era Digital. Recomendações sobre o uso saudável das telas digitais em tempos de pandemia da COVID-19 # BOAS TELAS # MAIS SAÚDE. Disponível em: https://www.sbp.com.br/fileadmin/user_upload/22521b-NA_Recom_UsoSaudavel_TelasDigit_COVID19__BoasTelas__MaisSaude.pdf. Acesso em: 20 nov. 2020.
26. Hamilton K, Spinks T, White KM, Kavanagh DJ, Walsh AM. A psychosocial analysis of parents' decisions for limiting their young child's screen time: an examination of attitudes, social norms and roles, and control perceptions. Br J Health Psychol. 2016 May; 21(2):285-301.
27. Coto J, Garcia A, Hart KC, Graziano PA. Associations Between Disruptive Behavior Problems, Parenting Factors, and Sleep Problems Among Young Children. J Dev Behav Pediatr. 2018; 39(8):610-20.
28. National Academies of Sciences, Engineering, and Medicine; Division of Behavioral and Social Sciences and Education; Board on Children, Youth, and Families; Committee on Supporting the Parents of Young Children; Breiner H, Ford M, Gadsden VL, editors. Parenting Matters: Supporting Parents of Children Ages 0-8. Washington (DC): National Academies Press (US); 2016.

Vacinação

1. Organização Pan-Americana da Saúde. Folha informativa – HPV e câncer do colo do útero. Disponível em: https://www.paho.org/bra/index.php?option=com_content&view=article&id=5634:folha-informativa-hpv-e-cancer-do-colo-do-utero&Itemid=839. Acesso em: 19 nov. 2020.
2. Markowitz LE, Dunne EF, Saraiya M, Lawson HW, Chesson H, Unger ER. Vacina quadrivalente contra o papilomavírus humano – Recomendações do Comitê Consultivo em Práticas de Imunização (ACIP). Disponível em: https://www.cdc.gov/mmwr/preview/mmwrhtml/rr5602a1.htm. Acesso em: 19 nov. 2020.
3. SBIm/SBP/SBI/Febrasgo. Comunicado SBIm/SBP/SBI/Febrasgo – vacina HPV. Disponível em: https://sbim.org.br/informes-e-notas-tecnicas/sbim/1142-comunicado-conjunto-sbim-sbp-sbi-febrasgo-sbmt-abptgic-vacinas-hpv. Acesso em: 19 nov. 2020
4. Bergman H, Buckley BS, Villanueva G, Petkovic J, Garritty C, Lutje V, et al. Comparison of different human papillomavirus (HPV) vaccine types and dose schedules for prevention of HPV-related disease in females and males. Cochrane Database Syst Rev. 2019 (11):11-22.
5. Sociedade Brasileira de Oncologia Clínica. Estudo epidemiológico sobre a prevalência nacional de infecção pelo HPV. Resultados preliminares. Disponível em: https://www.sboc.org.br/images/downloads/LIVRO-POP.pdf. Acesso em: 19 nov. 2020.

6. Carvalho AMC, Andrade EMLR, N, Nogueira LT, Araújo TME. HPV vaccine adherence among adolescents: integrative review. Texto & Contexto – Enfermagem. 2019; 28:e20180257. Epub November 04, 2019.
7. Brasil. Ministério da Saúde. Instrução normativa referente ao calendário nacional de vacinação 2020. Disponível em: https://www.saude.gov.br/images/pdf/2020/marco/04/Instru--o-Normativa-Calend--rio-Vacinal-2020.pdf. Acesso em: 19 nov. 2020.
8. Sociedade Brasileira de Pediatria. Calendário de vacinação da Sociedade Brasileira de Pediatria 2020. Disponível em: https://www.sbp.com.br/fileadmin/user_upload/22268g-DocCient-Calendario_Vacinacao_2020.pdf. Acesso em: 19 nov. 2020.
9. Petrosky E, Bocchini JA Jr, Hariri S, Chesson H, Curtis CR, Saraiya M, et al.; Centers for Disease Control and Prevention (CDC). Use of 9-valent human papillomavirus (HPV) vaccine: updated HPV vaccination recommendations of the advisory committee on immunization practices. MMWR Morb Mortal Wkly Rep. 2015 Mar 27; 64(11):300-4.

Problemas no dia a dia do pediatra

1. Lonstein JE. Idiopathic Scoliosis. In: Moe's (ed.). Textbook of scoliosis and other spinal deformities. 3. ed. Philadelphia: WB Saunders Company; 1995. p. 219-56.
2. Thompson GH, Scoles PV. Orthopedic problems. In: Beharman RE, Kliegman RM, Jenson HB (eds.). Nelson – Textbook of pediatrics. 16. ed. Philadelphia: WB Saunders Company; 2000. p. 2082-85.
3. Rocha EST, Pedreira ACS. Deformidades da coluna vertebral na infância e na adolescência - escoliose idiopática. J Pediatr (Rio J). 2001; 77(Supl.2):s225-s33.
4. Beaty JH (ed.). Pediatric Spine. Orthopaedic knowledge update. American Academy of Orthopaedic Surgeons. 1999; 47:635-40.
5. Merck Sharp & Dohme. MANUAL MSD. Disponível em: https://www.msdmanuals.com/pt-pt/profissional/pediatria/doenças-ósseas-em-crianças/escoliose-idiopática. Acesso em: 30 out. 2020.
6. Wajchenberg M, Luciano RP, Araújo RC, Martins DE, Puertas EB, Almeida SS. Polimorfismo do gene da eca e da α-actinina 3 na escoliose idiopática do adolescente. Acta Ortopédica Brasileira. 2013; 21(3):170-4.
7. Cobb JR. Outline for the study of scoliosis. Am Acad Orthop Surg Instr Course Lect. 1948; 5:261-5.
8. Blount W, Moe J. The Milwalkee brace. Baltimore: Williams & Wilkins; 1973.
9. Erikson E. Identidade, juventude e crise. 2. ed. Rio de Janeiro: Guanabara Koogan; 1987.
10. Martin STF. Adolescência e saúde: aspectos psicossociais. In: Rugolo LMSS, et al. Pediatria: do recém-nascido ao adolescente. São Paulo: Atheneu; 2020. p. 117-8.
11. Asbahr FR. Transtornos ansiosos na infância e adolescência: aspectos clínicos e neurobiológicos. J Pediatr (Rio de J). 2004; 80(Suppl. 1):28-34.
12. Beidel DC, Christ MAG, Long PJ. Somatic complaints in anxious children. J Abnormal Child Psychology. 1991; 19:659-70.
13. Inada Y, Yoneda H, Koh J, Sakai J, Himei A, Kinoshita Y, et al. Positive association between panic disorder and polymorphism of the serotonin 2A receptor gene. Psychiatry Res. 2003; 118:25-31.
14. Sylvester C. Separation anxiety disorder and other anxiety disorder. In: Sadock BJ, Sadock VA, editors. Kaplan and Sadock's Comprehensive Textbook of Psychiatry. 7. ed. Baltimore: Lippincott Williams & Wilkins; 2000. p. 2770-81.

15. The Research Unit on Pediatric Psychopharmacology Anxiety Study Group. Fluvoxamine for the treatment of anxiety disorders in children and adolescents. N Engl J Med. 2001; 344:1279-85.
16. Birmaher B, Axelson DA, Monk K, Kalas C, Clark DB, Ehmann M, et al. Fluoxetine for the treatment of childhood anxiety disorders. J Am Acad Child Adolesc Psychiatry. 2003; 42(4):415-23.
17. Youssef P, Kenneth M. Episodic and chronic migraine in children. Developmental Medicine & Child Neurology. 2020; 62(1):34-41.
18. International Classification of Headache Disorders-3 (beta version). Cephalalgia. 2013; 33:629-808.
19. Blume HK. Childhood headache: a brief review. Pediatr Ann. 2017 Apr 1; 46(4):e155-e165.
20. Kelly M, Strelzik J, Langdon R, DiSabella M. Pediatric headache: overview. Curr Opin Pediatr. 2018;30(6):748-54.
21. Gofshteyn JS, Stephenson DJ. Diagnosis and management of childhood headache. Curr Probl Pediatr Adolesc Healthcare. 2016; 46:36-51.
22. Hershey AD. Current approaches to the diagnosis and management of paediatric migraine. Lancet Neurol. 2010; 9(2):190-204.
23. Lewis DW. Pediatric migraine. Neurol Clin. 2009; 27:481-501.
24. Lewis DW, Ashwal S, Dahl G, et al.; Quality Standards Subcommittee of the American Academy of Neurology; Practice Committee of the Child Neurology Society. Practice parameter: evaluation of children and adolescents with recurrent headaches: report of the Quality Standards Subcommittee of the American Academy of Neurology and the Practice Committee of the Child Neurology Society. Neurology. 2002; 59(4):490-8.
25. Lewis DW. Red flags in children who present with headache – how to recognize a serious problem. Nat Clin Pract Neurol. 2008 Aug; 4(8):412-3.
26. Hadidchi S, Surento W, Lerner A, Liu CJ, Gibbs WN, Kim PE, Shiroishi MS. Headache and Brain Tumor. Neuroimaging Clin N Am. 2019; 29(2):291-300.
27. Senbil N, Gürer YK, Uner C, Barut Y. Sinusitis in children and adolescents with chronic or recurrent headache: a case-control study. J Headache Pain. 2008 Feb; 9(1):33-6.
28. Resegue R, Zuccolotto SMC. Cefaleia recorrente. In: Sucupira ACSL, Kobinger MEBA, Saito MI, Bourroul MLM, Zuccolotto SMC. Pediatria em consultório. 5. ed. São Paulo: Sarvier; 2010.
29. Oskoui M, Pringsheim T, Holler-Managan Y, Potrebic S, Billinghurst L, Gloss D, et al. Practice guideline update summary: Acute treatment of migraine in children and adolescentes. Report of the Guideline Development, Dissemination, and Implementation Subcommittee of the American Academy of Neurology and the American Headache Society. Neurology. 2019; 93(11):487-99.
30. Schetzek S, Heinen F, Kruse S, Borggraefe I, Bonfert M, Gaul C, Gottschling S, Ebinger F. Headache in children: update on complementary treatments. Neuropediatrics. 2013; 44(1):25-33.
31. Oskoui M, Pringsheim T, Billinghurst L, Potrebic S, Gersz EM, Gloss D, et al. Practice guideline update summary: Pharmacologic treatment for pediatric migraine prevention: Report of the Guideline Development, Dissemination, and Implementation Subcommittee of the American Academy of Neurology and the American Headache Society. Neurology. 2019; 93(11):500-9.

Capítulo 7

Adolescência

Coordenadores:
José Gabel
Regis Ricardo Assad

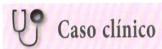 Caso clínico

Mamãe Bia começou a fazer terapia para entender a vida, que, ao seu ver, estava de ponta-cabeça, uma prática que, segundo ela, estava apresentando excelentes resultados. Vovó Naná mantém o bom humor graças ao grupo de amigas da igreja e aos trabalhos comunitários.

E os gêmeos estão vivendo suas vidas. Vitória na histórica briga contra a balança, agora com uma novidade: a melhor amiga, Rayssa, apresentou a mãe de uma amiga que é representante de uma empresa famosa de "*shakes*". Afirmou que, com essa dieta, ela pode ter perdas milagrosas de peso, bastando substituir duas das três principais refeições por um *shake* batido com leite. A consultora disse: "A primeira semana pode ser desafiadora, mas não desanime! Afinal, em média, perde-se 1 kg por semana, ou seja, 4 kg por mês".

Com ajuda financeira da vovó Naná e da amiga Rayssa, ela está comprando os "*kits* de tratamento".

Com todo esse apoio, Vitória está mudando o visual – inspirada em seu grupo musical predileto, ela pintou o cabelo de roxo e azul, e usa sempre a mesma roupa: uma camiseta preta com a foto do grupo de *rock*, uma calça preta já rasgada no joelho e as tradicionais botas altas com metais utilizadas pelas roqueiras. Colocou alguns *piercings* pelo corpo e queria fazer algumas tatuagens, mas a vovó e a mamãe proibiram.

Ela está fazendo uso de um contraceptivo oral contínuo e não está menstruando; o medicamento foi prescrito pelo ginecologista que ela consultou por indicação da amiga Rayssa.

Nos finais de semana, ela vai aos encontros de uma turma de amigas, e, para desespero da vovó Naná, ela começou a fumar. Além disso, nesses encontros rolam sempre uns aperitivos alcoólicos. Às vezes, ela se excede e acaba dormindo na casa da amiga Rayssa.

Pedro Henrique mergulhou nos estudos e está fazendo um curso *on-line* para prestar as provas do Enem. Fica até altas horas estudando e pouco fala com a avó e com a mãe.

Ele vai à escola cedo e, depois do almoço, fica estudando. Ao final da tarde, vai à escola comunitária da igreja onde faz um curso de inglês. À noite, após o jantar, começa o curso *on-line*.

Com 14 anos, foi ele quem lembrou a mãe de que tem que tomar a vacina. Ele tem um medo incontrolável de doença. No quarto, guarda uma coleção de vitaminas: uma para a memória, outra para imunidade, outra para pele, e assim por diante. Segundo a vovó, ele tem mania de tomar essas vitaminas e outros minerais e compostos naturais para não ficar doente.

Depois de algum tempo, ele conseguiu influenciar Vitória, que somente agora, com 16 anos, resolveu tomar as vacinas que estavam faltando. Ela comentou com o Pedrinho que tem medo das infecções sexualmente transmissíveis (IST) e ele, inocente e ainda virgem, perguntou: "Mas você já faz sexo?".

Pela primeira vez, os irmãos trocaram sérias confidências. Ela pediu ajuda para contar para mamãe Bia que já estava namorando sério. Mostrou até mesmo a tatuagem que já tinha feito com o nome do amor, escondida da mãe, na parte superior do bumbum. Ele viu e ficou pálido, segurou a respiração por alguns minutos, quando leu o nome Rayssa.

Juntos, convocaram a mamãe e a vovó. Papai Pedrão não pôde vir, porque era dia de jogo do Corinthians. Assim, naquela noite chuvosa de outono, fizeram a revelação de que Vitória e Rayssa já estavam namorando há algum tempo e pretendiam, no próximo ano, morar juntas em um cômodo no fundo da casa dos pais da Rayssa.

Vovó Naná teve uma crise hipertensiva e acabou no pronto-socorro. Mamãe Bia começou a chorar compulsivamente e ligou para seu terapeuta. Vitória e Rayssa saíram para dar uma volta e Pedrinho voltou para o curso *on-line*.

Passadas algumas semanas, a família assimilou o fato, exceto por papai Pedrão, que por telefone xingou a menina de alguns nomes impublicáveis e disse que nunca mais queria vê-la.

Vovó Naná é o grande apoio de Vitória. Segundo ela, Deus deu força para ajudar a neta nessa opção de vida. Agora quem leva a vovó para as consultas nos seus vários médicos – reumatologista, cardiologista, entre outros – são Vitória e Rayssa.

De tanto falarem para Vitória que ela deveria fazer atividades físicas, e influenciada pelo pai da Rayssa, sócio de uma academia, Vitória vai prestar vestibular para Educação Física. Rayssa, 1 ano mais velha, já cursa Educação Física, e as duas sonham em breve trabalhar e prosperar abrindo novas franquias da academia.

Pedro Henrique tirou nota máxima no Enem e agora está namorando a filha de um médico famoso. Decidiu que vai prestar vestibular para Medicina. Passou em duas, mas optou pela estadual, que fica na sua cidade.

Depois das comemorações do desafio vencido, Pedro Henrique ligou para seu pediatra de origem, agradeceu e disse que queria ser pediatra como ele, que cuidou tão bem dele desde o nascimento.

E já avisou que, quando tiver algum problema de saúde, será para ele quem vai ligar!

Antropometria (Figura 7.1):
- Pedro Henrique: peso = 66 kg; estatura final = 1,95 cm; índice de massa corporal (IMC) = 17,3.
- Vitória: peso = 77 kg; estatura final = 1,59 cm; IMC = 30,4.

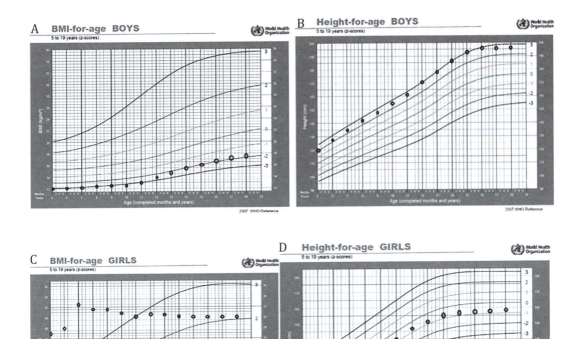

Figura 7.1 – A. IMC para a idade (meninos) – 5 a 19 anos (z-score). B. Peso para a idade (meninos) – 5 a 19 anos (z-score). C. IMC para a idade (meninas) – 5 a 19 anos (z-score). D. Peso para a idade (meninas) – 5 a 19 anos (z-score).

Fonte: Organização Mundial da Saúde, 2007.

Alimentação

Stela Maria Tavaliere Oliveira • Fabiana Regina Condini

A típica alimentação do adolescente e modismos alimentares: como conduzir para uma alimentação saudável

Inúmeras são as transformações vivenciadas durante adolescência.[1] E, com a alimentação, isso não seria diferente.

A rotina apertada de estudo e, algumas vezes, de trabalho, a pressão exercida por colegas e mídias sociais, a frequente insatisfação com a própria imagem e com as transformações do corpo, as taxas aceleradas de crescimento e desenvolvimento associadas à puberdade e à perda da influência dos pais tornam a adolescência um período de vulnerabilidade importante para deficiências nutritivas, hábitos alimentares e modismos dietéticos.

As necessidades diárias de vitaminas A e D, ácido fólico, fibras, ferro, cálcio e zinco não atendidas resultam em um maior risco de fraturas e de desenvolvimento de osteoporose na vida adulta.[1,2]

É fundamental a orientação do pediatra a adolescentes e seus pais quanto à importância de uma dieta saudável e balanceada.

A típica alimentação do adolescente

O grande consumo de alimentos ultraprocessados (ricos em sal, açúcar e gordura) aliado ao baixo teor de frutas, legumes e verduras, são combustível para risco de sobrepeso e obesidade durante a adolescência, além dos problemas associados à deficiência de ferro, zinco, cálcio, fósforo e vitaminas A, C e E.[1,2]

O Estudo de Riscos Cardiovasculares em Adolescência (ERICA), realizado em 2013 e 2014, mostrou que os alimentos com maior prevalência entre adolescentes brasileiros foram arroz (82%), feijão (68%), sucos e refrescos (56%), pães (53%) e carne bovina (52%). O levantamento revelou também a alta prevalência de alimentos ultraprocessados, como salgados fritos e assados, biscoitos, refrigerantes (45%), além do consumo de açúcar (22% a 25%), sódio e ácidos graxos saturados muito acima das recomendações do Ministério da Saúde.[2]

Em geral, adolescentes têm o hábito de "pular refeições", como café da manhã e almoço, em especial as adolescentes do sexo feminino entre 15 e 18 anos, por apresentarem baixo apetite pela manhã, rotina corrida durante o dia e lanchonetes *fast food* próximas à escola.[1] Muitas utilizam essa tática também visando à perda de peso, a fim de conquistarem uma magreza ilusória.[1-4] Sem o café da manhã, perdem um quarto de toda a ingestão energética diária e, por "pularem refeições", não compensam suas perdas nutricionais. Como resultado, acabam beliscando e comendo lanches hipercalóricos durante o dia, com consequente ganho de peso.[1]

O adolescente deve ser orientado a não pular as principais refeições e a fazer lanches entre elas desde que com baixo teor de gordura e alto teor nutritivo, como frutas, iogurtes, cereais fortificados com cálcio e ferro, leite semidesnatado, sucos, bolachas e queijos.[1]

Outro hábito típico na adolescência é a escolha por *fast food*.[1,2] Ambientes de fácil socialização, econômicos e abertos em boa parte do dia e da noite, esses lugares oferecem alimentos pobres em micronutrientes e ricos em gorduras, sódio e colesterol. Adolescentes devem ser orientados a escolher nesses locais alimentos, como saladas, vegetais no vapor, batata assada, iogurtes e sanduíches leves.

Caracteriza também na adolescência a insatisfação com as mudanças corporais, a autoimagem e o "sentir-se gordo". Em busca da magreza "ideal", as adolescentes do sexo feminino, principalmente, lançam-se em dietas que prometem perda rápida de peso sem cuidado com a manutenção da saúde.

As dietas mais comuns entre adolescentes do sexo feminino incluem:
- Exclusão de determinados grupos de alimentos (carne, ovos, leite).
- Dietas de baixo teor energético.
- Pular refeições.
- Comer compulsivamente.
- Jejum.
- Indução a vômitos.
- Uso de laxantes, pílulas dietéticas e diuréticos.
- Excesso de exercícios físicos.

Preocupa a elevada prevalência de dieta entre adolescentes com peso normal, demonstrando uma percepção de si fora da realidade e pouco saudável.

Muitos comportamentos usados por adolescentes com a intenção de perda de peso falham e levam paradoxalmente à ingestão compulsiva com consequente ganho de peso. O adolescente entra em um ciclo ganha-perde-ganha peso, conhecido como efeito sanfona ou ioiô, que predispõe a doenças coronarianas.

São efeitos indesejáveis das dietas inadequadas prolongadas a irritabilidade, distúrbios do sono, dificuldade de concentração, distúrbios gastrintestinais, irregularidade menstrual, parada de crescimento, atraso na maturação sexual e acúmulo inadequado de massa óssea. Distúrbios de alimentação graves, como anorexia nervosa e bulimia, podem assim se desenvolver, e esses pacientes devem ser rapidamente encaminhados para serviços especializados com atendimento multiprofissional.

Modismos alimentares

A promessa de perda de peso rápida, geralmente com pouco esforço, encontra no adolescente terreno fértil para disseminar-se, uma vez que a insatisfação com o próprio corpo e imagem são sentimentos fortes nessa fase.[3] Nesse sentido, dietas restritivas, sem qualquer compromisso com a saúde e a manutenção do peso futuro, levam o adolescente a uma perda de peso inicial. Mas, pela dificuldade de manter a dieta, abandonam-na e voltam a ganhar o peso perdido, além de alguns quilos a mais.

A dieta da moda encontra nas redes sociais seu meio de disseminação, juntamente com a pressão de colegas adolescentes. Vitória, a adolescente de nossa história, demonstra essa tendência ao aderir à dieta de *shakes* recomendada pela amiga. Claro que, sem a participação econômica da avó, isso não seria possível. Está aí também a participação e responsabilidade da família na orientação e na promoção de uma dieta saudável.

Ao longo do tempo, inúmeras dietas da moda foram criadas, eventualmente retornando ao centro do palco. Veremos, a seguir, algumas delas:
- Dieta Atkins: do livro *A dieta revolucionária do Dr. Atkins*, de 1972, preconiza a restrição acentuada de carboidratos (frutas, vegetais ricos em amido, grãos e derivados) e libera a ingestão elevada de gorduras (em torno de 60%). Traz rápida perda de peso por desidratação, perda de massa muscular e ganho de peso posterior pela não manutenção da dieta.[3]
- Dieta Dukan: desenvolvida em 1978 pelo Dr. Pierre Dukan, caracteriza-se por uma dieta hiperproteica, com total proibição de carboidratos e restrição de gorduras. A perda de peso se dá por desidratação, e a baixa ingestão de carboidratos favorece os níveis séricos de colesterol e tolerância à glicose. A dieta hiperproteica resulta em hipercalciúria com risco de litíase renal, acidose metabólica crônica, perda de massa muscular e ganho de peso posterior pela dificuldade de manutenção da dieta.[3]
- Dieta dos *shakes*: com autor e época de criação desconhecidos, propõe a substituição das refeições por *shakes* industrializados de composição hiperproteica, hipoglicídica, hipolipídica e baixo teor de fibras. Não fornece todos os aminoácidos e ácidos graxos essenciais. Apresenta a vantagem do controle calórico por refeição, mas acarreta desequilíbrio de macro e micronutrientes, sobrecarga renal, perda de massa muscular e ganho de peso posterior ao abandono da dieta.[3]
- Dieta da lua: proposta em 2000 por Franziska Von Au, preconiza que, a cada mudança da fase da lua, ingiram-se exclusivamente líquidos por 24 horas. Não há qualquer evidência científica ou benefícios comprovados.[3]
- Dieta da sopa: criada em 2002, foi proposta para pacientes que necessitavam perder rapidamente peso para procedimento cirúrgico. Preconiza a substituição do almoço e

jantar por sopa de legumes e verduras, com inclusão de alguns alimentos ao longo de 1 semana. Não há base científica, além de promover o desenvolvimento de hábitos alimentares inadequados.[3]
- Dieta detox: de vários autores, propõe a ingestão de diferentes tipos de líquidos à base de sucos e chás com baixo teor calórico, visando eliminar toxinas e reduzir a produção de radicais livres, modulando as defesas do organismo e evitando doenças crônicas. Apresenta benefícios, como a ingestão de alimentos *in natura* e minimamente processados, controle do peso e manutenção da saúde, mas promove desequilíbrio nutricional calórico pela menor diversidade de alimentos.[3]
- Dieta do jejum intermitente: proposta em 2011 por Thierry de Lestrade, preconiza jejum de 16 horas, com janela alimentar de 8 horas seguida de novo jejum de 16 horas. Há também a proposta de jejum de 24 horas duas vezes por semana ou de 36 horas uma vez por semana. Sem evidências científicas de benefício à saúde metabólica, ocasiona perda de massa muscular, falta de disposição e dificuldade de concentração.[3]
- Dieta vegetariana: envolve um ideal filosófico de vida, não sendo considerada uma dieta de modismo. Classifica-se em:
    - Lactovegetariana: inclui vegetais, leite e seus derivados.
    - Ovolactovegetariana: inclui vegetais, leite e seus derivados e ovos.
    - Vegetariana estrita ou vegana: exclui todos os alimentos de origem animal.

    As duas primeiras, lactovegetariana e ovolactovegetariana, quando equilibradas, não resultam em deficiência de nutrientes recomendados. Já a dieta vegetariana estrita pode resultar em deficiência de vitaminas D e B_{12}, riboflavina, selênio, iodo, cálcio, zinco e ferro. Como as dietas vegetarianas contêm alto teor de fibras, podem interferir na biodisponibilidade de ferro não heme, zinco e cálcio. Apresentam efeito protetor contra doenças cardiovasculares e hipertensão arterial sistêmica.[3]

Modismos alimentares associados a transformações tão importantes como as que ocorrem na adolescência levam o profissional de saúde, em especial o pediatra, a assumir um papel importante na educação do adolescente, esclarecendo suas dúvidas e angústias, explicando quais as alterações normais de seu crescimento e desenvolvimento, e ajudando-os a compreender a importância de uma dieta saudável.[1]

Cabe ao pediatra também orientar os pais de seus pacientes a escolherem com propriedade quais alimentos deverão ser comprados para consumo em seus lares por suas famílias.[1]

Crescimento

Stela Maria Tavaliere Oliveira • Fabiana Regina Condini

Definição

Conceitualmente, a adolescência, segundo a Organização Mundial da Saúde (OMS), define-se como o período da vida do ser humano que se estende entre os 10 e os 19 anos de vida. Vale, todavia, ressaltar uma importante distinção do ponto de vista legal, uma vez que o *Estatuto da Criança e do Adolescente* (ECA) considera adolescente todo cidadão brasileiro entre 12 e 18 anos. A adolescência corresponde a uma etapa crucial do crescimento e do desenvolvimento, cuja principal característica consiste na série de transformações ligadas aos aspectos físico, psíquico e social do ser humano.[1] A situação dos gêmeos ilustrada no caso clínico exemplifica com maestria parte dessas importantes mudanças que acometem o ser humano nesse momento da vida.

Ao período de modificações biológicas, morfológicas e funcionais que ocorrem durante a adolescência, denomina-se puberdade. Essas transformações físicas do corpo do adolescente têm caráter universal, ou seja, representam um fenômeno comum a todos os indivíduos nessa faixa etária. Desse modo, entende-se, já como evidenciado por Osório (1989) e Chipkevitch (1995), que o fenômeno puberdade/adolescência não pode ser estudado isoladamente.[2]

A puberdade corresponde, dentro da adolescência, a um período relativamente curto de cerca de 2 a 4 anos. Todas as modificações observadas nesse período sofrem influências genéticas, hormonais, ambientais, nutricionais, sociais e culturais.

Quatro eventos caracterizam a puberdade normal, a saber:[3]
1. Estirão do crescimento ponderoestatural.
2. Alteração da forma e da composição corporal, resultante do desenvolvimento esquelético, muscular e das modificações da quantidade e da distribuição da gordura.
3. Desenvolvimento gonadal e das características sexuais secundárias, com estabelecimento da competência reprodutiva.
4. Desenvolvimento de órgãos e sistemas.

Durante a adolescência, ocorre o que denominamos de estirão puberal, fruto de um rápido e pronunciado crescimento esquelético. Nessa fase, o adolescente apresenta um incremento de até 50% de seu peso adulto e 20% de sua estatura final.[2]

Para acompanharmos esse crescimento, utilizamos a velocidade de crescimento (VC), que deve ser realizada a cada 4 a 6 meses. É fundamental garantir um adequado aporte nutricional nesse período a fim de que o adolescente consiga obter seu pleno desenvolvimento.

Nesse período, o adolescente do sexo masculino pode atingir um pico de velocidade de crescimento de até 10 a 12 cm/ano. Já no sexo feminino, esse pico pode chegar a 8 a 10 cm/ano.

Esse processo não se dá de maneira uniforme em todo o corpo, iniciando-se normalmente pelos membros e seguindo uma direção distal proximal (inicialmente mãos e pés, seguidos de pernas e membros superiores e, por fim, o tronco), o que confere ao adolescente um aspecto de "desproporcionalidade".[1]

Composição corporal/desenvolvimento de órgãos e sistemas

É durante a puberdade que ocorre o fenômeno conhecido como dimorfismo sexual, ou seja, modificações que possibilitem o reconhecimento do corpo feminino e masculino. Tal evento é resultante do desenvolvimento esquelético, muscular e do tecido adiposo.

Caracteristicamente, as meninas apresentam um maior depósito de gordura nas regiões de mamas e quadris, conferindo o aspecto do corpo feminino. Já nos meninos, o crescimento do diâmetro biacromial (entre ombros) e o desenvolvimento muscular na região da cintura escapular definem uma forma masculina.

Todos os órgãos e sistemas se desenvolvem durante a puberdade, sobretudo os sistemas respiratório e cardiovascular. O aumento da capacidade física é mais marcante no sexo masculino, sendo resultante do desenvolvimento do sistema cardiovascular, das alterações hematológicas (aumento da eritropoiese), aumento da massa muscular, da força e da resistência física.[4]

Desenvolvimento gonadal e das características sexuais secundárias

As modificações ocorridas em relação ao desenvolvimento gonadal e dos caracteres sexuais secundários envolvem uma complexa interação entre fatores genéticos, neuroendócrinos e ambientais. Nesse momento, ocorre ativação de funções hipotalâmicas que culminam na secreção pulsátil do hormônio liberador de gonadotrofinas (GnRH), o qual atuará em células hipofisárias, determinando a secreção dos hormônios luteinizante (LH) e folículo-estimulante (FSH). Esses hormônios, por sua vez, atuam nas gônadas, regulando a secreção de estrogênio e progesterona (responsáveis pelo surgimento das características sexuais secundárias nas meninas e regulação da vida produtiva) e testosterona (responsável pelas características sexuais secundárias masculinas, pela produção de espermatozoide e pelo aumento do impulso sexual entre os meninos).[2]

Puberdade feminina

Os eventos puberais ocorrem mais precocemente no sexo feminino em comparação ao sexo masculino, em torno de 1 a 2 anos antes. O primeiro evento observado é o surgimento do broto mamário (telarca), que ocorre, em média, por volta dos 9 aos 10 anos, seguido do aparecimento dos pelos pubianos, conhecido como pubarca (15% das meninas podem apresentar a pubarca como o primeiro evento). Vale ressaltar que é bastante comum o desenvolvimento do broto mamário de forma assimétrica.

A sequência do desenvolvimento das características sexuais secundárias do adolescente foi sistematizada por Tanner, em 1962. A classificação de Tanner para o sexo feminino se baseia nas etapas do desenvolvimento mamário (M) e da pilosidade pubiana (P), como já discutido neste livro.

No sexo feminino, o início da puberdade (M2) coincide com o início do estirão puberal, atingindo o máximo de crescimento em M3 e tendendo a desacelerar em M4.[3]

Menarca

É por volta do estágio M4 que ocorre a menarca nas meninas, configurando, portanto, um evento tardio dentro da puberdade feminina. Esse primeiro ciclo tende a ocorrer por volta dos 12 a 13 anos de idade. Até os 15 anos, cerca de 95% das adolescentes já menstruaram. Logo, aquelas meninas que não apresentarem a menarca até essa faixa etária devem ser avaliadas a fim de se pesquisar problemas ginecológicos e/ou hormonais capazes de justificar tal atraso, situação conhecida como amenorreia primária.[5] Vale ressaltar que um dado de elevada relevância é a idade da menarca materna. Observa-se que as meninas cujas mães menstruaram mais tardiamente apresentam essa mesma tendência.

A adolescente pode apresentar alguns sintomas físicos antecedendo a menarca, como alteração do humor, retenção de líquidos, aumento da sensibilidade das mamas, cólicas abdominais e cãibras (os posteriormente reconhecidos sintomas da tensão pré-menstrual). Esse primeiro sangramento costuma ser de pequeno volume e curta duração. Ele marca o início da vida reprodutiva da mulher, apesar de a primeira menstruação em si não estar necessariamente relacionada com uma ovulação, e sim a uma descamação endometrial ocasionada pela ação estrogênica. Após a menarca, a menina ainda pode apresentar ciclos anovulatórios por um tempo, porém, a partir do segundo ciclo, estes já podem ser ovulatórios. Assim, qualquer relação sexual desprotegida pode culminar em uma gestação não desejada.

Antecedendo ou acompanhando a menarca, pode haver a presença de um corrimento fisiológico, descrito como claro, inodoro, sem prurido e em pequena quantidade, que não apresenta nenhum significado patológico. Esse corrimento tende a desaparecer no primeiro ano após o surgimento da menstruação.

Os primeiros 2 a 4 anos após a menarca são caracterizados por grande irregularidade nos ciclos, relacionados com os intervalos, a duração e a quantidade de sangramento. Nesse período, as meninas podem alternar ciclos ovulatórios e anovulatórios.

Uma dúvida comum entre adolescentes e seus familiares diz respeito ao uso de anticoncepcionais, pois ainda existem mitos relacionados com esse assunto, sobretudo quanto à interferência na fertilidade. Os contraceptivos orais são combinações hormonais que agem evitando a ovulação e alterando o muco cervical e o tecido uterino para impedir a fecundação. No geral, são bem tolerados e com poucos efeitos colaterais. Além de o uso da pílula não oferecer riscos à fertilidade, têm inúmeras vantagens, como auxiliar na regulação do ciclo, reduzir possíveis sangramentos fora do período menstrual, reduzir cólicas e melhorar o controle da oleosidade da pele (prevenindo, assim, as temidas espinhas). Convém ressaltar, todavia, que, assim como fez Vitória, toda adolescente deve recorrer à orientação médica antes de iniciar o medicamento.

Vale lembrar que a menarca coincide com um período de desaceleração do crescimento nas meninas. De modo geral, após a menarca as meninas apresentam um crescimento de cerca de 4 a 5 cm/ano até 2 a 2 anos e meio, cessando após esse período seu crescimento linear.

Puberdade masculina

Caracteristicamente, os eventos puberais no sexo masculino iniciam-se mais tardiamente em comparação ao sexo feminino, ocorrendo, em média, por volta dos 12 anos de idade. A manifestação inicial nos meninos consiste no aumento testicular, que atinge o volume de 4 cm³.

À semelhança do que ocorre no sexo feminino, como descrito anteriormente, os eventos e as mudanças puberais são acompanhados por meio dos gráficos e placas de Tanner, que, no menino, avaliam o desenvolvimento da genitália externa (G) e a pilosidade pubiana (P). Os pelos axilares e faciais se seguem aos pelos pubianos.

No sexo masculino, o estirão puberal inicia-se mais tardiamente, em geral no momento em que o menino se encontra no estágio G3 de Tanner, atingindo o pico de velocidade de crescimento por volta do G4. Esse relativo "atraso" do início do estirão em relação ao estádio puberal justifica, em parte, o fato de os meninos atingirem uma estatura final maior que as meninas, uma vez que eles permanecem mais tempo na fase de crescimento pré-puberal.[1] Se compararmos os gráficos de crescimento dos gêmeos Vitória e Pedro Henrique, veremos que ambos seguem seu percentil de crescimento durante a puberdade, porém Vitória apresenta seu estirão até por volta dos 14 anos. Já Pedro tem seu crescimento mais acentuado até por volta dos 16 anos. Ao término do estirão, há uma acentuada diferença na altura dos irmãos.

Algumas particularidades em relação à puberdade masculina devem deixar pediatras e hebiatras atentos, a fim de poderem orientar adequadamente paciente e familiares, a saber:
- Um motivo comum de preocupação dos meninos é o aparente atraso do crescimento peniano, uma vez que este não representa o evento que inicia a puberdade masculina, e sim o aumento testicular. Durante o atendimento do adolescente, o assunto deve ser abordado a fim de esclarecer dúvidas e desmistificar possíveis ideias sobre alguma deficiência.
- As ejaculações podem se iniciar de forma involuntária nos períodos noturnos, a chamada "polução noturna".[1]
- A ginecomastia constitui um evento comum na puberdade masculina, sendo caracterizada por um aumento glandular da mama masculina. Deve ser diferenciada da lipomastia, aumento das mamas que ocorre nos indivíduos pré-púberes ou púberes por um acúmulo de tecido adiposo. A ginecomastia decorre de um desequilíbrio na relação hormonal, com aumento da produção de estrogênios e diminuição da produ-

ção dos andrógenos. Em geral, é bilateral, podendo haver assimetria e crescimento em épocas e ritmos diferentes. Em metade dos casos, desaparece espontaneamente em 1 ano, com 90% dos casos regredindo em 3 anos.[1] Ginecomastia prolongada deve ser avaliada quanto às suas repercussões psicossociais para o adolescente. Nesses casos, em geral ocorre uma reestruturação histológica glandular (fibrose), praticamente impedindo sua involução de modo espontâneo. Vale considerar, junto ao adolescente e à sua família, a remoção cirúrgica nesses casos.

Conclusão

Conhecer os eventos puberais e suas variações da normalidade é de fundamental importância para todo profissional médico envolvido nos cuidados do adolescente, a fim de detectar precocemente qualquer desvio da normalidade e, assim, possibilitar que o adolescente se desenvolva dentro de todo seu potencial.

Desenvolvimento

O comportamento do adolescente

Andrea Hercowitz

Introdução

Pedro Henrique e Vitória cresceram, e são agora adolescentes. A adolescência compreende, por definição da OMS, todos os indivíduos entre os 10 e 19 anos,[1] sendo considerado um período da vida com necessidades específicas em saúde. Trata-se da fase de transição da infância para a idade adulta, momento de desenvolver conhecimentos e habilidades, aprender a administrar as emoções, a se relacionar, a ter autonomia para, no final desse período, ser capaz de assumir papéis de adulto.[2] No Brasil, o ECA considera adolescentes as pessoas entre 12 e 18 anos de idade.[3]

O surgimento do conceito de adolescência como conhecemos atualmente é recente, datando do século XIX. No entanto, descrições da Grécia do século IV a.C. mostram que o comportamento dos adolescentes não se diferencia do que é percebido hoje, apesar de todas as diferenças culturais e sociais.[4] Relatos dos filósofos Sócrates e Aristóteles provam isso.

> Eles parecem amar o luxo. Têm maus modos e desdenham a autoridade, desrespeitam os adultos e gastam seu tempo vadiando... Estão sempre prontos a contradizer os pais... comem insaciavelmente e tiranizam seus mestres.
>
> (Sócrates)

> Os adolescentes estão prontos a transformar qualquer desejo em ação. Dos desejos corporais, estão mais dispostos a ceder ao desejo sexual, não exercendo o autocontrole.
>
> (Aristóteles)

Se adolescentes apresentam alguns comportamentos semelhantes no decorrer do tempo, independentemente da cultura, da sociedade, das crenças, da educação ou de qualquer outro fator externo, fica evidente que transformações internas exercem grande influência no adolescer. A adolescência é sempre uma fase de aprendizado e as mudanças acontecem para que o grande objetivo seja atingido: a formação de adultos autônomos, com personalidade única e responsabilidades.

Mudanças da adolescência

O comportamento de cada ser humano é individual e influenciado pela somatória de suas experiências da vida, seus relacionamentos com a família e os amigos, o ambiente de criação e a hereditariedade, mas, somadas a essas vivências, existem explicações comuns a todos, as quais são fisiológicas. As atitudes típicas da adolescência estão relacionadas com alterações psicossociais, oscilações hormonais e mudanças cerebrais que ocorrem nesse período da vida. Por se tratar de uma fase de transição, é de se esperar que os adolescentes estejam procurando compreender a si mesmos, suas relações com o corpo e com os outros. É, portanto, momento de experimentar, com o objetivo inconsciente de moldarem o adulto que serão.

Mudanças cerebrais

O cérebro amadurece progressivamente no decorrer da vida, atingindo a maturidade total em torno dos 24 anos. Nos primeiros anos da adolescência, grande parte dele já está madura, como os lobos parietal, temporal e occipital, porém algumas áreas ainda estão em desenvolvimento, como o sistema límbico e o córtex pré-frontal. O sistema límbico é responsável pela busca do prazer, pelo processo de recompensa, pela resposta emocional e pela regulação do sono, finalizando sua formação antes do córtex pré-frontal, que, por sua vez, é responsável pela capacidade de tomar decisões, organizar-se, controlar impulsos e fazer planos para o futuro. Esta é a última região cerebral a atingir a maturidade total.[5]

O sistema de recompensa sofre profundas transformações na adolescência, impulsionado pela ação dos hormônios sobre a anatomia cerebral, os neurotransmissores e as conexões entre as diferentes regiões do cérebro. Isso acontece para desencadear o desejo por ações que garantam a sobrevivência e a reprodução do ser humano, como comida, sono, atividade sexual, busca por temperatura adequada, segurança pessoal e do grupo. As áreas relacionadas com a sociabilidade se tornam mais ativas, pois necessitamos dela para sobreviver. Estudos com ressonância magnética funcional mostram a alta recompensa após a conexão com outras pessoas. Observam-se grandes mudanças, tanto para a tristeza diante da exclusão social quanto para a alegria da aceitação.[6]

Os neurotransmissores desempenham um papel importante no comportamento do adolescente, principalmente a dopamina e a serotonina. A primeira age no sistema de recompensa (sistema límbico), e a segunda, no sistema inibitório (córtex pré-frontal). É esse desequilíbrio entre as funções do córtex pré-frontal imaturo e a busca intensa pelo prazer e pela recompensa que predispõe os adolescentes a se colocarem em situações de risco, mesmo que tenham a consciência da existência desse risco.[7]

Mudanças hormonais

Diversas mudanças hormonais acontecem nessa fase. Os hormônios sexuais começam a ser secretados, dando início à puberdade e a todas as mudanças fisiológicas associadas a ela, sendo o aparecimento dos caracteres sexuais secundários o mais perceptível. A necessidade de lidar com as mudanças do corpo e o estranhamento relacionado com elas provocam mudanças comportamentais. A força da natureza mostra que a infância está indo embora e que uma nova fase começa, sem nenhuma chance de volta, o que assusta alguns e gera ansiedade em outros.

Os hormônios sexuais têm um importante papel organizacional no cérebro dos seres humanos em dois momentos: na vida intrauterina e na adolescência.[8] Estudos mostram que existe uma relação entre a puberdade, ou seja, a elevação da secreção dos hormônios sexuais, com a busca pela recompensa, e o aumento da sociabilidade dos adolescentes,[9] por uma questão de sobrevivência.

Mudanças psicossociais

À medida que o corpo vai amadurecendo, ocorrem também mudanças psicossociais e emocionais, além do aumento da capacidade cognitiva e intelectual. Os adolescentes desenvolvem a habilidade para o raciocínio lógico e moral, tornando-se capazes de pensar de forma abstrata e de fazer julgamentos morais.

As experiências da adolescência, que incluem conquistas e frustrações, ensinam o adolescente a lidar com diversas situações e sentimentos, moldando lentamente o indivíduo e sua relação com os demais. O ambiente em que vivem também interfere na formação de suas personalidades. As influências externas variam de acordo com a cultura e a sociedade, podendo se diferenciar em um mesmo país, de acordo com a educação e o nível socioeconômico, por exemplo. Valores, normas, formas de se relacionar com os outros, responsabilidades e papéis aprendidos nessa fase terão grande impacto na vida adulta.[5]

Comportamento do adolescente

Diante de tantas mudanças, os adolescentes passam a apresentar alterações em seu comportamento, de forma inconsciente e como resposta a tudo com que precisam lidar: mudanças físicas, maior cobrança de responsabilidades, desejo de desbravar um novo mundo e testar suas novas capacidades. A adolescência é a fase de experimentar, de errar, de entender o que se deseja levar para o futuro. Para vivenciar isso tudo, naturalmente se afastam do seus pais, mudando a forma de se relacionar com eles e forçando sua independência, movimento fundamental para que ganhem espaço a fim de que consigam construir sua personalidade e identidade adulta. Conflitos tendem a surgir, uma vez que os familiares, apesar de desejarem o crescimento de suas crianças, temem pelos riscos a que podem se expor longe de seus cuidados. Frequentemente, os jovens acham que estão prontos para novos desafios, enquanto os adultos acham que ainda não.

A necessidade de se autoafirmarem como pessoas competentes faz com que os adolescentes sejam prepotentes em relação às adversidades, acreditando que nada de errado poderá acontecer com eles (pensamento mágico).[10] A necessidade de afastamento da família e a capacidade de pensar de maneira abstrata permitem que fiquem horas em seus quartos, como faz Pedro Henrique. Porém, embora este seja um comportamento natural da adolescência, que deve ser respeitado, é importante proporcionar momentos de diálogo, na hora das refeições, por exemplo, como forma de manutenção do relacionamento familiar e da prevenção de riscos.

Com a prepotência e a sensação de invulnerabilidade, adolescentes tendem a desafiar as regras. Isso faz parte da exploração, do teste de limites, do aprendizado. É uma forma de se autoafirmarem e de mostrarem a si mesmos que não dependem mais dos seus pais. Vovó Naná deixa claro para Vitória que não gosta que ela fume e tome bebidas alcoólicas, mas nem por isso ela para de agir assim. Também fez uma tatuagem, apesar de saber que sua mãe e avó não aprovavam. São comportamentos típicos adolescentes, mas que não são isentos de riscos, motivo pelo qual devem ser debatidos em família.

Não são apenas as relações familiares que se modificam – as relações sociais também sofrem grandes transformações. Diante de um mundo desconhecido, adolescentes tendem a se unir com outros com os quais se identificam para juntos aprenderem o que a vida tem a lhes ensinar. A opinião dos amigos passa a valer mais do que a dos próprios pais e os comportamentos tendem a se tornar parecidos. Vestem o mesmo estilo de roupas, comem os mesmos tipos de comidas, gostam das mesmas coisas, apresentam o mesmo comportamento em relação à escola e diante das situações de risco. A experimentação também se reflete aqui, e, de acordo com o que vivenciam, podem trocar de grupos, até mesmo se identificando de maneira definitiva.[10]

A insegurança da adolescência faz com que se comparem com outros adolescentes, buscando alguma identificação e, principalmente, aceitação. A padronização traz conforto ao adolescente e facilita o enfrentamento de todas as novidades que envolvem seus sentimentos e corpos. Identificar-se com os outros traz alívio para suas angústias. Contudo, ser diferente pode causar sofrimento. Vitória é obesa desde a infância, mas é na adolescência que inicia, por conta própria, a dieta, provavelmente por se sentir fora do padrão. Tanto a obesidade quanto sua orientação sexual a fazem diferente da maioria dos adolescentes e, dos dois, só consegue mudar o corpo, uma vez que se sentir atraída por meninas não pode ser mudado, sendo um traço de sua identidade, tão normal quanto a heterossexualidade.

Assim como a identificação com o grupo de amigos, figuras públicas, como artistas, atletas e músicos passam a ser idolatradas e copiadas, como fez Vitória, que mudou seu visual, pintando os cabelos, colocando *piercings* e usando roupas de roqueira, com uma clara identificação com seu grupo de rock preferido. Com seu grupo de amigas, passa a usar álcool e tabaco. É preciso atenção a esse comportamento, pois algumas características dessa fase fazem com que sintam atração pela experimentação de drogas como curiosidade, prepotência, pensamento mágico, busca pelo prazer, imediatismo, desafio das regras vigentes. As mudanças cerebrais e o consequente aumento da busca pelo prazer e recompensa aumentam esse risco.

A maneira pela qual adolescentes gerenciam o tempo é diferente da dos adultos. Eles têm a urgência de viverem o presente, com imediatismo e pouca percepção de repercussões de seus atos em longo prazo e planejamento do futuro. Além disso, muitos priorizam o prazer em detrimento das obrigações, como deixar de estudar para uma prova marcada para o dia seguinte para sair com os amigos.

Outro aspecto marcante da adolescência é o desenvolvimento da sexualidade. Com a chegada da puberdade, os caracteres sexuais secundários começam a se desenvolver, causando um estranhamento inicial e uma aceitação e até mesmo orgulho posterior. A curiosidade pelo próprio corpo migra para o interesse pelos outros e a orientação sexual se torna mais clara, pela sensação de atração e pelos desejos (ou ausência destes) pelos outros. Conforme vão crescendo e tomando posse de seus corpos e identidades sexuais, começam os relacionamentos, inicialmente de forma fugaz e sem compromisso, como parte da experimentação e do aprendizado. Ao final da adolescência, as relações tendem a ser mais estáveis. Tanto Pedro quanto Vitória vivenciaram essas experiências, cada um respeitando suas características pessoais e ambos chegando à idade adulta com as mesmas parcerias do final da adolescência.

Existem, portanto, diversos comportamentos apresentados por adolescentes (Quadro 7.1) que são identificados no decorrer da história, onde quer que estejam no tempo e no espaço, os quais devem ser entendidos como parte do crescimento do ser humano, rumo à vida adulta.

Quadro 7.1 – Comportamentos típicos dos adolescentes	
Prepotência	Acham que sabem tudo, subestimam os riscos
Pensamento mágico	Acham que nada vai acontecer com eles
Impulsividade/imediatismo	Agem impulsivamente, sem planejamento
Desafiam as regras	Faz parte do comportamento exploratório, testam limites, sem pensar nas consequências
Afastamento dos pais	Na busca por suas identidades, afastam-se ideologicamente. Valorizam menos o que os pais falam
Isolamento	Em casa, tendem a ficar isolados, mas com os amigos são sociáveis
Supervalorização dos amigos	Os amigos são o suporte para enfrentar a adolescência, explorando o mundo juntos
Envolvimento em comportamentos de risco	A prepotência, com o pensamento mágico, a impulsividade, o afastamento dos pais, a pressão do grupo de amigos e a tendência a desafiar as regras predispõem a esse comportamento

Fonte: Elaborado pela autoria.

Considerações finais

A adolescência traz consigo inúmeros desafios, tanto para quem a vivencia quanto para seus familiares, que precisam compreender que as mudanças de comportamento fazem parte do processo de amadurecimento. É importante encontrar um equilíbrio entre o respeito ao momento, deixando mais espaço para que os adolescentes descubram a si mesmos e ao mundo, e a negligência, ou seja, o abandono, a não imposição de limites. A adolescência constitui uma fase de treinamento, de experimentação do que será a vida adulta e, portanto, necessita de um suporte. O apoio oferecido por vovó Naná e mamãe Bia, apesar das adversidades pelas quais passaram, foi imprescindível para que Pedro Henrique e Vitória encontrassem seus caminhos e se tornassem adultos responsáveis e felizes.

A criança que não quer adolescer
Stela Maria Tavaliere Oliveira

"O que você vai ser quando crescer?"

A infância, época de viver dependente, protegido por pais e família, vai se afastando e, em seu lugar, descortina-se uma fase intensa, repleta de incertezas, inseguranças, mudanças físicas, psicológicas, sexuais e sociais. A responsabilidade por si mesmo, pelas próprias escolhas, o desenvolvimento do raciocínio abstrato e lógico vão pouco a pouco contribuindo para a resposta a várias perguntas.[11-14]

De repente, o jovem começa a escolher suas roupas, seus alimentos, as expressões que usa, as músicas que ouve, hábitos agora ligados à sua "tribo" social, geralmente diferentes dos hábitos da "tribo família-infância".

Agir de maneira independente, caminhando com as próprias pernas longe das "asas dos pais", não é uma tarefa fácil nem cômoda.

Ensinou-se a criança a ser de certa forma submissa, obediente, a acatar e a realizar ordens, mas, na adolescência, esperam-se independência e responsabilidade. Na infância, a criança não é totalmente responsabilizada por seus atos, havendo geralmente atenuantes por ser criança.[11] Após o aniversário de 12 anos, como por mágica, seu corpo começa a crescer rapidamente e o adolescente se vê entre situações nas quais "já está crescido para agir assim" e outras em que "não tem idade para isso".

Os adolescentes se sentem inseguros, reagem com agressividade, isolamento, sensibilidade e retração, sobretudo se estiverem em ambientes onde se sintam ridicularizados e incompreendidos.[11,12] Podem caminhar para comportamentos de distanciamento e indiferença, como os que nossos personagens Pedro Henrique e Vitória adotaram diante da reação da mãe e de vovó Naná por ocasião da revelação do nome da namorada de Vitória.

Quanto mais dependentes da família e dos pais para a resolução de seus problemas, quanto mais submissas ou medrosas forem as crianças, maior será a dificuldade para adaptação e amadurecimento na adolescência.[11] Assim, o adolescente torna-se instável, sente intensamente, mesmo que não demonstre, é extremista – ama e odeia logo em seguida –, e pode ser explosivo e fantasioso, já que muitas vezes se sente incapaz de atender às expectativas sociais e próprias. Outros adolescentes, ao contrário, exageram em sua dedicação escolar ou esportiva ou atividades sociais. João Pedro adotou essa postura com seus estudos e saúde.

Os adultos podem piorar essa instabilidade a partir de críticas, censuras e castigos por medo de que seus jovens não se tornem adultos responsáveis, profissionais realizados e com vida sexual satisfatória. O efeito atingido é oposto, funcionando como um breque no movimento já turbulento do adolescente, a fim de tornar-se um adulto independente e maduro.[11-14]

Pediatras devem orientar pais e professores a manter um ambiente calmo e seguro, a considerarem que, por maiores que sejam as dificuldades, a adolescência passará, e que todos os conselhos que derem a seus adolescentes devem ser envoltos pela maior serenidade e sinceridade possíveis, para que esse período seja, enfim, lembrado como de verdadeiro interesse e amor.[11]

Vacinação

Adriana Monteiro de Barros Pires

O *checklist* final

Vitória e Pedro Henrique são adolescentes! Como o tempo passou rápido... Essa é uma boa oportunidade para colocar a caderneta de vacinação em dia, talvez a última oportunidade. Aproveitar a visita à clínica ou ao posto para aplicar o máximo de vacinas concomitantemente é o ideal para essa faixa etária.[1,2] As vacinas indicadas para essa faixa etária estão descritas a seguir:[3-5]

- HPV: indicada para meninos e meninas a partir dos 9 anos. No Programa Nacional de Imunizações (PNI), está indicada para meninos a partir de 11 anos e meninas a partir de 9 anos, com duas doses com intervalo de 6 meses entre elas. A partir de 15 anos, na rede privada – 3 doses 0, 1 a 2 meses e 6 meses após a dose inicial.
- Meningocócica ACWY: para adolescentes com o esquema primário completo, recomenda-se uma dose aos 11 a 12 anos de idade no PNI e como terceiro reforço no calendário

da Sociedade Brasileira de Pediatria (SBP)/Sociedade Brasileira de Imunizações (SBIm). Adolescentes nunca vacinados até os 15 anos deverão receber duas doses com intervalo de 5 anos e, acima de 16 anos, somente uma dose.
- Vacina difteria e tétano tipo adulto [dT ou vacina difteria, tétano e pertussis (acelular) tipo adulto dTpa] – para adolescentes com o esquema primário completo, recomenda-se preferencialmente a aplicação da dTpa como dose de reforço aos 14 anos. No PNI, está disponível a dT. Crianças acima de 7 anos e adolescentes nunca imunizados ou com histórico vacinal desconhecido devem receber três doses com intervalo mínimo de 2 meses entre elas, sendo uma delas preferencialmente com a vacina tríplice bacteriana tipo adulto acelular.

Além dessas vacinas específicas para essa faixa etária, esse é um ótimo momento para ver a carteira e colocar as vacinas atrasadas em dia:[4,5]
- Tríplice – sarampo, caxumba e rubéola (SCR): adolescentes nunca imunizados ou com histórico vacinal desconhecido devem receber duas doses com intervalo mínimo de 1 mês. Disponível nos postos e nas clínicas privadas.
- Hepatite B: adolescentes nunca imunizados ou com histórico vacinal desconhecido devem receber três doses com intervalo de 0 a 1 e 3 meses. Disponível nos postos e nas clínicas privadas.
- Hepatite A: adolescentes nunca imunizados ou com histórico vacinal desconhecido devem receber duas doses com intervalo 6 meses. Disponível em clínicas privadas.
- Varicela: adolescentes nunca imunizados ou com histórico vacinal desconhecido devem receber duas doses com intervalo mínimo de 3 meses, se menores de 13 anos, e 1 a 2 meses para maiores de 13 anos. A vacina combinada SCRV pode ser aplicada no máximo até os 12 anos de idade. Disponível em clínicas privadas.
- Influenza: dose única anual. Disponível em clínicas privadas ou nos postos para adolescentes em grupos de risco.
- Meningocócica B: adolescentes nunca imunizados devem receber duas doses com intervalo de 2 meses. Disponível em clínicas privadas.
- Febre amarela: em adolescentes nunca imunizados ou com histórico vacinal desconhecido, aplicar dose única. Disponível nos postos e nas clínicas privadas.
- Dengue: para adolescentes nunca imunizados e que já tiveram infecção prévia confirmada pelo vírus da dengue (soropositivos), são recomendadas três doses com intervalo de 6 meses.

Problemas no dia a dia do pediatra

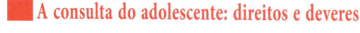

A consulta do adolescente: direitos e deveres
Andrea Hercowitz

Introdução

A adolescência é uma fase evolutiva do ser humano, na qual ocorrem todas as alterações necessárias para transformar a criança em um adulto. Trata-se de um período turbulento e necessário, marcado por mudanças biopsicossociais, que têm como objetivos o desenvolvimento da identidade adulta, da independência, da capacidade de tomar decisões e da autonomia financeira. Por definição da OMS, a adolescência compreende todos os indivíduos que estejam entre os 10 e 19 anos.[1] Já pelo ECA, como já dito, são consideradas adolescentes as pessoas entre 12 e 18 anos.[2]

Adolescentes não são, portanto, crianças grandes nem adultos pequenos. São pessoas em uma fase da vida que merecem um olhar sensível, com acolhimento adequado às suas demandas específicas. Profissionais que desejam lidar com pessoas dessa faixa etária devem se despir de preconceitos, reconhecendo a importância desse momento, sem rotulá-lo de problemático e compreendendo o que os leva a serem... adolescentes! Vitória e Pedro Henrique, apesar de gêmeos, mostraram comportamentos e demandas completamente diferentes ao entrarem na adolescência. Pediatras e hebiatras devem ter conhecimento de como conduzir a consulta e os princípios éticos a serem seguidos, mas sem desvalorizar a individualidade de cada paciente.

Direitos e ética na consulta

Muitos médicos sentem insegurança em relação ao que podem ou não fazer na consulta de adolescentes. Podem atender sem acompanhante? Podem prescrever medicações sem que os pais saibam? Precisam contar aos pais o que aconteceu na consulta?

Diante de tantas dúvidas, os Departamentos de Adolescência e de Bioética da Sociedade de Pediatria de São Paulo, com a SBP, organizaram algumas recomendações para o atendimento de adolescentes,[3] conforme observado no Quadro 7.2.

Quadro 7.2 – Recomendações para o atendimento de adolescentes

Reconhecer o adolescente como indivíduo capaz e atendê-lo de maneira diferenciada
Respeitar a individualidade de cada adolescente, mantendo uma postura de acolhimento, centrada em valores de saúde e bem-estar
O adolescente tem o direito de ser atendido sem a presença dos pais no ambiente da consulta, bem como de fazer opções sobre procedimentos diagnósticos, terapêuticos ou profiláticos, assumindo integralmente seu tratamento
A participação da família no processo de atendimento é altamente desejável, mas os limites devem ficar claros para ambas as partes
A ausência dos pais não deve impedir o atendimento
Em situações consideradas de risco e diante de procedimentos de maior complexidade, como procedimentos cirúrgicos, tornam-se necessários a participação e o consentimento dos pais
Em todas as situações em que se caracterizar a necessidade de quebra de sigilo médico, o adolescente deve ser informado, justificando-se o motivo

Fonte: Oselka e Troster, 2000.[3]

Com relação ao sigilo médico, o *Código de Ética Médica* traz, em sua versão de 2010, no Capítulo IX, art. 74, a seguinte orientação:

> É vedado ao médico revelar sigilo profissional relacionado a paciente menor de idade, inclusive a seus pais ou representantes legais, desde que o menor tenha capacidade de discernimento, salvo quando a não revelação possa acarretar dano ao paciente.[4]

São consideradas situações de quebra de sigilo: gravidez, abuso ou dependência de drogas, transtornos alimentares, doenças graves, autolesão não suicida, ideação ou intenção de suicídio, recusa ou má adesão ao tratamento, situações com riscos de vida para si ou para terceiros. Adolescentes que sofrem violências, como maus-tratos, violência sexual, emocional, *bullying* ou em algum relacionamento, precisam do apoio de seus responsáveis e, por isso, devem ser estimulados a compartilhar a situação com eles. Caso não consigam, o profissional deverá fazê-lo, sempre comunicando o paciente primeiro.[5]

Usada na área jurídica, mas com emprego na Medicina, a teoria do menor maduro se baseia na percepção de que muitos adolescentes têm maturidade suficiente para expressar suas questões, compreender as explicações do profissional, avaliar os benefícios, riscos e probabilidade de sucesso e insucesso das opções de tratamento e agir com responsabilidade em relação às orientações recebidas. Mesmo quando acompanhados, os médicos devem incluí-los nas decisões a serem tomadas, reforçando sua capacidade de cuidarem de si mesmos.[6,7]

Consulta

Existem algumas especificidades da consulta do adolescente que a diferencia da de crianças. Como dito anteriormente, não é necessário que ele esteja acompanhado e, mesmo que esteja, o médico deve estar ciente de que tem diante de si um indivíduo capaz de se expressar e que, portanto, deve ser valorizado e colocado como personagem principal e atuante no espaço de atendimento. Pedro Henrique poderia ter comparecido à consulta com seu pediatra de origem sozinho, se sua avó não pudesse acompanhá-lo.

Caso o médico não seja o mesmo da infância, a primeira consulta do adolescente pode ser um momento de tensão, diante do desconhecimento dos procedimentos que serão realizados. A fase de transição pela qual estão passando faz com que esses jovens se sintam envergonhados com relação aos seus corpos, mostrando-se, com frequência, resistentes à possibilidade de terem que conversar sobre si e serem examinados. A agressividade e a relutância com que muitas vezes chegam nada mais são que máscaras escondendo a insegurança diante de tantas mudanças que acontecem sem controle e que, como eles mesmos sabem, são irreversíveis.

O primeiro acolhimento é fundamental para a formação de uma boa relação médico-paciente, devendo-se, nesse momento, garantir os direitos a privacidade, a confidencialidade e ao sigilo. As regras são definidas preferencialmente na presença dos familiares, se estes estiverem na consulta, para que não aconteçam mal-entendidos posteriores. Aos pais, deve ser explicado que, em casos de possível envolvimento em situações de risco, o sigilo médico será quebrado e que eles serão comunicados. O médico de Pedro Henrique conseguiu estabelecer um vínculo forte entre os dois. Quando precisou, o jovem o procurou, deixando clara a confiança que tinha nele.

A consulta deve ser dividida em dois momentos: com e sem os acompanhantes. Na primeira vez, a anamnese inicial é realizada, exigindo maior participação dos familiares, sobretudo ao se questionar antecedentes gestacionais, familiares e o histórico pregresso do paciente. Após esse momento, o adolescente é convidado a ficar sozinho na sala. Os direitos à privacidade e à confidencialidade garantem um espaço de conversa e exame físico sem julgamentos, o que oferece ao médico a oportunidade de abordar aspectos da vida pessoal, com uma possibilidade maior de uma conversa franca. O adolescente se sente mais confortável para falar de si mesmo e para tirar dúvidas a respeito de assuntos sobre os quais não conversa com os pais e/ou responsáveis. Esse espaço privativo deve ser oferecido, mas não é obrigatório. Caso o paciente prefira que seu acompanhante permaneça na sala de atendimento, isso deve ser respeitado.

Anamnese

Apesar da idade, é necessário questionar os antecedentes gestacionais e neonatais, pois podem ter alguns impactos nessa fase da vida. Um exemplo são os recém-nascidos pequenos para a idade gestacional (PIG) e prematuros, que apresentam na adolescência maior risco de baixa estatura, obesidade, diabetes tipo 2, puberdade precoce ou rapidamente progressiva e síndrome dos ovários policísticos.[8] Comumente, esses dados são fornecidos pelos familiares.

Os antecedentes pessoais, desde a primeira infância, também devem ser questionados, assim como os antecedentes familiares, que podem nos trazer dados importantes, como padrão de crescimento e estatura dos pais, idade de menarca da mãe, além dos problemas de saúde mais frequentes na família capazes de interferir nas decisões para os encaminhamentos a serem dados.

Investigação minuciosa dos hábitos alimentares é fundamental na adolescência, diante dos riscos de escolhas inadequadas, tanto na qualidade quanto na quantidade, e do impacto que podem causar na vida adulta, elevando o risco de obesidade, dislipidemia, diabetes tipo 2, hipertensão etc. Um erro frequente e que deve ser abordado reside na não realização do café da manhã, relacionado com obesidade e futura osteopenia/osteoporose. O ERICA, estudo brasileiro sobre os hábitos alimentares de adolescentes, mostrou que somente 50% deles apresentam comportamentos saudáveis no que se refere à realização de refeições com os pais ou responsáveis, ao consumo de café da manhã e à ingestão de cinco ou mais copos de água por dia.[9] As refeições em família devem ser questionadas, pois estão associadas ao bem-estar emocional dos filhos, além de reduzirem os riscos de depressão, de alimentação exagerada e de certos comportamentos sexuais de risco,[10] em virtude da oportunidade de diálogo.

O *status* vacinal dos adolescentes também deve ser verificado, pois, com muita frequência, passada a infância, as visitas médicas diminuem e a imunização deixa de ser realizada. A resistência dos adolescentes às vacinas é grande, seja por medo, seja por não serem sua prioridade, fazendo com que muitas vezes não sejam aplicadas. Além de identificar possíveis atrasos vacinais, é preciso orientar que existem vacinas específicas para essa faixa etária, como a HPV, o reforço da meningite ACWY e o reforço da dupla ou tríplice bacteriana (dT ou dTpa).[11]

O uso de medicamentos também precisa ser abordado, para uma maior compreensão do estado de saúde e dos acompanhamentos médicos realizados por esses pacientes. Algumas das queixas podem estar relacionadas com os efeitos adversos dos remédios. O que toma e há quanto tempo, por que faz uso e como se lembrar de tomar são alguns dos questionamentos que devem ser realizados. Ajudar o paciente a se organizar em relação aos cuidados com sua saúde colabora com o desenvolvimento de sua autonomia.

Um diferencial da consulta do adolescente consiste na realização de uma anamnese psicossocial minuciosa, podendo-se utilizar o acrônimo em inglês HEEADSSS (Quadro 7.3), para se lembrar dos aspectos mais importantes.[12] O ideal é que nesse momento o adolescente esteja sozinho com o profissional, para que fique mais confortável para uma conversa franca.

A conversa sobre sexualidade e uso de drogas pode representar um momento delicado, devendo ser abordado com naturalidade e respeito. Quando o profissional se mostra acolhedor e isento de julgamentos, o adolescente se sente mais confortável e a conversa flui com maior facilidade. Devem ser feitos questionamentos sobre hábitos, orientação sexual, identidade de gênero e práticas sexuais, sempre enfatizando a prevenção de agravos em saúde. É fundamental perguntar ao paciente se ele ficou com dúvidas ou se gostaria de falar sobre algum tópico que não tenha sido abordado. Às vezes, é nesse momento que surgem a sua principal preocupação e o real motivo da consulta.

Quadro 7.3 – Anamnese psicossocial para adolescentes	
Home (casa/lar)	Com quem você mora? Como são as relações familiares? O ambiente é harmônico?
Education (educação)	Frequenta a escola? Em que ano está? Como são seus resultados escolares? Tem amigos? Algum problema lá? Trabalha?
Eating (alimentação)	Como você tem se alimentado atualmente? Tem alguma preocupação com seu corpo ou peso? Você percebe alguma mudança recente no seu padrão alimentar ou apetite? Está fazendo alguma dieta?
Activities (atividades)	Você faz alguma atividade além da escola? Qual ou quais? Quanto tempo da sua semana é dedicado à prática de atividades físicas? O que você faz para se divertir? Tem alguma religião, frequenta centros religiosos?
Drugs (drogas, tabaco e álcool)	Seus amigos e familiares fazem uso de cigarro, cigarro eletrônico, drogas ou álcool? E você?
Sexuality (sexualidade)	Você já se relacionou com alguém? Sentiu atração por alguém? Já teve algum grau de intimidade? Relações sexuais? Quais métodos de prevenção de gravidez e de infecções sexualmente transmissíveis você conhece?
Self harm/suicide (autolesão/suicídio)	Você se sente triste, ansioso, deprimido? Tem tido mudanças no padrão do sono, de apetite, de vida social? Já pensou em se machucar? Já se machucou? Alguma vez pensou que não valia a pena viver, que preferia estar morto ou que não faria falta a ninguém? Já fez algum planejamento ou tentou se matar?
Safety (segurança)	Você já se sentiu ameaçado em casa ou em algum outro lugar? Costuma se envolver em brigas? Já se encontrou com pessoas que só conheceu *on-line*? Passa dados pessoais ou fotos suas para pessoas desconhecidas? Já sofreu *bullying/cyberbullying*?
Social media (redes e mídia sociais, uso da tecnologia)	Para que você usa o computador/*tablets*/celulares? Quais plataformas digitais costuma utilizar? Quanto tempo passa por dia nessas atividades? Interage com pessoas desconhecidas? Como? Joga jogos violentos?

Fonte: Adaptado de Klein et al., 2014.[12]

Exame físico

O exame físico do adolescente pode ser realizado com a presença ou não de um acompanhante, conforme a vontade dele. Alguns pacientes podem se mostrar extremamente desconfortáveis com esse momento da consulta, o que costuma ser amenizado com a explicação de sua necessidade para os cuidados em saúde integral. Deixar as partes do corpo que não estão sendo examinadas cobertas facilita a aproximação. Caso, ainda assim, a resistência persista e o procedimento não seja imprescindível, pode ser feito um acordo para sua realização na próxima vez.

Deve ser realizado exame físico completo, incluindo o dermatológico, em razão da alta incidência de acne, do aparecimento de estrias e da prática de autolesão não suicida nessa faixa etária. A avaliação de mamas e genitais também faz parte desse momento da consulta, tanto para afastar qualquer problema de saúde quanto para fazer o estadiamento puberal, com base nos critérios de Tanner. As aferições de peso e estatura também precisam ser realizadas, para acompanhamento do crescimento.

Encaminhamentos

Após finalizado o exame físico, o adolescente deve receber um parecer a respeito de sua saúde. Gráficos de peso, estatura, índice de massa corporal (IMC) e estadiamento de Tanner devem ser mostrados para que possa ter uma noção mais concreta de como se encontra em relação à média das pessoas da sua idade e aos parâmetros de desenvolvimento físico e de saúde geral. Pergunta-se ao paciente se seu acompanhante pode retornar à sala nesse momento ou se ele prefere permanecer sozinho.

Caso algum medicamento tenha sido indicado dentro do acordo de confidencialidade, como a recomendação de contraceptivos, a prescrição deve ser dada e claramente explicada antes do retorno do acompanhante à sala.

Os encaminhamentos devem ser feitos de maneira individualizada e de acordo com as questões de cada paciente. Nos casos de problemas de saúde ou quando da necessidade de avaliação laboratorial, exames podem ser indicados e, se preciso, orientado o tratamento.

Como parte dos cuidados em saúde integral do adolescente, algumas orientações preventivas devem ser passadas e reforçadas, como a necessidade da prática de atividades físicas regulares, de um intervalo de tempo aceitável para o uso de telas (celulares, computadores, *tablets*, televisão), de hábitos de sono saudáveis e alimentação adequada.

Aos responsáveis, deve ser explicado que o bom relacionamento familiar traz muitos benefícios à saúde dos jovens, com impacto em sua vida adulta. Pais que conseguem adequar a sua atitude à especificidade da criança/adolescente e estabelecem normas e limites, em um clima de calor afetivo, criam filhos com boa autoestima, habilidades sociais, otimistas, com bom desempenho acadêmico e desenvolvimento de resiliência. O diálogo entre os familiares precisa ser estimulado, e um momento adequado para isso é em pelo menos uma das refeições diárias.[10]

Outra orientação imprescindível diz respeito à atualização da carteira vacinal. É preciso reforçar a importância das vacinas na prevenção de doenças, rebatendo com dados científicos possíveis argumentos contrários. As principais dificuldades dos cuidadores são: convencimento dos filhos quanto à espera do momento ideal, incertezas quanto à segurança das vacinas, medo de efeitos colaterais, doenças com baixa incidência (muitas vezes por conta da própria vacinação) e o custo. Já com os adolescentes, as dificuldades estão relacionadas com sua típica prepotência e sensação de invulnerabilidade, somadas às outras prioridades que estabelecem para suas vidas. A necessidade de autoafirmação e o questionamento das condutas dos pais também colaboram para o atraso vacinal.

A adolescência pode ser desafiadora por ser uma fase turbulenta da vida, com inúmeras mudanças físicas, psíquicas, sociais e de relacionamento com os pais. O pediatra ou o hebiatra podem atuar diminuindo a ansiedade diante das novidades, antecipando-se a elas nas suas orientações. Explicar aos adolescentes e a seus familiares as transformações esperadas, quanto tempo levará para que elas aconteçam, as dificuldades que poderão surgir, incluindo as possíveis alterações de comportamento, permite que tudo aconteça de maneira mais tranquila, para que, no final desse processo, sejam formados adultos saudáveis, autônomos e seguros, para enfrentarem os desafios que surgirão em suas vidas.

No caso da família de mamãe Bia e da vovó Naná, a relação com o médico foi além da confiança. Para Pedro Henrique, o papel que seu pediatra desempenhou extrapolou a relação médico-paciente, sendo o profissional um exemplo para sua vida e um norteador do adulto que gostaria de ser.

Anorexia e bulimia

Andrea Hercowitz

Introdução

O transtorno alimentar se caracteriza por um comportamento patológico no qual se desenvolve uma relação não saudável com o alimento, sendo esse mecanismo a manifestação física de outros problemas mais complexos, da esfera psíquica.[13] É uma doença grave e potencialmente fatal, que acomete pessoas de todas as idades e gêneros, mas com uma incidência maior em mulheres na adolescência. Há uma distorção da autoimagem, na qual as pessoas se enxergam gordas, por mais magras que estejam.

Vitória, após a separação de seus pais, desenvolveu um hábito alimentar incorreto, com escolhas de alimentos pouco saudáveis e em grande quantidade. Consequentemente, ganhou peso e tornou-se obesa. Apesar das tentativas de emagrecer, chegou à adolescência com o peso acima do esperado e buscou alternativas para um emagrecimento rápido e "milagroso", que envolve a substituição das refeições pelo consumo de *shakes*, comportamento de alto risco para o desenvolvimento de um transtorno alimentar. Estudos têm demonstrado que adolescentes obesos apresentam maior incidência de vômitos autoinduzidos, uso de laxantes, restrição alimentar e prática de exercícios exagerada, quando comparados àqueles que estão eutróficos.[14]

Anorexia nervosa

Pode ser identificada, segundo a quinta versão do Manual Diagnóstico e Estatístico de Transtornos Mentais (DSM-5), por três critérios: restrição de ingesta de energia, promovendo o baixo peso corporal, de acordo com a idade, a estatura e o desenvolvimento individual da pessoa e as referências de saúde física; medo de ganhar peso ou de ficar gorda(o) ou comportamento persistente para prevenção do ganho de peso, mesmo que esteja com magreza excessiva; percepção distorcida de peso e imagem corporal ou a recusa de medidas para o ganho de peso, além da forte influência do peso e da forma na autoestima.[15]

A classificação de gravidade da anorexia nervosa, pelo DSM-5, está relacionada com o peso e, consequentemente, com o IMC do indivíduo. São considerados casos leves aqueles com IMC ≥ 17, moderado com IMC de 16 a 16,9; grave se o IMC estiver entre 15 e 15,9 e muito grave quando o IMC < 15.[16]

Etiopatogenia

A causa da anorexia nervosa ainda não é totalmente conhecida, mas sabe-se que é multifatorial, com influência de aspectos biopsicossociais.

A influência biológica se fundamenta em vários aspectos observados, entre eles a hereditariedade, com uma incidência maior em parentes de primeiro grau e coincidência de 50% a 60% em gêmeos. Trabalhos científicos recentes identificaram oito marcadores genéticos relacionados com a anorexia.[17] Outros marcadores biológicos são descritos, como alterações do funcionamento e da estrutura cerebral encontradas em estudos de imagem. Uma pesquisa realizada na Universidade da Califórnia em Los Angeles (UCLA) sugere que a distorção da autoimagem pode estar associada à alteração no processamento visual, uma vez que a ressonância magnética de pacientes com anorexia mostrou menor atividade nas regiões cerebrais responsáveis pelo processamento global de imagens.[18] Outros achados mostram que pode existir um funcionamento anormal do circuito corticolímbico, diminuindo a sensação de fome nesses pacientes. Além disso, há alteração nos neurotransmissores, com déficits nas funções de dopamina (associada ao comportamento alimentar, motivação e recompensa) e serotonina (associada a humor, impulsividade e comportamento obsessivo).[19]

Do ponto de vista psicossocial, pode-se citar diversos fatores, como a associação da magreza à beleza e ao sucesso profissional, relações familiares desarmônicas e com violência doméstica, presença de distúrbios psicológicos/psiquiátricos (afetivos, ansiosos, obsessão-compulsão, personalidade) e características individuais (perfeccionismo, dificuldade em lidar com emoções, preocupação com peso, baixa autoestima, falta de perspectiva). Pessoas engajadas em profissões ou atividades nas quais há grande pressão pela forma física, como atletas, bailarinas, modelos, atores e atrizes, também apresentam um risco elevado para a anorexia nervosa, assim como populações estigmatizadas e reprimidas socialmente, como as minorias sexuais.[13]

A família e os profissionais envolvidos nos cuidados de Vitória devem ficar atentos quanto ao seu comportamento alimentar, pois ela apresenta alguns riscos para desenvolver anorexia, como a vivência da separação dos pais – que desencadeou o erro alimentar da infância e a levou à obesidade –, a atual relação conflituosa com o pai, a obesidade, a busca por dietas milagrosas e por fazer parte da comunidade LGBT.

Quadro clínico

Existem dois tipos de anorexia nervosa, o restritivo e o bulímico. No primeiro, o paciente tem baixo peso por conta da restrição alimentar, períodos prolongados de jejum e excesso de exercícios físicos. O segundo tipo se caracteriza por restrição alimentar associada a episódios de compulsão, seguido de comportamento de expurgo. Uma mesma pessoa pode apresentar os dois tipos durante a evolução da doença.[19]

Os pacientes têm aspecto emagrecido, com sinais de desnutrição, como pele e cabelos ressecados, unhas quebradiças, olhos fundos, abdome escavado e surgimento de pilificação fina em face, nuca, braços e pernas, conhecida como lanugo. Costumam sentir muito frio, como consequência da perda de tecido gorduroso e, por isso, se agasalham mais que o esperado para a temperatura do dia. Existe uma forte preocupação com o corpo e o peso e grande conhecimento do valor calórico dos alimentos. Também tendem a realizar atividade física de maneira compensatória, com a ideia de gastar a energia adquirida nas refeições e, assim, minimizar a culpa por terem comido.[13]

A anorexia pode afetar todos os sistemas do corpo humano, com maior ou menor gravidade de acordo com o grau de desnutrição. A falta de ingesta induz o catabolismo de proteínas e gorduras, diminuindo o volume celular e provocando a atrofia de órgãos nobres. Do ponto de vista laboratorial, as alterações são variadas e não apresentam valor diagnóstico, somente prognóstico.

Em decorrência da desnutrição, há risco de alterações cardíacas estruturais e funcionais, com surgimento de prolapso de válvula mitral e alterações eletrocardiográficas. A frequência cardíaca é tipicamente baixa, menor que 60 bpm, assim como a pressão arterial, abaixo de 90/50 mmHg.

Um dos sistemas que mais sofrem o impacto da restrição calórica é o endócrino. Diversas alterações podem ser percebidas, como a diminuição dos níveis séricos de GnRh, FSH, LH, fator de crescimento semelhante à insulina tipo 1 (IGF-1), estrogênio, testosterona livre, triiodotironina (T3), tiroxina (T4), leptina, insulina e hormônio antidiurético (ADH). Ao contrário, há elevação do hormônio de crescimento (GH) e de cortisol. Em razão dessas alterações hormonais, frequentemente ocorre a perda de densidade óssea, que dificilmente será recuperada ao longo da vida. Se a amenorreia, sintoma recorrente após a perda de peso, tiver duração superior a 6 meses, o risco torna-se ainda maior. Homens podem apresentar oligoespermia e redução da libido. À ultrassonografia, podem ser identificadas redução de volume testicular, dos ovários e do útero, como resultado da falta de estimulação hormonal nesses órgãos.[20]

No sistema gastrintestinal, podem ser percebidas queixas psicossomáticas e orgânicas. É comum que sejam referidas náuseas, sensação de saciedade, inapetência, gases, distensão abdominal, azia e constipação intestinal. Se a anorexia for do tipo bulímica, a dor precordial, resultante da esofagite pelos vômitos autoinduzidos, pode aparecer. Exames laboratoriais costumam mostrar elevação de transaminases, fosfatase alcalina, bilirrubinas e amilase.[21]

A medula óssea pode ser afetada de diversas formas, comprometendo as séries vermelha e branca, assim como as plaquetas. Um terço dos pacientes apresenta leucopenia e anemia, e 10%, plaquetopenia. As atenções devem ser redobradas no sentido de prevenir possíveis infecções.

Muitas são as queixas dermatológicas nos pacientes, como xerose, lanugo, acne, dermatite seborreica, cianose de extremidades, livedo reticular, prurido, paroníquia, carotenemia, perda de cabelos e estrias. Com exceção das cicatrizes das estrias, as demais alterações são revertidas com a recuperação nutricional.[13]

Tratamento

O tratamento da anorexia nervosa costuma ser prejudicado pela recusa do paciente em se tratar. Mesmo diante de quadros clínicos graves, a distorção da autoimagem e o medo de ganhar peso prejudicam a percepção do risco associado à desnutrição. É idealmente realizado por equipe multidisciplinar, da qual fazem parte pediatra/hebiatra, nutricionista, psicóloga e psiquiatra.

O papel do pediatra/hebiatra consiste em fazer o diagnóstico e afastar outras patologias que possam se manifestar com sintomas semelhantes aos dos transtornos alimentares. O tratamento envolve o acompanhamento do peso e dos sinais vitais, com o conhecimento das possíveis complicações. A reabilitação nutricional e a psicoterapia são um processo lento, de acompanhamento geralmente semanal. Quando necessário, são prescritos medicamentos pelo psiquiatra, para amenizar os sintomas de possíveis transtornos associados.

A psicoterapia individual, independentemente da abordagem, é fundamental para o tratamento. Em razão da alteração na dinâmica diária dos adolescentes e de suas famílias e do estresse que a reabilitação costuma causar em decorrência da necessidade de supervisão contínua, das recusas alimentares por parte de pacientes e das possíveis dificuldade dos familiares na compreensão do distúrbio, sugere-se associar a terapia familiar.

Nos casos de recusa alimentar, risco de vida ou psiquiátrico e falha do tratamento domiciliar, a hospitalização deve ser indicada. A realimentação precisa ser avaliada individualmente, podendo ser necessária a passagem de sonda nasogástrica para a oferta calórica inicial.

Apesar de o objetivo da internação ser a recuperação de peso, esta deve ser realizada com cautela, pelo risco da síndrome da realimentação. A oferta excessiva e acelerada de calorias pode causar alterações hidreletrolíticas, sendo a mais grave a hipofosfatemia, potencialmente fatal. Apresentam maior risco pessoas que se alimentaram muito pouco ou nada na última semana, ou que perderam peso de forma muito rápida. O período de maior risco são as duas primeiras semanas. Os sintomas mais comuns são arritmias, hipertensão, manifestações cardíacas (como arritmias e hipertensão), insuficiência respiratória, fraqueza e dor muscular, diarreia, tremores, parestesias e convulsões.

Bulimia nervosa

De acordo com o DSM-5, a bulimia pode ser identificada pelas seguintes características: episódios recorrentes de compulsão alimentar periódica; comportamento de expurgo pelo menos 1 vez por semana por 3 meses; forte influência do peso e forma física na autoavaliação. Para fechar o diagnóstico, é preciso excluir que esses eventos ocorram durante episódios de anorexia nervosa, pois isso caracterizaria uma anorexia do tipo purgativa.[15]

Os episódios de compulsão alimentar são descritos como a ingestão de quantidade de comida claramente maior do que as outras pessoas comem, em um mesmo intervalo de tempo e em situação semelhante,[15] aparentemente um comportamento que Vitória apresentou após os conflitos em casa e a separação dos pais. Os pacientes frequentemente referem que não conseguem parar nem controlar a qualidade e a quantidade do que comem.

Os episódios compensatórios são realizados com o objetivo de evitar o ganho de peso após a ingesta de grande quantidade de calorias. Os métodos utilizados podem ser vômitos autoinduzidos, abuso de laxativos, diuréticos ou outras medicações, jejum prolongado e/ou excesso de exercícios físicos.[15]

Em termos de gravidade, a bulimia nervosa pode ser classificada, de acordo com o DSM-5, pelo número de episódios compensatórios que acontecem por semana: leve (1 a 3); moderado (4 a 7); grave (8 a 13); extremo (14 ou mais).[22]

Etiopatogenia

Assim como na anorexia nervosa, a bulimia é multicausal, estando envolvidos fatores biológicos (genéticos, hormonais, estruturais e funcionais do cérebro, genética e epigenética), psíquicos, sociais, familiares e ambientais. Aqui também se percebe forte influência dos valores socioculturais e da associação da magreza com a beleza e o sucesso profissional, típicos da cultura ocidental.[13]

Os neurotransmissores estão envolvidos na gênese da bulimia. Pesquisas recentes demonstram que a redução dos carreadores de serotonina e a consequente diminuição de sua atividade estão relacionadas com a presença de quadros bulímicos, assim como a reduzida ação da enzima monoamina oxidase (MAO). Outras alterações podem ser encontradas, como anomalias no sistema de receptores de glicocorticoides.[23]

Pessoas com transtornos de depressão e ansiedade têm maior risco de desenvolver a doença, assim como dependentes de substâncias. Outras situações desencadeantes são história de traumas ou estresse, sobrepeso e obesidade na infância ou adolescência. Novamente, Vitória nos vem à mente, pois, além da constante briga com o peso, iniciou uma dieta restritiva, o que é de alto risco para o desenvolvimento de bulimia, já que, em razão do jejum prolongado e da substituição das refeições por *shakes*, pode passar a apresentar quadros de compulsão alimentar e posterior comportamento compensatório.

Pessoas com bulimia apresentam alterações cerebrais funcionais e estruturais. A ressonância magnética demonstra alteração de fluxo sanguíneo nas regiões frontal e temporoparietal, assim como seus volumes reduzidos, quando comparados ao grupo-controle.[24] A compulsão alimentar periódica pode ser resultado de alterações no sistema corticolímbico, que provocam dificuldade na percepção da fome e consequente excesso de ingestão alimentar.

Quadro clínico

Pessoas com bulimia estão constantemente preocupadas com o peso e com a imagem corporal e tendem a ficar irritadiças e deprimidas diante da frustração com o próprio corpo, mesmo se o peso estiver adequado. Não costumam ter aspecto emagrecido pelos episódios de compulsão alimentar. Apresentam pele seca, cabelos fracos e ressecados. Seus rostos costumam ser arredondados, por conta do aumento das parótidas, e suas mãos apresentam calosidade típica, denominada sinal de Russell. Vários órgãos do corpo podem ser afetados.

O sistema que mais sofre lesões na bulimia nervosa é o gastrintestinal. Por conta da frequência dos vômitos provocados, observa-se hipertrofia de glândulas parótidas e salivares submandibulares. Também é bastante comum a queixa de dor retroesternal como sintoma da esofagite causada pelo ácido gástrico, podendo levar à doença do refluxo gastresofágico e hematêmese por lacerações do esôfago (síndrome de Mallory-Weiss). A ruptura esofágica decorrente das lesões causadas pelos vômitos e a ruptura gástrica consequente da distensão pelo excesso de alimentos são raras, mas potencialmente fatais. A diarreia, a esteatorreia e a má absorção são frequentes em pacientes que abusam de laxantes e, assim como na anorexia, existe o risco de pancreatite aguda.[13]

Muitos dos sintomas são consequências das alterações hidreletrolíticas, com risco de morte. Pode haver queixa de fadiga, letargia, tremores, cãibras e desidratação, percebida com a queixa de tontura e hipotensão ortostática, além da redução do volume urinário. Palpitações e dores musculares podem estar relacionadas com hipocalemia. Outras alterações de eletrólitos também podem ser encontradas, como hipocloremia, hipomagnesemia, hipofostatemia e hiponatremia. Frequentemente, os adolescentes dão entrada no pronto-socorro com quadro de alcalose metabólica.[13]

O sistema cardiovascular pode ser afetado por alterações hidreletrolíticas. O eletrocardiograma pode apresentar alargamento de QRS, redução do intervalo PR, prolongamento de QT e aumento de amplitude da onda P. As arritmias são as principais causadoras de morte em pacientes com bulimia.[13]

O sistema dermatológico e seus anexos apresentam diversas alterações, como pele ressecada e com turgor diminuído, cabelos ressecados e com queda, petéquias de esforço e acne. O sinal de Russell, patognomônico da bulimia nervosa, refere-se à calosidade no dorso das mãos, especificamente entre o segundo e o terceiro dedos da mão dominante, causada pelo atrito do dente canino na pele quando introduzido o dedo para estimular o vômito. Um número considerável de pacientes apresenta comportamento de automutilação, motivo pelo qual podem ter cicatrizes de cortes ou queimaduras.[13]

Por conta dos vômitos de repetição, a mucosa oral encontra-se hiperemiada e, por vezes, com petéquias de palato, podendo surgir úlceras nessa região. Os dentes sofrem ação do ácido gástrico e tornam-se amarelados, como consequência da erosão do esmalte dentário, aumentando a sensibilidade ao calor e ao frio das comidas e bebidas ingeridas.[13]

Tratamento

Deve ser realizado com equipe multidisciplinar, com a mesma distribuição de funções que a anorexia nervosa. É realizado em ambulatório ou hospital-dia, sendo rara a necessidade de hospitalização. No caso da bulimia nervosa, a internação só se faz necessária em pacientes com comportamento de expurgo incontrolável ou diante de ideação ou tentativa de suicídio.

O objetivo do tratamento clínico é atingir o peso adequado, quando necessário, e retomar a rotina alimentar saudável. A orientação nutricional é focada em medidas que evitem a compulsão alimentar periódica e o comportamento de expurgo. Diversas abordagens psicoterápicas podem ser usadas, mas, diferentemente da anorexia nervosa, a cognitivo-comportamental costuma apresentar melhores resultados. A terapia familiar é sempre benéfica, tanto para identificar comportamentos que possam ter colaborado com o desencadear do transtorno alimentar quanto para o suporte da família, que frequentemente se desestrutura nesse momento.

São observados resultados positivos da associação da farmacoterapia ao tratamento, seja para melhora dos sintomas da bulimia, seja para os de depressão e ansiedade, co-ocorrências frequentes. Os medicamentos indicados para adolescentes são os inibidores seletivos de recaptação da serotonina.[25]

Prevenção dos transtornos alimentares

Pediatras e hebiatras devem se responsabilizar, com as famílias, pela prevenção da obesidade e dos transtornos alimentares na adolescência, devendo dedicar algum tempo de suas consultas a esse assunto, sempre focando em hábitos saudáveis, e não em peso ideal. Algumas atitudes que profissionais da saúde devem ter para beneficiar seus pacientes no que diz respeito aos transtornos alimentares estão no Quadro 7.4.[13]

Quadro 7.4 – Condutas profissionais para prevenção de transtornos alimentares
Orientar alimentação saudável em qualidade, quantidade e rotina
Desencorajar dietas por conta própria, jejum prolongado e uso de medicações para emagrecimento
Questionar adolescentes com sobrepeso ou obesidade se sofrem *bullying* e compartilhar com as famílias se necessário
Estimular a prática de atividades físicas regulares
Promover boa autoimagem, não associando a imagem corporal à indicação de uma dieta
Orientar as famílias a evitar a compra e deixar alimentos não saudáveis disponíveis
Orientar as famílias a conversarem sobre hábitos saudáveis, evitando falar de peso e forma do corpo
Estimular a realização de refeições em família
Não orientar dietas restritivas para adolescentes que precisem perder peso
Monitorar atentamente a perda de peso quando da orientação de dieta
Investigar comportamentos sugestivos dos transtornos alimentares

Fonte: Golden et al., 2016.[14]

Depressão na adolescência
Andrea Hercowitz

Introdução

Vitória e Pedro demonstraram, no decorrer da vida, alguns comportamentos sugestivos de depressão. A depressão, segundo dados da OMS de 2020, afeta mais de 264 milhões de pessoas de todas as idades, sendo a principal doença incapacitante para o trabalho e a principal causa de morte por suicídio.[26] É resultado de uma complexa interação de fatores sociais, psicológicos e biológicos. As pessoas que passaram por eventos adversos durante a vida (p. ex., desemprego, perda de ente querido e trauma psicológico) são mais propensas a desenvolver a doença.

Depressão e adolescência

Assim como na população geral, entre adolescentes a depressão é considerada a principal doença incapacitante e está muito relacionada com o suicídio, que representa a segunda causa de morte entre pessoas de 15 e 29 anos.[26] Se, por um lado, a incidência e a gravidade da doença são extensamente reconhecidas, por outro, seu diagnóstico nessa faixa etária é bastante complexo, pois, em muitas situações, apresenta sintomas que se assemelham às características típicas do comportamento adolescente. Segundo a American Academy of Pediatrics (AAP), 9% dos adolescentes apresentam depressão em algum momento da vida, mas somente 50% são diagnosticados antes da idade adulta e, mesmo quando diagnosticados, apenas 50% recebem tratamento adequado.[27] A incidência, nessa faixa etária, é maior em meninas que em meninos.

Se, por um lado, quando estudamos a depressão na adolescência citamos sintomas, como irritabilidade ou apatia, isolamento, alterações do sono (sonolência excessiva ou insônia), insatisfação com o próprio corpo, perda de interesse por atividades realizadas anteriormente, piora do rendimento escolar e envolvimento em situações de risco (p. ex., uso de drogas), por outro, observamos adolescentes saudáveis com comportamentos semelhantes.

Todos esses sintomas podem ser apenas a manifestação de uma adolescência normal; por isso, aqueles que lidam com os jovens devem ter conhecimento e sensibilidade para diferenciar o patológico do fisiológico. Nem sempre o adolescente percebe que está deprimido e, muitas vezes, mesmo que o perceba, não procura ajuda dos familiares, acreditando que o problema é passageiro ou que os amigos podem ajudá-lo. Os pais, por sua vez, tendem a acreditar que seja um comportamento típico da idade, não valorizando suas percepções. É preciso se atentar a sinais e sintomas que podem ser uma expressão da doença, de modo a minimizar os riscos.[28]

Fatores de risco

Nossos dois adolescentes viveram algumas situações em suas vidas que podem desencadear transtornos depressivos, como pode ser visto no Quadro 7.5. O baixo peso ao nascimento, a separação dos pais e o posterior afastamento de Pedrão da vida deles, além das perdas financeiras que tiveram, com a necessidade de mudanças no seu dia a dia são algumas delas. Vitória apresenta alguns riscos extras, como uso de álcool, que tem ação depressora do sistema nervosa central, e o fato de estar se identificando com uma orientação sexual não heterossexual. Pessoas com diversidade sexual ainda sofrem muita discriminação e preconceito em nossa sociedade, o que as coloca em situação de vulnerabilidade para problemas de saúde mental. Os fatores de risco para a depressão na adolescência podem ser vistos no Quadro 7.5.[26,29]

Quadro 7.5 – Fatores de risco para depressão
Histórico familiar de depressão
Famílias disfuncionais ou conflitos com os cuidadores
Exposição a adversidades na primeira infância (como abuso, negligência, perda de um ente querido)
Problemas com amigos ou escola
Episódios de depressão anteriores
História de ansiedade, dificuldade de aprendizagem, transtorno do déficit de atenção com hiperatividade, transtorno opositivo desafiador
Doenças crônicas
Pessoas com diversidade sexual e de gênero
Usuário de substâncias de abuso
Baixo peso ao nascimento

Fonte: Mathewson et al., 2017.[30]

Quadro clínico

A depressão na adolescência pode se apresentar nas formas típicas ou como uma manifestação diversa, desencadeando quadros como abuso ou dependência de substâncias químicas, dependência de jogos eletrônicos, transtornos alimentares, autolesão não suicida e outros. Há, também, uma tendência maior de envolvimento em situações de risco.

Adolescentes deprimidos podem apresentar comportamentos como tristeza, choro sem motivo, baixa autoestima, piora do rendimento escolar, excesso de autocrítica, dificuldade em apontar aspectos positivos a seu respeito, insatisfação consigo mesmo, mentir compulsivamente sobre conquistas para aumentar a própria autoestima, inveja ou preocupação excessiva com o sucesso dos outros, culpa exagerada, mesmo sem motivo, e evitação de situações novas, pelo risco de falharem. Nas consultas médicas, costumam apresentar múltiplas queixas, sem correspondência clínica ou laboratorial, sugerindo somatização de sua condição psíquica.

Depressão maior

Trata-se de um dos quadros psiquiátricos mais frequentes na adolescência e está muito relacionada com o suicídio. Crianças também podem apresentar depressão, e os sintomas apresentados por Pedro Henrique na infância, como mudança do hábito de sono, irritabilidade e rebeldia, recusa em estudar e ir à escola, dispersão e afastamento dos amigos podem estar relacionados com essa condição. Os sintomas começaram após a saída de seu pai de casa, possivelmente pela dificuldade em lidar com a situação.

No Quadro 7.6, estão os critérios diagnósticos da depressão maior, que pode ser diagnosticada pela presença de cinco deles, sendo um dos dois primeiros obrigatórios.[31]

Quadro 7.6 – Critérios diagnósticos da depressão maior

1. Humor depressivo ou irritabilidade
2. Diminuição de interesse ou perda de prazer em suas atividades habituais
3. Mudança de peso, alteração de apetite (excesso ou perda) ou dificuldade de atingir peso adequado
4. Distúrbios de sono (insônia ou hipersonia)
5. Agitação ou letargia psicomotora
6. Fadiga ou perda de energia
7. Perda de concentração ou indecisão
8. Desvalorização pessoal ou sentimento de culpa inapropriado
9. Autolesão não suicida, pensamentos em morte ou tentativa de suicídio

Fonte: American Psychiatric Association, 2013.[31]

Dependência de substâncias químicas

Durante a adolescência, Vitória começa a fumar e a fazer uso de álcool. Esse pode ser um comportamento normal da adolescência, que não esteja relacionado com nenhuma doença, já que adolescentes tendem a experimentar situações novas, principalmente se estimulados pelos amigos. Mas pode ser também sinal de que alguma coisa não está bem do ponto de vista emocional. Adolescentes deprimidos podem fazer uso de drogas na busca pelo bem-estar, como uma fuga temporária de sua realidade, mas, como o seu efeito é passageiro, passam a usar com frequência cada vez maior e podem se tornar dependentes. Apesar de utilizada como uma muleta para a depressão, um estudo demonstrou que usuários de maconha na adolescência apresentam, na idade adulta, chance 37% maior de desenvolver depressão, 50% maior de ideação suicida e um risco triplicado de tentativa de suicídio em relação aos que nunca usaram.[32]

De acordo com o DSM-5, o diagnóstico e a classificação da dependência de drogas são feitos pelas seguintes características: uso em quantidades maiores ou por mais tempo que o planejado; desejo persistente ou incapacidade de controlar o desejo; gasto importante de tempo em atividades para obter a substância; fissura importante; deixar de desempenhar atividades sociais, ocupacionais ou familiares pelo uso; manutenção do uso apesar de apresentar problemas sociais ou interpessoais; restrição do repertório de vida em função do uso; manutenção do uso apesar de prejuízos físicos; uso em situações de exposição a risco; tolerância; abstinência. É considerada dependência leve quando se detectam 2 a 3 dessas situações, moderada com 4 a 5 e grave com 6 ou mais.[31]

Faltas frequentes na escola, piora do rendimento escolar, agressividade, comportamento agressivo ou ansioso, traumas e acidentes frequentes, isolamento e distúrbio do sono podem ser sinais de alerta para o abuso de drogas.[28]

Dependência de jogos eletrônicos

A 11ª edição da Classificação Estatística Internacional de Doenças e Problemas Relacionados à Saúde (CID 11),[33] lançada em 2018 e que será utilizada a partir de 2022, incluiu a dependência de jogos eletrônicos na seção de transtornos que podem causar vício, passando, portanto, a considerá-la uma doença. Adolescentes deprimidos podem facilmente tornar-se dependentes, passando horas diante de computadores, *tablets* e celulares, comportamento que Pedro Henrique e Vitória tinham na infância, ele com *games*, em sua maioria violentos, e ela usando as redes sociais.

Os jogos eletrônicos permitem que as pessoas fujam do mundo real, construindo um mundo idealizado, no qual não há contato interpessoal direto. Adolescentes com o vício passam a priorizar os jogos em relação aos outros interesses, como festas e encontro com amigos, e costumam deixar de realizar as suas atividades diárias. Eles mantêm o comportamento mesmo que percebam as consequências negativas.[33]

Esse transtorno é diagnosticado quando o padrão de comportamento é grave o suficiente para resultar em prejuízos em áreas pessoal, familiar, social, educativa e/ou ocupacional, podendo ser contínuo ou recorrente. Em geral, sugere-se que esteja acontecendo há pelo menos 12 meses, mas, se todos os requisitos forem cumpridos e os sintomas forem graves, ele pode ser definido após um período menor.[33]

Transtornos alimentares

Vitória apresentou mudanças comportamentais na ocasião em que seus pais se separaram, iniciando um quadro de erro alimentar, com escolhas por alimentos de baixa qualidade e em grande quantidade. Com isso, começou a ganhar peso. Na adolescência, já obesa, inicia dieta restritiva, fator de risco para o desenvolvimento de um transtorno alimentar. Os transtornos alimentares têm causa multifatorial, sendo uma delas a depressão. Os tipos mais comuns na adolescência são a anorexia nervosa, a bulimia e a compulsão alimentar, com uma incidência de três meninas para cada menino.[28]

A anorexia nervosa pode ser identificada por três critérios:
a) Restrição de ingesta de energia levando a baixo peso corporal, de acordo com a idade, a estatura e o desenvolvimento individual da pessoa e as referências de saúde física.
b) Medo de ganhar peso ou de ficar gorda(o) ou comportamento persistente para prevenção do ganho de peso, mesmo que esteja com magreza excessiva.
c) Percepção distorcida de peso e imagem corporal ou a recusa de medidas para o ganho de peso, além da forte influência do peso e da forma na autoestima.[31]

Já a bulimia pode ser identificada pelas seguintes características:
a) Episódios recorrentes de compulsão alimentar periódica.
b) Comportamento de expurgo pelo menos 1 vez por semana por 3 meses.
c) Forte influência do peso e da forma física na autoavaliação.[31]

Os episódios de compulsão alimentar são marcados por, no mínimo, três dos seguintes itens:
a) Comer mais rápido que o normal.
b) Comer até sentir desconforto.
c) Comer grande quantidade de comida mesmo sem a sensação de fome.
d) Comer sozinho por constrangimento causado pela quantidade de comida ingerida.
e) Sentir-se culpado, deprimido ou com raiva de si mesmo após o excesso de comida.[31]

Envolvimento em situações de risco

A baixa autoestima e a sensação de menos valia fazem com que adolescentes deprimidos tenham um maior envolvimento em situações que os coloquem em risco. Comportamentos como ter relações sexuais sem preservativo, praticar esportes radicais sem proteção, drogadição, dirigir sem carteira de motorista e de forma perigosa constituem alguns exemplos.

A certeza de que valem pouco para os outros e para si mesmos faz com que tenham a impressão de que nada têm a perder e que sua morte, caso aconteça, não será sentida. Além disso, o comportamento de risco dá a eles um papel social, seja de o mais corajoso ou o mais louco, não importa, permitindo que se sintam como parte de algum grupo, mesmo que essa conexão seja temporária e superficial – por isso, arriscam-se.[34]

Autolesão não suicida

Outra forma de manifestação da depressão reside na autolesão não suicida. É o ato de se machucar sem a intenção de morte, muito relacionado com a depressão e a ansiedade. Tem como objetivo transformar a dor psíquica, difícil de entender e manejar, em dor física. A sensação de alívio da angústia é imediata, mas seguida de culpa e vergonha.

Um estudo recente sobre essa prática constatou relação de duas mulheres para cada homem, e 35,6% do total sofria de transtorno depressivo.[9] É mais prevalente em adolescentes. Em 2015, cerca de 18% dos adolescentes relataram ter se envolvido em autolesão não suicida,[35] sendo as mais comuns as queimaduras com cigarros, as feridas abertas no corpo com as próprias mãos (coçando, arranhando, arrancando cutículas) e os cortes realizados com objetos pontiagudos variados. As lesões costumam ser superficiais, em região de antebraços, coxas e abdome, porém deixam cicatrizes. Com o intuito de esconder as marcas, as jovens evitam expor o corpo, usando mangas longas no calor e evitando trajes de banho quando em piscinas ou praia.

Apesar de não ter intenção suicida, a incidência de morte não intencional pelo uso de drogas e o suicídio entre aqueles que se automutilam é nove vezes maior do que na população geral,[36] motivo pelo qual deve ser valorizado. A autolesão não pode ser vista como um artifício dos jovens para chamar a atenção, e sim como um sintoma de uma doença que necessita de tratamento. Desde 2019, existe a obrigatoriedade da notificação compulsória no Brasil.

Há evidências que indicam que a autolesão é um preditor mais forte de tentativas de suicídio do que o próprio histórico de tentativas,[37] especialmente entre os jovens que a praticam de forma repetitiva (10 ou mais atos nos últimos 12 meses), pois a aversão ao ato tende a diminuir, aumentando o risco de comportamentos autodestrutivos cada vez mais arriscados e as chance da concretização do suicídio.

Suicídio

O suicídio é o final trágico de uma história e resulta, em 50% dos casos, de um quadro de depressão. A OMS estima que, no mundo, aconteçam 800 mil mortes a cada ano por suicídio, o que significa 1 morte a cada 40 segundos. Os países de baixa ou média renda são responsáveis por 79% dos casos, sendo as formas utilizadas com maior frequência a intoxicação por pesticidas, enforcamento e armas de fogo.[26] A prevenção depende da identificação das populações de risco e das doenças relacionadas.

População de risco

As tentativas de suicídio estão entre os principais marcadores de risco para o suicídio, sendo sua incidência 10 vezes maior do que a do suicídio consumado. É preciso compreender que uma pessoa que atenta contra a própria vida não está só querendo chamar a atenção e apresenta um risco aumentado para tentá-lo novamente.

Fazem parte do grupo de risco para o suicídio as pessoas que:
- apresentam problemas de saúde mental;
- vivenciaram situações de conflitos, desastres, violências;
- sofreram abuso sexual;
- tiveram perda de pessoas queridas;
- vivem sozinhas, em isolamento social;
- possuem doenças crônicas;
- pertencem a grupos discriminados, como imigrantes ou refugiados, indígenas, pessoas LGBT e população carcerária.

Merecem também um olhar cuidadoso as pessoas próximas a alguém que se suicidou, pois elas passam a ter mais chances de ideação suicida, de planejamento e tentativas de suicídio.[38] Cada morte por suicídio impacta fortemente pelo menos seis pessoas, tornando-se necessária sua identificação para que possam ser monitoradas e receber suporte emocional.

Doenças relacionadas

Adolescentes com problemas de saúde mental apresentam risco elevado para o suicídio, sobretudo depressão, transtornos de ansiedade, transtorno de conduta e transtorno opositivo desafiador.[39]

O transtorno de ansiedade é a doença psiquiátrica mais comum entre crianças e adolescentes. Caracteriza-se por preocupação excessiva em relação a eventos ou atividades, que ocorre na maioria dos dias por no mínimo 6 meses e causa sofrimento ou prejuízo social e/ou escolar. Está associada a um ou mais dos seguintes sintomas: inquietação, fadiga, dificuldade em se concentrar, irritabilidade, tensão muscular, dificuldade de dormir.[6]

Adolescentes com transtorno opositivo desafiador são aqueles que frequentemente perdem a calma, incomodam-se e ressentem-se facilmente, questionam figuras de autoridade e desafiam as regras, provocam as outras pessoas, colocam a culpa de seus erros nos outros e são vingativos.[31] Questionar as regras e testar limites são comportamentos esperados da adolescência, porém exageros, o não reconhecimento dos seus atos e a persistência das atitudes podem demonstrar a presença de um problema.

Os transtornos de conduta são mais comuns em adolescentes do sexo masculino, sendo sua principal característica a violação das regras. Também aqui não deve ser confundido com a adolescência normal, na qual são considerados normais o desafio às regras, o teste de limites e a experimentação. Jovens com esse transtorno tendem a ser antissociais, egoístas, não têm empatia, destroem patrimônio alheio, são cruéis com pessoas e animais e, frequentemente, cometem *bullying*. Diferentemente dos adolescentes em geral, que compreendem o seu erro, eles não apresentam culpa ou remorso pelos seus atos. Fugas de casa, faltas à escola, consumo de substâncias e relações sexuais sem proteção constituem comportamentos frequentes.[31]

Prevenção

A prevenção da depressão na adolescência é feita com um trabalho conjunto entre família, escola e profissionais de saúde, como aconteceu na casa da mamãe Bia e da vovó Naná. Identificar precocemente e, quando necessário, tratar a depressão minimizam os sintomas e riscos associados a essa condição e garantem a formação de adultos mais felizes e bem-sucedidos. No caso de ideação suicida, é fundamental o controle ao acesso a métodos que possam ser utilizados para a concretização do suicídio.

A escuta ativa, o desenvolvimento de projetos para a promoção da saúde, a vigilância para identificar populações de risco, a doença e seus fatores desencadeantes, somados ao cuidado integral à saúde são ações eficazes e necessárias.[29]

Diagnóstico e tratamento

O diagnóstico da depressão deve ser feito com avalição clínica baseada em uma boa anamnese psicossocial, podendo-se lançar mão de escalas para triagem, como a PHQ-9. Trata-se de um questionário que designa valores a determinados comportamentos e ajuda a detectar se existe depressão e qual a sua intensidade, a partir do qual se definirá a melhor conduta.[27]

O tratamento envolve psicoterapia e, quando necessário, acompanhamento psiquiátrico. O médico deve avaliar se há necessidade de tratamento com base na duração dos sintomas e no comprometimento funcional do paciente. Os medicamentos mais recomendados para adolescentes com depressão são aqueles pertencentes ao grupo de inibidores seletivos de recaptação de serotonina.[39]

Incongruência de gênero

José Gabel • Ana Cristina Ribeiro Zollner

Assim que nascem, as crianças, de acordo com o seu fenótipo, anatomia da genitália ou por meio de exames cromossômicos, recebem uma identidade de gênero – masculino ou feminino. Em alguns casos, essa identidade não corresponde ao gênero atribuído, sendo essas crianças chamadas de transgêneros ou não conformes. Quando isso ocorre, a criança e a família sofrem e são discriminadas, uma vez que, supostamente, não se enquadram no "esperado".

As diferenças culturais em conceitos de gênero, a linguagem utilizada para descrever o gênero e as atitudes em relação a pessoas não conformistas com gênero podem afetar expressões de identidade de gênero.[40,41]

A não conformidade de gênero (transtorno de identidade de gênero) é descrita no DSM-5 como disforia de gênero.[42] Não está claro exatamente como as crianças pequenas aprendem sobre gênero.[43] No entanto, estão conscientes das diferenças de gênero na infância.[44] Inicialmente, as crianças podem considerar o gênero sujeito a variações e mudanças; por volta dos 5 a 6 anos de idade, sua visão de gênero torna-se mais constante.[44-46]

As crianças pequenas assumem estereótipos de gênero para si e para os outros; as crianças em idade pré-escolar começam a segregar sexo, jogando mais com pares do mesmo sexo e promovendo construções sociais generalizáveis e papéis e regras de acordo com o gênero.[47-49] Nos anos de idade escolar, as crianças podem relaxar as regras de gênero e respeitar as atividades de gênero com maior flexibilidade e escolha.[49]

O número de crianças e adolescentes que se apresentam em clínicas multidisciplinares para avaliação e gerenciamento de questões de identidade de gênero está aumentando.[50,51] Embora muitas crianças e adolescentes às vezes se comportem como o sexo oposto, um número significativo deles passará para a transição física ou social para o sexo oposto na adolescência ou na idade adulta.[52,53]

Para um melhor entendimento da nomenclatura usada para descrever os vários aspectos de gênero e sexualidade, há, a seguir, um guia/glossário para ajudar no entendimento das principais identificações de gêneros:

- Gênero: tradicionalmente, gênero pode ser usado como sinônimo de "sexo", o conceito que identifica o homem e a mulher do ponto de vista social e biológico; porém, se forem levados em consideração os padrões histórico-culturais e a realidade social, e não a anatomia dos corpos atribuídos para homens e mulheres, gênero se diferencia de sexo, sendo resultado do produto da realidade social, e não da anatomia dos corpos.
- Identidade de gênero: o sentimento inato de um indivíduo de se sentir masculino, feminino, ou uma combinação de ambos.
- Natal ou sexo atribuído ao nascimento: atribuído de acordo com os órgãos genitais externos ou cromossomos.
- Expressão de gênero: como o gênero é apresentado ao mundo exterior (p. ex., feminino, masculino e andrógino); a expressão de gênero não se correlaciona necessariamente com sexo ou identidade de gênero atribuída ao nascimento.
- Não conformidade de gênero: variação cultural na expressão de gênero ou comportamento de papel de gênero (p. ex., em escolhas de brinquedos, companheiros de brincadeiras).
- *Transgender* ("trans"): termo usado para descrever indivíduos com não conformidade de gênero; inclui indivíduos cuja identidade de gênero é diferente de seu sexo atribuído ao nascimento e/ou cuja expressão de gênero não se enquadra em definições estereotipadas de masculinidade e feminilidade; *transgender* é usado como um adjetivo ("pessoas transgêneros"), e não como um substantivo ("transgêneros").
- Disforia de gênero ou incongruência: são os distúrbios ou desconforto que podem ocorrer quando a identidade de gênero e sexo atribuído ao nascimento não são completamente congruentes.
- Transexual: historicamente usado para se referir a pessoas transgêneros que buscaram intervenções médicas ou cirúrgicas para a afirmação de gênero.
- Orientação sexual: construção diferente da identidade de gênero, mas muitas vezes confundido com ela; trata-se do padrão que um indivíduo é atraído física ou sexualmente por indivíduo e gênero(s) de pessoas, que podem ser gays, lésbicas, heterossexuais, bissexuais.
- Comportamentos sexuais: comportamentos específicos envolvendo atividades sexuais que são úteis para triagem e avaliação de risco, como no caso de jovens que rejeitam a rotulagem tradicional (homossexual, heterossexual, bissexual), mas ainda têm parceiros do mesmo sexo.
- *Transgender man/transman*: pessoa com uma identidade masculina de gênero que recebeu um sexo feminino no nascimento.
- *Transgender woman/transwoman*: pessoa com uma identidade de gênero feminina que recebeu um sexo masculino no nascimento.
- *Genderqueer/non-binary*: pessoa de qualquer sexo atribuído ao nascimento que tem uma identidade de gênero que não é masculina nem feminina, mas uma combinação dos dois, ou é fluido.

Em geral, as famílias procuram o pediatra para conversar, esclarecer sobre sexualidade e sobre variação de gênero das crianças e adolescentes.

Os *red flags* ou sinais de alerta mais comuns são:
- Em meninos: preferência por brinquedos e atividades do outro gênero e por brincar com pares de outro gênero, rejeição às atividades típicas do próprio gênero, usar roupas do sexo oposto ou simulação de trajes femininos.
- Em meninas: uma forte preferência por vestir somente roupas masculinas, preferência por papéis transgêneros em brincadeiras, desgosto com a própria anatomia sexual e desejo de pertencer ao outro gênero.[54]

A identificação precoce permite a opção de intervenção médica para evitar o desenvolvimento de características sexuais secundárias indesejadas. O pediatra pode ser uma fonte influente de informação, suporte e orientação para o paciente e seus familiares, devendo ajudar os pais e cuidadores a entender que a trajetória da não conformidade do gênero em crianças pré-púberes não é previsível e que a tarefa mais importante consiste em apoiar a criança e fazer com que ela se sinta amada, visto que, se não são aceitas e apoiadas, correm o risco de se isolarem, com aumento da sua ansiedade.

O pediatra e as famílias, além de uma equipe multidisciplinar, como endocrinologista, psiquiatra, cirurgião, enfermeiro psicólogo, nutricionista, fonoaudiólogo e assistente social, são muito importantes para o atendimento, o entendimento e o apoio aos pacientes que optam pela complexa mudança de gênero, tornando-se fundamental o acolhimento integral de todos os envolvidos no processo. Deve-se fornecer informações confiáveis sobre as várias abordagens de tratamento, destacando a importância dos pais seguindo a liderança da criança e permitindo a possibilidade de a criança mudar sua mente. Ao discutir a possibilidade de supressão da puberdade, é importante que o paciente e os pais conheçam os sinais da puberdade precoce.

O desafio pode ter benefícios, mas também oferece riscos, adversidades e complicações, de acordo com cada caso. O tratamento tem sua ampla abordagem no guia prático de atualização da SBP.[15]

A equipe deve ter experiência e tranquilidade, bem como tratar caso a caso, considerando que as modalidades terapêuticas medicamentosas e cirúrgicas devem ser criteriosas e com todo o suporte condicionado às regras legais ditadas pela constituição, pelo ECA e pelo Conselho Federal de Medicina.[55-57]

Drogas lícitas e ilícitas

João Paulo Becker Lotufo

Aconselhamento breve ou intervenção breve sobre álcool, tabaco e outras drogas no consultório, nas escolas e na família

O mais novo Relatório Mundial sobre Drogas de 2020 foi lançado pela Organização das Nações Unidas (ONU) em alusão ao Dia Internacional Contra o Abuso e o Tráfico de Drogas Ilícitas, fornecendo uma riqueza de informações e análises para apoiar a comunidade internacional na luta contra as drogas. Uma das principais informações do relatório reside no fato de que o uso de drogas em todo o mundo está aumentado: em 2009, 4,8% da população global entre 15 e 64 anos usavam drogas e, em 2018, aumentou para 5,3%.[58]

Adolescentes e jovens adultos representam a maior parte dos usuários. Os jovens também são os mais vulneráveis aos efeitos danosos, porque consomem mais e ainda têm o cérebro em desenvolvimento até os 21 anos (na verdade, um pouco ainda até os 25 anos).[58] Infelizmente, Vitória faz parte desse grupo de adolescentes que bebem e fumam.

A maconha é a droga mais usada. Nos países que liberaram a droga, houve aumento de consumo em sua maioria. E muitos ainda lutam no Brasil para a liberação dessa droga, esquecendo que ela é uma das responsáveis, assim como o álcool, por abandono e defasagem escolar, problemas sociais de toda ordem, gravidez não planejada e infecções sexualmente transmissíveis, entre outros.[58]

Nas Figuras 7.2 a 7.5, são apresentados os resultados de uma entrevista realizada com 3.500 alunos de escolas públicas do ensino fundamental e médio de 10 escolas públicas no entorno do Hospital Universitário da Universidade de São Paulo (HU-USP), zona oeste da cidade de São Paulo: o 5º ano do ensino fundamental corresponde a crianças de 10 anos e o último ano do ensino médio, a jovens de 17 anos. Os pontos coloridos correspondem à porcentagem de jovens que já experimentaram a droga, com exceção da cor preta, que refere à porcentagem de jovens que não responderam à pergunta sobre experimentação das drogas. As cores rosas já mostram os dependentes, pois são usuários diários das drogas. E a cor cinza-escura corresponde aos não usuários.[58]

Aos 10 anos de idade (5º ano do ensino fundamental), já se verifica o início de uso de todas as drogas lícitas e de algumas ilícitas. Dos jovens de 17 anos, 25% já haviam experimentado o tabaco, o índice de experimentação é superior ao índice de fumantes na população maior de 18 anos, hoje em 9,3% (2019), aumentando para 9,8% durante a pandemia do coronavírus.[58,59]

Com o narguilé, o jovem diz utilizar apenas a essência, desconhecendo o fato de que a substância é colocada junto ao tabaco para facilitar o vício e a dependência, mascarando o gosto ruim das primeiras tragadas. Sobre a maconha, a descriminalização da droga que ronda os Estados Unidos, o Uruguai e se inicia na Argentina, diminui o medo da droga e aumenta o seu uso.[60]

Indagados sobre qual droga entre as quatro pesquisadas faria menos mal à saúde, as respostas em todas as escolas foram idênticas: maconha e álcool. Esquecem-se de que a maconha, apesar de ser utilizada em menor quantidade do que as unidades de tabaco fumadas por dia, apresenta 50% mais substâncias cancerígenas e quatro vezes mais alcatrão que o tabaco, não utiliza filtro e provoca prejuízos ao pulmão tanto quanto o tabaco, lesando precocemente o pulmão de crianças e adolescentes.[59]

O jovem sempre diz: "Eu fumo e bebo porque eu quero, a hora que eu quiser parar eu paro". E a sua iniciação pode ter influência dos seus amigos, auxiliada pela ideia de ser menos danoso à saúde que outras formas de tabaco, associada à grande variedade de sabores (essências) ou até pela ideia de ter "um barato". Dizem que a passagem da adolescência para a vida adulta teria que passar pela experimentação do tabaco e pela ingestão de álcool. Hoje, muitos já incluem o uso da maconha. Ao mesmo tempo, em 2010, os pais falaram o seguinte:[58]

- "Espero que meus filhos não fumem, mas o cigarro é a menor das minhas preocupações" – 2009.
- "Gostaria que meu filho não usasse drogas, mas estou feliz por ser apenas maconha" – 2018;
- "Estou feliz porque é apenas cigarro eletrônico" – 2019.

A falta de informação dos pais é um fator complicador na iniciação precoce das drogas fumadas, seja tabaco ou maconha. A ideia de que a maconha não faz mal é o que propaga a internet, grande fonte de informação dos jovens. A indústria tabaqueira tem *expertise* em marketing direto ou indireto para ludibriar a família e o jovem. O lançamento do cigarro eletrônico (CE) demonstra essa questão: a ideia inicial era que fossem utilizados por adultos que não conseguiriam parar de fumar o cigarro normal, dando a ideia de que o CE faria menos mal à saúde. Porém, a propaganda do CE foi direta para o jovem em todo o mundo, acarretando dependência nicotínica e morte entre os jovens norte-americanos. E a indústria do álcool repete essas estratégias.[58]

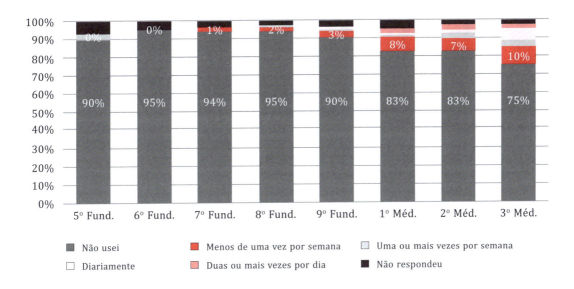

Figura 7.2 – *Início do uso das drogas entre menores de 18 anos. Frequência do uso de cigarro por ano escolar.*

Fonte: Adaptada de Lotufo, 2019.[58]

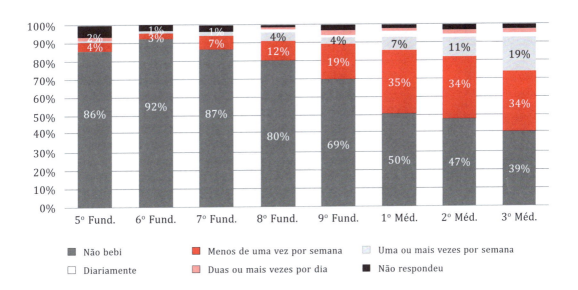

Figura 7.3 – *Início do uso das drogas entre menores de 18 anos. Frequência do uso de álcool por ano escolar.*

Fonte: Adaptada de Lotufo, 2019.[58]

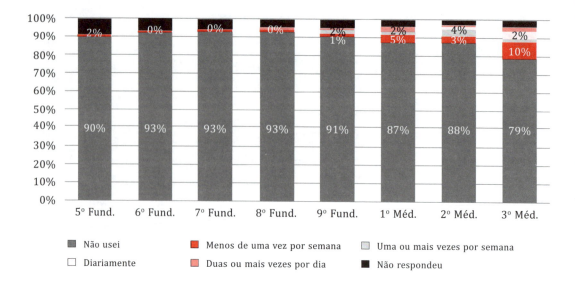

Figura 7.4 – Início do uso das drogas entre menores de 18 anos. Frequência do uso de maconha por ano escolar.

Fonte: Adaptada de Lotufo, 2019.[58]

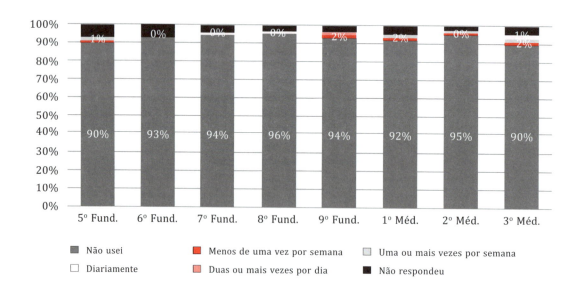

Figura 7.5 – Início do uso das drogas entre menores de 18 anos. Frequência do uso de crack por ano escolar.

Fonte: Adaptada de Lotufo, 2019.[58]

O aconselhamento breve (AB) nada mais é do que "gastar" alguns minutos sobre a questão das drogas, bem como da prevenção para não usuários. A intervenção breve (IB) já seria uma conversa mais dirigida para os usuários de droga. Esta é um pouco mais elaborada e leva um pouco mais de tempo e dedicação. O diagnóstico das possíveis drogas lícitas ou ilícitas presentes nas famílias é fundamental para o preparo do plano de atendimento sobre essas questões. Temos que descobrir o risco das drogas nas famílias e trabalhar esse assunto dando mais informações a quem possa interessar. O AB somado à distribuição de algum material aumenta a efetividade da conversa, como observado em <drbarto.com.br/quem-somos/livretos>.[58]

O AB ou a IB devem ser realizados com a presença dos pais, pois eles também têm interesse e dificuldade em lidar com o assunto e podem reverberar posteriormente em casa o que foi discutido. Na verdade, é necessário um pouco de técnica de quem estiver fazendo o AB. Não se pergunta se o adolescente usa alguma droga, e sim se ele conhece o risco que elas ocasionam. Uma intervenção maior com um adolescente usuário pode vir depois do AB.[58]

No AB, não se pergunta para um(a) adolescente se ele ou ela já teve relações sexuais, mas pergunta-se se ele(a) sabe como evitar uma gravidez não planejada. No HU-USP, houve, entre os anos de 2013 e 2018, 1.585 partos em meninas de 12 a 17 anos. E isso também é uma consequência do uso de drogas, pois, depois de se fumar maconha ou tomar bebida alcoólica a chance de engravidar aumenta, já que diminui a frequência do uso de preservativos.[58]

A presença dessa discussão aliada a trocas de ideias (diálogo) com a família foi o único fator positivo na diminuição da experimentação de drogas pelos jovens. A família é a primeira escola da criança, e seus pais são os seus primeiros orientadores, pois o exemplo deles é fundamental para dar referências à criança e ao jovem.[58]

Uma metanálise primária que incluiu 34 estudos (15.197 participantes) forneceu evidências de qualidade moderada de que os participantes que receberam IB consumiram menos álcool que os participantes com intervenção nula após 1 ano.[59] Intervenções lideradas por pares (mentor ou "amigo" para estudar os participantes) podem oferecer uma abordagem benéfica na prevenção do uso de substâncias.[60] A intervenção parece impedir o fumo, especialmente em mulheres e estudantes com baixa escolaridade, mas não parece iniciar o abandono.[61] Por isso, a importância da prevenção. Fornecer intervenções de cessação do tabagismo baseadas na internet para complementar a oferta atual de serviços de cessação do tabagismo foi uma opção de política de redução de custos nos Países Baixos.[62] O apoio à cessação do tabagismo, via SMS (*short message service*), pode aumentar as taxas de cessação.[63,64]

As leis e os regulamentos para controlar a demanda de álcool e restringir o acesso a meios letais de suicídio e os programas de aprendizagem socioemocional nas escolas e programas de paternidade durante a infância foram considerados as melhores práticas, seguidos de leis de proteção à criança, campanhas de conscientização em massa, informações sobre saúde mental e programas de conscientização nas escolas.[65,66]

A atividade física em ambientes naturais deve ser promovida, assim como o aumento do consumo de vegetais frescos, frutas e água, restringindo o consumo de bebidas açucaradas, tabaco e álcool. A relação com a natureza deve fazer parte do cotidiano, especialmente enfatizada no cuidado de crianças e idosos.[67,68]

De um total de 46 revisões sistemáticas com foco em intervenções para o tabagismo/uso de tabaco, uso de álcool, uso de drogas e abuso combinado de substâncias, sugere-se que, entre as intervenções de tabagismo/tabaco, programas de prevenção escolar e intervenções intensivas familiares, geralmente abordando o funcionamento familiar, sejam eficazes na redução do tabagismo. Entre as intervenções voltadas ao abuso combinado de substâncias, os programas de prevenção primária escolar são eficazes.[69]

Temos muito que fazer!

Anticoncepção na adolescência
Tadeu Fernando Fernandes

A América Latina e o Caribe têm a segunda maior taxa de gravidez na adolescência do mundo, segundo um relatório conjunto lançado pela Organização Pan-Americana da Saúde/OMS (OPAS/OMS), pelo Fundo das Nações Unidas para a Infância (Unicef) e pelo Fundo de População das Nações Unidas (UNFPA).[70]

O relatório destaca recomendações para reduzir a gravidez na adolescência, que vão desde o apoio a programas multissetoriais de prevenção dirigidos aos grupos em situação de maior vulnerabilidade até o aumento do acesso a métodos contraceptivos e educação sexual, entre outros.[70]

O Brasil tem 68,4 bebês nascidos de mães adolescentes a cada mil meninas de 15 a 19 anos, segundo o relatório; o índice brasileiro está acima da média latino-americana, estimada em 65,5. No mundo, a média é de 46 nascimentos a cada mil. Em países como os Estados Unidos, o índice é de 22,3 nascimentos a cada mil adolescentes de 15 a 19 anos.

Com um dado relevante, a taxa de adolescentes grávidas no Brasil teve diminuição nos últimos 20 anos (Figura 7.6), mas ainda está aquém da taxa de outros países na América Latina, como o Chile e a Argentina.

Conforme o relatório, a mortalidade materna representa uma das principais causas da morte entre adolescentes e jovens de 15 a 24 anos na região das Américas. Ainda, globalmente, o risco de morte materna se duplica entre mães com menos de 15 anos em países de baixa e média renda.[70]

A Constituição brasileira, no artigo 226, garante o direito ao planejamento familiar livre de coerção, e o ECA (Lei n. 8.069, de 13/07/90) dispõe claramente sobre questões importantes no atendimento de adolescentes que requerem métodos contraceptivos, fundamentados nos direitos de privacidade e confidencialidade.[71]

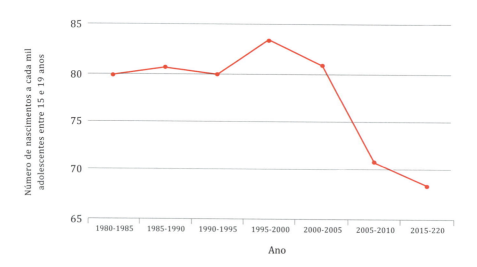

Figura 7.6 – *Gravidez na adolescência no Brasil. Número de nascimentos a cada mil adolescentes entre 15 e 19 anos, entre os anos de 1980 e 2020.*

Fonte: Adaptada de OMS/OPAS, 2020.

Desse modo, a adolescente tem direito à educação sexual, ao acesso à informação sobre contracepção, à confidencialidade e ao sigilo sobre sua atividade sexual, bem como a respeito da prescrição de métodos anticoncepcionais, não havendo infração ética ao profissional que assim se conduz.[72]

A SBP, com a Federação Brasileira das Sociedades de Ginecologia e Obstetrícia (Febrasgo), elaborou um documento no qual deixa claro que a orientação contraceptiva envolvendo métodos de curta duração, como pílulas, geralmente é realizada sem problemas seguindo esses preceitos.[73]

Por sua vez, os métodos de longa ação (métodos intrauterinos e implantes), por necessitarem de procedimento médico para inserção, podem suscitar dúvidas. Para esses métodos, quando indicados, a Febrasgo sugere que podemos considerar o consentimento da adolescente e do responsável, reforçando o aconselhamento contraceptivo.[74]

Adolescentes entre 15 e 19 anos apresentam menor conhecimento e menor taxa de utilização de métodos contraceptivos, um contrassenso às que mais necessitam, que não estão sendo contempladas com os benefícios.[75]

Infelizmente, existem várias barreiras ao uso consistente e correto dos contraceptivos entre adolescentes. A falta de conhecimento, o aconselhamento inadequado, tabus socioculturais, restrições legais e atitudes moralistas quanto à sexualidade nesse grupo etário são comuns, mesmo entre adolescentes que escolhem, ou desejam, um método contraceptivo.[74]

Um estudo mostra as principais lendas e tabus das adolescentes quanto ao uso do contraceptivo oral combinado (COC):[76]
- Faz ganhar peso.
- Requer exame ginecológico para iniciar o uso.
- É menos eficaz que os preservativos.
- Requer pausas a cada 2 anos.
- Afeta a fertilidade.

Dessa maneira, o aconselhamento contraceptivo para adolescentes tem importância crucial. Bitzer *et al.*[76] propuseram uma abordagem sistemática, sob a forma de *checklist*, de fácil utilização pelos pediatras, contendo aspectos relevantes na consulta de adolescentes que buscam orientação contraceptiva, cujos principais elementos são:[76]
- Acolhimento: reforçar a confidencialidade e a privacidade das informações, reconhecer a individualidade da adolescente (é diferente da mulher adulta), informar que não há necessidade de exame ginecológico inicial, criar ambiente aberto e empático.
- O que perguntar na anamnese? Levantar o histórico sexual, uso prévio de contraceptivos, história médica, relacionamento atual e preocupações, expectativa do método contraceptivo, habilidade e motivação para o uso correto, opinião sobre métodos injetáveis e *long-acting reversible contraception* (LARC), avaliar o apoio em casa e do parceiro e sempre inquirir se há necessidade de esconder o método.
- Checar: conhecimento do método e preferência, qualidade das informações, incluindo medo e preocupação, se o método é adequado para necessidades e expectativas, identificar opções aceitáveis, se há necessidade de *screening* para infecções sexualmente transmissíveis (IST), ajudar na escolha do método.
- Falar: sobre mecanismos de ação, eficácia, uso correto e como iniciar o método, sobre o impacto do método sobre o ciclo menstrual, potenciais eventos adversos, benefícios não contraceptivos e sobre consultas de seguimento.
- Tranquilizar (reforço positivo): reforçar que os benefícios dos contraceptivos superam os riscos, incentivar o uso consistente, não interromper o método sem o contato com o médico, reforçar que a anticoncepção é a primeira etapa da vida sexual segura, verificar medos e preocupações que podem não ter sido esclarecidos.

Estudos evidenciaram que as taxas de continuidade e satisfação com o método contraceptivo são maiores quando a decisão é da paciente.[77]

Vamos conhecer os métodos.[78,79]

Métodos reversíveis de longa duração[78,79]

Existem dois tipos de métodos reversíveis de longa duração (LARC), os dispositivos intrauterinos (DIU) de cobre ou hormonal e os implantes contraceptivos subdérmicos.

Os LARC são os métodos mais eficazes de contracepção; uma vez inseridos, não necessitam de ações regulares da paciente, sendo consideradas opções de primeira linha para adolescentes pelo American College of Obstetricians and Gynecologists (ACOG) e pela American Academy of Pediatrics (AAP).

Previamente à inserção dos LARC, deve-se excluir gravidez e realizar rastreio de IST por meio de exame pélvico com inspeção adequada. No caso dos implantes contraceptivos, deve-se obter consentimento informado por escrito.

Medroxiprogesterona de depósito[78,79]

A progesterona de depósito é um método contraceptivo injetável que fornece contracepção efetiva e reversível por 3 meses, além de proteger de câncer de ovário e endométrio, salpingite, gestação ectópica, doenças benignas da mama, acne e deficiência de ferro. A taxa de falha do método é de cerca de 6% ao ano.

É importante informar às pacientes que há risco de amenorreia após o primeiro ano de uso em 70% das usuárias, e que a tão temida perda de massa óssea não deve restringir, nem o início nem a continuidade do seu uso, caso este se faça necessário. Não há evidências no aumento de fraturas se a paciente mantiver hábitos de vida saudáveis, o que inclui a prática de atividade física regular, ingesta adequada de cálcio e níveis de vitamina D plasmáticos adequados.

Pílula anticoncepcional, adesivo e anel vaginal[78,79]

São métodos hormonais combinados, cuja taxa de gravidez é de 9% ao ano em pacientes típicas. Os benefícios não relacionados à contracepção incluem melhora da densidade óssea e proteção contra cânceres de ovário e endométrio, salpingite, gravidez ectópica, doenças benignas da mama, acne e deficiência de ferro.

Pílulas orais combinadas[78,79]

Exigem tomada diária, podendo ser de uso contínuo (sem pausa) ou cíclico (com pausa), preferencialmente sempre no mesmo horário.

A nossa adolescente do caso clínico, Vitória, optou pelo uso contínuo sem pausa. É viável, entretanto, nesses casos, o médico poder abrir o leque de opções para um método universalmente validado e recomendado pelas academias: o uso dos LARC.

Deve-se orientar as pacientes que esse método pode ter sua taxa de continuidade reduzida pelo uso de algumas ervas, antibióticos e outras medicações (como anticonvulsivantes, terapia antirretroviral). Assim, caso necessite de algum tratamento entre esses medicamentos, é preciso recomendar o uso de preservativo conjuntamente à pílula.

Ao indicar esse método, ajude a paciente a adotar rotinas que impeçam o esquecimento da tomada da medicação, por exemplo, com orientações por escrito, além de estratégias como lembretes no celular ou indicação de aplicativos ou *sites* confiáveis.

Estudos envolvendo contraceptivos orais combinados também mostraram menor continuidade e índice de falha em adolescentes. Entretanto, pode-se demonstrar que as pílulas com drospirenona em regime de 24 dias foram mais eficazes que aquelas com levonorgestrel ou naquelas com regime de 21 dias.

O mesmo resultado foi observado com a formulação de valerato de estradiol e dienogeste em regime de pausa curta (26 dias).

Em muitas situações, o médico utiliza os contraceptivos orais combinados no tratamento da acne, baseando-se na possibilidade de haver redução da oferta androgênica à unidade pilossebácea e bloqueio da atividade androgênica na unidade pilossebácea. A administração oral do etinilestradiol é seguida por aumento significativo da globulina ligadora de hormônios sexuais (SHBG), determinando maior captação de androgênios livres.

A supressão gonadotrófica, evento relacionado com progestagênio, propicia menor produção androgênica ovariana. A somatória desses efeitos caracteriza o efeito antiandrogênico, comum a todos os anticoncepcionais orais.

Em condições normais, a manutenção da pele sem excessiva oleosidade ou acne ocorre com o uso de todos os contraceptivos orais, incluindo os de baixa dose, ainda que contenham progestagênios derivados da 19-nortestosterona.

Contudo, para o tratamento da acne grave ou hirsutismo, frequentemente se utilizam progestagênios antiandrogênicos, como a ciproterona, a drospirenona ou a clormadinona, cujo efeito é amplificado pela ação direta desses compostos, bloqueando o receptor androgênico na unidade pilossebácea.

Patch transdérmico[78,79]

O adesivo pode ser aplicado semanalmente (em locais diferentes do corpo) por 3 semanas, seguido de 1 semana sem o medicamento. Pode causar irritação cutânea e vermelhidão, que pode ser resolvida mudando o adesivo de lugar. Prurido intenso com vermelhidão importante pode apontar hipersensibilidade, caso no qual o adesivo deve ser removido e descartado. Os cuidados para evitar o esquecimento são semelhantes aos da pílula oral combinada.

Anel vaginal[78,79]

O anel vaginal é inserido na vaginal pela paciente, devendo ser deixado por 3 semanas e removido por 1 semana. Como existe apenas um tamanho de anel vaginal, a paciente deve se sentir confortável com esse método. A adaptação costuma ser boa quando a paciente está acostumada a utilizar absorventes internos. Os cuidados para evitar esquecimento são os mesmos já citados.

Outros métodos[78,79]

Outros métodos contraceptivos são menos efetivos pois dependem da lembrança de utilizá-lo durante a relação sexual, como o preservativo (feminino ou masculino) ou o diafragma, ou mesmo métodos comportamentais, tabelinha ou coito interrompido. Mesmo assim, deverão ser apresentados à paciente.

Contracepção de emergência[78,79]

Não deve ser utilizada rotineiramente, e algo que precisa estar muito claro para a paciente é: não compreende um método abortivo. No entanto, deixar de oferecê-la nas situações em que há indicações pode ser considerado uma violação do direito da paciente, pois trata-se de segurança individual.

Deve-se lembrar à paciente que, quanto mais for adiada a tomada da medicação, menor a sua eficácia, e que, após seu uso, os ciclos menstruais podem ser alterados.

O método deverá ser oferecido se a paciente estiver exposta ao risco iminente de gravidez, ou seja, não estiver utilizando qualquer método anticoncepcional, se o método em uso atual tiver falha ou em caso de violência sexual.

Seguimento

A paciente adolescente que inicia um método anticoncepcional deve ter um acompanhamento mais próximo, com retornos mais frequentes que o normal. Recomenda-se consultas a cada 3 meses e, caso o profissional perceba que há risco de abandono ou má adaptação, até mesmo antes (mensal ou quinzenal, se necessário).

Infecções sexualmente transmissíveis

Ana Raquel Rodrigues Pereira

O termo "infecções sexualmente transmissíveis" ou IST foi recentemente adotado pelo Ministério da Saúde, pois acredita-se ser mais adequado, já que é possível ter e transmitir a infecção, mesmo estando assintomático e não apresentando qualquer sinal de doença.[80] Não apresentar sintomas torna desafiador o controle desses tipos de infecções. Entre as IST mais frequentes estão a sífilis, o HIV, as hepatites virais, o HPV, o herpes genital e a gonorreia.[81]

Os dois principais fatores de risco para as IST são a falta de uso de preservativo e a idade, no caso de adolescentes. As estatísticas demonstram que cerca de 40% entre os indivíduos de 15 e 24 anos não fazem uso de preservativo nas relações sexuais, segundo dados do Ministério da Saúde. O conhecimento dos meios de transmissão e das medidas de prevenção podem auxiliar a evitar e a diminuir a propagação das IST.[80,81]

Sífilis

As notificações de sífilis no país estão em ascensão. Sua taxa de detecção no Brasil aumentou de 34,1 casos/100 mil habitantes, em 2015, para 72,8 casos/100 mil habitantes, em 2019. Desde 2010, a taxa de detecção de sífilis aumentou em todas as faixas etárias, principalmente entre os jovens de 13 a 29 anos.[82]

A sífilis é causada por uma bactéria, *Treponema pallidum*, apresentando-se com alguns sinais, porém também pode ser totalmente assintomática. A doença é dividida em estágios: primária, secundária e latente recente e latente tardia e terciária.[82]

Sífilis primária é caracterizada por úlcera de fundo limpo, base hiperemiada, indolor, predominantemente única, que aparece no local do contágio, como vulva, vagina, pênis, ânus ou boca, chamada de cancro duro. Com a evolução da doença, o cancro desaparece e, cerca de 6 a 8 semanas depois surge um exantema macular no corpo, principalmente em tronco e membros, como palmas de mãos e plantas dos pés, não pruriginoso e descamativo. Esse estágio pode ser acompanhado de febre e linfoadenopatia. Após algumas semanas, os sintomas desaparecem e o paciente permanece assintomático, caracterizando sífilis latente. É denominada sífilis latente recente até 1 ano após a infecção e sífilis latente tardia com mais de 1 ano de evolução. Há, ainda, manifestações mais graves, como neurossífilis e sífilis terciária, com manifestações neurológicas e cardiovasculares.[82]

Entre os testes disponíveis para diagnóstico precoce e interrupção da cadeia de transmissão da doença, estão os testes treponêmicos: sorologia para sífilis, FTAbS IgM e IgG, testes rápidos e TPHA (*Treponema pallidum hemaglutination assay*). Os testes não treponêmicos, como VDRL, auxiliam no acompanhamento e na definição de critério de cura ou reinfecção.[82]

O tratamento é realizado com penicilina benzatina na dose de 2.400.000 UI nos estágios de sífilis primária, secundária e latente recente e penicilina benzatina na dose total de 7.200.000 UI nos casos de sífilis latente tardia ou terciária. Para casos de neurossífilis, a recomendação é penicilina cristalina.[82]

Para pacientes alérgicos à penicilina, há possibilidade de doxiciclina, entretanto não é indicada para gestantes, pois a penicilina compreende a única medicação com penetração em barreira placentária, tratando, assim, mãe e feto. Nesses casos, a opção consiste na desenssibilização.[82]

HIV

A infecção pelo vírus HIV é uma das principais IST ainda sem cura. Apesar disso, desde seu surgimento até os dias atuais, houve um aperfeiçoamento no tratamento dos pacientes infectados, bem como das medidas profiláticas e do diagnóstico precoce. O objetivo desse conjunto de estratégias, também chamado de prevenção combinada, é diminuir a incidência e, consequentemente, o número de doentes.[83]

No último boletim epidemiológico de HIV, em 2020, destaca-se um aumento de quase 65% entre jovens com Aids de 15 a 19 anos, entre 2009 e 2019. Entre as mulheres, verificou-se um decréscimo da mesma taxa nesse mesmo período.[84]

Entre as vias de infecção do HIV, em 2019, a transmissão vertical foi a mais prevalente entre os indivíduos com menos de 13 anos. Já em pessoas com 13 anos ou mais, a principal via de transmissão foi a sexual, tanto em homens (79,3%) quanto em mulheres (87,3%). É importante que o profissional da saúde saiba orientar todas as estratégias de prevenção, diagnóstico e terapia precoce, que, em conjunto, levam a um melhor desfecho.[83,84]

Desde 2012, o Brasil instituiu o uso da profilaxia pós-exposição (PEP) ao HIV, a qual pode ser prescrita nos casos em que já houve uma possível exposição ao HIV por contato com material biológico em acidentes perfurocortantes, por exemplo, ou relação sexual de risco. É importante realizar o teste rápido para HIV e demais IST previamente, a fim de identificar pessoas que já têm o vírus e, assim, necessitam de terapêutica em vez de profilaxia. A PEP deve ser instituída em até 72 horas após a situação em que houve exposição; caso ultrapasse esse tempo, não será possível prescrever a profilaxia. Nesse caso, o paciente, então, deve ser testado para as IST e orientado a repetir os exames após 30 dias da data da exposição e realizar as prevenções para demais IST com vacinação, por exemplo, uso de preservativo e prescrição de anticoncepcional, conforme a necessidade.[83,84]

Além da PEP, está disponível a profilaxia pré-exposição (PreP), composta por medicação e acompanhamento com consultas e exames para grupos específicos da população que tem risco aumentado a infecção pelo HIV.[85]

O tratamento do HIV foi instituído desde 2013 para todos os pacientes infectados, independentemente do estado imunológico.[85] Essa medida possibilita uma melhor qualidade de vida ao paciente e impede a evolução da doença. Com isso, a expectativa de vida de um paciente com HIV é semelhante ao da população geral. Contudo, o tratamento interrompe a cadeia de transmissão do vírus. Hoje, sabe-se que "indetectável é igual a intransmissível", ou seja, um paciente em tratamento há mais de 6 meses com carga viral abaixo de 50 cópias não transmite o vírus por via sexual.[86,87]

Porém, o sucesso desse tratamento está vinculado ao diagnóstico precoce, que, desde 2013, conta com os testes sorológicos, incluindo testes rápidos e, mais recentemente, autotestes, que podem ser facilmente realizados pelo próprio usuário com uma amostra de saliva.[86,87]

Hepatites virais

Entre as principais hepatites virais estão as de vírus A, B e C.[88]

A hepatite C teve um ganho com os novos antivirais de ação direta (DAA) e propostas de tratamentos mais curtos, com menos efeitos colaterais e com uma melhor resposta que as terapêuticas anteriores.[88]

A maior taxa de detecção de hepatite C tem sido em pacientes acima de 60 anos. Entretanto, essa IST não é menos importante entre os mais jovens. Uma porcentagem dos diagnósticos de hepatite C está associada à coinfecção com HIV, sendo recomendada a testagem frequente nessa população.[88]

Com relação à hepatite B, 38% dos casos estão entre 25 e 39 anos. A hepatite B, assim como hepatite A, tem a vacinação como prevenção, incluída no calendário vacinal obrigatório para crianças a partir no nascimento para hepatite B e de 15 meses a 5 anos incompletos para hepatite A. Essa medida contribui para a diminuição da incidência de ambos os tipos de hepatites virais. Outro grupo que também é contemplado com vacinação de hepatite B são as pessoas com práticas sexuais oral-anal, como homens que fazem sexo com homens (HSH), além de hepatopatas e coagulopatas.[88]

Outras infecções sexualmente transmissíveis

Outras IST, como herpes genital, HPV, uretrites e corrimentos vaginais (p. ex., gonorreia) também são de extrema importância. Todas essas infecções podem ser prevenidas com o uso do preservativo nas relações sexuais. O reconhecimento dos sintomas e a orientação de realizar exames clínicos e testes laboratoriais anualmente ajudam a esclarecer o diagnóstico e um tratamento precoce.[81]

Referências bibliográficas

Alimentação

1. Demory-Luce D, Motil KJ. Adolescent eating habits. UpToDate. 2020 apr. 8.
2. Lopes CS, Abreu GD, Santos DF dos, Menezes PR, de Carvalho KMB de, Cunha CF, et al. ERICA: ingestão de macro e micronutrientes em adolescentes brasileiros. Revista de Saúde Pública. 2016; 50(supl. 1):5s.
3. Yager J. Eating disorders: Overview of epidemiology, clinical features, and diagnosis. UpToDate. 2020 oct. 8.
4. Vitalle MSS, Silva FC, Pereira AML, Weiler RME, Niskier SR, Schoen TH. Medicina do adolescente, fundamentos e prática. São Paulo: Atheneu; 2019.

Crescimento

1. Lourenço B, Netto A. Guia de estudos em pediatria, neonatologia e medicina do adolescente. São Paulo: nVersos; 2017. p. 85-92.
2. Ferriani MGC, Santos GVB. Adolescência: puberdade e nutrição. Revista Adolescer. 2011.
3. Queiroz LB, Silva LEV. Puberdade. In: Lourenço B, Queiroz LB, Silva LEV, Leal MM. Medicina de adolescentes. Barueri: Manole; 2015. p. 16-31.
4. Bordini B, Rosenfield RL. Normal pubertal development: part II: Clinical aspects of puberty. Pediatrics in Review. 2011; 281-92.
5. Crespin J, Reato LFN. Hebiatria – Medicina da adolescência. Rio de Janeiro: Roca; 2007. p. 113-5.

Desenvolvimento

1. World Health Organization (WHO). Adolescent health and development. 19 october 2020. Disponível em: https://www.who.int/westernpacific/news/q-a-detail/adolescent-health-and-development. Acesso em: 28 out. 2020.
2. World Health Organization (WHO). Adolescent health. Disponível em: https://www.who.int/health-topics/adolescent-health/#tab=tab_1. Acesso em: 28 nov. 2020.
3. Brasil. Governo Federal. Estatuto da Criança e do Adolescente. Lei Federal n. 8.069, de 13 de julho de 1990.
4. Frota AM. Different conceptions on childhood and adolescence: the importance of historicity on their construction. Estudos e Pesquisas em Psicologia. 2007 Jun; 7(1).
5. World Health Organization (WHO). Adolescent health and development. 19 october 2020. Disponível em: https://www.who.int/westernpacific/news/q-a-detail/adolescent-health-and-development. Acesso em: 28 out. 2020.
6. Giedd JN. Adolescent brain and the natural allure of digital media. Dialogues in Clinical Neuroscience. 2020 Jun; 22(2):127.
7. Andrade AL, Bedendo A, Enumo SR, de Micheli D. Desenvolvimento cerebral na adolescência: aspectos gerais e atualização. Adolescência e Saúde. 2018; 15(1):62-7.
8. Nguyen HB, Loughead J, Lipner E, Hantsoo L, Kornfield SL, Epperson CN. What has sex got to do with it? The role of hormones in the transgender brain. Neuropsychopharmacology. 2019 Jan; 44(1):22-37.
9. Forbes EE, Dahl RE. Pubertal development and behavior: hormonal activation of social and motivational tendencies. Brain and Cognition. 2010 Feb 1; 72(1):66-72.
10. Hercowitz A. Desenvolvimento psicológico. In: Hercowitz A. Manual de atenção à saúde do adolescente. Secretaria da Saúde. Coordenação de Desenvolvimento de Programas e Políticas de Saúde-CODEPPS. São Paulo: SMS; 2006. p. 107-8.
11. Psicog.org [homepage na internet]. Trabalho de Psicologia do Desenvolvimento e da Aprendizagem Desenvolvimento Físico e Psicomotor. Disponível em: https://psicod.org/trabalho-de-psicologia-do-desenvolvimento-e-da-aprendizagem-de.html. Acesso em: 15 jun. 2021.
12. Brasil. Ministério da Saúde. Secretaria de Atenção à Saúde Departamento de Ações Programáticas Estratégicas, Diretrizes Nacionais para a Atenção Integral à Saúde de Adolescentes e Jovens na Promoção, Proteção e Recuperação da Saúde; 2010.
13. World Health Organization (WHO). Adolescent mental health – 28 september 2020.
14. Bros P. Adolescência: uma interpretação psicanalítica. São Paulo: Martins Fontes; 1985.

Vacinação

1. Moss JL, Reiter PL, Brewer NT. Concomitant adolescent vaccination in the U.S., 2007-2012. Am J Prev Med. 2016 Nov; 51(5):693-705. Epub 2016 Jun 30.
2. Bernstein HH, Bocchini JA. The need to optimize adolescent immunization Committee on Infectious Diseases. Pediatrics. 2017; 139(3):e20164186.
3. Brasil. Ministério da Saúde. Instrução normativa referente ao calendário nacional de vacinação 2020. Disponível em: https://www.saude.gov.br/images/pdf/2020/marco/04/Instru----o-Normativa-Calend--rio-Vacinal-2020.pdf. Acesso em: 14 fev. 2021.
4. Sociedade Brasileira de Pediatria (SBP). Calendário de vacinação da SBP 2020. Disponível em: https://www.sbp.com.br/fileadmin/user_upload/22268g-DocCient-Calendario_Vacinacao_2020.pdf. Acesso em: 28 nov. 2020.
5. Sociedade Brasileira de Imunizações (SBIm). Calendário de Vacinação (SBIm) – Adolescente. Recomendações da Sociedade Brasileira de Imunizações (SBIm) – 2020/2021. Disponível em: https://sbim.org.br/images/calendarios/calend-sbim-adolescente.pdf. Acesso em: 28 nov. 2020.

Problemas no dia a dia do pediatra

1. World Health Organization (WHO). Adolescent health. Disponível em: https://www.who.int/health-topics/adolescent-health/#tab=tab_1. Acesso em: 28 nov. 2020.
2. Brasil. Governo Federal. Estatuto da Criança e do Adolescente. Lei Federal n. 8.069, de 13 de julho de 1990.
3. Oselka G, Troster EJ. Aspectos éticos do atendimento médico do adolescente. Revista da Associação Médica Brasileira. 2000 Oct;46(4):306-7.
4. Código de Ética Médica. Disponível em: https://portal.cfm.org.br/images/PDF/cem2019.pdf. Acesso em: 28 nov. 2020.
5. Azevedo A, Bermudez B, Fernandes E, Eisenstein A, Oliveira H, Goldberg T. Consulta do adolescente: Abordagem clínica, orientações éticas e legais como instrumentos ao pediatra. Adolescência & Saúde. 2018; 15(1):73-85.
6. Garanito MP, Zaher-Rutherford VL. O paciente adolescente e a deliberação clínica sobre a sua saúde. Revista Paulista de Pediatria. 2019 Dec; 37(4):503-9.
7. JusBrasil. O direito de escolha do menor. Disponível em: https://jus.com.br/artigos/52665/o-direito-de-escolha-do-menor. Acesso em: 28 nov. 2020.
8. Verkauskiene R, Petraitiene I, Wikland KA. Puberty in children born small for gestational age. Hormone Research in Paediatrics. 2013; 80(2):69-77.
9. Barufaldi LA, Abreu GD, Oliveira JS, Santos DF, Fujimori E, Vasconcelos SM, et al. ERICA: prevalência de comportamentos alimentares saudáveis em adolescentes brasileiros. Revista de Saúde Pública. 2016 Feb 23; 50:6s.
10. Chen Y, Haines J, Charlton BM, VanderWeele TJ. Positive parenting improves multiple aspects of health and well-being in young adulthood. Nature human behaviour. 2019 Jul; 3(7):684-91.
11. Brasil. Ministério da Saúde. Calendário nacional de vacinação/2020/PNI/MS. Disponível em: https://www.saude.go.gov.br/files/imunizacao/calendario/Calendario.Nacional.Vacinacao.2020.atualizado.pdf. Acesso em: 28 nov. 2020.
12. Klein DA, Goldenring JM, Adelman WP. HEEADSSS 3.0: the psychosocial interview for adolescents updated for a new century fueled by media. 2014. Disponível em: https://www.contemporarypediatrics.com/view/heeadsss-30-psychosocial-interview-adolescents-updated-new-century-fueled-media. Acesso em: 28 nov. 2020.

13. Hercowitz A. Transtornos alimentares na adolescência. Pediatr Mod. 2015.
14. Golden NH, Schneider M, Wood C. Preventing obesity and eating disorders in adolescents. Pediatrics. 2016 Sep 1; 138(3).
15. American Psychiatric Association. Diagnostic and statistical manual of mental disorders (DSM-5®). American Psychiatric Pub; 22 may 2013.
16. Machado PP, Grilo CM, Crosby RD. Evaluation of the DSM-5 severity indicator for anorexia nervosa. European Eating Disorders Review. 2017 May; 25(3):221-3.
17. Watson HJ, Yilmaz Z, Thornton LM, Hübel C, Coleman JR, Gaspar HA. Eating Disorders Working Group of the Psychiatric Genomics. Genomewide association study identifies eight risk loci and implicates metabo-psychiatric origins for anorexia nervosa. Nature Genetics. 2019.
18. Li W, Lai TM, Bohon C, Loo SK, McCurdy D, Strober M et al. Anorexia nervosa and body dysmorphic disorder are associated with abnormalities in processing visual information. Psychological medicine. 2015 Jul; 45(10):2111.
19. Hercowitz A, Machado E. Anorexia e Obesidade. In Saito MI, Vitalle MSS, Landi CA, Hercowitz A. Adolescência e Sexualidade: visão atual. São Paulo: Atheneu; 2016. p. 81-88.
20. Misra M, Klibanski A. Endocrine consequences of anorexia nervosa. The lancet Diabetes & endocrinology. 2014 Jul 1; 2(7):581-92.
21. Mehler PS, Brown C. Anorexia nervosa – medical complications. Journal of eating disorders. 2015 Dec 1; 3(1):11.
22. Walsh BT. Diagnostic categories for eating disorders: current status and what lies ahead. Psychiatric Clinics. 2019 Mar 1; 42(1):1-0.
23. McDonald S. Understanding the genetics and epigenetics of bulimia nervosa/bulimia spectrum disorder and comorbid borderline personality disorder (BN/BSD-BPD): a systematic review. Eating and Weight Disorders-Studies on Anorexia, Bulimia and Obesity. 2019 Oct 1:1-6.
24. Marsh R, Stefan M, Bansal R, Hao X, Walsh BT, Peterson BS. Anatomical characteristics of the cerebral surface in bulimia nervosa. Biological psychiatry. 2015 Apr 1;77(7):616-23.
25. Broft A, Berner LA, Walsh BT. Pharmacotherapy for bulimia nervosa. In: The Treatment of Eating Disorders: A Clinical Handbook, Grilo CM, Mitchell JE (eds.). New York: The Guilford Press; 2010. p. 388.
26. World Health Organization (WHO). Depression. Disponível em: https://www.who.int/news-room/fact-sheets/detail/depression. Acesso em: 21 nov. 2020.
27. Zuckerbrot RA, Cheung A, Jensen PS, Stein RE, Laraque D, GLAD-PC Steering Group. Guidelines for adolescent depression in primary care (GLAD-PC): Part I. Practice preparation, identification, assessment, and initial management. Pediatrics. 2018 Mar 1; 141(3).
28. Hercowitz A. Depressão na adolescência – sinais de alerta para comportamentos de risco. Pediatra Atualize-se. 2018; 5:9-10.
29. Pasini AL, da Silveira FL, da Silveira GB, Busatto JH, Pinheiro JM, Leal TG, et al. Suicide and depression in adolescence: risk factors and prevention strategies. Research, Society and Development. 2020 Mar 16; 9(4).
30. Mathewson KJ, Chow CH, Dobson KG, Pope EI, Schmidt LA, Van Lieshout RJ. Mental health of extremely low birth weight survivors: a systematic review and meta-analysis. Psychological bulletin. 2017 Apr; 143(4):347.
31. American Psychiatric Association. Diagnostic and statistical manual of mental disorders (DSM-5®). American Psychiatric Pub. 2013 may 22.
32. Gobbi G, Atkin T, Zytynski T, Wang S, Askari S, Boruff J, et al. Association of cannabis use in adolescence and risk of depression, anxiety, and suicidality in young adulthood: a systematic review and meta-analysis. JAMA psychiatry. 2019 Apr 1; 76(4):426-34.
33. World Health Organization (WHO). International Classification of Diseases 11th Revision. Disponível em: https://icd.who.int/en. Acesso em: 20 nov. 2020.

34. Basco WT. Pay attention to self-harm: it is a precursor to suicide. Medscape. 2018 jul. 05.
35. Kann L, McManus T, Harris WA, Shanklin SL, Flint KH, Hawkins J, et al. Youth risk behavior surveillance – United States, 2015. Morb Mortal Wkly Rep Surveill Summ Wash DC 2002. 2016; 65(6):1-174.
36. Morgan C, Webb RT, Carr MJ, Kontopantelis E, Green J, Chew-Graham CA, et al. Incidence, clinical management, and mortality risk following self harm among children and adolescents: cohort study in primary care. BMJ. 2017; 359:j4351. Epub 2017 Oct 18.
37. Wilkinson P, Kelvin R, Roberts C, Dubicka B, Goodyer I. Clinical and psychosocial predictors of suicide attempts and nonsuicidal self-injury in the adolescent depression antidepressants and psychotherapy trial (ADAPT). Am J Psychiatry. 2011 Feb 1; 168:495-501.
38. Orri M, Scardera S, Perret LC, Bolanis D, Temcheff C, Séguin JR, et al. Mental health problems and risk of suicidal ideation and attempts in adolescents. Pediatrics. 2020 jun. 1.
39. Cheung AH, Zuckerbrot RA, Jensen PS, Laraque D, Stein RE, Glad-PC Steering Group. Guidelines for adolescent depression in primary care (GLAD-PC): Part II. Treatment and ongoing management. Pediatrics. 2018 Mar 1;141(3).
40. World Professional Association for Transgender Health (WPATH). WPATH Standards of Care for the Health of Transsexual, Transgender, and Gender Nonconforming People, 7th Version. 2012 World Professional Association for Transgender Health (WPATH).
41. Wylie K, Knudson G, Khan SI, et al. Serving transgender people: clinical care considerations and service delivery models in transgender health. Lancet. 2016; 388:401.
42. American Psychiatric Association. Gender dysphoria. In: Diagnostic and Statistical Manual of Mental Disorders. 5. ed. Arlington: American Psychiatric Association; 2013. p. 451.
43. Shechner T. Gender identity disorder: a literature review from a developmental perspective. Isr J Psychiatry Relat Sci. 2010; 47:132.
44. Martin CL, Ruble D. Children's search for gender cues. CDPS 2004; 13:67.
45. Egan SK, Perry DG. Gender identity: a multidimensional analysis with implications for psychosocial adjustment. Dev Psychol. 2001; 37:451.
46. Perrin EC. Sexual orientation in child and adolescent health care. New York: Springer; 2002.
47. Carver P. Gender identity and adjustment in middle childhood. Sex Roles. 2003; 49:95.
48. Maccoby EE. The two sexes: growing up apart, coming together. Cambridge: Harvard University Press; 1998.
49. de Vries AL, Cohen-Kettenis PT. Clinical management of gender dysphoria in children and adolescents: the Dutch approach. J Homosex. 2012; 59:301.
50. Spack NP, Edwards-Leeper L, Feldman HA, Leibowitz S, Mandel F, Diamond DA, et al. Children and adolescents with gender identity disorder referred to a pediatric medical center. Pediatrics. 2012; 129:418.
51. Shechner T. Gender identity disorder: a literature review from a developmental perspective. Isr J Psychiatry Relat Sci. 2010; 47:132.
52. Meyer WJ 3rd. Gender identity disorder: an emerging problem for pediatricians. Pediatrics. 2012; 129:571.
53. Azevedo AEB. Guia Prático de Atualização. Departamento Científico de Adolescência. SBP; 2017.
54. Cyrino R. A produção discursiva e normativa em torno do transexualismo: do verdadeiro sexo ao verdadeiro gênero: Crítica e Sociedade. Rev Cult Pol. 2013; 3(1):92-8.
55. Fuss J, Auer MK, Briken P. dysphoria in children and adolescents: a review of recent research. Curr Opin Psychiatry. 2015; 28(6):430-4.
56. Knudson G, De Cuypere G, Bockting W. Recommendations for revision of the DSM diagnoses of gender identity disorders: Consensus statement of The 18. World Professional Association for Transgender Health. Int J Transgender. 2010; 12(2):115-18.

57. Forcier M, Olson-Kennedy J. Gender development and clinical presentation of gender diversity in children and adolescents. Disponível em: https://www.uptodate.com/contents/gender-development-and-clinical-presentation-of-gender-nonconformity-in-children-and-adolescents?source=history_widget. Acesso em: 28 nov. 2020.
58. Lotufo JPB. Álcool, tabaco e maconha – drogas pediátricas. 2. ed. São Paulo: Sociedade Brasileira de Pediatria e Sociedade de Pediatria de São Paulo; 2019.
59. Brasil. Instituto Nacional do Câncer. Tabagismo entre brasileiros sobe 0,5% de acordo com última pesquisa Vigitel. Publicado em: 28/04/2020.
60. Georgie JM, Sean H, Deborah MC, Matthew H, Rona C. Peer-led interventions to prevent tobacco, alcohol and/or drug use among young people aged 11-21 years: a systematic review and meta-analysis. Addiction. 2016; 111(3):391-407.
61. Brinker TJ, Owczarek AD, Seeger W, Groneberg DA, Brieske CM, Jansen P, et al. A medical student-delivered smoking prevention program, education against tobacco, for secondary schools in Germany: randomized controlled trial. J Med Internet Res. 2017; 19(6):e199.
62. Cheung KL, Wijnen BFM, Hiligsmann M, Coyle K, Coyle D, Pokhrel S, et al. Is it cost-effective to provide internet-based interventions to complement the current provision of smoking cessation services in the Netherlands? an analysis based on the EQUIPTMOD. Addiction. 2018 Jun; 113(Suppl. 1):87-95.
63. Kaner EF, Beyer F, Dickinson HO, Pienaar E, Campbell F, Schlesinger C, et al. Effectiveness of brief alcohol interventions in primary care populations. Cochrane Database Syst Rev. 2007; (2):CD004148.
64. Owen KP, Sutter ME, Albertson TE, Alberts TE. Marijuana: Respiratory Tract Effects. Clinical Reviews in Allergy & Immunology. 2014; 46:65-81.
65. Araújo AJ. Quais são as evidências de doenças atribuíveis ao tabagismo nas crianças e adolescentes? In: Araújo AJ (org.) Manual de Condutas e Práticas em Tabagismo. Rio de Janeiro: Guanabara Koogan; 2012. p. 78-81.
66. Petersen I, Evans-Lacko S, Semrau M, Barry MM, Chisholm D, Gronholm P, et al. Promotion, prevention and protection: interventions at the population- and community-levels for mental, neurological and substance use disorders in low- and middle-income countries. Int J Ment Health Syst. 2016; 10:30.
67. Palmer M, Sutherland J, Barnard S, Wynne A, Rezel E, Doel A, et al. The effectiveness of smoking cessation, physical activity/diet and alcohol reduction interventions delivered by mobile phones for the prevention of non-communicable diseases: a systematic review of randomised controlled trials. PLoS One. 2018; 13(1):e0189801.
68. Haahtela T, von Hertzen L, Anto JM, Bai C, Baigenzhin A, Bateman ED, et al. Helsinki by nature: the nature step to respiratory health. Clin Transl Allergy. 2019; 9:57.
69. Das JK, Salam RA, Arshad A, n Finkelstein Y, Bhutta ZA, et al. Interventions for adolescent substance abuse: an overview of systematic reviews. J Adolesc Health. 2016; 59(4S):S61-S75.
70. PAHO, UNFPA e UNICEF. Accelerating progress toward the reduction of adolescent pregnancy in Latin America and the Caribbean. Washington: PAHO, UNFPA e UNICEF, 2016. Disponível em: https://iris.paho.org/bitstream/handle/10665.2/34493/9789275119761-eng.pdf?sequence=1&isAllowed=y&ua=1. Acesso em: 10 dezembro 2020.
71. Brasil. Estatuto da Criança e do Adolescente. Lei nº 8.069 de 13 de julho de 1990. Dispõe sobre o Estatuto da Criança e do Adolescente e dá outras providências. Brasília: DOU; 1990.
72. Departamentos de Bioética e Adolescência da Sociedade de Pediatria de São Paulo. Aspectos éticos do atendimento médico do adolescente. Rev Paul Pediatria. 1999; 17(2):95-7.
73. SBP e Febrasgo. Contracepção e ética: diretrizes atuais durante a adolescência. Adolesc Saude. 2005; 2(2):6-7.

74. Febrasgo. Contracepção reversível de longa ação. Série Orientações e Recomendações Febrasgo. São Paulo: Febrasgo; 2016 nov.
75. Chandra-Mouli V, McCarraher DR, Philips SJ, et al. Contraception for adolescentes in low and middle income countries: needs, barriers and access. Reprod Health. 2014; 11:1.
76. Bitzer J, Abalos V, Apter D, Martin R, Black A; Global CARE (Contraception: Access, Resources, Education) Group. Targeting factors for change: contraceptive counselling and care of female adolescents. Eur J Contracept Reprod Health Care. 2016; 21(6):417-30.
77. Sedgh G, Singh S, Hussain R. Intended and unintended pregnancies worldwide in 2012 and recent trends. Stud Fam Plann. 2014; 45(3):301-14.
78. Machado RB. Anticoncepção na adolescência. In: Necessidades específicas para o atendimento de pacientes adolescentes. Série Orientações e Recomendações Febrasgo, no. 5/Comissão Nacional Especializada em Anticoncepção. São Paulo: Federação Brasileira das Associações de Ginecologia e Obstetrícia (Febrasgo); 2018. p. 1-8.
79. Lubianca JN. Opções de Anticoncepção na Adolescência. PAHO. 2016; 1(17). Disponível em: https://www.paho.org/bra/index.php?option=com_docman&view=download&alias=1545-opcoes-anticoncepcao-na-adolescencia-5&category_slug=serie-uso-racional-medicamentos-284&Itemid=965. Acesso em: 10 dezembro 2020.
80. Brasil. Ministério da Saúde. Doenças de Condições Crônicas e Infecções Sexualmente Transmissíveis. Disponível em: http://www.aids.gov.br. Acesso em: 10 dez. 2020.
81. Brasil. Ministério da Saúde. Protocolo clínico e diretrizes terapêuticas para atenção integral as pessoas com infecções sexualmente transmissíveis (IST). Disponível em: http://www.aids.gov.br/pt-br/pub/2015/protocolo-clinico-e-diretrizes-terapeuticas-para-atencao-integral-pessoas-com-infeccoes. Acesso em: 12 abr. 2020.
82. Brasil. Secretaria de Vigilância em Saúde, Ministério da Saúde. Boletim Epidemiológico Sífilis 2020. Número Especial Outubro 2020. Disponível em: https://www.gov.br/saude/pt-br/assuntos/media/pdf/2020/outubro/29/BoletimSfilis2020especial.pdf. Acesso em: 12 abr. 2020.
83. Brasil. Ministério da Saúde. Protocolo clínico e diretrizes terapêuticas para Manejo da Infecção pelo HIV em adultos. Dezembro 2018. Acesso em: http://www.aids.gov.br/pt-br/pub/2013/protocolo-clinico-e-diretrizes-terapeuticas-para-manejo-da-infeccao-pelo-hiv-em-adultos. Acesso em: 12 abr. 2020.
84. Brasil. Secretaria de Vigilância em Saúde. Ministério da Saúde. Boletim Epidemiológico HIV Aids 2020. Número Especial Dezembro 2020. Acesso em: http://www.aids.gov.br/pt-br/pub/2020/boletim-epidemiologico-hivaids-2020. Acesso em: 12 abr. 2020.
85. Guidelines for the use of antiretroviral agents in adults and adolescents with HIV. Dezembro 2019. Acesso em: https://clinicalinfo.hiv.gov/sites/default/files/guidelines/documents/AdultandAdolescentGL.pdf. Acesso em: 12 abr. 2020.
86. Rodger JA. Risk of HIV transmission through condomless sex in serodifferent gay couples with the HIV-positive partner taking suppressive antiretroviral therapy (PARTNER): final results of a multicentre, prospective, observational study. Lancet. 2019 Jun 15;393(10189):2428-38.
87. McCormack S. Pre-exposure prophylaxis to prevent the acquisition of HIV-1 infection (PROUD): effectiveness results from the pilot phase of a pragmatic open-label randomised trial. Lancet 2016 Jan 2; 387(10013):53-60.
88. Brasil. Secretaria de Vigilância em Saúde, Ministério da Saúde. Boletim Epidemiológico Hepatites Virais 2020. Número Especial Julho 2020. Disponível em: http://www.aids.gov.br/pt-br/pub/2020/boletim-epidemiologico-hepatites-virais-2020. Acesso em: 12 abr. 2020.

Capítulo 8

A transição para a vida adulta

Coordenadoras:
Ana Cristina Ribeiro Zollner
Lygia Border

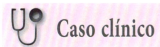
Caso clínico

Já adultos, Vitória cursando Educação Física, mora com Rayssa e já trabalha na academia. As duas estão procurando um local para inaugurar a primeira franquia da academia.

Pedro Henrique é um dos melhores alunos da turma, está no 9º semestre do curso de Medicina e é membro atuante da Liga de Puericultura desde o 5º semestre. Sua namorada, Isabela, também entrou no curso de Medicina, em uma faculdade privada, mas na mesma cidade.

Ele pretende ser pediatra, e ela, seguindo os passos do pai, quer ser oftalmologista. Em uma Jornada da Liga de Pediatria, encontraram o pediatra de Pedrinho e afirmaram: "quando tivermos um bebê, você será o pediatra!".

Vovó Naná continua no grupo de amigas da igreja e com suas atividades comunitárias. Vai completar 80 anos com muita saúde e sempre diz: "espero que meus netinhos tenham a saúde que eu tive".

Pedrão está com outra namorada, agora montaram uma barraca de praia em Porto Seguro, onde moram há 1 ano.

Mamãe Bia sente-se uma vencedora. Atravessou tempestades e, agora, está vivendo uma nova vida. Está namorando um cliente antigo do banco, empresário bem-sucedido que enviuvou e sempre admirou sua gerente, Beatriz, pela competência e simpatia.

Estabelecidos e com os filhos criados, vão se casar na próxima semana. Será uma festa! Como padrinhos e madrinhas, estão os pais da Rayssa e os pais de Isabela e, como convidados de honra, o pediatra dos filhos e a pediatra da Unidade Básica de

Saúde (UBS) com quem Bia se identificou. Vovó Naná, ansiosa, está preparando a festa com as amigas da igreja; são tantos detalhes que a ocupam em tempo integral.

Foram muitas idas e vindas, encontros e desencontros. E, graças à condução das intercorrências com muito amor e dedicação, a vida segue em paz.

Pediatra: o médico da família

João Pedro Fávero Pereira • Raissa Paulino da Costa Figueiredo • Nara Vasconcelos Cavalcanti • Ana Cristina Ribeiro Zollner

Agora que Pedro está no 9º semestre do curso de Medicina, por ser membro atuante da Liga de Puericultura desde o 5º semestre, começa a entender a Pediatria e a Medicina como um todo no cenário do mercado de trabalho, bem como na sociedade nacional. Mesmo com as pressões dos pais da namorada, que são oftalmologistas, tem certeza de que quer ser pediatra.

Entende que a Medicina conseguiu incorporar os avanços da tecnologia, melhorando a assistência prestada à sociedade, o que pode ser constatado pela diminuição da mortalidade infantil e pelo aumento da expectativa de vida da população.[1]

Diante desses avanços, com o aprofundamento do conhecimento científico dos diferentes segmentos, a Medicina foi conduzida ao caminho das especialidades e de suas subdivisões.[1] Logo, houve um aumento dos médicos especialistas com consequente diminuição dos generalistas, conhecidos como "médicos da família", os quais entendem o paciente como um todo, e não apenas a parte doente.

Apesar desse avanço, junto ao desenvolvimento tecnológico houve uma desvalorização do trabalho médico, especialmente do pediatra, essencial tanto ao sistema de saúde quanto à população.[1]

Levando-se em conta as transformações sociais, econômicas, políticas e tecnológicas ocorridas na medicina, principalmente a partir do século XX, a Pediatria foi uma das especialidades que mais mudaram.[1]

A Pediatria em nosso país teve grande avanço a partir de julho de 1910, quando da criação da Sociedade Brasileira de Pediatria (SBP). A especialidade foi reestruturada atendendo aos problemas das crianças por meio de duas áreas: a Puericultura, cuidando da prevenção e manutenção das condições de normalidade; e a Clínica Pediátrica (ou curativa), que cuida da melhora do paciente quando ele é acometido por alguma patologia.[1]

O pediatra, nesse caso, tem um papel fundamental tanto na educação dos pais e responsáveis pelas crianças quanto na implantação de intervenções curativas, preventivas e promotoras da saúde, por meio da sua prática profissional. Isso se inicia desde o pré-natal até o início da vida adulta.[2]

Em todas as sociedades, é o pediatra o profissional que faz parte da vida familiar. Não apenas convive com a família de seu paciente, integra-a. Nenhuma outra área da medicina promove esse fenômeno com tal amplitude.[3]

Para dedicação à Puericultura, o pediatra necessita de tempo mínimo para falar de alimentação, monitoramento do crescimento, psiquismo, função imunitária, ambiente físico, acidentes, debilidades constitucionais ou congênitas, "novas morbidades" (problemas familiares e sociais, problemas escolares e de comportamento, violência e maus-tratos, agressões físicas, risco de suicídio, obesidade, influências da mídia, abuso de drogas, riscos da atividade sexual etc.).[1] Assim, é importante que o pediatra conheça a vida da criança e daqueles que a cercam para que possa suprir as suas necessidades, acolhendo e criando vínculo com a família, e, então, propor orientações que buscam a prevenção e o esclarecimento de dúvidas, resultando na adesão e na satisfação familiar durante o acompanhamento.

A literatura evidencia também que, quando o profissional possibilita que a família tenha participação ativa durante a consulta e na tomada de decisão, observam-se maior satisfação e melhora dos resultados clínicos e aderência ao tratamento e às orientações.[4]

A partir disso, surge a concepção do cuidado centrado na família, que compreende uma abordagem para o planejamento, a prestação e avaliação do cuidado em saúde fundamentada em uma parceria que beneficia ao mesmo tempo os profissionais de saúde, os pacientes e as famílias. A assistência pautada nesse modelo garante que o cuidado seja planejado em torno de toda a família, e não somente da criança, sendo todos os membros reconhecidos como receptores de atenção.[5]

O Instituto para o Cuidado Centrado no Paciente e na Família compilou os seus conceitos centrais originais em quatro construtos:[5]

1. Dignidade e respeito: os profissionais de saúde devem ouvir e honrar as perspectivas e escolhas dos pacientes e família, em que conhecimentos, valores, crenças e contextos culturais deverão ser incorporados ao planejamento e à prestação de cuidados.
2. Partilha de informações: precisam comunicar e compartilhar informações completas e imparciais com os pacientes e familiares para participarem efetivamente do cuidado e das tomadas de decisões.
3. Participação: pacientes e familiares deverão ser apoiados e encorajados para participar do cuidado e do processo de decisão do nível que escolherem.
4. Colaboração: os pacientes e as famílias deverão ser incluídos em uma base institucional ampla, e os trabalhadores em saúde precisam colaborar com os pacientes e suas famílias no desenvolvimento, na implementação e na avaliação de políticas de cuidado em saúde e educação profissional, bem como na prestação de cuidados.

Levando em consideração esses conceitos, todos são beneficiados (pacientes, famílias e profissionais de saúde), melhorando os resultados de saúde com menores custos no cuidado em saúde, alocação mais efetiva de recursos, redução de erros e processos médicos, maior satisfação do paciente, da família e dos profissionais.[5]

Diante disso, Pedro Henrique concorda com a literatura que afirma que o pediatra é essencial tanto ao sistema de saúde quanto à população, sendo precursor do médico de família, ouvindo, discutindo, aconselhando e acompanhando seus pacientes no contexto familiar, ou seja, não se pode pensar nesse tipo de paciente sem pensar na família, devendo retomar o cuidado centrado na família, no qual a participação desta nos cuidados da criança é essencial para o seu desenvolvimento e para o bem-estar de todos.[1,5,6]

Por esse motivo, Pedro Henrique procurou a Sociedade de Pediatria de São Paulo (SPSP) e fez sua inscrição como presidente da Liga de Pediatria da sua faculdade; ele já está organizando um evento das ligas de seu estado, com o apoio da Comissão de Ensino da própria sociedade.

Pediatra: o médico que prepara o indivíduo para viver 100 anos

Aline Martins Teixeira • Lucas de Brito Costa • Nara Vasconcelos Cavalcanti • Ana Cristina Ribeiro Zollner

Pedro Henrique está cada vez mais apaixonado por ter escolhido seguir a Pediatria e mamãe Bia e vovó Naná ficam orgulhosas. Tem estudado muito Saúde Pública para entender o cenário brasileiro e vislumbra muitas questões nas quais percebe que pode fazer a diferença.

Ao pesquisar os dados do perfil das taxas de mortalidade infantil nos últimos anos, observou mudanças substanciais, assim como sobre a expectativa de vida da população. Segundo o Instituto Brasileiro de Geografia e Estatística (IBGE), no ano de 2018, a mortalidade infantil no Brasil caiu para 12,4 mortes para cada mil nascidos vivos, enquanto a expectativa de vida no país aumentou para uma média de 76,3 anos, com projeções de alcançar os 100 anos no século XXII, em alguns países.[7,8]

As políticas públicas de saúde, endereçadas ao tratamento precoce das pneumonias e diarreias, intervenções como a suplementação de ácido fólico, mudanças na posição do bebê ao dormir, uso de cadeirinhas apropriadas para a idade nos veículos e o grande esforço quanto à prevenção das doenças infecciosas por meio das vacinações contribuíram significativamente para que a doença aguda passe a se tornar um problema menos sério com redução da mortalidade, principalmente entre os 2 meses e os 5 anos de vida.[7,9]

Desse modo, pode-se notar que cada vez menos crianças são hospitalizadas, e aquelas que necessitam de cuidados hospitalares requerem internações mais curtas, reduzindo os riscos de infecções nosocomiais, além de aumentar diretamente suas chances de sobreviverem até chegar à vida adulta.[9]

O novo cenário estabelecido no campo da saúde da criança e do adolescente, em consequência de um processo de transição epidemiológica e demográfica, determinou um novo padrão de saúde-doença, no qual as taxas de enfermidade agudas e infecciosas foram gradativamente suplantadas em termos de prevalência por moléstias crônicas e degenerativas. Nota-se também nesse período o início da redução significativa das taxas de desnutrição, paulatinamente substituída por um aumento nas taxas de sobrepeso e obesidade em todos os estratos etários.[7,10]

A contranarrativa para esse panorama reside no fato de que o modelo de cuidado em vigência para o público infantil se mostra inadequado para lidar com as novas morbidades da infância. Cada vez mais, as crianças estão se tornando obesas, com consequente evolução para síndrome metabólica, diabetes, hipertensão arterial e doenças cardíacas, além de problemas de aprendizagem, depressão, ansiedade e uma vasta gama de doenças relacionadas com a saúde mental.[9,11]

No cerne dessa questão, na contemporaneidade, encontram-se grandes desafios a serem enfrentados. O primeiro refere-se à orientação e à adesão por parte das famílias e das respectivas crianças a uma dieta rica e equilibrada – não somente a qualidade do alimento é importante, mas também a forma, quando, onde e quem a alimenta. Cada vez mais, tem sido evidenciada a importância da interação entre a criança e a pessoa que a alimenta. Essa interação deve resultar no que é chamado de alimentação responsiva, cabendo ao cuidador a responsabilidade de ser sensível aos sinais expostos pela criança e aliviar tensões durante a alimentação, além de fazer das refeições momentos agradáveis.[12]

A alimentação responsiva deve ser mais valorizada pela família, pelos profissionais de saúde e pelos formuladores de políticas públicas em saúde. Aos profissionais de saúde, cabe orientar as famílias como praticá-la, o que exige deles ir além das questões mais gerais em relação à alimentação e entender a inserção sociocultural e ambiental da família, além dos aspectos psicossociais do cuidador para fazer uma orientação individualizada. Aos formuladores de políticas públicas, cabe dar maior destaque ao modo de alimentar as crianças.[12]

Enquanto isso, o segundo desafio diz respeito ao uso de aparelhos com tela e acesso à internet. Segundo o guia da Organização Mundial da Saúde "COVID-19 parenting", embora se reconheça que o uso da internet para os adolescentes é primordial na sua sociabilidade e adequação de grupo, os conteúdos devem ser conhecidos pelos pais. Embora controverso, o tema deve ser abordado, pois diz respeito, por um lado, à autonomia e à privacidade dos mais jovens, e, por outro, ao controle parental.[13,14]

O diálogo e a escuta sem julgamento ou discurso culpabilizador ainda são as ferramentas mais efetivas para saber dos filhos quais atividades fazem *on-line*. A oportunidade de discutir os riscos das práticas digitais lesivas e perigosas está dada no contexto de uso cada vez mais intensivo da internet no cotidiano das novas gerações. É notório que a reflexão quanto aos limites de uso por dia, bem como aos conteúdos a serem acessados, devem ser assuntos abordados não somente no consultório, mas também no âmbito familiar com frequência.[14]

Assim, a nova puericultura deve ser capaz não apenas de identificar, como também, e principalmente, prevenir possíveis doenças no decorrer do desenvolvimento do menor. Para tanto, faz-se necessário conhecer as patologias familiares, avaliando os fatores de risco de doenças capazes de reduzir a qualidade de vida dessa geração no futuro, a fim de evitá-las e reconhecê-las precocemente.[10]

Outro fator importante dessa nova puericultura consiste em reconhecer as condições de saúde no início da vida como fortes determinantes da saúde do adulto, haja vista tal assertiva ainda não receber plena atenção nos dias de hoje. Entretanto, os novos conceitos trazidos pela epigenética sobre como as interações entre genes e ambiente podem modificar um traço ou uma predisposição genética sem alterar o genoma têm tido enfoque e devem modificar o olhar sobre a criança.[7]

A maioria dos hábitos da vida adulta começa a se formar na infância; por isso, a criação de hábitos saudáveis no início da vida e sua manutenção constituem uma medida de impacto para a prevenção das doenças crônicas não transmissíveis, como as doenças cardiovasculares, o acidente vascular cerebral, a doença pulmonar obstrutiva crônica, o diabetes e a osteoporose.

As doenças cardiovasculares, por exemplo, representam a principal causa de morbimortalidade nos países ricos. No Brasil, correspondem a 33% das causas de morte. Entre seus fatores de risco conhecidos, estão o fumo, a hipertensão arterial sistêmica, o diabetes, os níveis séricos de lipídeos, a obesidade e o sedentarismo, condições que podem ser prevenidas na infância com a prática da puericultura.[15]

Os cuidados devem ser iniciados antes mesmo do nascimento, reiterando a importância da consulta do pediatra durante o pré-natal. A inserção do pediatra no 3º trimestre do pré-natal representa uma oportunidade de antecipação de riscos e um dos pilares da tríade para redução da morbimortalidade neonatal, somado à assistência ao recém-nascido em sala de parto e à consulta pós-natal dentro da 1ª semana de vida. Os enfoques desse primeiro encontro devem ser: intercorrências no pré-natal, prevenção de doenças infecciosas, vias de parto e início da abordagem do aleitamento materno.[16]

Ao nascimento, o manejo deve ser potencializado, com ênfase na importância da triagem neonatal, na qual o teste do pezinho é realizado, permitindo a detecção e a prevenção de doenças metabólicas. Também são realizados os demais testes de triagem e aplicadas as primeiras vacinas, além do estímulo, da assistência e da correção do aleitamento materno. É essencial também salientar a importância de discutir os impactos na família, as mudanças na rotina e sua adaptação à chegada do recém-nascido, fatores capazes de interferir na estabilidade emocional do núcleo familiar.[7,16]

Um acompanhamento de rotina em puericultura deve ser realizado, respeitando sempre os intervalos mínimos preconizados pela SBP, conhecendo as condições ambientais, realizando orientação nutricional e verificando os ganhos antropométricos de perímetro cefálico, peso e estatura. Além disso, valorizar o desenvolvimento neuropsicomotor da criança, o intervalo de tempo para o desenvolvimento pleno das habilidades, além de orientar os pais sobre como realizar a sua devida estimulação.[16]

Além do já exposto, caso a criança se enquadre em um grupo de risco, a solicitação de exames complementares para avaliar taxas, como glicemia, colesterol e hormônios pode entrar na rotina a partir dos 2 anos. Essas consultas periódicas têm como objetivo corrigir desvios alimentares e do estilo de vida desde o nascimento, além de hábitos de sono e do uso restrito de aparelhos com monitores (televisão, computadores, *tablets* e aparelho celular).[16]

Junto a isso, o incentivo e a orientação adequada à prática esportiva, entendida na sua dimensão lúdica e cultural de movimento, mostram-se fundamentais para o pleno desenvolvimento infantil. Nesse sentido, a iniciação esportiva nas crianças sedimenta-se como pilar relevante para a promoção do desenvolvimento cognitivo e corporal. Unindo todos esses cuidados na prática clínica, pode-se evitar os primeiros sinais das doenças crônicas e degenerativas.[17]

Cada vez mais evidente, o papel da pediatria bem exercida se torna condição *sine qua non* para o bem-estar da saúde física, mental e intelectual das gerações futuras. E isso, por si só, já se faz razão de primeira importância para investimentos governamentais, privados e do terceiro setor, bem como de todos os organismos controladores da medicina da criança e do adolescente.[11]

Estudando e tendo conhecimento de todos esses fatos, Pedro Henrique fortaleceu seu pensamento de que a escolha da Pediatria como especialidade é aquela que realmente vai de encontro aos seus anseios de vida profissional, além de saber que pode ser um fator indutor de melhorias nos locais onde estiver atuando.

Tem absoluta convicção de que o cuidado da saúde infantil precisa sair do consultório do pediatra e estar integrado em um sistema amplo de apoio psicológico e social para crianças e suas famílias. Tal sistema deve oferecer intervenção desde a primeira infância, bem como continuar durante o período escolar, buscando intervir e auxiliar esses pequenos indivíduos, suas famílias e a comunidade em que estão inseridos.[9,11]

A ansiedade de separação: pediatria e família

Juliana Carvalho Tavares Alves • Carine Emanuele Vieira de Melo • Lorena Fernanda Costa de Oliveira • Nara Vasconcelos Cavalcanti • Ana Cristina Ribeiro Zollner

O pediatra é o grande guardião do cuidado com o crescimento e o desenvolvimento da criança e do adolescente. Acompanha o indivíduo de forma integral, considerando sua evolução biopsicossocial, e aplica na prática diária a metodologia adaptada à sua faixa etária.[18] O cuidado diferenciado com o indivíduo adolescente vem crescendo desde os anos 1990. A Organização Mundial da Saúde (OMS) define adolescente pessoas entre 10 e 19 anos de idade, sendo considerada juventude de 15 a 24 anos e pessoas jovens aquelas de idade entre 10 e 24 anos.[19] Contudo, para a Academia Americana de Pediatria (AAP), adolescente é aquele que se encontra na faixa etária de 11 até 21 anos de vida.[20] No Brasil, segundo o *Estatuto da Criança e do Adolescente* (ECA), considera-se adolescente aquele cuja idade se situa entre 12 e 18 anos de vida.[21] Mas e depois? Diante dessa pergunta, pais, médicos e pacientes se veem confrontados a um fator numérico e inevitável, que pode determinar a separação de uma longa relação entre pediatras e famílias. Crescem ansiedades, medos, angústias e dúvidas. Surge, então, a grande questão: deveria ser assim em toda família?

O termo "família" nos dias atuais apresenta um significado bastante amplo: pais e mães, mães e mães, pais e pais, pais solteiros, mães solteiras, famílias a distância, famílias adotivas, avôs e avós, e mesmo grandes comunidades, que assumem em conjunto o cuidado das crianças.[22] Cada tipo de família tem seus próprios desafios, mas, independentemente de suas características formativas, todas são essenciais para que haja o sucesso do cuidado.[22] Como cada família é única, esse momento de transição também deve ser individualizado de acordo com as necessidades de cada uma delas. Portanto, determinar uma idade arbitrária para o fim dos atendimentos, como fator único, não é recomendado desde 2017 pela AAP.[22] Sugere-se que a decisão do médico responsável pelo cuidado seja tomada em conjunto com a família e leve em conta aspectos físicos, psicossociais e necessidades do adolescente (ou do jovem adulto), além das habilidades do pediatra em prover tais cuidados.[23]

Pedro Henrique e Vitória ficaram inseguros em algumas situações em que precisaram procurar outros médicos para resolver questões de saúde, mas, sempre que possível, entravam em contato com seu pediatra, buscando indicações e até mesmo pedindo uma segunda opinião a ele sobre tratamentos prescritos.

O atendimento além da idade proposta pode ocorrer pelo pediatra, especialmente nos casos de adolescentes com necessidades especiais. De fato, alguns autores propõem inclusive que pediatras especialistas, por exemplo, os neurologistas pediátricos, acompanhem (em conjunto com o clínico geral ou o médico de família) seus pacientes, em virtude de suas condições clínicas congênitas, por toda a vida e que não se limitem à idade para cessar esses atendimentos.[24] Schor propõe um triângulo de cuidado (entre pediatra especialista, clínico especialista e o médico de família ou clínico geral) para comanejo de pacientes crônicos, após a separação com o pediatra geral.[24]

A passagem da adolescência para a vida adulta não tem marcos físicos como a puberdade, o que dificulta a sua identificação. Considera-se a vida adulta mais um "marco social".[24] Por parte do paciente, em determinado momento, aguardar a consulta com o pediatra em uma sala de espera com brinquedos ou infantilizada torna-se vergonhoso, assim como despir-se para o exame físico, abordar certos assuntos e mesmo estar na presença dos pais. Por parte do pediatra, examinar um indivíduo de tamanho adulto pode gerar desconfortos, assim como utilizar linguagem sem diminutivos nas consultas, abordar assuntos como o uso de substâncias psicoativas, sexualidade e mesmo tratar algumas patologias que ocorrem menos frequentemente em faixas etárias inferiores.[24]

Apesar de não existir o "momento ideal", quando família e pacientes consentiram com seus pediatras que chegou a hora da temível separação, a abordagem multidisciplinar envolvendo diversos profissionais parece ser a maneira mais sutil de realizar essa transição da vida de infância/adolescência para a vida adulta.[6] Sendo a juventude não somente uma fase de muita vulnerabilidade, mas também de muitas inseguranças, é importante estratificar e sistematizar essa transição para que ocorra da forma menos impactante possível, gerando no jovem confiança no cuidado que lhe é oferecido.

Algumas causas de falha nessa transição são desinformação, ansiedade e medo sobre o novo sistema de atendimento (cuidados de adultos), desconhecimento de aspectos logísticos e financeiros (como agendar ou pagar a consulta) e a não comunicação entre os serviços pediátricos e adultos na transmissão dos cuidados.[25] Diante disso, em 2018, a AAP propôs seis passos-chave (Quadro 8.1) para que essa transição seja feita do pediatra para o clínico adulto de modo gradual. Sugere-se que sejam implementados pelo pediatra nas consultas de rotina desde os 12 anos de idade, abordando os aspectos listados em diferentes fases, com a família do paciente e com o clínico geral de adultos ou médico de família.[25]

Portanto, a ansiedade de separação gerada por esse momento entre pediatras e família pode ser amenizada por meio do bom entendimento do adolescente e da família sobre a transição, assegurando-se que o jovem está adaptado ao novo acompanhamento e mantendo uma boa relação com a família e o novo cuidador (médico). O momento em que isso ocorrerá deve ser individualizado. O vínculo criado e a confiança na relação médico-paciente perduram, todavia, por toda a vida. A formação e a sensibilização para a colaboração dos médicos envolvidos constituem importantes metas a alcançar, de modo a garantir a continuidade de cuidados, a autonomia e a qualidade de vida do adolescente.

Quadro 8.1 – Transição de cuidados do jovem

Passos	1º: ensinar sobre a política de transição de cuidados	2º: rastrear e monitorar	3º: avaliar sinais de prontidão para transição	4º: plano de transição e integração	5º: visita inicial e transferir o cuidado	6º: complemento de transição em andamento
Idade do paciente	12 a 14 anos	14 a 18 anos	14 a 18 anos	14 a 18 anos	18 a 21 anos	18 a 26 anos
Cabe ao pediatra	Conversar com a família e o paciente e explicar	Monitorar o entendimento familiar e do paciente sobre o explicado e preparação para transição	Avaliar habilidade de adaptação do jovem	Realizar plano de transição, incluindo desenvolvimento de habilidades de adaptação, resumo médico de alta, comunicação com o novo cuidador (médico)	Transferir o cuidado mantendo a comunicação e as responsabilidades médicas residuais para com o paciente e a família	Obter retorno do paciente e assegurar-se da adaptação do jovem ao novo cuidado

Fonte: White e Cooley, 2018.[25]

Prova disso é que, na última semana, Vitória teve uma aula sobre nutrição no esporte e ficou tentada a iniciar alguns hidrolisados proteicos para melhorar seu desempenho na academia. Vovó Naná ficou apavorada e imediatamente ligou para o pediatra, pois confia muito nele, e pediu orientações, pois achou que a neta acabaria com o fígado. O pediatra indicou um amigo, que é médico do esporte, e Vitória pode ter orientações consistentes e, assim, iniciar um tratamento adequado para seus objetivos.

A importância de uma boa puericultura: pronto para a vida!

Marcelo Vaidotas • Gustavo Passafaro Guzzi • Nara Vasconcelos Cavalcanti• Ana Cristina Ribeiro Zollner

A puericultura teve seu termo proposto no século XVIII pelo suíço Jacques Ballexserd e a primeira publicação em 1986 pelo médico Caron, que propôs a puericultura como área da Pediatria voltada principalmente para os aspectos de prevenção e de promoção da saúde da criança. E, quando falamos de Brasil, o chamado "pai" da puericultura é Carlos Arthur Moncorvo Filho, que, em 1899, fundava o Instituto de Proteção e Assistência à Infância no Rio de Janeiro, que viria a ser o início da "verdadeira" puericultura.[26]

É notório que o progresso na saúde da população infantil no Brasil, principalmente nos últimos 1950 anos, é fruto de um desenvolvimento técnico-científico da medicina pediátrica. Basta observar a mudança dos índices de mortalidade infantil, por exemplo, na década de 1960 para os dias atuais (120 e 13,8, respectivamente).[26]

A tecnologia e a maneira de disseminar o conteúdo se modificaram para permitir esse avanço, mas o objetivo da pediatria/puericultura não: fazer com que a criança esteja apta a desempenhar da melhor maneira suas funções físicas, mentais e sociais com possibilidade de uma vida longa e saudável.[26,27]

Estima-se que cerca de 40% da atividade clínica do pediatra está relacionada com o cuidado preventivo dos pacientes, seja nas consultas de pré-natal, seja na adolescência. Por isso, é de extrema importância que o atendimento ambulatorial de puericultura deva ser entendido como uma prática central do exercício da pediatria, não cabendo classificá-lo como especialidade nem como área de atuação.[26]

Quando pensamos em um atendimento de qualidade em puericultura é necessário ter um olhar para o todo, tendo uma visão holística da criança e abordando não somente questões da doença, se houver, mas também aspectos familiares, sociais, culturais e psicológicos que ela possa ter.[28]

Diante desse cenário de alta complexidade e constantes transformações no meio em que a criança está inserida e todas as relações interpessoais envolvidas, um grupo de educadores e pediatras oriundos de diferentes países elaborou um documento propondo um currículo pediátrico global que vem sendo adotado por vários departamentos de Pediatria do Brasil, que contou com a participação da SBP e da AAP.[28]

O documento em questão, que leva o nome de *Consórcio Global de Educação Pediátrica*, conta com oito capítulos, cujos três primeiros contemplam atitudes, comportamentos, habilidades pediátricas básicas/específicas e conhecimentos sobre cuidados pediátricos. Ainda, inclui atingir metas, o que produzirá, internacionalmente, melhora na qualidade do treinamento do pediatra e, consequentemente, do padrão humano, científico e social dos cuidados médicos prestados aos lactentes, às crianças, aos adolescentes e aos jovens em fase de transição para a idade adulta.[28]

Contudo, o modelo tradicional vigente na prática pediátrica, no qual as consultas se dão de forma rápida, já não suprem as demandas atuais das famílias, tampouco dos pacientes. A criação dos prontos-socorros infantis foi uma conquista avançada no contexto da recuperação da saúde, representando uma instituição irreversível, embora tenha se desviado de seu propósito, passando a ser utilizado como ambulatório, com consequências desfavoráveis para a saúde da população pediátrica.[26,29]

Atualmente, não basta o pediatra saber sobre o crescimento, o estado nutricional, as imunizações etc.; é necessário abordar sobre questões, como problemas familiares e sociais, problemas escolares e de comportamento, influências da mídia, uso excessivo de telas, abuso de drogas, riscos da atividade sexual, entre outras que garantam a visão e o cuidado da criança como um todo.

Para obter êxito, o pediatra deve conhecer e compreender o contexto socioeconômico, histórico, político e cultural em que a criança está inserida, ou seja, as ações devem ser focadas não apenas no paciente, mas também no seu entorno, a começar pela família.

Um segundo ponto está relacionado com o poder de comunicação que o pediatra deve ter para com os familiares e o próprio paciente. De acordo com o projeto Bright Futures, as consultas mais producentes costumam ser aquelas baseadas nas questões levantadas pela família ou pelo paciente.[30]

O projeto advém de uma iniciativa da US Bureau of Maternal and Child Health, apoiado pela AAP e utilizando a logística da Universidade Georgetown, dedicada ao princípio de que: toda criança merece ser saudável, e a saúde ideal envolve uma relação de confiança entre o pediatra, a criança, a família e a comunidade como parceiros na prática de saúde.[30]

Esse projeto traz como base que a consulta de puericultura encontre o diagnóstico da saúde da criança em seu microambiente, ou seja, levando em conta seu contexto familiar e de comunidade. Apresenta uma "conexão vertical" dentro dos serviços de saúde, envolvendo todos os profissionais de saúde que assistem o paciente pediátrico associada a uma "conexão horizontal" com os programas comunitários de creches, escolas, igrejas, associações de bairros e serviços de saúde pública.[26,30]

Entretanto, as grandes dicotomias do mundo atual geram obstáculos e um desafio a essa tarefa: o pediatra que exerce a puericultura encontra as mais variadas formações familiares, condições familiares, crianças sem figuras de líderes para apresentar regras e limites, além de influências negativas por parte do meio ambiente e de uma mídia sem filtros a esses pequenos indivíduos, contribuindo de modo desfavorável a uma cultura de consumismo desenfreado e práticas alimentares errôneas, formando um indivíduo sedentário e com pouco pensar.[26,31]

Diante desse cenário, o pediatra do dia a dia, que se propõe a exercer uma boa puericultura, assume a figura de líder para a criança e seus familiares, e deverá se manter em constante atualização para aprimorar suas habilidades de comunicação, empatia, educação e promoção de saúde, a fim de ser ouvido e respeitado.[26,32]

Fazer com que a puericultura volte à formação do pediatra e ao exercício da pediatria é o maior desafio da nossa especialidade. A puericultura é o conhecimento da essência do pediatra, colocando-o como fator fundamental de um novo e grande desafio: cuidar do bem-estar biopsicossocial dessas crianças para que seja possível viverem 100 anos com saúde e qualidade.[26,28,32]

Pedro Henrique quer ser um pediatra. Não um pediatra geral, ou um pediatra sem especialidade como costumeiramente se fala por aí. Quer ser Pediatra com P maiúsculo, atuar realizando puericultura de maneira ampla e com muito conhecimento. Já está visitando os locais que dispõem de Programa de Residência Médica com destaque para as atividades de puericultura.

Referências bibliográficas

1. Gusson ACT, Lopes JC. Pediatria no século 21: uma especialidade em perigo. Rev Paul Pediatr. 2010 Mar; 28(1):115-20.
2. Cunha AJLA, Leite AJM, Almeida IS. Atuação do pediatra nos primeiros mil dias da criança: a busca pela nutrição e desenvolvimento saudáveis. J Pediatr (Rio J). 2015 Dez; 91(6 suppl. 1):S44-S51.
3. Souza E. A pediatria e o programa saúde da família. 2004 Mar 28.
4. Malaquias TSM, Gaíva MAM, Higarashi IH. Percepções dos familiares de crianças sobre a consulta de puericultura na estratégia saúde da família. Rev Gaúcha Enferm. 2015 Mar; 36(1):62-8.
5. Cruz AC, Angelo M. Cuidado centrado na família em pediatria: redefinindo os relacionamentos. Cienc Cuid Saúde. 2012; 10(4):861-5.
6. Santiago LB, Bettiol H, Barbieri MA, Guttierrez MRP, Del Ciampo LA. Incentivo ao aleitamento materno: a importância do pediatra com treinamento específico. J Pediatr (Rio J). 2003 Nov; 79(6):504-12.
7. Moreira, MEL, Goldan, MZ. A criança é o pai do homem: novos desafios para a área de saúde da criança. Rev Ciência & Saúde Coletiva. 2010; 15(2). Disponível em: https://www.scielosp.org/article/csc/2010.v15n2/321-327/pt/. Acesso em: 27 out. 2020.
8. Instituto Brasileiro de Geografia e Estatística (IBGE). Expectativa de vida dos brasileiros aumenta para 76,3 anos em 2018. Novembro, 2019. Disponível em: https://censo2021.ibge.gov.br/2012-agencia-de-noticias/noticias/26103-expectativa-de-vida-dos-brasileiros-aumenta-para-76-3-anos-em-2018.html. Acesso em: 27 out. 2020.
9. John D, Lantos MD, Neil A, Ward MFA. A new pediatrics for a new century. Pediatrics. 2013; 131. Disponível em: https://pediatrics.aappublications.org/content/131/Supplement_2/S121. Acesso em: 27 out. 2020.
10. Murahovschi J. Uma nova pediatria para crianças que vão viver mais de 100 anos – Puericultura, ciência e arte em transição. In: Alves JGB, Carneiro-Sampaio M (eds.). Prevenção de doenças do adulto na infância e na adolescência. Rio de Janeiro: Medbook; 2007.
11. Leão E. O novo século e a pediatria. Rev Med Minas Gerais. 2008; 18. Disponível em: http://rmmg.org/artigo/detalhes/1250. Acesso em: 27 out. 2020.
12. Silva GAP, Costa KAO, Giugliani ERJ. Infant feeding: beyond the nutritional aspects. J Pediatr (Rio J) [online]. 2016; 92(3 suppl.1):2-7. Disponível em: http://www.scielo.br/scielo.php?script=sci_arttext&pid=S0021-75572016000400002&lng=en&nrm=iso. Acesso em: 28 out. 2020.
13. World Health Organization (WHO), UNICEF, Children EVA, Things IG, Health PfL, USAID, Center for Disease Control and Prevention, GCFL. COVID-19 parenting. Disponível em: https://www.covid19parenting.com. Acesso em: 28 out. 2020.
14. Deslandes SF, Coutinho T. O uso intensivo da internet por crianças e adolescentes no contexto da COVID-19 e os riscos para violências auto infligidas. Ciênc Saúde Coletiva [online]. 2020; 25(suppl.1):2479-86. Disponível em: http://www.scielo.br/scielo.php?script=sci_arttext&pid=S1413-81232020006702479&lng=en&nrm=iso. Acesso em: 28 out. 2020.
15. Alves JGB. Atividade física em crianças: promovendo a saúde do adulto. Rev Bras Saúde Mater Infant. 2003; 3(1):5-6. Disponível em: http://www.scielo.br/scielo.php?script=sci_arttext&pid=S1519-38292003000100001&lng=en&nrm=iso. Acesso em: 28 out. 2020.
16. Departamento Científico de Pediatria Ambulatorial (Brasil). A Consulta Pediátrica Pré-Natal, Brasil. n. 1, abril 2020. Disponível em: https://www.sbp.com.br/fileadmin/user_upload/_22375c-ManOrient_-_ConsultaPediatrica_PreNatal.pdf. Acesso em: 27 out. 2020.

17. Rodrigues RN, Fernandes AM. O esporte no desenvolvimento da criança: a visão da família. Revista da Mostra de Trabalhos de Conclusão de Curso (Campinas). 2018; 557-70.
18. Sociedade Brasileira de Pediatria, Departamento de Adolescência. Revista Pergunte ao Especialista. 2017.
19. United Nations General Assembly. Convention on the rights of the child, Treaty Series, New York: United Nations; 1989.
20. Alderman EM, Breuner CC, American Academy of Pediatrics, Committee on Adolescence. Unique Needs of the Adolescent. Pediatrics. 2019 Dec; 144(6):e20193150
21. Estatuto da Criança e do Adolescente, Lei n. 8.069, de 13.07.1990, publicada no DOU de 16.07.1990.
22. Hagan JF Jr, Shaw JS, Duncan P. Bright Futures: guidelines for the health supervision of infants, children, and adolescents. Elk Grove Village, IL: American Academy of Pediatrics; 2008.
23. Hardin AP, Hackell JM, committee on Practice and Ambulatory Medicine. Age Limit of Pediatrics. Pediatrics. 2017 Sep;140(3):e20172151.
24. Schor EL. Transition: changing old habits. Pediatrics. 2015 Jun;135(6):958-60.
25. White PH, Cooley WC; Transitions Clinical Report Authoring Group; American Academy of Pediatrics; American Academy of Family Physicians; American College of Physicians. Supporting the Health Care Transition From Adolescence to Adulthood in the Medical Home. Pediatrics. 2018;142(5):e20182587.
26. Fonseca CRB, Fernandes TF. Puericultura: passo a passo. Série Atualizações Pediátricas. Rio de Janeiro: Atheneu; 2018.
27. Blank D. A puericultura hoje: um enfoque apoiado em evidências. J Pediatr (Rio J.). 2003; 79(suppl.1):S13-S22.
28. Consórcio Global de Educação Pediátrica [homepage na internet]. Disponível em: http://www.globalpediatrics.org/images/Introdu_o.pdf. Acesso em: 28 out. 2020.
29. Fernandes TF. Habilidades básicas do pediatra In: FA, Campos Jr D. Tratado de pediatria. Sociedade Brasileira de Pediatria. 4. ed. Barueri: Manole; 2017. p. 51-4.
30. American Academy of Pediatrics. Infancy Visits. In: Bright futures. 4. ed. Itasca: AAP; 2017. p. 303-563.
31. Del Ciampo LA, Ricco RG, Daneluzzi JC, Del Ciampo IRL, Ferraz IS, Almeida CAN. O Programa de Saúde da Família e a puericultura. Ciênc Saúde Coletiva. 2006; 11(3):739-43.
32. Santos, RCK, Resegue R, Puccini Rosana F. Puericultura e a atenção à saúde da criança: aspectos históricos e desafios. Rev Bras Crescimento Desenvolv Hum. 2012; 22(2):160-5.

Capítulo 9

Caso clínico consolidado

A decisão de ser mãe não deve se transformar em uma obsessão, tampouco em uma circunstância sem consequências. Ter um filho é uma responsabilidade e um compromisso, uma decisão que deve ser meditada com tranquilidade, confiança e sinceridade.

É assim que pensa Beatriz, uma mulher saudável e bem-sucedida em sua vida social e profissional, que completou há 2 meses 32 anos, formada em Economia e que trabalha como gerente de contas em um grande banco.

Sua mãe, dona Anastácia, conhecida como Naná, é uma senhora ativa e saudável, frequentadora do grupo de senhoras da igreja e organizadora de eventos filantrópicos e viagens com as amigas pelo Brasil afora. Viúva precocemente, herdou a casa e uma boa aposentadoria do marido, que tinha um cargo concursado em um banco federal. Contam que ele era muito estressado e por muitos anos conviveu com a hipertensão arterial até que morreu subitamente ao completar 48 anos de infarto agudo do miocárdio.

Há 8 anos, Beatriz casou-se com Pedrão, 4 anos mais velho, sempre chamado no aumentativo pela altura de quase 1,90 m e mais de 100 kg. Ele trabalha como vendedor em uma concessionária de carros importados. E os dois se conheceram em uma das quermesses organizadas pela Naná.

Ela conta que Pedrão é um bom *gourmet*, adora um churrasco, cerveja e não se preocupa muito com o excesso de peso e com os exames, que sempre acusam triglicérides e colesterol elevados, glicemia limítrofe e uma leve hipertensão arterial, que o obrigam a tomar anti-hipertensivo e estatina.

Ela nos procurou antes de engravidar por indicação do seu ginecologista, e também porque faz parte de um grupo de mulheres na *internet* que estão fazendo acompanhamento com um especialista em reprodução humana, no qual comentaram que o acompanhamento do futuro filho com o pediatra começa desde antes da gravidez.

Ela tenta engravidar desde que se casou e, agora, após usar alguns medicamentos prescritos para o casal pelo especialista em reprodução, Bia (como é chamada por todos na família e no trabalho) finalmente engravidou, e, para surpresa de todos, de gêmeos, sendo um menino e uma menina, que ganharam os nomes de Pedro Henrique e Vitória desde a primeira ultrassonografia.

Tem sido uma gestação difícil em decorrência da vida agitada e ativa de reuniões e visitas a clientes, ainda mais agora que vinha ganhando mais de 2 kg ao mês, graças aos erros alimentares, já que no almoço ficava somente por conta de um lanche e, no jantar, pedia uma pizza ou comia um sanduíche feito em casa.

O obstetra pediu repouso, mas, segundo ela, isso é impossível. Reclama que Pedrão não ajuda muito. Continua sua rotina de trabalho seguida de um dia de *happy hour* com os amigos, outro de jogar futebol no clube, outro de assistir ao jogo do time no campeonato, até que um dia ela ficou sabendo que Pedrão estava tendo um caso extraconjugal. Bia ficou muito abalada, precisou do apoio da mãe Naná e de uma terapeuta, passando por momentos de estresse e indecisão, se rompia o casamento ou não. À noite, para relaxar e dormir, começou a tomar uma taça de vinho (muitas vezes duas) e retomou um hábito, que havia abandonado quando se casou: fumar dois ou três cigarros ao dia. Segundo Naná, graças às suas orações e ao bom senso de Pedrão, o casal se entendeu e voltou à vida "quase" normal.

Hoje, Bia está entrando no 3º trimestre da gestação, 28 semanas, e veio à consulta pré-natal com o pediatra. Como já havia sido orientada na primeira consulta antes da gestação, está acompanhada do papai Pedrão e da inseparável e agora futura vovó Naná. Eles querem saber o que podem fazer para os gêmeos serem crianças saudáveis e normais.

Perguntam qual o melhor tipo de parto (as amigas falam do parto humanizado), se o pediatra estará na sala de parto e quais as dicas para este último trimestre de gestação.

Os exames solicitados pelo obstetra estão normais, exceto pela glicemia de 110 com hemoglobina glicada de 5,7%. Está pesando 90 kg, sabendo-se que no início da gestação tinha 70 kg para 1,70 m de altura. Pressão arterial de 130 × 90 mmHg com frequência cardíaca de 90 bpm e, atualmente, em uso de cefalexina para o tratamento da terceira infecção urinária.

Reclama de constipação intestinal (fica 3 a 4 dias sem evacuar) e de que as fibras prescritas pelo ginecologista não estão resolvendo.

Refere que a rinite alérgica, que a acompanha desde a infância, agudizou na gestação e está fazendo uso de corticoide nasal e, às vezes, um anti-histamínico.

Está mais tranquila agora, já que os momentos mais difíceis da gestação foram no início do 2º trimestre, quando teve o estresse no casamento, mas o sono ainda está difícil e a correria no trabalho continua.

Fez uso inconstante das vitaminas prescritas pelo obstetra, um polivitamínico com DHA e outro complemento com ferro, mas com frequência se "esquecia" de tomar os suplementos.

Você foi eleito o pediatra das crianças e a família está aí, na sua frente, esperando ajuda, apoio e orientações. A partir de agora, você vai acompanhar Pedro Henrique e Vitória até o final da adolescência. Vocês (pais e pediatra) viverão grandes dilemas e situações que serão apresentados ao longo deste livro, que precisarão de paciência, presença e conhecimento. Essa é a vida do pediatra que cuidará das crianças, que poderão viver 100 anos.

Bia, grávida de gêmeos, foi para a consulta de rotina no obstetra, entretanto, após o monitoramento cardíaco fetal, recebeu a notícia de que a frequência cardíaca das crianças estava baixa e que houve uma diminuição muito rápida do líquido amniótico (oligoidrâmnio), fatos que indicaram a necessidade de uma cesariana.

Com idade gestacional de 34 semanas, Bia foi direto para o hospital, e, após 6 horas, nasceram Pedro Henrique (G1) e Vitória (G2):
- Pedro Henrique: Capurro 34+2 (G1), Apgar 7-9, peso ao nascer = 2.410 g, estatura = 45 cm, perímetro cefálico (PC) = 31 cm.
- Vitória: Capurro 34+2 (G2), Apgar 6-8, peso ao nascer = 1.950 g, estatura = 43 centímetros, PC = 30,5 cm.

Para prematuros, a Sociedade Brasileira de Pediatria (SBP) recomenda o uso das curvas de crescimento *Intergrowth – 21st*, pois são prescritivas, multiétnicas e com adequada metodologia antropométrica.

Foi um parto sem intercorrências, mas, devido à urgência e à prematuridade, o obstetra optou por não realizar o clampeamento tardio do cordão umbilical.

Os bebês evoluíram bem na unidade semi-intensiva, apenas com capacete de oxigênio, com boa saturação. Receberam leite materno ordenhado e, na evolução, diretamente das mamas.

Vitória apresentou dois picos de hipoglicemia, fato que motivou a utilização de uma fórmula infantil, decisão do neonatologista de plantão, conduta que se manteve nos dias seguintes. Tiveram um quadro de icterícia leve, tratada com fototerapia por 24 horas, com melhora.

Tiveram alta aos 8 dias de vida: Pedro Henrique em aleitamento materno exclusivo e Vitória em aleitamento misto. Pedro Henrique recuperou o peso do nascimento – alta com 2.410 g, e Vitória teve alta com 2.250 g.

Em casa, com a ajuda da vovó Naná, Bia tentava se acalmar com o choro quase uníssono dos dois. Pedrão pouco ajudava. Na 1ª semana após a alta, foram consultar o pediatra.

Bia reclama da fissura mamária e da dificuldade na pega da Vitória, que prefere a mamadeira. No caso de Pedro Henrique, ela conta que é insaciável, mama quase 1 hora e ainda chora, fato que motivou o uso da chupeta para "acalmar" por recomendação da vovó Naná.

Ela quer saber do pediatra se deve dar a mamadeira também a Pedro Henrique.

Hábito intestinal normal, anictéricos, hidratados, corados, ativos, excelente estado geral, coto umbilical seco, sem outras alterações no exame físico e reflexos primitivos presentes e normais.

Na antropometria:
- Pedro Henrique = 2.680 g com estatura = 46,5 cm e PC = 33 cm.
- Vitória: Peso = 2.500 g com estatura = 45 cm e PC = 33 cm.

Receberam a 1ª dose da hepatite B no berçário, e agora a mãe quer saber se já pode dar a vacina BCG na Vitória, indagando se existe alguma outra vacina a tomar neste 1º mês de vida.

O pediatra orientou retorno para controle de peso; após 1 semana, os dois mantiveram o ganho médio de 25 g por dia.

Na consulta do 1º mês de vida, Bia estava visivelmente estressada, noites mal dormidas, alimentação irregular, reclamando do pouco envolvimento do papai Pedrão. Começou a chorar durante a consulta, acompanhada da vovó Naná, que chorou também ao ver o sofrimento da filha.

Reclamam que os bebês têm muita cólica, Pedro Henrique só quer mamar, e agora começou a regurgitar. Acham que ele tem refluxo.

Vitória "largou" o seio materno e está tomando somente a fórmula infantil e seu problema é a constipação intestinal. Chega a ficar 5 dias sem evacuar e a mãe pergunta se não é melhor trocar de fórmula.

"Choram da meia-noite às três horas da manhã, doutor, o que fazer? Eu já coloquei os dois para dormir na minha cama, porque não aguento mais acordar e levantar para cuidar dos dois", diz mamãe Bia. Pedrão está dormindo no quarto das crianças: "Isso é certo, doutor?".

O ginecologista de Bia diagnosticou depressão pós-parto e prescreveu um antidepressivo (escitalopram), mas disse que primeiro deveria perguntar ao pediatra se poderia tomar amamentando ou se deveria parar a amamentação.

Vovó Naná pergunta se pode colocar uma fita-crepe com uma moeda (fervida e esterilizada, segundo ela) na hérnia umbilical da Vitória: "a cada vez que ela chora, a hérnia sobe uns 2 dedos doutor!".

"A comparação é inevitável doutor", diz vovó Naná. "Por que Pedro Henrique já olha para as pessoas e segue o movimento de objetos e a Vitória ainda não?"

E assim, semana a semana, surgia uma nova situação e a busca pelo pediatra era constante. Algumas vezes, como não o localizavam, iam ao pronto-socorro, onde geralmente os bebês eram medicados com paracetamol e a família orientada a retornar ao pediatra.

E os gêmeos chegaram aos 2 meses de vida: a antropometria mostra que ambos mantiveram seus percentis na curva de crescimento. Pedro Henrique no leite materno exclusivo e Vitória na fórmula infantil.

Uma prima veio visitar os pequenos e trouxe consigo a filha de 2 anos que estava com um "resfriadinho". Após alguns dias, Vitória começou a ficar resfriada também, com tosse, rinorreia e estado febril. Perdeu o apetite e começou a apresentar vômitos após a tosse. O quadro evoluiu rapidamente para um quadro de taquipneia com sibilos expiratórios e batimento de asa de nariz. Foram "correndo" ao pronto-socorro, onde a menina recebeu o diagnóstico de bronquiolite.

Ficou na observação do hospital por 24 horas e foi liberada com receita de inaloterapia com beta-2-agonista de curta duração e corticosteroide oral.

Evoluiu bem e, após 1 semana, voltou a mamar novamente e a dormir melhor.

A prima comentou na visita que ela não estava aplicando as vacinas na filhinha porque estava participando de um grupo de mães que recomendavam não vacinar. Relatou que havia até mesmo uma médica no grupo que comentou que as vacinas podem induzir ao quadro de autismo.

A prima e a vovó Naná comentaram que Pedro Henrique com 3 meses já levanta a cabeça e o tórax quando de bruços e a Vitória ainda não, mas ambos são muito risonhos quando chamados pelos nomes.

E o tempo foi passando, e já estão prestes a completar 6 meses de vida.

Pedro Henrique e Vitória entram no 2º semestre de vida. Nesta consulta, os pais estão preocupados porque a licença-maternidade da mamãe Bia vai acabar: "Onde deixar as crianças, doutor?".

Vovó Naná sofre com seu reumatismo, pressão alta e diabetes, e diz que não tem "saúde" para cuidar dos dois. A opção é colocar na creche. Pedrão reclama que a venda de carros na concessionária está em queda, que está recebendo somente o salário-base. Como não conseguiram vaga na creche municipal, vão se esforçar para colocar as crianças em uma creche particular.

Bia quer saber sobre a alimentação dos pequenos: "Posso começar com suco, frutas e papinha?", "E agora, doutor? O Pedro Henrique só quer mamar no peito, tentei dar mamadeira e ele não pega!".

Argumenta também se pode trocar a fórmula infantil da Vitória pelo leite longa vida. Estão "apertando os cintos" para poder pagar a creche, e, agora com dois tomando mamadeira, vai pesar!

Estão preocupados também porque o Pedrinho já está engatinhando e a Vitória só fica sentada (sem apoio), mas não fica de quatro para engatinhar.

Outra dúvida: a Vitória que nasceu com peso menor que o Pedrinho, já está mais gordinha que ele, mas o Pedrinho é maior que ela "O que está acontecendo, doutor?".

Antropometria dos 6 meses:
- Pedro Henrique: peso = 8 kg; estatura = 69 cm; perímetro cefálico (PC) = 43 cm (*z-score* 0).
- Vitória: peso = 9 kg; estatura = 64 cm; PC = 43 cm (*z-score* 0).

Os gráficos utilizados agora são os da Organização Mundial da Saúde (OMS) (2006).

Os dois foram para a creche: Pedro Henrique em aleitamento materno pela manhã e à noite e durante o dia alimentação complementar, e Vitória ainda em fórmula infantil pela manhã, tarde e noite e alimentação complementar.

Passadas 2 semanas, Vitória acordou com diarreia, vômitos e febre. Vovó Naná falou que são os dentinhos nascendo, recomendou chá de camomila, mas a menina não melhorou e acabou novamente no pronto-socorro (PS). Mamãe Bia ficou revoltada porque, apesar de ter convênio médico, esperou quase 2 horas para ser atendida no PS, que estava lotado às 8 horas da noite. Ficou mais revoltada ainda quando o médico falou que era só uma virose!

O médico receitou somente dieta leve, soro oral, que a Vitória não aceita, e remédios para a febre e os vômitos.

A menina ficou 3 dias em casa com a vovó, que aproveitou esse tempo e, para estimular a Vitória a andar, comprou um andador. O Pedrinho já está quase andando e ela nem engatinha ainda!

Ligaram da clínica de vacinação onde aplicaram as primeiras vacinas avisando que tem uma vacina extra para meningite B mais as vacinas contra febre amarela e sarampo a serem aplicadas.

Como estão em tempos de redução de despesas, foram ao posto de saúde, onde foram aplicadas as vacinas que tinham lá e ficaram sabendo que não dispunham da vacina contra a meningite B.

Até que enfim Vitória começou a engatinhar e tenta ficar em pé. Pedrinho já anda com apoio. Estão próximos de completar 1 ano de idade. Esta semana houve um estresse: ligaram avisando de que a creche ficaria fechada por 3 dias por causa de um caso de meningite em uma criança de lá. Disseram que era para as crianças ficarem em observação e, se tivessem febre, procurar o pediatra, e que a vigilância sanitária procuraria a família se fosse necessário. Graças a Deus, segundo a vovó Naná, não foi um caso de meningite contagiosa, e as duas crianças voltaram à rotina da creche.

Durante a festinha de aniversário de 1 ano de idade dos gêmeos, as madrinhas comentaram que Vitória estava muito gordinha e baixinha em comparação a Pedrinho e à prima Isabela, que tem a mesma idade. Comentaram também achar estranho que Vitória ainda não ande sozinha. Recomendaram consultar uma amiga nutricionista.

Diante de tantos comentários, a mamãe Bia foi à nutricionista. Estranhou o consultório ficar longe, dentro de uma chácara, e o jeito da doutora, meio alternativo: sandália de couro, vestido largo e multicolorido, cabelos com tererê. Muito simpática, fala calma, mas o cheiro de incenso no local irritou a tradicional rinite alérgica da Bia.

Ela recomendou uma alimentação alternativa para Vitória, sem carne vermelha, mas com outras fontes proteicas, vegetais, leite de semente de amêndoas, peixe e ovo, fibras naturais, sem açúcar e uma série de outras recomendações.

Bia saiu convencida de que Vitória iria emagrecer, começou a dieta e, na primeira consulta com o pediatra, perguntou: "posso continuar, doutor?".

Pedro Henrique, por sua vez, continuava no leite materno cedo e à noite. Durante o dia, estava difícil para comer. Só queria comer arroz branco, filé de frango ou *nuggets*, e nada verde. Fruta somente banana, além de bolachas e um iogurte de inhame que a nutricionista deu para Vitória e ele gostou. Mais nada!

"Doutor, o Pedrinho não come quase nada! Dá uma vitamininha para ele", diz a mamãe junto com a vovó Naná. "O que o doutor recomenda?".

"Em compensação, a Vitória come demais, não consigo seguir as orientações da nutricionista.", completa a mãe.

Quase na saída do consultório, depois das saudações de bom final de semana, ela comentou: "Doutor, é normal ele ficar quase 1 semana sem fazer cocô? Reclama de dor na barriga todo dia. Não pode ser verme?".

O doutor pediu alguns exames de rotina para os gêmeos. Pediu, inclusive, uma radiografia do punho esquerdo de Vitória para avaliar a idade óssea, depois de tanta insistência do papai Pedrão. Excepcionalmente, ele participou dessa consulta de puericultura, com duas preocupações: o lento crescimento de Vitória e o pênis de Pedrinho, que acha ter fimose e ser muito pequeno. Ele comentou que o filho de um amigo tem um pênis de dar inveja, grande e grosso, e o do Pedrinho é tão pequeninho.

Os gêmeos completaram 2 anos e vovó Naná continua preocupada com o desenvolvimento da Vitória: "Ela ainda não fala, doutor, já tem 2 anos, veja o Pedrinho como é falante. Ela não tem um problema de atraso, doutor?".

Mamãe Bia tem outras preocupações com os 2 anos de Pedrinho: ele anda bem, mas pisa com os pés tortos, para dentro. Disse que a avaliação do professor da escolinha de natação verificou que ele tem pés chatos. "Precisa usar uma palmilha, doutor?".

"Os gastos com as fraldas estão impactando nas finanças, doutor. Na escolinha, já estão fazendo o desfralde, mas em casa eles teimam em usar fralda. Já que eles estão com mais de 2 anos, podemos desfraldar?"

Mesmo com todas essas preocupações, o dia a dia da família continua. O tempo voa e quem diria: vovó Naná já está organizando o aniversário de 3 anos dos gêmeos. Mamãe Bia decidiu parar de amamentar o Pedrinho, pois, segundo ela, o menino não dorme direito porque fica a noite toda querendo mamar. Ele continua dormindo no meio dela e de Pedrão. Diz que está até com um problema na coluna por dormir toda torta. "Veja, doutor, a Vitória já dorme sozinha na cama dela, e ele aqui no meio da gente."

E chegou o dia do aniversário de 3 anos, festa montada no quintal da casa da vovó, Pedrão na churrasqueira, crianças correndo de um lado para outro, televisão ligada na final do campeonato. O cunhado da Bia já meio alcoolizado trouxe rojões para soltar se o time fosse campeão. O lindo bolo de chocolate feito pela tia boleira em cima da mesa, rodeado de brigadeiros e beijinhos, estes com o cravo fincado, que depois será retirado pelas crianças e provavelmente jogados no chão. Tudo ao redor das decoração de princesas e super-heróis.

E é gol do Corinthians! Gritaria total, o cunhado solta o primeiro rojão, a criançada adora e fica ao redor, o segundo dá chabu, estoura na mão dele e sai faísca para todo lado. Resultado: Pedrinho se queimou na testa, Vitória e a priminha foram se esconder embaixo da mesa do bolo junto com outras crianças e a mesa caiu com tudo em cima delas. Pedrão foi ajudar e esqueceu a picanha no fogo, pingou gordura e subiu o fogo na churrasqueira! E assim a festa de aniversário dos 3 anos dos gêmeos acabou no pronto-socorro, e, para sorte de todos, adivinha quem estava de plantão? O tio pediatra!

Antropometria com 3 anos:
- Pedro Henrique: peso = 14 kg; estatura = 103 cm.
- Vitória: peso = 21 kg; estatura = 90 cm.

Os gráficos utilizados continuam a ser os da Organização Mundial da Saúde (OMS) (2006).

A situação não está muito boa na casa dos gêmeos. Mamãe Bia trabalhando cada vez mais, cansada da rotina. Papai Pedrão acaba de perder o emprego na concessionária. A crise econômica e a falta de foco do Pedrão, mais preocupado com os encontros de amigos e o futebol, levaram a essa situação. Agora, ele resolveu que daria consultoria de vendas.

O tempo passou e, após alguns meses, ele acabou se separando da Bia, e agora está morando com outra mulher, que já tem um filho de 4 anos.

Para Bia e as crianças, essa nova situação foi traumática. Vovó Naná acolheu a filha com os netinhos em sua casa, e, com o aluguel da casa onde moravam, ainda podiam pagar o plano de saúde e a escola particular das crianças. Pedrão, como não tinha carteira assinada no emprego, não tem renda comprovada, e, portanto, contribui apenas com um salário-mínimo para auxiliar a família.

Pedro Henrique ficou rebelde, irritado, passa o dia com o celular na mão jogando seus games preferidos, muito violentos, segundo a vovó, que um dia viu pelo canto dos olhos. Pedro não tem rotina, vai dormir tarde, não quer estudar nem ir à escola.

Bia foi chamada pela orientadora escolar, que se mostrou preocupada com o menino. Diz que está disperso, olhando para o nada, sem brincar com os amigos. Quando cobrado para escrever na lousa, se recusa, diz que ainda não consegue escrever, e, nas situações interativas, fica somente olhando para professora, sem reação.

A orientadora acha melhor levar o Pedro para uma avaliação com o pediatra, o neuropediatra, a psicóloga, a fonoaudióloga, o otorrinolaringologista e até mesmo um oftalmologista para avaliar se ele está enxergando bem, e qual a causa de tanta alteração no comportamento escolar.

As hipóteses que a orientadora colocou como possíveis foram: transtorno do espectro autista (TEA), dislexia e deficiência auditiva. Enfim, ela acha que ele tem algum problema e quer relatórios, relatórios e mais relatórios.

Bia ficou desesperada e procurou o pediatra que cuida dos gêmeos desde a concepção. "Doutor, o que devo fazer? Vamos a todos esses profissionais para fazer todas essas avaliações?".

Vitória, por sua vez, não para de comer, agora compulsivamente. Só quer salgadinhos, pizza, cachorro-quente, hambúrguer e leite batido com achocolatado. Consequentemente, não para de engordar, para desespero da vovó Naná.

O lanche da escola que Bia manda, com frutas, um suquinho e um sanduíche natural, é trocado com as amigas por salgadinhos.

Vitória não toca no assunto da separação, passa a maior parte do tempo jogando e assistindo filmes no *tablet* que ganhou de aniversário. Pelo seu perfil nutricional atual, sofre *bullying* das outras crianças. Para piorar a situação, ainda pegou piolho de uma amiga inseparável.

Sem tempo, Bia pediu para a vovó levar as crianças, agora com 6 anos, ao centro de saúde para colocar em dia a vacinação que, em virtude de todos esses problemas vividos, estava atrasada.

Desde que mudaram para a casa da vovó Naná, Pedro Henrique começou com um quadro de tosse, algumas vezes com falta de ar e um quadro constante de congestão nasal e espirros. Além disso, começou a roncar durante o sono, coisa que nunca tinha acontecido. Mamãe Bia culpa os gatos que a vovó tem em casa e cria como filhos, argumentando com o pediatra, em uma das consultas de urgência que precisou levar o Pedro: "seriam os gatos a causa do quadro de chiado no peito e da congestão nasal?".

Pedrão, no seu final de semana com as crianças, leva os gêmeos e o enteado para passearem no shopping, onde almoçam "um lanche" e geralmente compra um presente para cada filho. Pedro Henrique e o enteado ganharam um celular novo e Vitória, a roupa que sonhava em ter.

Completaram os 7 anos sem festa, apenas com um bolinho que a vovó Naná fez, foi um dia de comemoração somente pela via virtual com os parabéns dos amigos e amigas.

Antropometria dos 7 anos agora utilizando os gráficos da Organização Mundial da Saúde de 2007:
- Pedro Henrique: peso = 21 kg; estatura = 135 cm; índice de massa corporal (IMC) = 11,5 kg/m^2.
- Vitória: peso = 44 kg; estatura = 115 cm; IMC = 33,2 kg/m^2.

A situação apertou, o gasto com psicóloga para os gêmeos, nutricionista para a Vitória e psicopedagoga para o Pedrinho desequilibrou as finanças da mamãe Bia. Vovó Naná fez até mesmo um empréstimo consignado para ajudar.

Não dá mais para pagar o plano de saúde, nem as escolas particulares das crianças; tudo subiu muito e o salário de bancária da mamãe Bia está achatado. Bom, Pedrão: esquece dele! Agora está com uma nova namorada, que já tem dois filhos problemáticos que moram com o pai. O novo casal foi morar no litoral norte, onde vivem e arrendaram uma barraca de praia.

A nova nutricionista da Vitória é muito boa e está conseguindo fazer uma reeducação alimentar; a menina está indo para a cozinha ajudar a vovó, aprendendo a fazer e a comer comida saudável. A amiga de escola no final da tarde a acompanha nas caminhadas, depois fazem algumas atividades na academia gratuita, porque o pai da amiga é um dos sócios do local.

Pedro Henrique cada vez mais alto, reclama das frequentes dores nas costas, e a professora já falou: é a postura!

Ele começou a pegar gosto pelos estudos. Para surpresa da mamãe e da vovó, a escola estadual que elas conseguiram vaga é muito boa, e os professores são muito atenciosos. Segundo o menino, "deu liga" entre ele e os professores.

Devido às constantes dores de cabeça de Pedrinho, na coluna e agora todas as noites também nas pernas, sua mãe agendou uma consulta na Unidade Básica de Saúde (UBS) próxima de sua casa. Contou toda a história do menino, trouxe o relatório do pediatra de origem e a doutora explicou tudo o que estava acontecendo. Explicou sobre a postura, o tempo de tela e comentou sobre as dores do crescimento. Mamãe Bia adorou a médica do Sistema Único de Saúde (SUS), falou que ela é uma "flor de doutora", sensível e delicada.

Ela recomendou as vacinas dos 9 aos 11 anos, HPV e a novidade da meningite ACWY na rede para o Pedrinho e a Vitória. Veja que "flor de doutora", pediu para trazer a Vitória para ela conhecer!

E não demorou muito precisou mesmo: Vitória, com 10 anos, menstruou!

Foi um choque para a menina – ela diz que não quer menstruar, odeia ser menina e quer que a doutora receite algo para ela não menstruar mais. Recusou-se a tomar a vacina HPV porque as amigas tomaram e tiveram desmaios, uma quase morreu. Postou no Face a foto da melhor amiga Rayssa, aquela da caminhada e da academia, desacordada após a vacina.

Pedro Henrique ficou amigo do pediatra de origem, e um dia enviou um e-mail para ele perguntando sobre o tamanho do pênis e que tinha poucos pelos na região pubiana, em comparação aos amigos do time de futebol da escola. Ficou com vergonha de mostrá-lo para a médica do posto.

O pediatra, conhecendo a história da família, convocou mamãe Bia para levá-lo para uma consulta gratuita. Ela ficou com vergonha de ir, mas vovó Naná levou o menino e, de "mimo" ao pediatra, levou aquele delicioso bolo de fubá com aroma de erva-doce que somente ela sabe fazer e sabe que o pediatra adora!

Foi uma consulta muito amistosa, alegre, entre amigos. Com odor de erva-doce, o pediatra examinou Pedrinho e apresentou uma tabela que mostra todos os estágios no desenvolvimento dos meninos. Explicou que ele era um maturador lento e disse que em breve ficaria igual aos colegas de futebol da mesma idade.

Quem diria: Pedro Henrique e Vitória completaram 12 anos de idade, e agora são adolescentes!

Antropometria:
- Pedro Henrique: peso = 40 kg, estatura = 1,70 cm, índice de massa corporal (IMC) = 13,8.
- Vitória: peso = 66 kg, estatura = 1,46 cm, IMC = 30,2.

Mamãe Bia começou a fazer terapia para entender a vida, que, ao seu ver, estava de ponta-cabeça, uma prática que, segundo ela, estava apresentando excelentes resultados. Vovó Naná mantém o bom humor graças ao grupo de amigas da igreja e aos trabalhos comunitários.

E os gêmeos estão vivendo suas vidas. Vitória na histórica briga contra a balança, agora com uma novidade: a melhor amiga, Rayssa, apresentou a mãe de uma amiga que é representante de uma empresa famosa de *"shakes"*. Afirmou que, com essa dieta, ela pode ter perdas milagrosas de peso, bastando substituir duas das três principais refeições por um *shake* batido com leite. A consultora disse: "A primeira semana pode ser desafiadora, mas não desanime! Afinal, em média, perde-se 1 kg por semana, ou seja, 4 kg por mês".

Com ajuda financeira da vovó Naná e da amiga Rayssa, ela está comprando os "*kits* de tratamento".

Com todo esse apoio, Vitória está mudando o visual – inspirada em seu grupo musical predileto, ela pintou o cabelo de roxo e azul, e usa sempre a mesma roupa: uma camiseta preta com a foto do grupo de *rock*, uma calça preta já rasgada no joelho e as tradicionais botas altas com metais utilizadas pelas roqueiras. Colocou alguns *piercings* pelo corpo e queria fazer algumas tatuagens, mas a vovó e a mamãe proibiram.

Ela está fazendo uso de um contraceptivo oral contínuo e não está menstruando; o medicamento foi prescrito pelo ginecologista que ela consultou por indicação da amiga Rayssa.

Nos finais de semana, ela vai aos encontros de uma turma de amigas, e, para desespero da vovó Naná, ela começou a fumar. Além disso, nesses encontros rolam sempre uns aperitivos alcoólicos. Às vezes, ela se excede e acaba dormindo na casa da amiga Rayssa.

Pedro Henrique mergulhou nos estudos e está fazendo um curso *on-line* para prestar as provas do Enem. Fica até altas horas estudando e pouco fala com a avó e com a mãe.

Ele vai à escola cedo e, depois do almoço, fica estudando. Ao final da tarde, vai à escola comunitária da igreja onde faz um curso de inglês. À noite, após o jantar, começa o curso *on-line*.

Com 14 anos, foi ele quem lembrou a mãe de que tem que tomar a vacina. Ele tem um medo incontrolável de doença. No quarto, guarda uma coleção de vitaminas: uma para a memória, outra para imunidade, outra para pele, e assim por diante. Segundo a vovó, ele tem mania de tomar essas vitaminas e outros minerais e compostos naturais para não ficar doente.

Depois de algum tempo, ele conseguiu influenciar Vitória, que somente agora, com 16 anos, resolveu tomar as vacinas que estavam faltando. Ela comentou com o Pedrinho que tem medo das infecções sexualmente transmissíveis (IST) e ele, inocente e ainda virgem, perguntou: "Mas você já faz sexo?".

Pela primeira vez, os irmãos trocaram sérias confidências. Ela pediu ajuda para contar para mamãe Bia que já estava namorando sério. Mostrou até mesmo a tatuagem que já tinha feito com o nome do amor, escondida da mãe, na parte superior do bumbum. Ele viu e ficou pálido, segurou a respiração por alguns minutos, quando leu o nome Rayssa.

Juntos, convocaram a mamãe e a vovó. Papai Pedrão não pôde vir, porque era dia de jogo do Corinthians. Assim, naquela noite chuvosa de outono, fizeram a revelação de que Vitória e Rayssa já estavam namorando há algum tempo e pretendiam, no próximo ano, morar juntas em um cômodo no fundo da casa dos pais da Rayssa.

Vovó Naná teve uma crise hipertensiva e acabou no pronto-socorro. Mamãe Bia começou a chorar compulsivamente e ligou para seu terapeuta. Vitória e Rayssa saíram para dar uma volta e Pedrinho voltou para o curso *on-line*.

Passadas algumas semanas, a família assimilou o fato, exceto por papai Pedrão, que por telefone xingou a menina de alguns nomes impublicáveis e disse que nunca mais queria vê-la.

Vovó Naná é o grande apoio de Vitória. Segundo ela, Deus deu força para ajudar a neta nessa opção de vida. Agora quem leva a vovó para as consultas nos seus vários médicos – reumatologista, cardiologista, entre outros – são Vitória e Rayssa.

De tanto falarem para Vitória que ela deveria fazer atividades físicas, e influenciada pelo pai da Rayssa, sócio de uma academia, Vitória vai prestar vestibular para Educação Física. Rayssa, 1 ano mais velha, já cursa Educação Física, e as duas sonham em breve trabalhar e prosperar abrindo novas franquias da academia.

Pedro Henrique tirou nota máxima no Enem e agora está namorando a filha de um médico famoso. Decidiu que vai prestar vestibular para Medicina. Passou em duas, mas optou pela estadual, que fica na sua cidade.

Depois das comemorações do desafio vencido, Pedro Henrique ligou para seu pediatra de origem, agradeceu e disse que queria ser pediatra como ele, que cuidou tão bem dele desde o nascimento.

E já avisou que, quando tiver algum problema de saúde, será para ele quem vai ligar!

Antropometria:
- Pedro Henrique: peso = 66 kg; estatura final = 1,95 cm; índice de massa corporal (IMC) = 17,3.
- Vitória: peso = 77 kg; estatura final = 1,59 cm; IMC = 30,4.

Já adultos, Vitória cursando Educação Física, mora com Rayssa e já trabalha na academia. As duas estão procurando um local para inaugurar a primeira franquia da academia.

Pedro Henrique é um dos melhores alunos da turma, está no 9º semestre do curso de Medicina e é membro atuante da Liga de Puericultura desde o 5º semestre. Sua namorada, Isabela, também entrou no curso de Medicina, em uma faculdade privada, mas na mesma cidade.

Ele pretende ser pediatra, e ela, seguindo os passos do pai, quer ser oftalmologista. Em uma Jornada da Liga de Pediatria, encontraram o pediatra de Pedrinho e afirmaram: "quando tivermos um bebê, você será o pediatra!".

Vovó Naná continua no grupo de amigas da igreja e com suas atividades comunitárias. Vai completar 80 anos com muita saúde e sempre diz: "espero que meus netinhos tenham a saúde que eu tive".

Pedrão está com outra namorada, agora montaram uma barraca de praia em Porto Seguro, onde moram há 1 ano.

Mamãe Bia sente-se uma vencedora. Atravessou tempestades e, agora, está vivendo uma nova vida. Está namorando um cliente antigo do banco, empresário bem-sucedido que enviuvou e sempre admirou sua gerente, Beatriz, pela competência e simpatia.

Estabelecidos e com os filhos criados, vão se casar na próxima semana. Será uma festa! Como padrinhos e madrinhas, estão os pais da Rayssa e os pais de Isabela e, como convidados de honra, o pediatra dos filhos e a pediatra da Unidade Básica de Saúde (UBS) com quem Bia se identificou. Vovó Naná, ansiosa, está preparando a festa com as amigas da igreja; são tantos detalhes que a ocupam em tempo integral.

Foram muitas idas e vindas, encontros e desencontros. E, graças à condução das intercorrências com muito amor e dedicação, a vida segue em paz.

Nota ao leitor
O caso clínico é fictício, baseado no dia a dia de um pediatra, qualquer semelhança com casos reais é mera coincidência.

Índice remissivo

Obs.: números em *itálico* indicam figuras; números em **negrito** indicam tabelas e quadros.

A

Acidente(s)
    de carro, prevenção, 127
    na infância, prevenção dos, 125
    no Brasil na faixa de 0 a 14 anos, internações por, *126*
Ácido(s)
    araquidônico, 66
    docosa-hexaenoico, 8, 66
    eicosapentaenoico, 102
    graxos poli-insaturados de cadeia longa, 102
    linolênico, 102
    palmítico, 67
Adiposity rebound, 108
Aditivos
    alimentares, 139
    de plástico, 139
Adolescência, 201
    alimentação, 203
        modismos alimentares, 205
        típica do adolescente, 204
    anticoncepção na, 240
    caso clínico, 201
    crescimento, 206
        composição corporal, 207
        definição, 206
        desenvolvimento gonadal, 308
        desenvolvimento de órgãos e sistemas, 207
        puberdade feminina, 208
        puberdade masculina, 209
    desenvolvimento, 210
        a criança que não quer adolescer, 214
        comportamento do adolescente, 210, **214**
    gravidez na, *240*
    mudanças da, 211
    problemas no dia a dia do pediatra, 216
        anorexia e bulimia, 252
        anticoncepção, 240
        consulta do adolescente, direitos e deveres, 216
        depressão, 227
        drogas, 235
        incongruência de gênero, 233
        infecções sexualmente transmissíveis, 244
    vacinação, 215
Adolescente(s)
    alimentação típica do, 204
    anamnese psicossocial para, **220**
    comportamento do, 210, 212
    recomendações para o atendimento de, **217**
    status vacinal dos, 219
Adrenarca, 173
    precoce, 174
Afogamento, prevenção, 127
Alberta Infant Motor Scale, 79
Álcool, frequência do uso por ano escolar, *237*
Aleitamento materno exclusivo nos primeiros 6 meses de vida, 24
Alergias alimentares, 160
Alimentação
    complementar, 70
        introdução, segundo a Sociedade Brasileira de Pediatria, **70**
        problemas com a introdução da, 86
    da lactente, 25
    4 a 7 anos de vida, 138
        fast food, junk food e *delivery food*, 138
        lanche escolar, 139
        xenobióticos, 138
    1 a 3 anos de vida, 99
        doutor: meu filho não come, 104
        novos modelos, 100
        seletividade alimentar, 104
        tradicional, 99
    do adolescente, típica, 203
    lúdica, 172
    no segundo semestre de vida, fórmulas infantis, 63
Altura, 105
    para a idade
        meninos e meninas de 5 a 10 anos, *169*
        meninos e meninas de 5 a 19 anos, *137*
Alumínio, 138
Amamentação, desafios da, 25

Amamentar, por quê?, 24
Andadores, 80
Andar, 80
Anel vaginal, 243
Anorexia
    nervosa, 222
    etiopatogenia, 222
    quadro clínico, 223
    tratamento, 224
Ansiedade, 179, 188
    de separação, 188
    distúrbios de, 188
    diagnóstico, 189
    etiologia, 189
    transtornos de, 188
    tratamento, 190
Anticoncepção na adolescência, 240
    métodos reversíveis de longa duração, 242
Antiparasitários, espectros, mecanismos de ação e posologia, **157-158**
Antivacinas, 37
Arrastar recíproco, *80*
Ascaris lumbricoides, 156
Asma, 160
Aspiração, prevenção, 127
ASQ (*Ages and Stages Questionnaire*), 76
Astigmatismo, 160
Atividades extras, 112, 113
Atopia, 158
Atropelamentos, prevenção, 127
Autismo, 144
Autolesão não suicida, 231

B
Baby walker, 80
Baixa
    autoestima, 179
    estatura, 140
Balbucio, 75
Bronquiolite, 46
Broto mamário, 208
Bulimia, 222
    nervosa, 224
        etiopatogenia, 225
        quadro clínico, 225
Bullying, 151, 179, 218

C
Calcanhar valgo, 119
Cálcio, como repor, 103
Calendário
    da SBP e do PNI, diferenças entre, 36
    de vacinação 2020, recomendação da Sociedade Brasileira de Pediatria, *36*
    mínimo de consultas de rotina em pediatria, **16**
    vacinal em dia, importância de manter, 151
Cama compartilhada, 53
Carboidratos, 65
Carrapatos, 156
Caso clínico consolidado, 265-274
Catch up, 140
Cefaleia, 190
    anamnese das crianças e adolescentes com, **193**
    exame físico, 192
    primárias, 190
    secundárias, 191
    tratamento, 194
Chupeta, 51
    prós e contras, 52
Citomegalovírus, 10
Código de estona, 5
Cólica(s)
    do lactente, 45
    infantil, tratamentos para, gráfico de classificação, *45*
Comportamento(s)
    disruptivos, 179
    do adolescente, 212
    problemas de, 143
    sexuais, 234
    típicos dos adolescentes, **214**
Comprimento/altura para idade, meninos e meninas do nascimento aos 5 anos, *62, 99*
Constipação
    funcional, 45
    intestinal
        doses e medicações mais utilizadas em crianças com, **125**
        funcional, critérios de Roma IV para diagnóstico de, **123**
Consulta
    de puericultura, primeira, 16
    de rotina em pediatria, calendário, **16**
    pré-natal, 8
Contato pele a pele na primeira hora de vida, 15
Contracepção de emergência, 244
Coordenação oculomanual, 142
Corrimentos vaginais, 246
Cosméticos, 139
Crack, frequência do uso por ano escolar, *238*
Creche, 89
Crescimento, 26
    de 4 a 7 anos de vida, 140
        ele está tão magrinho!, 141
        meu filho é o menor da classe!, 140
    de acordo com o início de atuação, fatores determinantes do, **106**
    de 1 a 3 anos de vida, 105
    no segundo semestre de vida, 72
        risco de desnutrição, 73

risco de sobrepeso, 72
velocidade de, 28, **106**
Criança(s)
  arco plantar na, evolução do, *118*
  com dificuldades escolares, 147
  cuidadas em creche, 89
  desenvolvimento neuropsicomotor da, 29
  índice de massa corpórea da, seguimento do, 107
  na cozinha, 172
    bons hábitos alimentares e a, 171
  problemas de comportamento, 143
    anamnese da, sugestão, **144**
  que não está crescendo, 28
  que não está ganhando peso, 27
  que não quer adolescer, 214
  vegetariana, 101
CRIE (Centro de Referência para Imunológicos Especiais), 41, 42
Culinária, 113
Curva de crescimento, importância da utilização das, 26
Cyberbullying, 190

D

Dacriocistite, 48
  aguda, sintomas, 49
DALY (*disability adjusted life years*), 3
Deficiência de ferro, risco de, 102
Delivery food, 138
Deltametrina, 155
Dependência
  de jogos eletrônicos, 230
  de substâncias químicas na adolescência, 229
Depressão, 179
  maior, critérios diagnósticos, 229
  na adolescência, 227
    fatores de risco, 228, **228**
    quadro clínico, 228
Dermatite
  atópica, 159
  seborreica, 154
Desempenho acadêmico, 179
Desenvolvimento
  craniocaudal e aquisições dos marcos motores no primeiro ano de vida, *81*
  da maturação sexual, 176
  de 4 a 7 anos de vida, 142
    dificuldades escolares, 147
    problemas de comportamento, 143
    problemas de transtorno do espectro autista, 144
    transtorno de déficit de atenção/hiperatividade, 149
  de 1 a 3 anos de vida, 109
    atividades extras, 112
    atraso de fala, quando diagnosticar 109
    meu filho ainda não anda, 110

meu filho não dorme, 111
dos pelos pubianos no sexo feminino e masculino, **177**
genital no sexo masculino, **176**
mamário no sexo feminino, **176**
motor, 113
neuropsicomotor da criança, 29
no primeiro semestre de vida, marcos do, 29-30
no segundo semestre de vida, 74
  marcos do, 74-75
  sentar, engatinhar e andar, 78
puberal, avaliação, 176
puberal feminino, critérios de Tanner, *177*
puberal masculino, critérios de Tanner, *178*
Desfralde, quando fazer, 120
Desnutrição, risco de, 73
DHA (ácido docosa-hexaenoico), 8, 66
Diarreia
  aguda, 88
  viral, 88
Dieta
  Atkins, 205
  da lua, 205
  da sopa, 205
  detox, 206
  do jejum intermitente, 206
  dos *shakes*, 205
  Dukan, 205
  macrobiótica, 103
  vegetariana, 101, 206
    estrita, 206
    lactovegetariana, 206
    ovolactovegetariana, 206
    vegana, 206
Difilculdades escolares, criança com, 147
Disenteria, 88
Disforia de gênero, 234
Distúrbio(s)
  de ansiedade, 188
  fetais alcoólicos, *11*
DNA, metilação do, 5
Doença(s)
  alérgicas, 159
  atópicas, 158
  infectocontagiosas, prevenção de, 9
  meningocócica, 114
Drogas entre menores de 18 anos
  início do uso, *237, 238*
  lícitas e ilícitas, 235
  uso das, *237*

E

Ectoparasitas, 156
Enema fosfatado, doses em crianças com constipação intestinal, **125**

Engatinhar, 79
    aquisição do, *79*
Entamoeba histolytica, 156
Enterobius vermicularis, 156
Enxaqueca
    com aura, 191
    sem aura, critérios diagnósticos para, **191**
Epigenética, 5
Erupção dentária, 87
Escala
    de Bristol, **122**
    de Denver II, **31**
Escolaridade, importância da, 178
Escoliose, 185
    avaliação diagnóstica, 186
    coluna com, curvatura anormal da, *185*
    etiologia, 186
    exame físico em pé e inclinado para a frente em paciente com suspeita de, *187*
    idiopática, 185
    tratamento, 187
Esportes, 113
Esquema vacinal
    de crianças entre 4 meses e 6 anos de idade, **153**
    preconizado pela SBP e pela SBIm, 117
Estadiamento
    puberal, 175, 176
    pubertário, 186
Estatura, 105
    alvo, fórmula para determinar, 107
Estirão, 175
Estreptococo do grupo B, 10
Estresse, 188
    positivo, 14
    tolerável, 14
    tóxico, 14
        prevenção, 13
Exame físico em pé e inclinado para a frente, em paciente com suspeita de escoliose, *187*
Expressão de gênero, 234

F

Failure to thrive, 27
Fala, atraso na, quando diagnosticar, 109
FASD (*fetal alcohol spectrum disorders*), *11*
Fast food, 138
Febre amarela, 82
    vacinação contra, 82
        orientações para, 83
Ferro
    alimentar, doses de suplementação de acordo com o peso de nascimento, **74**
    risco de deficiência de, 102
Ficha no primeiro semestre de vida, **31**

Fígado e vísceras, 139
Fimose, 127
    classificação, *128, 128*
    patológica, 128
    tratamento conservador, 128
Fobia(s), 189
    social, 189
Fome oculta, 73
Fórmula(s)
    à base de soja, 69
    infantis, composição, 65
Fumaça de cigarro, 139

G

GALT (*gut associated lymphoid tissue*), 68
Genderqueer, 234
Gênero, 234
Gergelim, 103
Giardia intestinalis, 156
Giba paravertebral, 186
Gonorreia, 246
Gravidez, ingestão alcoólica durante a, 12

H

Hábito(s) alimentar(es)
    importância da noção de bons, 170
    na infância, prática de, 172
Helmintíases, 156
Helmintos, 156
Hérnia
    inguinal, 50
    umbilical, 51
Herpes genital, 246
Hidróxido mineral, doses em crianças com constipação intestinal, **125**
Hipermetropia, 160
Horta, 113
HPV (papilomavírus), 183
    tipos, 184
    vacinação contra, para meninos e meninas, 183

I

Identidade de gênero, 234
Idiomas, 113
IMC para a idade
    meninos e meninas de 5 a 19 anos, *137, 169, 203*
Imunização, 33
Imunoglobulina A, 25
Incongruência de gênero, 233
Índice de massa corpórea da criança, seguimento, 107
Infecção(ões)
    fetal, 10
    parasitárias, 156

pelo vírus HIV, 245
pelo vírus Zika, 10
sexualmente transmissíveis, 244
    corrimentos vaginais, 246
    hepatites virais, 246
    herpes genital, 246
    HIV, 245
    HPV, 246
    sífilis, 244
Insônia, 111
    comportamental da infância, 112
Intoxicações, prevenção, 127
IRDI (Instrumento Indicadores Clínicos de Risco para o Desenvolvimento Infantil), 76
Ivermectina, 155

J

Jardinagem, 113
Jogos eletrônicos, dependência, 230
Junk food, 138

K

Kwashiorkor, 73

L

Lactante, alimentação da, 25
Lactoalbumina, 25
Lactose, 65
Lactovegetariana, 206
Lactulose, doses em crianças com constipação intestinal, **125**
Lanche escolar, 139
LC-PUFA, 66
Leite
    de cabra, 69
    materno, *65*
        composição, 24
Leitura, 113
Lêndeas, 154
Lipídeos, 66, 67

M

Maconha, 236
    frequência do uso por ano escolar, *238*
Macrobiótico, 100
Mamadeira, desmame da, 69
Marasmo, 73
Marcha atópica, *159*
Mecanismo epigenético, *6*
Medo do desconhecido, 188
Medroxiprogesterona de depósito, 242
Menarca, 208

Meningococo, 114
Mercúrio, 139
Metais pesados, 138
Metilfenidato, 150
Meu filho não dorme, 111
Meu filho não come, 104
MFGM (*milk fat globule membrane*), 67
    estrutura da, *67*
Minerais, 68
Minuto de ouro, 15
Miopia, 160
Modismos alimentares, 203, 205
Monossulfiram, 155
Motricidade grossa, janela de aquisição de seis marcos de, *78*
Movimento(s)
    de arrastar recíproco, com propulsão anterior do corpo, *80*
    rotacionais no próprio eixo, *80*
Mudança(s)
    cerebrais, 211
    hormonais, 211
    psicossociais, 212
Música, 113

N

Neisseria meningitidis, 114
Neofobia alimentar, 104
Neomicina, 41

O

Obesidade, 72
Obstrução
    congênita do canal nasolacrimal, 48
    das vias lacrimais, 48
    do ducto nasolacrimal, 49
Oito a 12 anos de vida
    alimentação, 170
        bons hábitos alimentares, noção de, 170
    caso clínico, 167
    crescimento, 172
        estirões, 175
        puberdade precoce, 173
        puberdade, 172
        tabelas de Tanner, apresentação das, 176
    desenvolvimento, 178
        escolaridade, importância da, 178
        tempo de tela, 180
    problemas no dia a dia do pediatra, 185
        ansiedade, 188
        cefaleia, 190
        escoliose, 185
    vacinação, 183

contra HPV, importância da, 183
Óleo mineral, doses em crianças com constipação intestinal, **125**
Olho
   com astigmatismo, esquema de, *162*
   com hipermetropia, esquema de, *162*
   com miopia, esquema de, *162*
Oligossacarídeos do leite materno, 66
Ômega-3 para crianças vegetarianas, como ofertar, 102
Organizações voluntárias, 113

P

Palivizumabe, 37
Papilomavírus (HPV), 183
Pápulas eritematosas, 159
Parasitas que causam doença em humanos, 156
Parasitoses intestinais, 156
Patch transdérmico, 243
Pé(s)
   normal, *118*
   plano, *118*
   valgos, *119*
Pediatra
   e família, ansiedade de separação, 258
   na sala de parto, 14
   o médico da família, 254
   o médico que prepara o indivíduo para viver 100 anos, 255
   problemas no dia a dia
     4 a 7 anos de vida, 154
        pediculose, 154
        verminoses, 156
        doenças atópicas, 158
        vícios de refração, 160
     1 a 3 anos de vida, 118
        acidentes na infância, prevenção, 125
        constipação intestinal, 122
        desfralde, quando fazer, 120
        fimose, 127
        pé torto ou pé plano, 118
        sinéquia labial, 129
     no primeiro semestre de vida, 42
        bronquiolite, 46
        cama compartilhada, 53
        chupeta, 51
        dacriocistite, 48
        hérnias inguinais e umbilicais, 50
        transtornos gastrintestinais funcionais, 42
     no segundo semestre de vida
        creche, 89
        diarreia viral, 88
        erupção dentária, 87
        introdução da alimentação complementar, 86
Pediatria, calendário mínimo de consultas de rotina em, **16**

Pediculicida, 155
Pediculose, 154
   medicações utilizadas, 155
   medicamentos indicados para o tratamento de, **155**
Pediculus humanus, 154
Permetrina a 1%, 155
Peso
   diagnóstico baseado no escore z do IMC, **141**
   diagnóstico de acordo com o IMC, **108**
   ganho esperado no primeiro ano de vida, **27**
   para a idade
     meninos e meninas de 5 a 10 anos, *169*
     meninas de 5 a 10 anos, *137*
     meninos e meninas do nascimento aos 5 anos, *99*
     para meninos e meninas do nascimento aos 5 anos, *62*
Pesticidas, 138
Picky eating, 104
Pílula anticoncepcional, 242
Piodermite do couro cabeludo, 154
Piolhos, 156
Pitiríase capitis, 154
Pivoteio, *80*
Placa epifisária, 175
PNI (Programa Nacional de Imunizações), 33
   vacinas contempladas no, 35
Polietilenoglicol (PEG), doses em crianças com constipação intestinal, **125**
Poluição noturna, 209
Postura sentada, fases de ganho de controle da, *79*
Prato para ser utilizado durante as idades, esquema, *71*
Pré-bióticos, 68
Primeiro ano de vida, ganho de peso esperado no, **27**
Primeiro semestre de vida, 21
   aleitamento materno exclusivo, 24
   caso clínico, 21
   crescimento, 26
   desenvolvimento, 29
   principais problemas no dia a dia do pediatra, 42
   vacinação, 33
Primeiros 1.100 dias
   caso clínico, 1
   comentários sobre, 16
   importância dos, 3
   resumo do período, **5**
Problemas no dia a dia do pediatra
   4 a 7 anos de vida, 154
     doenças atópicas, 158
     pediculose, 154
     verminoses, 156
     vícios de refração, 160
   1 a 3 anos de vida, 118
     acidentes na infância, prevenção, 125

constipação intestinal, 122
desfralde, quando fazer, 120
fimose, 127
pé torto ou pé plano, 118
sinéquia labial, 129
Programa de Reanimação Neonatal, 14
Programação metabólica, 7, 8
Projeto Genoma Humano, 5
Pronto para a vida!, 261
Proteína(s), 64
  alimentos fontes de, 101
  isolada de soja, 69
Protozooses, 156
Psoríase, 154
Pubarca, 208
Puberdade, 172
  feminina, 208
  masculina, 209
  precoce, 173
    causa dependente de gonadotrofinas, **174**
    causa independente de gonadotrofinas, **174**
    causas mistas, **174**
Puericultura
  importância de uma boa, 261
  nos primeiros 2 anos de vida, 15
Pulgas, 156

Q

Quatro a 7 anos de vida, 135
  alimentação, 138
  caso clínico, 135
  crescimento, 140
  desenvolvimento, 142
  problemas no dia a dia do pediatra, 154
  vacinação, 151
Quedas, prevenção, 126
Queimaduras, prevenção, 126
Questionário T-ACE, estrutura e pontuação, **13**

R

Rebote de adiposidade, 108
Red flags, 235
Refeição
  em família, 172
  hora da, 172
Refração, erros de, 192
Regurgitação
  infantil, 43
  recorrente, algoritmo de tratamento para, *44*
Rejeição escolar, 189
Rinite, 160
Rinossinusite, 192

S

Sala de parto, pediatra na, 14
Sarampo, 84
SBIm (Sociedade Brasileira de Imunizações), 116
SBP (Sociedade Brasileira de Pediatria), 33, 100
Schistosoma mansoni, 156
Sedestação, 79
Segundo semestre de vida
  alimentação, 63
  caso clínico, 61
  crescimento, 72
  desenvolvimento, 74
  problemas no dia a dia do pediatra, 86
  vacinação, 82
Seletividade alimentar, 104
Sentar, 79
Shigella, 88
Sífilis, 9, 244
  transmissão vertical, 9
Sigilo, quebra de, 217
Sinal de puberdade, no menino, primeiro 176
Síndrome
  alcoólica fetal
    características da, *121*
    prevenção da, 11
  de Mallory-Weiss, 226
Sinéquia
  labial, 129
  vulvar, 129
Sistema lacrimal, anatomia do, 49
Situações de risco, envolvimento em, 231
Sobrepeso, risco de, 72
Sono
  manifestações durante o, 111
  puericultura do, 111
Sonolência excessiva diurna, 111
Sorogrupo da doença meningocócica invasiva,
  proporção dos, *114*
  no Brasil, *115*
Staphylococcus aureus, 49
Substâncias químicas, dependência de, 229
Sufocação, prevenção, 127
Suicídio, 232
  diagnóstico, 233
  doenças relacionadas, 232
  populações de risco, 232
  prevenção, 233
  tratamento, 233

T

Tabagismo, cessação do, 239
Tabela de Tanner, 176

Taenias, 156
Tamanho ao nascimento, padrões internacionais para meninos e meninas, 22
Tela, tempo de, 180
Tempo de tela, 180
Terapia
    cognitiva, 190
    comportamental, 190
Teste de Adams, *187*
Timidez, 188
Toxoplasma gondii, 9
Toxoplasmose, 9
Transexual, 234
Transgender man, 234
Transgender woman, 235
Transição
    de cuidados do jovem, **260**
    para a vida adulta, 253
        ansiedade de separação, pediatria e família, 258
        boa puericultura, importância de uma, 261
        caso clínico, 253
        pediatra
            médico que prepara o indivíduo para viver 100 anos, 255
            médico da família, 254
Transtorno(s)
    alimentar(es), 222, 230
        condutas profissionais para prevenção de, **227**
        prevenção dos, 226
    de ansiedade de separação, 189
    de ansiedade generalizada, 189
    de déficit de atenção/hiperatividade, 149
        tratamento, 150
    de estresse pós-traumático, 189
    do espectro autista, 144
        critérios do DSM-5 para diagnóstico de, **145**
    do pânico, 189
    gastrintestinais funcionais, 42
Treponema pallidum, 9, 244
Trichuris trichiura, 156

U

Um a 3 anos de vida, 97
    alimentação, 99
    caso clínico, 97
    crescimento, 105
    desenvolvimento, 109
    problemas no dia a dia do pediatra, 118
        acidentes na infância, prevenção, 125
        constipação intestinal, 122
        fimose, 127
        quando fazer o desfralde?
        sinéquia labial, 129
    vacinação, 114
Uretrites, 246

V

Vacina(s)
    atenuadas, 40
    BCG, efeitos adversos, 42
    Bexsero®, posologia da, **117**
    contra a febre amarela, efeitos adversos, 42
    contra a varíola, 38
    contra a dengue, 216
    difteria e tétano tipo adulto, 216
    DPT, efeitos adversos, 41
    febre amarela, 216
    hepatite B, 216
    HPV, 215
    influenza, 216
    meningocócica ACWY, 215
    meningocócica B, 216
    meningocócicas, 114
    meningocócicas conjugadas C e ACWY, 116
    não vivas, 40
    poliomielite oral, efeitos adversos, 42
    reações adversas, 40
    tetraviral, 85
    tríplice viral, 85
        contraindicação, 85
    varicela, 216
Vacinação, 33
    calendário de 2020 do PNI, *34*
    1 a 3 anos de vida, 114
        vacinas meningocócicas, 114
    esquemas, 33
    no segundo semestre de vida, 82
        febre amarela, 82
        sarampo, 84
    4 a 7 anos de vida, 151
Veganismo, 100
Velocidade de crescimento, 28, 106
    segundo faixa etária, **106**
Verminose, diagnóstico, 156
Vício de refração, 160
Vitamina(s), 68
    A, 88
    B_{12}, falta de, 103

X

Xenobióticos, 138

Z

Zika vírus, infecção pelo, 10
Zinco, 102